reinhardt

Kirsten Teren • Gisela Fux Wolf • Mari Günther

Psychotherapie mit trans* und nichtbinären Personen

Praxisleitfaden für komplexe Behandlungsbedarfe

Mit einem Geleitwort von Jean Thierschmidt

Mit 8 Abbildungen

Ernst Reinhardt Verlag München

Dr. phil. Dipl.-Psych. *Kirsten Teren,* Berlin, ist als Psycholog. Psychotherapeutin in eigener Praxis mit den Schwerpunkten Geschlechtsidentität, Spezielle Schmerzpsychotherapie und Psychoonkologie sowie als Supervisorin und Dozentin tätig.

Dr. phil. Dipl.-Psych. *Gisela Fux Wolf* arbeitet als Psycholog. Psychotherapeut_in in freier Praxisgemeinschaft in Berlin, v. a. mit Klient*innen, die sexuellen und geschlechtlichen Minoritäten angehören, sowie mit Menschen mit Traumata.

Dipl. Gem. Päd. *Mari Günther,* Berlin, arbeitet als Systemische Therapeutin in eigener Praxis, ist für den „Bundesverband Trans* e. V.“ als Fachreferentin für Gesundheitsversorgung und Beratungsarbeit sowie für den Verein TransInterQueer für die Beratung von Familien und Jugendlichen tätig.

Bibliografische Information der Deutschen Nationalbibliothek

Die Deutsche Nationalbibliothek verzeichnet diese Publikation in der Deutschen Nationalbibliografie; detaillierte bibliografische Daten sind im Internet über <http://dnb.d-nb.de> abrufbar.
ISBN 978-3-497-03301-0 (Print)
ISBN 978-3-497-61992-4 (PDF-E-Book)
ISBN 978-3-497-61993-1 (EPUB)

Printed in EU
Covermotiv: ©iStock.com/enjoynz
Satz: Bernd Burkart; www.form-und-produktion.de

Ernst Reinhardt GmbH & Co KG, Kemnatenstr. 46, D-80639 München
Net: www.reinhardt-verlag.de E-Mail: info@reinhardt-verlag.de

Inhalt

Verzeichnis der Schlüsselelemente und Dilemmata

Schlüsselelemente

Dilemmata und schwierige Situationen in der Trans*gesundheitsversorgung:

Geleitwort

Trans* Personen zu begleiten und zu behandeln ist einfacher als Sie denken – und zugleich viel schwieriger.

Um in den Genuss des *einfachen* Parts zu gelangen, braucht es im Wesentlichen drei Dinge: Akzeptanz, Fachwissen und Empathie. Punkte also, für die Sie, liebe Kolleg*innen, berufsbedingt bereits hervorragende Voraussetzungen mitbringen. Zu akzeptieren gilt es die Tatsache, dass Trans*geschlechtlichkeit genauso wenig eine psychische Störung, genauso wenig eine Wahl und genauso wenig eine moralische Verfehlung darstellt wie Homosexualität: Nach Streichung letzterer aus dem Kapitel für Psychische Störungen in der 1990 verabschiedeten ICD-10 vergingen weitere 29 Jahre, bis selbiges endlich auch für Normvarianten der Geschlechtsidentität umgesetzt wurde. Der Part mit dem Fachwissen meint, dass sich Gesundheitsdienstleistende, die mit trans* Menschen arbeiten, genau wie in jedem anderen medizinischen Handlungsfeld auch an evidenz- und konsensbasierten Behandlungsleitlinien orientieren, die in strukturierten und transparenten Prozessen durch wissenschaftliche Fachgesellschaften bzw. deren mandatierte Expert*innen erstellt wurden. Bleibt zum Schluss noch Empathie – aber die versteht sich von selbst, richtig?

Nicht ganz.

Mit Geschlechtsinkongruenz verhält es sich wie mit Emotionen, Vorlieben, Gedanken, sexueller Orientierung, Schmerz und zahlreichen weiteren inneren Zuständen und Eigenschaften: Sie ist nicht „objektiv“ von außen messbar und kann höchstens vom Individuum berichtet werden. Halten wir unser Innenleben geheim, bleibt es anderen verborgen. Entscheiden wir uns, es in Worte zu fassen, produzieren wir Übersetzungsungenauigkeiten.

Zum eingangs erwähnten „Einfacher als Sie denken“-Part gelangt daher, wer sich von der Annahme löst, beweisen oder bestätigen zu müssen, dass jemand „wirklich“ trans* ist. Dies zu bestimmen, liegt weder in unserer Macht, noch ist es unsere Aufgabe. Auch ist es nicht an uns, Verantwortung für die Lebensentscheidungen unserer Klient*innen zu übernehmen – egal, ob es sich um deren Freizeitgestaltung, Familienplanung, oder eben medizinische Transitionsmaßnahmen handelt. Allerdings sind auch Psychotherapeut*innen nur Menschen, und Menschen tendieren manchmal dazu, auf das, was dem eigenen Erleben fremd erscheint, mit Aversion anstatt mit Lernbereitschaft zu reagieren. Empathie bleibt auf der Strecke, wenn Unterschiede so sehr in den Fokus geraten, dass kein Blick mehr für Gemeinsamkeiten bleibt. Schnell gesellen sich insbesondere cis Kolleg*innen dabei Angst, Verunsicherung und Unbehagen an die Seite. Manchmal ist gar Abneigung mit von der Partie. Wie aber soll echtes zwischenmenschliches Verständnis zustande kommen, wenn therapeut*innenseitige Ablehnung vom trans* Gegenüber bemerkt, und – aus Selbstschutz – mit Reserviertheit, Ärger und Rückzug beantwortet wird, was dann als Anlass dienen kann, das trans* Gegenüber als „fassadenhaft“ und „nötigend“ abzustempeln?

Empathie versteht sich eben leider auch im Gesundheitswesen nicht von selbst – eine Krux, die den „Und zugleich viel schwieriger“-Part in der Begleitung von trans* Personen ausmacht.

„Übertreibt er nicht ein bisschen …,“ denken Sie jetzt vielleicht. *„Ich bin mir meiner Rolle doch bewusst und würde so etwas nie ausagieren!“*

Dies mag auf *Sie* zutreffen – leider aber nicht auf sämtliche ärztliche und psychotherapeutische Kolleg*innen: Haben Sie schon einmal vom „American College of Pediatricians“ (ACP) gehört? Dabei handelt sich um eine kleine Gruppe Pädiater*innen, die sich 2002 von der 67.000 Mitglieder umfassenden American Academy of Pediatrics (AAP) abspaltete, nachdem sich die AAP für das Ermöglichen von Adoptionen durch homosexuelle Paare ausgesprochen hatte. Seither propagiert das ACP Konversionsversuche (The Southern Poverty Law Center (SPLC), o. D.-a), was ihm eine Einstufung als Anti-LSBTIA*-Hassgruppierung einbrachte. Diese „Ehre“ wurde auch der sogenannten „Society for Evidence-based Gender Medicine“ (SEGM) zuteil (The SPLC, o. D.-b), einer 2021 von verschiedenen Ärzt*innen und Psychotherapeut*innen gegründeten Interessengemeinschaft, die geltende Standards zur Versorgung transgeschlechtlicher Menschen ablehnt und offensiv Fehlinformationen über ihre Behandlung verbreitet (The SPLC, 2023). Auch in Deutschland werden beide Organisationen öffentlichkeitswirksam zur Rechtfertigung unwissenschaftlicher Ansichten herangezogen – vornehmlich durch Kolleg*innen in Machtpositionen, die jedoch fast ausnahmslos keine oder kaum Erfahrung in der Behandlung der Zielgruppe vorweisen können (Trans-Gesundheit, 2024).

Der Umgang mit dieser ernüchternden Realität sowie der Frustration darüber, dass unsere Klient*innen beständig durch Dritte fehlcharakterisiert sowie politisch instrumentalisiert werden, gehört leider auch zum Alltag der Arbeit mit trans* Menschen.

Die gute Nachricht: Das Buch, das Sie gerade in den Händen halten, rüstet Sie auch dafür: Es steht Ihnen fundiert zur Seite, wenn es darum geht, etablierte Leitlinienstandards mit Leben zu füllen und von unsachlichen Narrativen abzugrenzen. Wie im Vorgängerband gelingt es den Autor*innen hervorragend, den Lesenden näherzubringen, was es heißen kann, trans* zu sein. So finden sich in den Schilderungen und Fallbeispielen Einblicke in die vielfältige Lebensrealität geschlechtsinkongruenter Menschen – von immensem Ressourcenreichtum, innerer Stärke und Selbstbestimmung, Wahlfamilien und Geschlechtseuphorie, einem ganzen Spektrum geschlechtlichen Erlebens jenseits zweier binärer Pole, Vielfalt und Kreativität bis hin zu Dysphorie, alltäglichen Verletzungen durch Mikroaggressionen, diskriminierungsbedingt schwierigen Lebensumständen, Coping durch Skills, die langfristig Schaden zufügen können, Anfeindungen und Trauer um verlorene Zeit.

Besonders wertvoll ist gerade die Schwerpunktsetzung auf ausgewählte komplexe Behandlungsbedarfe, denen in einführender Literatur naturgemäß kein angemessener Platz eingeräumt werden kann. Neben der unersetzlichen Intervision und Supervision durch erfahrene Kolleg*innen bietet daher nun auch dieser Band wertvolle Orientierung und Handlungsoptionen bei Fragen wie: Welche Bedarfe haben Menschen, die von Mehrfachmarginalisierung betroffen sind? Wie können nichtbinäre trans* Personen optimal unterstützt werden? Wie kann psychotherapeutische Hilfe bei Diskriminierungs- und Gewalterfahrungen aussehen? Was tun bei post-OP-Komplikationen? Wie gestaltet sich leitliniengerechte Arbeit mit de-transitionierenden Menschen in der Praxis?

Bei all diesen Themen kommen die Würdigung der Anstrengungen des Individuums, seine Resilienz sowie die zahlreichen schönen Momente einer Transition nie zu kurz. Zusätzlich werden Behandler*innen dort abgeholt, wo die Psychotherapeut*innenausbildung sie allzu oft ratlos sitzen ließ: An vielen Aus- bzw. Weiterbildungsinstituten wird das Thema leider immer noch ausgespart – oder von Personen vermittelt, deren mehrere Jahrzehnte veralteter Wissenstand den Geist von Mythen und Vorurteilen atmet.

Je häufiger Gesundheitsdienstleistende verstehen, was viele trans* Personen beschäftigt; je öfter sie sich darauf einlassen, Parallelen zu eigenem Erleben oder Umständen wahrzunehmen, die ihnen vertrauter sind (*„Kann ich bei Überlebenden von Krebsleiden nachvollziehen, dass eine cis Frau nach Mastektomie oder ein cis Mann unter Androgensuppression leidet, weil sich Körperregionen nicht mehr ihrem geschlechtlichen Erleben entsprechend anfühlen?“*), desto klarer und empathischer wird ihr Blick auf den individuellen, einzigartigen trans*geschlechtlichen Mit-Menschen vor ihnen. Je besser wir eigene Ängste mittels Fachwissen bewältigen und hinter uns lassen können, desto besser vermögen wir unser trans* Gegenüber zu unterstützen. Daher möchte ich *Ihnen*, liebe Kolleg*innen, ganz herzlich für Ihr Engagement danken: Vielen Dank, dass Sie sich vertiefend in die Materie einarbeiten möchten! Sie reichen damit Personen die Hand, deren Zugang zu leitlinienkonformer Behandlung in dieser von Krisen gebeutelten Zeit durch rechtspopulistische, -extreme und fundamentalistische Bestrebungen nicht nur in Ländern wie den USA und Russland, sondern auch in Europa unterwandert zu werden droht (McNamara et al., 2024; Trans Europe and Central Asia, 2024; European Parliament, Directorate General for External Policies of the Union, Strand, Sanz, Blomeyer, 2021).

Dass Bücher wie dieses veröffentlicht und gelesen werden, dass sich führende medizinische Fachverbände für leitliniengerechte Behandlung und gegen Fehlinformationen positionieren (siehe https://trans-gesundheit.de für eine Übersicht), dass wir Tag für Tag unser Wissen erweitern, teilen und zum Wohle unserer trans* Klient*innen einsetzen zeigt, dass Menschenfreundlichkeit, seriöse Wissenschaft und Vernunft letzten Endes nicht nur deutlich mehr Unterstützung erfahren, sondern auch den längeren Atem haben werden.

Marburg im März 2025
M. Sc. Psych. Jean Thierschmidt, Psychologischer Psychotherapeut

Literatur:
European Parliament, Directorate-General for External Policies of the Union, Strand, C., Sanz, M., Blomeyer, R. (2021). Disinformation campaigns about LGBTI+ people in the EU and foreign influence. European Parliament. In: https://data.europa.eu/doi/10.2861/980572, 14.11.2024
McNamara, M., McLamore, Q., Meade, N., Olgun, M., Robinson, H., & Alstott, A. (2024). A thematic analysis of disinformation in gender-affirming healthcare bans in the United States. Social Science & Medicine, 351, 116943.
The Southern Poverty Law Center (o. D.-a). American College of Pediatricians. In: https://www.splcenter.org/fighting-hate/extremist-files/group/american-college-pediatricians, 14.11.2024
The Southern Poverty Law Center (o. D.-b). Hate Map by Ideology. In: https://www.splcenter.org/hate-map/by-ideology, 14.11.2024
The Southern Poverty Law Center (2023). Group Dynamics and Division of Labor within the Anti-LGBTQ+ Pseudoscience Network. In: https://www.splcenter.org/captain/defining-pseudoscience-network, 14.11.2024
Trans-Gesundheit (2024). Offener Brief wider die Verbreitung von Fehlinformationen im Deutschen Ärzteblatt. https://trans-gesundheit.de/brief-aerzteblatt/ [Abgerufen am 14.11.2024].
Trans Europe and Central Asia (TGEU) (2024). Trans Rights Index & Map 2024 reveals polarisation in trans rights in Europe and Central Asia. In: https://tgeu.org/tgeus-trans-rights-index-map-2024-reveals-polarisation-in-trans-rights-in-europe-and-central-asia/, 14.11.2024

Vorwort

Wir freuen uns, dass Sie dieses Buch zur Hand genommen haben, und laden Sie gleich ein auf eine kleine Fantasiereise:

Schlüsselelement: Das therapeutische Einhorn

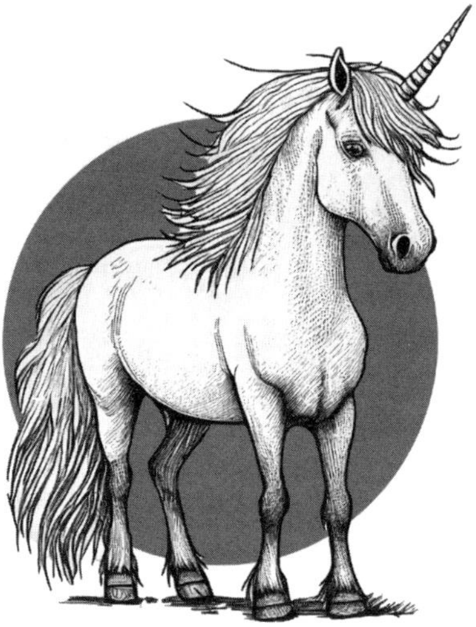

Abb. 1: Das therapeutische Einhorn

Stellen Sie sich vor, sie wären ein Einhorn. Sie stehen fest und sicher auf Ihren vier Einhornhufen. Ihr wehrhaftes Horn ist bereit, auf kluge Art auf das gerichtet zu werden, was Ihnen im Verlauf Ihrer therapeutischen Arbeit an Trans*feindlichkeit im Gesundheitssystem begegnen wird. Mit Ihrem Einhornhorn können Sie die Macht des Angriffs schmälern und abwenden.

Ihre Einhornaugen schauen freundlich und aufmerksam auf Ihr trans* Gegenüber. Diese Person hat sich an Sie gewandt mit einem Anliegen, welches ihr Wohl und ihre Gesundheit betrifft. Sie wissen, dass ein Offenlegen von Erfahrungen mit der eigenen Geschlechtlichkeit, Sexualität, mit Diskriminierungen, Gewalt und Unsicherheiten und das Aussprechen eines trans*spezifischen Versorgungsbedarfs Mut braucht. Ihr Gegenüber wagt es, sich Ihnen anzuvertrauen, und lässt Sie in seine Welt hineinblicken.

Zum Glück haben Sie Ihre vier Einhornhufe, die Sie durch Ihre therapeutische Arbeit tragen. Mit dem rechten Hinterhuf tauchen Sie tief in das Fachwissen zum Thema ein, und Sie merken, wie hilfreich dieses ist und wie viel Raum es eröffnet. Die fachlichen Leitlinien und das Versorgungswissen von trans*respektvoll arbeitenden Kolleg*innen sind Ihr Rückhalt. Sie sind mutig. So merken Sie, wie sich mit zunehmenden Kenntnissen im Themenfeld Ihre fachliche Landschaft immer weiter ausdehnt. Sie erkennen dabei immer mehr, was Sie noch nicht wissen. Sie erleben, dass das Wissenwollen hier nie zu dem Punkt gelangt, an dem Sie sich entspannt ausruhen können. Sie wissen nie genug, um sich ganz sicher zu fühlen in Ihrer Arbeit. Sie müssen Ihr Gegenüber fragen. All das treibt Ihre Neugier weiter an.

Mit dem linken Hinterhuf verankern Sie sich selbstreflexiv in Ihren eigenen Lebenserfahrungen, insbesondere denjenigen, die etwas mit Ihrem Gender und allem, was sich dort hineingewoben hat, zu tun haben: Privilegierungen und Deprivilegierungen, Zumutungen, Freude, Verzweiflung, Kämpfe, Umwege. Manchmal finden Sie hier Unbehagen, bitteres Misstrauen, Distanzierungsbedürfnisse, Zorn und Neid gegenüber Menschen, die sich die Freiheit nehmen, ihr eigenes Geschlecht trotz und gegen die Normen zu leben, die Ihnen wiederum Halt geben. Sie blicken auf Erfahrungen der Einsamkeit, der Angst, nicht mehr dazuzugehören, und auf Erfahrungen, gesehen und aufgehoben zu sein. Sie reflektieren den Ort, an dem Sie in dieser Gesellschaft stehen, und wie Sie dort hingekommen sind. Sie achten darauf, wie sich all diese Erfahrungen in Ihrer Arbeit ausdrücken. Sie schütteln Ihren linken Hinterhuf aus, setzen ihn langsam und vorsichtig ab.

Wenn Sie nun Ihre Aufmerksamkeit auf Ihre Vorderhufe richten, werden Sie mit dem linken Vorderhuf gewahr, wie Sie sich immer wieder bewusst mit Ihrem Fachwissen und Ihrem Wissen über sich als Person verbinden und diese beiden Wissensschätze integrieren können. Sie bewegen sich ein bisschen hin und her. Sie merken dabei, wie gut Sie schon auf Ihren beiden Hinterhufen stehen können. Mit Ihren Vorderhufen gehen Sie nun in Kontakt mit all dem, was Sie von Ihrem Gegenüber wahrnehmen. In Ihrem Kopf suchen Sie die Worte, um all Ihre Eindrücke und Gedanken zu formulieren. Sie verlagern dann Ihr Gewicht auf den rechten Vorderhuf, mit dem Sie vorsichtig eine einladende Bewegung hin zu Ihrem Gegenüber machen. Der rechte Vorderhuf trägt die Verantwortung, aus all dem, was in Ihnen sich bewegt, dasjenige auszuwählen und das auszudrücken, was für Ihr Gegenüber passend, nützlich und hilfreich sein könnte. Die gemeinsame Arbeit beginnt …

Als wir 2019 unser Buch „Psychotherapeutische Arbeit mit trans* Personen. Handbuch für die Gesundheitsversorgung" im Reinhardt-Verlag veröffentlichen konnten, hofften wir, möglichst viele Kolleg*innen mit unserem Wunsch zu erreichen, die psychotherapeutische Versorgung von trans* und nichtbinären Personen zu verbessern. Das ist offenbar gelungen. 2021 konnte das Buch in der zweiten Auflage erscheinen. In der Praxis erleben wir aktuell, wie viele trans* und nichtbinäre Personen auf der Suche nach einer angemessenen psychotherapeutischen und auch medizinischen Gesundheitsversorgung sind und wie lang die Wartelisten derjenigen Kolleg*innen sind, die eine solche Versorgung anbieten. Wir freuen uns sehr, dass sich unterdessen so viele Kolleg*innen dem Themenfeld geöffnet haben. Wir alle versuchen gemeinsam, die Versorgungslücke zu schließen, die unter anderem durch die mangelhafte Berücksichtigung queerer und allgemein intersektionaler Themen in den psychotherapeutischen Approbationsweiterbildungen aller Therapieschulen geschaffen wird.

In den letzten Jahren hat der von uns allen benötigte Paradigmenwechsel im Gesundheitssystem Fahrt aufgenommen: weg von einer trans* Personen pathologisierenden und sich von trans* Personen distanzierenden Perspektive hin zu einem partizipativen, trans*respektvollen und sich der Grenzen eigenen Wissens bewussten therapeutischen Arbeiten. Wir freuen uns, an diesem Wandlungsprozess aktiv gestaltend teilhaben zu können. Wir möchten nun mit diesem psychotherapeutischen Praxisband einen weiteren, nun stark anwendungsorientierten Beitrag hinzufügen. Dieser baut auf den Inhalten des ersten Bandes zur psychotherapeutischen Arbeit mit trans* Personen auf und erweitert diese um Einblicke in die evidenzbasierte Behandlungskonzeption und -durchführung mit vielen konkreten Fallkonstellationen. Das vorliegende Buch soll Ihnen als Referenzpunkt dienen, wenn Sie das eigene psychotherapeutische Versorgungsangebot fachgerecht, trans*affirmativ, diskriminierungs- und kontextsensibel gestalten möchten – so, dass das Wohl der behandlungssuchenden trans* Person spürbar im Fokus steht und Ihr Bemühen darum für alle Beteiligten wahrnehmbar ist.

Sie treffen auf ein kompetentes Gegenüber: Die trans* Personen, die zu Ihnen kommen werden, haben in der Regel schon zahlreiche innere und äußere Hürden auf ihrem Weg überwunden und verfügen über beeindruckende Resilienzen. Sie tragen das Wissen, wohin sie gehen möchten, in sich. Oft können sie sehr klar formulieren, was ihnen wichtig ist und was sie brauchen. All dies wird Ihnen in Ihrer therapeutischen Arbeit Orientierung geben.

Trans*affirmative Psychotherapie

Trans*affirmative Psychotherapie ist auf das Wohl und Empowerment der behandlungssuchenden trans* Person ausgerichtet. Sie achtet auf den Willen und die Selbstbestimmung der behandlungssuchenden trans* Person. Trans*affirmatives psychotherapeutisches Arbeiten ist gekennzeichnet durch ein individualisiertes, sorgfältiges und bedarfsgerechtes Behandlungsprozedere. Dies beinhaltet die konzeptuelle Verzahnung einer auf die Linderung der symptomatischen Belastungen ausgerichteten fachgerechten Psychotherapie mit einer die Selbstkonzepte, Erfahrungswelten, Zugehörigkeiten und Transitionsbedarfe der behandlungssuchenden Person berücksichtigenden Begleitung. Im Bewusstsein des gesellschaftlichen Kontextes ist trans*affirmative Psychotherapie machtkritisch. Eine solche Machtkritik ist im Sinne einer primären Prävention psychischer Beeinträchtigungen bei deprivilegierten Personen unmittelbar relevant für die Sicherung des Menschenrechts auf bestmögliche Gesundheit (Deutsches Zentrum für Integrations-und Migrationsforschung 2023).

Keine psychische Erkrankung bei trans* und nichtbinären Personen lässt sich als Hinweis auf eine inhärente Pathologie der geschlechtlichen Identität deuten. Vielmehr verweist die vielfach dokumentierte relativ hohe Prävalenzrate von spezifischen psychischen (z. B. Ängsten, Substanzgebrauchsstörungen, Depressionen) und körperlichen (z. B. kardiovaskulären) Erkrankungen auf syndemische Assoziationen zwischen Stigmatisierung, Deprivilegierung, Barrieren in der Gesundheitsversorgung und im Gesundheitsverhalten. Durch eine das Identitätsgeschlecht der Person affirmierende kompetente medizinische Transitionsbehandlung lässt sich die Erkrankungslast deutlich reduzieren (Kvach/O'Connell 2023). Ist eine psychotherapeutische Behandlung indiziert, kann diese neben dem psychischen Befinden der Person auch das Outcome einer Transitionsbehandlung verbessern (IOM 2011).

Aufbau und Inhalte des vorliegenden Praxisbandes

Wir führen in das Praxishandbuch ein mit Überlegungen zur Haltung und therapeutischen Beziehungsgestaltung. Fundiert auf das „Ökologische Mehrebenenmodell in den Multikulturellen Leitlinien der American Psychological Association" (APA 2017) eröffnen wir einen die Lebens- und Sozialisationskontexte von Klient*innen und Behandler*innen gleichermaßen beachtenden intersektionalen Zugang in die folgenden Kapitel.

Hier stellen wir dann Ausschnitte aus dem Arbeitsfeld der psychotherapeutischen Transitionsbegleitung von nichtbinären und trans* Personen vor. Dabei werden Themen aufgegriffen, die trans* und nichtbinäre Personen in diesem für sie hochbedeutsamen Entwicklungsprozess häufig beschäftigen: die Auseinandersetzung und das Finden einer wertschätzenden Sprache für die eigene geschlechtliche Positionierung im gesamtgesellschaftlichen Kontext, die Arbeit mit sozialen Beziehungen, die Gestaltung der Mitteilung und die Selbstbehauptung der geschlechtlichen Positionierung, der Umgang mit Diskriminierungen und Gewalt sowie die Auseinandersetzungen mit Körpermodifikationen. In diesem Teil unseres Buches stellen wir auch die psychotherapeutischen Aufgaben bei der Indikationsstellung von körpermodifizierenden Behandlungen dar.

In den weiteren Kapiteln wechseln wir den Fokus und beschreiben trans*affirmatives psychotherapeutisches Arbeiten mit trans* und nichtbinären Personen mit komplexen Behandlungsbedarfen. Wir gehen auf die Konzeption der psychotherapeutischen Behandlung von Traumafolgestörungen und Substanzgebrauch ein und beschreiben Möglichkeiten psychotherapeutischer und beratender Arbeit mit trans* und nichtbinären Personen, die unter verschiedenen schwierigen Kontextbedingungen leben (müssen). In diesem Teil des Buches stellen wir mit dem Minoritäten-Stress-Konzept und einem Faktorenmodell zum Substanzgebrauch bei queeren Personen Konzeptionen vor, die es ermöglichen, Zusammenhänge zwischen kontextuellen Faktoren und gesundheitlichen Belastungen psychoedukativ darzustellen. Diese Modelle ermöglichen uns die transparente Ableitung konkreter therapeutischer Handlungsschritte im jeweils individuellen Fall. Weiter beschäftigen wir uns mit der Begleitung von trans* und nichtbinären Personen mit chronischen Erkrankungen und am Lebensende sowie von trans* und nichtbinären Personen, die sich mit postoperativen Komplikationen auseinandersetzen müssen.

Abschließend widmen wir uns der therapeutischen Begleitung von De-Transitionsprozessen. Wir wollen hier in einem Themenfeld, welches in der Öffentlichkeit recht alarmistisch diskutiert wird, mit der gebotenen Sorgfalt begegnen. Auch De-Transitionen gehören zu den Geschlechterreisen, die Personen unternehmen können. Und sie können für die betreffenden Personen spezifische Gesundheitsversorgungsbedarfe mit sich bringen, die wir als Gesundheitsversorger*innen anbieten möchten.

Uns ist wichtig, in jedem Kapitel **alle** Beteiligten in einer Behandlungskonstellation in den Blick zu nehmen: sowohl die behandlungssuchende Person in ihren Lebenskontexten, mit ihren Resilienzen, Bedarfen und Belastungen als auch die Gesundheitsversorgung anbietende Person. Wir bieten hier für Sie als Kolleg*innen zahlreiche Möglichkeiten an, sich selbstreflexiv mit Ihrer Haltung, Ihrem Gegenübertragungserleben und Ihren Vorgehensweisen auseinanderzusetzen.

Einige Schlüsselelemente der Behandlungsprozesse von trans* und nichtbinären Personen, wie z. B. die Arbeit am Selbstkonzept, die Psychoedukation zum Minoritäten-Stress-Modell, das Resilienzrad u. v. m., können in der therapeutischen Arbeit zum Aufschließen ganz unterschiedlicher Problemstellungen verwendet werden. Diese zentralen Elemente haben wir im Text durch die Markierung als „Schlüsselelemente“ hervorgehoben. Damit Sie diese wichtigen Modelle und Methodiken im Buch rasch nachschlagen und für Ihre eigene therapeutische Arbeit adaptieren können, haben wir diese direkt nach dem Inhaltsverzeichnis aufgelistet und dazu die Seite angegeben, ab der die konkrete Anwendung ausgeführt wird.

In Kästen haben wir schwierige Behandlungssituationen und Dilemmata in der psychotherapeutischen Arbeit mit trans* Personen eingefügt. Wir haben uns entschieden, diese Situationen explizit zu machen, weil sie für die Arbeit sehr wichtig sind und sich gleichzeitig für Behandler*innen so unangenehm anfühlen können, dass oftmals ein genaues Hinschauen vermieden wird. Wir möchten hier etwas anbieten, das Mut und Interesse zur gezielten Auseinandersetzung mit diesen Themen weckt.

Wir nutzen im Buch an vielen Stellen Begriffe aus trans* Communitys, weil diese für unsere therapeutische Arbeit am besten geeignet sind. Die zahlreichen Fallvignetten, die Sie in diesem Buch finden, stellen anonymisierte und aus typischen Konstellationen zusammenkombinierte Fallkonstruktionen dar. Keiner dieser konstruierten Fälle ist real. Aber die Fragestellungen, die die Fälle aufwerfen, und die Facetten der verdichteten biografischen Erfahrungshintergründe, die wir beschreiben, werden Sie in Ihrer Arbeit mit trans* und nichtbinären Klient*innen wahrscheinlich antreffen. Wir haben uns sehr bemüht, die Falldarstellungen praxisnah zu gestalten, so, dass deren Reflexion Antworten für diejenigen Fragen anbietet, die uns in unserer therapeutischen und supervisorischen Arbeit immer wieder begegnen.

Es gab so viele Themen, die wir in diesem Buch gerne noch vertieft hätten. Schließlich mussten wir uns jedoch unseren begrenzten Ressourcen und dem Umfang des Buches beugen. Trotzdem sind die fehlenden Themen wichtig. So möchten wir einige von ihnen benennen und wenigstens grundlegende Werke nennen, in denen dazu geschrieben wurde. Intersektionalität ist ein facettenreiches Thema, welches wir in diesem Buch leider nur anschneiden konnten. Wir hoffen, dass weitere Autor*innen sich fundierter mit Rassismus, Antisemitismus, Fluchterfahrungen, Klassismus, Ableismus und Sexismus in der Überschneidung mit Themen der Geschlechtlichkeit auseinandersetzen, als wir dies leisten konnten. Beispielhaft dafür ist der Text von Hawn (2020) für die therapeutische Arbeit mit älteren trans* und gendernonkonformen Personen. Zum Thema Neurodivergenz haben wir aus den Communitys Rückmeldungen zu unserem kurzen Text im letzten Buch erhalten, für die wir sehr dankbar sind und die unsere Haltung zum Thema zum Besseren gewandelt haben. Aber auch dieses Thema konnten wir in diesem Band nicht fundiert aufgreifen. Daran interessierte Leser*innen möchten wir auf die großartigen Arbeiten u. a. von Price

(2022) und Hartman et al. (2023) verweisen. Die Themen Sexualitäten und Beziehungen sind in diesem Buch zu kurz gekommen. Hierzu finden die Leser*innen mehr in unserem ersten Band (Günther et al. 2021) sowie u. a. bei Fielding (2021).

Trans*gesundheitsversorgung im Kontext und in Bewegung

Sowohl die Begegnung mit trans* und nichtbinären Personen als auch unser eigenes trans*, nichtbinäres bzw. cisgeschlechtliches Verbündetsein und unsere Bindungen an queere Communitys führen dazu, die machtvolle Konstruiertheit eines binären Geschlechtersystems auf verschiedene Arten immer wieder zu erleben. Die Variable Gender zeigt sich im gesellschaftlichen Kontext als ausgesprochen einflussstark auf die Erfahrungen, die Personen machen. Sie ist deshalb hoch relevant für gesundheitliche Chancen und Gefährdungen. Trans* und nichtbinäre Personen als kleine und mittlerweile erfreulich sichtbare Minoritäten, die die normativen Geschlechterverhältnisse qua ihrer Existenz zum Tanzen und ins Wanken bringen, treffen in dieser Gesellschaft auf sehr viel Abwehr, auf subtile und auch unverschleierte Kontrollversuche bis hin zu Hass. Die medialen Diskurse zum Thema sind zum Teil aufgeladen und zielen auf das Wecken von Emotionen hin. Sie wirken auch in das Gesundheitssystem hinein und führen hier zu einer Aufgeregtheit, die einer guten Gesundheitsversorgung nicht dienlich ist (Saketopoulou 2020). Das pure Sichtbarsein von trans*, gendernonkonformen und nichtbinären Personen bei Alltagstätigkeiten, in der Öffentlichkeit, beim Sport, in Bildungseinrichtungen und Herkunftsfamilien weckt Unbehagen in denjenigen, die in einem „Queeren" von Gendernormen nur Verluste hinsichtlich eigener Privilegien sehen können und dementsprechend glauben, sich „wehren" zu müssen. Diejenigen, die andere Personen aufgrund ihrer Identität und Zugehörigkeit angreifen, projizieren tief innen empfundene Unsicherheiten und Antipathie auf diese, weil sie sich scheuen, sich mit ihrem eigenen Gewordensein, ihrem eigenen Licht und eigenen Schatten zu beschäftigen. Angesichts dessen stehen wir als Gesundheitsversorger*innen im Themenfeld vor der Aufgabe, eine Haltung zu zeigen, aus der heraus wir Vorurteilen und unfachlichen Polemiken klar entgegentreten können (Bundespsychotherapeutenkammer 2014).

Spezifisch für die psychotherapeutische Arbeit mit trans* und nichtbinären Personen im gesellschaftlichen Kontext sind eine regelmäßige Auseinandersetzung mit Anfeindungen gegenüber transgender Personen und ein andauerndes Nachdenken über die eigene Sozialisation. Diejenigen trans* und nichtbinären Personen, die Trans*feindlichkeit am eigenen Leib erleben, und auch diejenigen, die Zeug*innen werden, wie geliebte Menschen davon betroffen sind, werden davon erschüttert. Aktivist*innen, die daran arbeiten, den gesellschaftlichen

Hass zu verstehen, um ihm daraufhin umso wirkungsvoller entgegentreten zu können, leisten einen unschätzbaren Beitrag für die Gesellschaft, in der wir alle leben wollen. Trans*feindlichkeit tritt mit vielen Gesichtern auf: in Gestalt von Eltern, die ihr Kind bedrängen, sich doch nicht so „weiblich" bzw. nicht so „maskulin" zu zeigen, oder Lehrer*innen, die trans*feindliches Mobbing auf einem Schulhof zwar wahrnehmen, aber nichts tun, um es zu unterbinden, als Gewalt gegenüber Menschen in Drag auf der Straße oder als ungebremster Hass in den engen Echokammern des Netzes, verborgen unter dem Deckmantel vermeintlicher Anonymität. Und auch: in der Psychiaterin, die einem neunjährigen Kind sagt, es werde nie als Mädchen oder als Junge leben können, weil dies seinem „Geburtsgeschlecht" widerspräche; in dem Dozenten, der sehr wohl weiß, dass Konversionsbehandlungen aus gutem Grund verboten sind, und sie dennoch lehrt, weil dies sich für ihn „richtig" anfühlt; in einem Behandlungszentrum, in welchem die Wünsche von trans* Personen, eine Transitionsbehandlung zu erhalten, immer und immer wieder durch neue diagnostische und als therapeutisch etikettierte Maßnahmen verzögert werden; im Psychotherapeuten, der trans* Personen über Jahre auf Krankenkassenkosten behandelt, sich jedoch mit Berufung auf seine „Abstinenz" weigert, seinen Klient*innen Indikationen für die benötigten geschlechtsangleichenden medizinischen Behandlungen auszustellen; in dem Arzt, der die Behandlungsleitlinien kennt, trotzdem nicht entsprechend handelt und sich den Rückmeldungen seiner trans* Klient*innen verschließt. Wie die allgemein gehaltenen Beispiele aus der Gesundheitsversorgung in Deutschland zeigen: Trans*feindlichkeit geht leider auch von denjenigen aus, die als Gesundheitsprofessionelle sowohl einer Nicht-Schadens-Ethik als auch dem korrekten Gebrauch vorhandenen fachlichen Wissens verpflichtet wären. Dies gibt uns als Angehörigen der gleichen Profession zu denken. Die Gründe für die innerprofessionelle Trans*negativität verorten wir in den ein Jahrhundert weit überspannenden Normierungspraktiken seitens Mediziner*innen und Psycholog*innen gegen Menschen, die nonkonforme geschlechtliche Identitäten und Sexualitäten leb(t)en (Wolf et al. 2023a). Diese Normierungspraktiken naturalisieren und verstetigen cisgeschlechtliche Identitäten. Sie werten und hierarchisieren damit Cisgeschlechtlichkeit über trans*geschlechtlichen Identitäten. Geschlechterbinarität wird hierbei objektive Faktizität zugeschrieben, während insbesondere nichtbinären Personen die Last auferlegt wird, ihr widerstrebendes Gegenüber von der Validität ihres geschlechtlichen Erlebens zu überzeugen. Die etablierten Geschlechternormen beengen und verschließen so geschlechtliche Entwicklungsräume für uns alle, blockieren Lernbereitschaften und tragen zu gruppenbezogener Menschenfeindlichkeit gegenüber trans*geschlechtlichen Personen bei.

In Deutschland finden wir zudem die spezifische soziohistorische Situation vor, dass durch das Regime des Nationalsozialismus auch Gesundheitsprofessionelle, die selbst queer waren bzw. queere Personen unterstützten, vertrieben, verfolgt oder zum Schweigen gebracht wurden. Dies hat die wissenschaftliche Auseinandersetzung hierzulande sehr zurückgeworfen und prägt diese noch heute. Queere Themen werden in den medizinischen und psychotherapeutischen Weiterbildungen in Deutschland kaum fachgerecht thematisiert. Vorurteilen wird innerhalb unserer Profession noch nicht hinreichend entgegengetreten. Es gelingt derzeit auch nicht allen Kolleg*innen, sich an die Seite von transgender Klient*innen zu stellen, mit ihnen in einen ernsthaften Dialog über ihre gesundheitsbezogenen Versorgungsbedarfe zu treten und so tatsächlich benefizient im Sinne der Medizinethik zu agieren.

Medizinisches und psychotherapeutisches Wissen entwickelt sich rasch weiter. Betrachten wir den kurzen Zeitraum der letzten fünf Jahre unter dem Blickwinkel der Trans*gesundheitsversorgung, so ist hier international enorm viel geschehen. Cis- und trans*geschlechtliche psychotherapeutische und medizinische Kolleg*innen haben im engen Austausch mit Vertreter*innen von trans* und nichtbinären Verbänden und Communitys einen beeindruckenden Fundus an Wissen für eine gute Gesundheitsversorgung von trans* und nichtbinären Personen erarbeitet. Aufbauend auf den Standards of Care der World Professional Association of Transgender Health wurden in Deutschland S3-Leitlinien für die Gesundheitsversorgung von trans* Personen entwickelt und 2018 publiziert (DGfS 2018). Die S3-Leitlinien befinden sich derzeit im Überarbeitungsprozess.

2025 werden voraussichtlich sowohl die S2k-Leitlinien zur Versorgung von trans* Kindern und Jugendlichen (DGKJP 2025) erscheinen als auch die hierzulande ersten chirurgischen Leitlinien auf S2k-Niveau mit Qualitätsstandards für geschlechtsangleichende Operationen. Letztere werden erstmals klare Qualitätsstandards für geschlechtsangleichende Operationen in Deutschland vorlegen sowie für die Vor- und Nachbereitung im Operationsprozess (DGU, DGPRÄC 2025 i. pr.). Angesichts der Tatsache, dass die Qualität der chirurgischen Versorgung von großer Bedeutung für die Zufriedenheit von trans* Personen mit ihrer geschlechtsangleichenden medizinischen Behandlung ist (IOM 2011), begrüßen wir diese Standards sehr. Auf internationaler Ebene wurde 2022 mit dem Inkrafttreten der ICD-11 die offizielle Depsychopathologisierung von Trans*geschlechtlichkeit vorgenommen (Bundesinstitut für Arzneimittel und Medizinprodukte 2022). Wir hoffen, dass die ICD-11 bald in Deutschland implementiert wird und zudem klare Regelungen für die Sicherung der Kostenübernahme für Transitionsbehandlungen durch die gesetzlichen Krankenkassen getroffen werden. Seit 2022 können wir uns in unserer Arbeit zudem auf die Achte Version der Standards of Care der World Professional Association of Transgender Health (Coleman et al. 2022) stützen. Die SoC8 fassen sowohl den aktuellen Wissensstand für die Behandlung von trans* und nichtbinären Personen vom Kindes- bis zum Erwachsenenalter zusammen als auch zur Behandlung von inter*geschlechtlichen Personen.

Auf rechtlicher Ebene wurde endlich am 12.04.2024 in namentlicher Abstimmung im Bundestag das neue Selbstbestimmungsgesetz beschlossen (Bundesverband Trans* 2024). Dieses ermöglicht es nun erwachsenen Personen, ohne entwürdigende Begutachtungsprozesse den identitätsentsprechenden Namen und Personenstand rechtsgültig eintragen zu lassen. Minderjährige müssen sich jedoch noch einer Beratung unterziehen und benötigen für die Änderung von Vornamen und Personenstand in der Regel die Zustimmung der Erziehungsberechtigten. Das Selbstbestimmungsgesetz stellt einen großen gesellschaftlichen Fortschritt dar. Dieser bewirkt zudem, dass wir als Kolleg*innen trans* und nichtbinären Personen nicht mehr in der problematischen Rolle als Gutachter*innen im TSG-Verfahren gegenübertreten müssen.

Die Arbeit im Themenfeld verändert uns alle. Sie macht uns alle auch ein Stück queerer, indem wir uns als Personen einbringen und so die Wahrnehmung der Konstruiertheit und Begrenzung einer binären Geschlechterordnung auch Teil unseres Erlebens wird. Dies eröffnet uns allen einen in weiten Teilen noch unkartierten großen Raum. Wir hoffen, dass Sie sich in diesem neugierig, offen und mit einer freundlichen Haltung gegenüber Unbekanntem bewegen und Ihren trans* und nichtbinären Klient*innen demütig, aufmerksam und lernbereit zuhören. Wir hoffen, dass unser Buch ein guter Begleiter in Ihrer Arbeit ist. Und wir freuen uns, wenn Sie uns Rückmeldung geben.

Danke

- an all die unterdessen mehr als 2000 Personen, die sich an uns gewandt haben mit den Anliegen, ihre geschlechtliche Identität zu explorieren, Transitions- und De-Transitionsentscheidungen abzuwägen oder seelisches und körperliches Leid zu wandeln. Sie haben mit uns zum Teil über Jahre gearbeitet, uns ihre Geschichten anvertraut. Von jeder Person haben wir in dieser Zeit viel lernen dürfen.
- an die unermüdlichen trans* und nichtbinären Gesundheitsaktivist*innen, die immer weiter Ressourcen zum Thema erarbeiten und sich derzeit erneut gegen einen gesellschaftspolitischen Druck stemmen, der sie auch persönlich bedroht. Danke, dass Ihr trotz alledem weitermacht.
- an die Kolleg*innen, die uns in unserer Arbeit begleiten, uns Halt und Rückmeldung geben. So haben uns bei diesem Buch unterstützt: Martina Stang, Rachel Theiss, Silke Kampfmeier und Karl Teren.

1 In Kontakt kommen: Psychotherapeutische Beziehungsgestaltung und kontextsensible Therapiekonzeption

Herzlich willkommen!

Sie haben Ihre Praxis für trans* und nichtbinäre Personen geöffnet und dies sichtbar gemacht. Oder es ist so, dass Sie von einer trans* oder einer nichtbinären Person einfach gefunden wurden, weil Sie einen freien Platz hatten. Sie öffnen also Ihr E-Mail-Postfach und lesen dort die Anfrage einer Person nach einem Therapieplatz. Die Person positioniert sich als trans* und bittet um eine entsprechende Anrede.

Sie antworten und vereinbaren einen Ersttermin.

Vor dem Termin fragen Sie sich, welchen Weg die Person genommen hat, um zu Ihnen zu kommen. Wenn Ihre Praxis in einer Metropole mit einer queeren Infrastruktur liegt, stellen Sie vielleicht fest, dass die Person offenbar lieber den langen Anfahrtsweg zu Ihnen auf sich nimmt, anstatt in die nächstgelegene Psychotherapiepraxis zu gehen.

1.1 Wege in die Psychotherapie

Vor dem Erstkontakt in eine Psychotherapie haben trans* und nichtbinäre Personen zunächst einmal zahlreiche Hürden zu überwinden: So benötigen trans* Klient*innen viel Zeit und Kraft bei der Suche nach einem geeigneten psychotherapeutischen Angebot. Stigmatisierungsprozesse im Gesundheitssystem bilden den Boden für Versorgungsbarrieren. Viele Psychotherapeut*innen nehmen keine trans* Klient*innen auf, weil sie nicht über das notwendige Behandlungswissen verfügen oder weil ihre berufsspezifische Sozialisation spezifische Vorurteile gegen trans* Klient*innen geschaffen hat. Mit diesen Vorurteilen werden wir uns an vielen Stellen in diesem Band auseinandersetzen und zu deren Überwindung ermutigen. Diskriminierungen durch Gesundheitsversorger*innen führen zu Ängsten aufseiten von trans* Klient*innen, die es diesen wiederum erschweren, Gesundheitsversorgungsangebote aufzusuchen, anzunehmen und sich in Psychotherapien offen zu zeigen (Budge et al. 2013). Für trans* und nichtbinäre Personen, die aufgrund weiterer marginalisierter sozialer Zugehörigkeiten (z. B. als autistische Personen) und aufgrund gesundheitlicher Probleme (z. B. einer Traumafolgesymptomatik) zusätzliche spezifische Versorgungsbedarfe haben, ist eine angemessene gesundheitliche Versorgung noch schwerer zu erreichen (Hartman et al. 2023). Hier möchten wir mit unserem Buch dazu beitragen, insbesondere trans* und nichtbinäre Personen mit weiteren spezifischen Bedarfen zu empowern, eine gute Gesundheitsversorgung für sich einzufordern. Psychotherapeutisch tätigen Kolleg*innen möchten wir ans Herz legen, sich gerade für die Arbeit mit denjenigen trans* und nichtbinären Klient*innen zu öffnen, deren psychotherapeutische Versorgung derzeit noch besonders unzureichend ist.

Trans* und nichtbinäre Personen finden uns als Behandler*innen auf verschiedenen Wegen. Viele nutzen bei ihrer Suche nach einem Therapieplatz Informationen von Freund*innen, von anderen trans* Personen, von Beratungsstellen und aus dem Netz. Sie möchten herausfinden, wo sie mit ihren Anliegen auf Offenheit und Kompetenz treffen. Die Vorfilterung von Behandelnden durch Informationen aus Communityquellen stellt eine etablierte Strategie queerer Personen dar, um möglichst schon im Vorfeld unberechenbare und schädliche Behandlungssituationen erkennen und umgehen zu können (Stevens 1994; VanScoy 1997).

Als Behandler*innen können wir durch die Informationen auf unseren Websites und durch unsere Vernetzungspraxis behandlungssuchenden trans* und nichtbinären Personen entgegenkommen: Über unsere Homepage können wir deutlich machen, dass uns ein trans*respektvolles Arbeiten wichtig ist. Wir können eine trans*freundliche Vernetzungsstruktur aufbauen, in der wir mit Kolleg*innen ganz unterschiedlicher Professionen im Sinne einer guten queeren Gesundheitsversorgung zusammenarbeiten. So treten wir in Kontakt mit queeren Beratungsstellen, informieren dort über unsere Arbeit und melden freie Kapazitäten zurück. Mit diesem Wissen können wiederum die Beratungsstellen Klient*innen gezielt weiterverweisen. Ferner können wir in unseren Praxisräumen queere Themen durch Plakate und Materialien aus der Community sichtbar machen.

1.2 Psychotherapeutische Anliegen von trans* und nichtbinären Klient*innen

Anlass für die Kontaktaufnahme zu einer psychotherapeutischen Praxis durch eine trans* Person kann der klare Wunsch sein, in eine körpermodifizierende Behandlung einzusteigen oder diese fortzuführen, ohne dass eine psychische Störung und ein darauf bezogenes Anliegen nach einer psychotherapeutischen Behandlung vorliegen. In diesem Fall treffen wir als Behandler*innen auf eine trans* bzw. nichtbinäre Person, die oftmals schon recht gut informiert ist und über viele soziale Ressourcen sowie über eine Anbindung an eine queere Community verfügt. Wahrscheinlich hat sich die Person auch mit Diskriminierungen und Krisen auseinandersetzen müssen. Jedoch hat sie diese so gut verarbeiten können, dass sie derzeit nicht unter einer Belastungsstörung leidet. Wir treffen also auf eine ziemlich resiliente Person, der wir ihren Lebensweg und dabei überwundene Krisen nicht ansehen können.

Manchmal begegnen uns im Erstkontakt auch trans* und nichtbinäre Personen, die an einer psychischen Störung leiden. In vielen Fällen stellt die psychische Symptomatik einen Bewältigungsversuch angesichts erfahrener Gewalt, Ausgrenzung, Isolation und Diskriminierung dar (IOM 2011). Oftmals hat die behandlungssuchende Person zuvor lange autonom und/oder mit Unterstützung durch Partner*innen und Freund*innen versucht, die Belastungen und auch die resultierenden psychischen Störungen zu überwinden. Manchmal konnte sie dabei die Erfahrung machen, dass sich in Verbindung mit Kontextveränderungen auch ihre Symptomatik verbessern konnte. Manchmal hat sie aber auch erfahren müssen, dass eine psychische Störung im Verlauf immer schlimmer wurde und in der Folge soziale Kontakte, Ausbildungen oder Transitionswege beeinträchtigt hat. Das Erleben, dabei viel Lebenszeit verloren zu haben, abgehängt worden zu sein, die Kontrolle verloren zu haben, führt oftmals zu tiefer Scham. Und diese Scham trifft eine Person, die ihren Selbstwert schützen möchte und bereits viel geschultert hat, bevor sie zu uns kommt.

Als Behandler*innen wissen wir, dass Scham und der Eindruck, gescheitert zu sein, es schwer machen können, professionelle Hilfe in Anspruch zu nehmen. Es braucht Mut, sich damit einer behandelnden Person anzuvertrauen. Das gilt prinzipiell für alle Klient*innen. Es gibt zudem spezifische Hindernisse, die sich trans* und nichtbinären Personen in den Weg stellen: die in unserer Gesellschaft ubiquitäre Schlechterstellung von Personen, die sich nicht in Gendernormen einfügen, die Gewalt und die Diskriminierung, die trans* und nichtbinäre Personen vielfach über die gesamte Biografie in zahlreichen Kontexten erleben müssen. Einer dieser Kontexte ist leider das Gesundheitssystem (Budge/

Moradi 2019). Als Ausdruck struktureller Erschwernisse in der Gesundheitsversorgung von trans* Personen in Deutschland sind zudem die aktuellen Richtlinien des Spitzenverbandes Bund der Krankenkassen zur Begutachtung für die Kostenübernahme für geschlechtsangleichende Maßnahmen – kurz: MDS-Begutachtungsanleitung (MDS 2020) – zu nennen. Diese sieht Psychotherapie als unumgehbare Voraussetzung für eine Kostenübernahme für die von vielen trans* und nichtbinären Personen benötigten körpermodifizierenden Behandlungen vor. Der Medizinische Dienst der Krankenkassen hat sich bislang leider noch nicht dahin bewegen können, ein trans*respektvoll gestaltetes Regelwerk für die Versorgung zu schaffen, obwohl hierfür wissenschaftliche Leitlinien vorliegen (DGfS 2018; Coleman et al. 2022). Unfachliche Vorgaben und daraus resultierende schlechte Versorgungserfahrungen schwächen das Vertrauen von trans* Personen zu Gesundheitsversorger*innen (Fuchs et al. 2012; FRA 2014; IOM 2011; Timmermanns et al. 2022). Sich dieser Dynamiken bewusst zu sein und darauf in der therapeutischen Interaktionsgestaltung antworten zu können, stellt eine unverzichtbare therapeutische Kompetenz dar (Edwards et al. 2019). So begegnen wir als Therapeut*innen einem anfänglichen Misstrauen von trans* Klient*innen mit aufrichtigem Interesse an den dahinterliegenden Erfahrungen. Wir stellen Transparenz bezüglich unserer therapeutischen Vorgehensweise her, sind uns der Machtrelationen im Gesundheitssystem bewusst und begegnen Vorurteilen und Diskriminierungen mit einer klaren Positionierung (APA 2015).

1.3 Die therapeutische Beziehungsaufnahme

Es klingelt an Ihrer Tür. Sie bitten die Person in Ihr Behandlungszimmer. Sie begrüßen einander und klären die gegenseitige Anrede. Sie bieten als Einstieg an, dass die Person ihr Anliegen schildert. Dann bitten Sie sie zu erzählen, wie ihr bisheriger Weg auf der Suche nach einer psychotherapeutischen Behandlung gewesen ist.

Sie möchten der behandlungssuchenden Person respektvoll begegnen und abklären, ob Sie ein passendes Behandlungsangebot machen können. Das erste Gespräch möchten Sie so gestalten, dass sich die Person wohlfühlt und sich öffnen kann. Sie wissen, dass trans* und nichtbinäre Klient*innen Ihre queere Fachkompetenz u.a. daran erkennen, dass Sie queere Lebensweisen freundlich und mit einem Bewusstsein über die Vielfalt der Perspektiven in queeren Communitys ansprechen können (Wolf 2014).

In der therapeutischen Beziehungsaufnahme geht es zuvorderst darum, die Würde der behandlungssuchenden Person anzuerkennen und sie vor Beschämungen zu schützen. Wir bemühen uns, Anliegen der Person nicht durch eigene Vorbehalte, Ängste, Zweifel und eigenes Unwissen zu blockieren. Dabei lassen wir uns von der fachlichen Evidenz und medizinethischen Überlegungen leiten. Wir berücksichtigen die individuelle Situation der Person und stimmen unser Behandlungsangebot darauf ab (Beauchamp/Childress 2013; Coleman et al. 2022; IOM 2011; What We Know Project 2018; Norcross/Wampold 2019a, Norcross/Wampold 2019b).

1.4 Erarbeitung einer trans*sensiblen psychotherapeutischen Haltung

Die ersten Schritte unserer therapeutischen Kompetenzentwicklung führen uns bewusst aus dem pathologisierenden Referenzrahmen heraus, den uns unsere Profession traditionell zum Thema anbietet. Mit weiteren Schritten bewegen wir uns auf eine trans*respektvolle Haltung zu (Transgender Europe 2021). Um uns diese zu erarbeiten, benötigen wir den Austausch mit trans* und queeren Kolleg*innen und die Bereitschaft, uns den Wissensfundus anzueignen, der gemeinsam mit und von trans* und nichtbinären Personen entwickelt worden ist. Dieser wächst erfreulicherweise rasch und kontinuierlich. Grundlegend für unsere Haltung ist unser Bemühen, eine bedarfsgerechte, auf dem aktuellen Fachstand basierende und interaktionell kompetente Gesundheitsversorgung anzubieten. Trans* und nichtbinäre Klient*innen brauchen Behandler*innen, die klar zeigen können, dass ihnen die Gesundheit und Selbstbestimmung der Person am Herzen liegt. Dies ist grundlegend, um einen guten Kontakt mit behandlungssuchenden trans* und nichtbinären Personen aufbauen und diesen im Behandlungsverlauf auch halten zu können (Wolf et al. 2023a). Angesichts der Macht gendernormativer gesellschaftlicher Diskurse reflektieren wir als Behandler*innen kontinuierlich unsere eigenen Erfahrungen mit unserer geschlechtlichen Entwicklung und deren Auswirkungen auf unsere therapeutische Praxis, um uns nicht in einem Distanzierungsprozess gegenüber trans* und nichtbinären Klient*innen zu verheddern (Mahler/Oster 2023; Wolf et al. 2023a). Die Ansprache der Person mit ihrem identitätsentsprechenden Namen und Pronomen ist ein erstes und unabdingbares Signal, dass wir die Person mit ihrer Innensicht annehmen und kennenlernen möchten (APA 2015).

BEISPIEL

Nilo ist eine nichtbinäre Person. Nilo bevorzugt für sich ein männliches Pronomen oder eine Ansprache ohne Pronomen. Aktuell ist Nilo 25 Jahre alt. Nilo ist mit seinen Eltern und einer drei Jahre älteren Schwester auf dem Land in Bayern aufgewachsen. Der Vater litt an chronischen Rückenschmerzen und einer Depression. Er konnte nicht arbeiten. Die Mutter arbeitete als Altenpflegerin und kümmerte sich hauptverantwortlich um die Kinder.

Die Kindheit hat Nilo als recht unbeschwert in Erinnerung. Das Geld war knapp in der Familie, aber alle konnten damit einen Umgang finden. Die Familie bekam aus dem sozialen Umfeld Sachen für die Kinder geschenkt. Nilo genoss es, sich davon aussuchen zu können, was ihm entsprach. Die Eltern reglementierten seinen maskulinen Kleidungsstil nicht. So konnte er sich zeigen und wurde im Umfeld überwiegend als Junge gesehen. Er konnte mit seinen Freunden draußen spielen. Alle nannten ihn mit seinem selbst gewählten Spitznamen „Leo". Seine Schwester war eine wichtige Ansprechperson für ihn.

Die Schwierigkeiten von Nilo begannen im Grundschulalter: In der Schule wurde die Klasse bei vielen Aktivitäten in „Mädchen" und „Jungs" getrennt. Nilo wäre dabei gern den Jungs zugeordnet worden, weil er mit diesen einfach mehr anfangen konnte. Ab der dritten Klasse teilten einige Jungs ihm mit, dass sie nicht mit „Mädchen" spielen wollten. Nilo zog sich zurück. Ein wichtiger Zufluchtsort wurde für ihn die kleine Bibliothek am Ort, in der er Stunden verbrachte, um reihenweise Bücher zu lesen. In der Schule beteiligte sich Nilo kaum noch mündlich, weil er nicht die Aufmerksamkeit der anderen Schüler*innen auf sich lenken wollte. Da seine schriftlichen Leistungen jedoch recht gut waren, sprachen sich seine Lehrer*innen dafür aus, dass er ins Gymnasium gehen konnte.

Die Pubertätsentwicklung war für Nilo sehr ambivalent besetzt. Auf der einen Seite freute er sich, jetzt „erwachsener" zu werden, auf der anderen Seite weckte sie Ängste und Unwohlsein in ihm. Nilo empfand die Menstruation als sehr unangenehm und war unglücklich über das Wachstum seiner Brüste. Auch entwickelte sich sein sexuelles Begehren und richtete sich auf Mädchen aus seiner Klasse. Ihm war klar, dass er dies besser nicht ansprechen sollte, um seine sowieso schon prekäre Position in der Klasse nicht noch mehr zu gefährden. Nilo versuchte eine Zeit lang mädchenhafter aufzutreten und mit seinen Mitschüler*innen mehr Zeit zu verbringen. Er konnte mit zweien eine Freund*innenschaft aufbauen. Es belastete ihn aber, dass er nicht erzählen konnte, wie er sich fühlte und in wen er verliebt war, während die anderen Schüler*innen darüber sprechen konnten. Dadurch, dass er sich sehr bemühte, den Mitschüler*innen aufmerksam zuzuhören, wenn sie Sorgen hatten, erwarb er sich eine Rolle, in der ihn die anderen schätzten.

Wenn er sich traurig und leer fühlte und sich nicht vorstellen konnte, dass es für ihn eine Zukunft geben könnte, wenn er sich damit auseinandersetzte, wie es wäre, wenn er nicht mehr da wäre, verletzte er sich selbst. Er stellte fest, dass ihm sein Gefühl der Leere weniger ausmachte, wenn er Alkohol getrunken hatte. So besorgte er sich jeden Abend mehrere Bier und trank diese alleine aus.
Manchmal kam er am nächsten Morgen zu spät zur Schule. Da dies aber auch bei anderen Schüler*innen so war und seine Leistungen weiterhin gut waren, wurde dies von den Lehrer*innen toleriert. Sie sprachen ihn nicht darauf an. Nilo erlebte die Zeit bis zum Abitur als endlos lang. Er fühlte sich unverbunden mit sich selbst und mit anderen. Er unternahm ein paar Versuche, seine Freund*innen darauf anzusprechen, wie es ihm ging. Aus Scham, letztlich nicht erklären zu können, was mit ihm los war, verpackte er seine Botschaften aber so, dass die anderen ihn nicht in seiner Not verstehen konnten. Die Eltern gingen davon aus, dass, wenn er die Schule halbwegs bewältigte, sonst alles in Ordnung wäre. Sie fragten nicht, wie es ihm ging.

Nach dem Abitur zog Nilo in eine Stadt zum Studieren. Nilo lebte alleine. Er finanzierte sich mit BAföG und Jobs in der Gastronomie. Sein Studium litt unter seinem Alkoholgebrauch. Es kümmerte niemanden, ob er an einer Veranstaltung teilnahm oder nicht, ob er seine Seminarscheine machte oder nicht. So schob er die schriftlichen Arbeiten immer weiter nach hinten. Er schlief schlecht, konnte sich selbst nicht leiden, war reizbar und ungeduldig. Er verbrachte viel Zeit online und stieß dort auf Informationen über trans* und nichtbinäre Lebensweisen. Online trat er auch das erste Mal mit seinem nichtbinären Namen auf, tauschte sich mit anderen aus und schloss Freund*innenschaften. Einer seiner Freunde verwies Nilo auf eine queere Beratungsstelle in seiner Stadt. Er brauchte mehrere Anläufe und mehrere Monate, um dort einen Termin zu vereinbaren. Als der Termin stattfand, verschwieg er seinen Alkoholgebrauch aus Angst, dafür kritisiert zu werden.

Die Beraterin nannte ihm mehrere Psychotherapeut*innen. Keine*r von ihnen hatte zeitnah einen Platz frei. So ließ sich Nilo auf mehrere Wartelisten setzen. Er telefonierte mit seiner Krankenkasse, die ihn auf die Terminservicestelle der Kassenärztlichen Vereinigung verwies. Dort äußerte er seinen Wunsch, queerfreundliche Psychotherapeut*innen benannt zu bekommen. Die Mitarbeiterin der Terminservicestelle teilte ihm mit, dass sie darüber leider keine Informationen hätte. Sie nannte ihm einen Kollegen mit freien Sprechstundenplätzen. Nilo vereinbarte einen Termin bei Dr. Erik P.

Psychologischer Psychotherapeut Dr. Erik P.:
Dr. Erik P. ist cis-männlich. Er spricht dies zu Beginn der Therapie nicht an, weil, so ist seine Meinung, „man dies ja sieht". Er geht davon aus, dass er sich prinzipiell wohlwollend gegenüber seinen Patient*innen verhält. Psychotherapie ist für ihn ein anerkannter Heilberuf. Er hat eine psychoanalytische Ausbildung durchlaufen. Seine Eltern – beide Lehrer*innen – haben ihn dabei finanziell unterstützt. Er konnte so seine analytische Ausbildung im Alter von 35 Jahren abschließen. Er hat eine eigene Praxis und einen Kassensitz. Im Rahmen seiner psychoanalytischen Weiterbildung hat er gelernt, trans* Personen als Menschen mit einer „Perversion" einzuordnen. Eine weiterführende Fortbildung zum Thema hat er angesichts der Fülle der Aufgaben im laufenden Praxisbetrieb nach Abschluss seiner Approbationsweiterbildung nicht absolviert. Obwohl seine Praxis in einer Metropole liegt, finden nur wenige queere Personen den Weg zu ihm. Er ist nicht mit trans* Beratungsstellen und queeren Kolleg*innen vernetzt. Auch privat kennt er keine trans* Personen. Er hat immer mal wieder freie Plätze, die er an die Terminservicestelle meldet. Es ärgert ihn, wenn jemand dann nur einen Sprechstundentermin vereinbaren möchte, eine Dringlichkeitsbescheinigung in Form des sogenannten PTV-11-Dokuments für eine weitere Therapie von ihm wünscht und danach nicht mehr kommt. Ein solches Verhalten weckt in ihm Selbstzweifel; er bittet aber nicht um Feedback, warum die Person nicht mehr zu ihm kommen möchte.

Als Nilo das Behandlungszimmer betritt, spricht Dr. Erik P. Nilo mit dem Namen und dem Geschlecht an, welches auf Nilos Krankenkassenkarte steht. Als Nilo ihn korrigiert und ihn bittet, mit dem seiner Identität entsprechenden Namen und Pronomen angesprochen zu werden, entsteht zwischen den beiden eine Spannung. Dr. Erik P. sagt, solange auf der Krankenkassenkarte noch andere Daten stünden, würde er diese nehmen. Im

Laufe der Therapie würde sich klären, ob die Patientin „transsexuell" sei. Nilo sagt, er sei nichtbinär, was Dr. Erik P. als „modernen Trend" etikettiert, mit dem er nicht vertraut sei. Als Nilo deutlich macht, er benötige nach diesem Sprechstundentermin ein PTV 11 für die Kostenübernahme einer Kostenerstattungstherapie, fühlt sich Dr. P. ausgenutzt. Er füllt das PTV 11 zwar aus, notiert aber darauf, dass eine weitere Therapie nicht dringlich sei, sondern Nilo eine Wartezeit zugemutet werden könne. Als Diagnose vergibt er eine Anpassungsstörung (ICD 10, F 43.2). Dr. Erik P. erlebt Nilo als verstockt, fordernd und misstrauisch.

Psychologische Psychotherapeutin Klara M.:
Klara M. ist cis-weiblich. Ihre Lebensgeschichte umfasst eine lange Zeit, in der für sie das Geld knapp war. Ihre Eltern signalisierten ihr in Kindheit und Jugend immer wieder, dass sie sich das nicht leisten konnten, was andere hatten. Sie erinnert sich an mehrere Situationen, in denen sie selbst und ihre Eltern von anderen abwertend behandelt wurden, weil sie materiell arm waren. Um ihre verhaltenstherapeutische Ausbildung machen zu können, hat sie parallel in verschiedenen Jobs gearbeitet und Schulden aufgenommen. Für die Approbationsausbildung hat sie elf Jahre gebraucht. In der Weiterbildung ist sie mehrfach angeeckt, weil sie sich über sexistische und rassistische Aussagen ihrer Dozenten geärgert hat. Sie lebt bisexuell und hat lesbische, schwule und trans*geschlechtliche Freund*innen. Von diesen weiß sie, dass queersensible Psychotherapeut*innen rar sind. Sie hat sich also mit queeren Beratungsstellen vernetzt, um sich zu informieren und auf ihre Praxis hinzuweisen. Da in ihrer psychotherapeutischen Weiterbildung weder Wissen über sexuelle Orientierungen jenseits von Heterosexualität noch über die Vielfalt geschlechtlicher Identitäten und Lebensweisen vermittelt worden ist und sie hier eine deutliche Lücke empfand, hat sie sich in das Thema eingelesen und sich mit anderen queeren Kolleg*innen ausgetauscht.

Klara kennt die Gefühle, die Ungerechtigkeiten bei ihr auslösen. Sie möchte gut mit ihren Klient*innen umgehen, weiß aber auch, dass ihr dies nicht immer gelingen kann. Als Nilo zu ihr kommt, fragt sie Nilo, wie alle ihre anderen Klient*innen auch, wie Nilo angesprochen werden möchte. Als Nilo den eigenen Namen nennt und Klara von Nilo erfährt, dass Nilo nichtbinär lebt, hat sie Sorge, Nilo könne von ihr als cisgeschlechtlicher Person Diskriminierung erleben. Sie fühlt sich befangen und nimmt diese Gefühle ernst.

Sie sagt zu Nilo: „Danke, dass Sie mir mitgeteilt haben, dass Sie nichtbinär sind. Ich gebe mir große Mühe, das gut zu berücksichtigen. Es kann leider sein, dass ich dabei aus meiner cisgeschlechtlichen Perspektive Fehler mache. Ich möchte das nicht, aber es kann passieren. Es wäre mir sehr wichtig, dass Sie mir dann ein Feedback geben. Ich verspreche Ihnen, dass ich dies sehr ernst nehmen werde. Wäre das aus Ihrer Sicht ein Vorgehen, bei dem Sie mitgehen können?"

Wir möchten Sie als Leser*innen einladen, sich die Perspektive von Nilo vor Augen zu führen und der Frage nachzugehen, wie sich die Interaktionsangebote der geschilderten Kolleg*innen auf die Bereitschaft von Nilo auswirken, sich zu öffnen und einen Folgetermin zu vereinbaren.

Die Inanspruchnahme von Psychotherapie stellt für trans* und nichtbinäre Personen ein Wagnis dar. Die spezifischen Mängel in den psychotherapeutischen Approbationsausbildungen führen dazu, dass sich bei Gesundheitsversorger*innen trans*negative Vorurteile halten, die manches Mal von diesen selbst nicht erkannt werden. Durch die Voraussetzung von Psychotherapie für die Kostenübernahme für körpermodifizierende Behandlungen wird ein Zwangskontext geschaffen. Die unzureichende Versorgungslage schafft ein besonderes Abhängigkeitsverhältnis zwischen trans* Klient*innen und behandelnden Psychotherapeut*innen. Trans* Personen haben so nur begrenzte Möglichkeiten, eine*n psychotherapeutische*n Behandler*in zu wechseln, wenn diese*r keine gute Gesundheitsversorgung anbieten kann, weil sie keine zeitnahe Anschlussbehandlung erhalten.

Es ist uns ein Anliegen, mit dieser angespannten Situation als Behandler*innen so verantwortlich wie möglich umzugehen. So machen wir zu Beginn einer Behandlung deutlich, dass wir einen entpathologisierenden Standpunkt in der Arbeit mit allen Klient*innen vertreten, die nichtnormative Genderidentitäten und Sexualitäten leben. Die geschlechtlichen und sexuellen Lebensweisen und Selbstverortungen einer Person sind für uns Aspekte der menschlichen Vielfalt, nicht Dimensionen krankheitswertiger Zustände. Damit schließen wir uns u.a. der Position des Weltärztebundes an (WMA 2015). Unser entpathologisierender Standpunkt drückt sich sowohl in unserer Wortwahl und Beziehungsgestaltung gegenüber den behandlungssuchenden trans* und nichtbinären Personen aus als auch in der Kommunikation mit anderen Versorger*innen.

Wir gehen in der gesamten Behandlung auf die Individualität der Person, auf ihre Lebensweise und ihre soziokulturellen Zugehörigkeiten ein. Wir würdigen ihre sozialen Beziehungen und ihre Stärken, mit denen sie bisher ihr

Leben gemeistert hat. Wir verzichten darauf, aus unserer machtvollen Position als Behandler*innen die Legitimation für paternalistisches und intransparentes Agieren abzuleiten (APA 2017). Vielmehr bemühen wir uns um einen transparenten, benefizienten, bewussten und verantwortlichen Umgang mit der uns zugeteilten Macht. Wir achten die Selbstbestimmung der Person, besonders dann, wenn die Person mit erheblichen psychischen Schwierigkeiten kämpft, sich in einer Krise befindet und/oder in einer existenziellen Notlage. Die behandlungssuchende trans* Person steuert den Verlauf der Therapie. Sie trifft alle Entscheidungen, die ihre Lebensweise, Gesundheit und ihren Transitionsprozess betreffen. Unsere Aufgabe ist es, mit ihr die Bedingungen und Konsequenzen ihrer Entscheidungen sorgfältig zu besprechen, Informationen und Skills zu vermitteln, die sie darin unterstützen, in ihrem besten Sinne zu handeln. Wir fragen danach, was die Person möchte und was ihr besonders wichtig ist. Wir prüfen, ob unser Vorgehen für die behandlungssuchende Person nützlich, wohltuend und nachvollziehbar ist, indem wir regelmäßig um die Rückmeldung der Person bitten. Die Evidenz zeigt uns, dass die Einschätzungen der psychotherapeutisch tätigen Person für eine realistische Prognose der Therapieeffekte leider nicht besonders valide sind (Soto et al. 2019). So sind wir gehalten, das Feedback der behandlungssuchenden Person als wertvollen Beitrag für die Steuerung des Therapieprozesses zu würdigen und im therapeutischen Handeln zu berücksichtigen.

Wenn eine Störung in der Beziehung auftritt, nehmen wir uns dieser an und versuchen, die daraus resultierenden Brüche im Kontakt zu reparieren. Wir geben uns große Mühe, zuverlässig zu sein und Zusagen einzuhalten, zum Beispiel, was das Schreiben der von der Person benötigten Indikationen und Behandler*innenberichte betrifft. Wir gehen verantwortlich und bewusst mit eigener Selbstöffnung und mit eventuellen Communitybegegnungen um (Bogdanove 2019; Norcross/Lambert 2019).

In der Therapie mit trans* und nichtbinären Personen sprechen wir oftmals über Erfahrungen mit Ausgrenzung, Gewalt und Diskriminierungen, über Scham, Trauer und internalisierte abwertende Botschaften bezogen auf die eigene Identität, Sexualität und Körperlichkeit. Der Rahmen, den wir anbieten, soll hier Schutz und Halt geben. Wir gestalten diesen bestmöglich diskriminierungssensibel mit dem Ziel, dass die Person in unserer Praxis sich mit ihren Erfahrungen zeigen kann, ohne aus Angst vor erneuten Demütigungen ihre Geschichte verzerren zu müssen.

1.5 Kontextsensibles therapeutisches Handeln

Wir reflektieren vor und im Verlauf der Behandlung den Einfluss der vielfältigen Machtrelationen, welche in das psychotherapeutische Verhältnis hineinwirken (Budge/Moradi 2019; T'Sjoen et al. 2020). Eine wertvolle Orientierungshilfe leisten hierbei die Multicultural Guidelines der American Psychological Association (2017).

Schlüsselelement: Ökologisches Mehrebenenmodell in den Multikulturellen Leitlinien der American Psychological Association

Die Multicultural Guidelines der American Psychological Association (2017) geben Hinweise für Behandler*innen, wie sie die eigene kulturelle Verortung und die ihrer Klient*innen reflektieren und in ihrer psychotherapeutischen Praxis machtsensibel handeln können. So werden in den Multicultural Guidelines

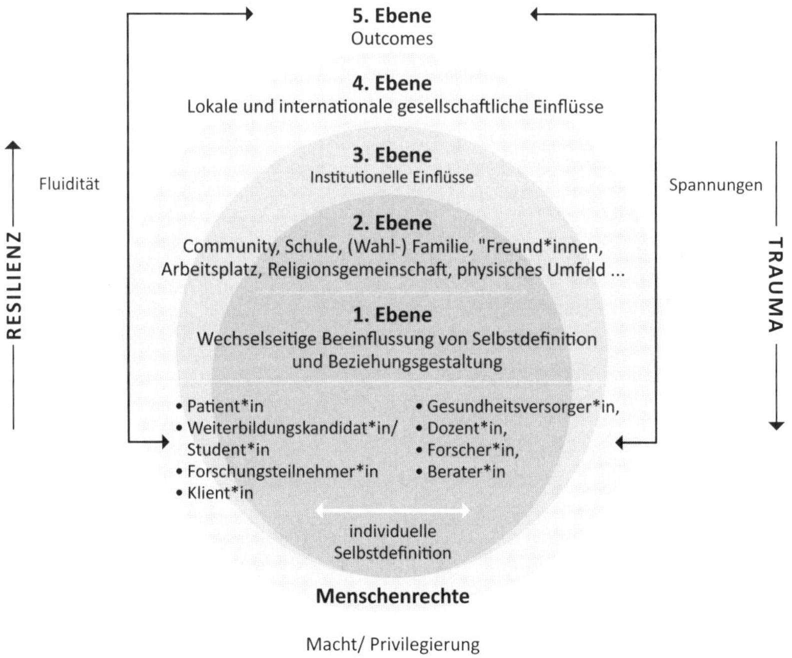

Abb. 2: Ökologisches Mehrebenenmodell in den Multikulturellen Leitlinien der American Psychological Association (2017; in der überarbeiteten Version von Wolf et al. 2023a, 29)

beispielsweise Verortungen hinsichtlich Klasse und sozioökonomischem Status, sexueller Orientierung und Genderidentität, ethnischer Herkunft und Zugehörigkeit und Erfahrungen mit Rassismus und Be_hinderung diskutiert und in ihren vielfältigen Kombinationen angeschaut. Als Strukturierungshilfe wird dabei das Layered Ecological Model of the Multicultural Guidelines (APA) angeboten (übersetzt entspr. Wolf et al. 2023a als Ökologisches Mehrebenenmodell in den Multikulturellen Leitlinien der *American Psychological Association*).

Die Achtung der Menschenrechte einer jeden Person bildet die Grundlage jeglicher Gesundheitsversorgung. Wir beachten und anerkennen sowohl traumatisierende als auch resilienzschaffende Erfahrungen der behandlungssuchenden Person in ihren jeweiligen Kontexten. So gewinnen wir einen Eindruck von den Chancen und Begrenzungen, die den Möglichkeitsraum der Person prägen. Wenn wir unsere eigenen Sozialisationserfahrungen auf den im Modell benannten Ebenen betrachten, können wir darüber nachdenken, wie sich diese in unser Denken und unsere professionellen Heuristiken eingeschrieben haben. Auf dieser Basis können wir unser therapeutisches Handeln reflektieren und in Richtung einer kulturkompetenten Psychotherapie entwickeln. Das *Ökologische Mehrebenenmodell in den Multikulturellen Leitlinien der American Psychological Association* strukturiert die Erfahrungen und Zugehörigkeiten von Behandler*innen und Klient*innen auf vier Ebenen, die immer größere kontextuelle Zusammenhänge beschreiben:

Auf der **ersten Ebene** des Modells betrachten wir die konkrete Interaktion zwischen Behandler*in und behandlungssuchender Person. In den Interaktionen im Therapiesetting bewegen und verändern diese beiden Akteur*innen einander. Die soziokulturell geprägten inneren Konzepte beider beeinflussen die Arten, wie beide einander begegnen. Hat eine Person z. B. Diskriminierungserfahrungen gemacht, kann sich dies so in ihr Selbstkonzept einprägen, dass sie in einem neuen Kontakt misstrauisch, reaktant oder defensiv auftritt (Edwards et al. 2019). Fühlt sich eine Person durch ihren gesellschaftlichen Status gestärkt, kann sie selbstbewusster auf andere zugehen. Hat eine Person Vorurteile internalisiert, nehmen diese Einfluss darauf, wie sie ihr Gegenüber sieht. Die Reaktion des Gegenübers in einer Begegnung kann wiederum Einfluss auf das eigene Selbstkonzept nehmen. Wenn wir als Behandler*innen auf diese wechselseitigen Beeinflussungen der jeweiligen Selbstkonzepte bewusst achten lernen, können wir uns eine Basis für ein konstruktives Arbeiten an internalisierten Konzepten schaffen. Wir nehmen zudem als Behandler*innen unsere soziokulturell geprägten Übertragungs- und Gegenübertragungsempfindungen aufmerksam wahr. Wir versuchen, die sich in Übertragungsprozessen ausdrückenden Verbindungen und Mitteilungen zwischen uns und unseren Klient*innen verstehen zu können. Uns Zeit und kollegialen Rückhalt für eine Reflexion des Übertragungsgeschehens zu gönnen, hilft uns dabei, ein Ausagieren von Gegenübertragungsempfindungen zu vermeiden bzw. einen Umgang mit den Brüchen, die aus einem Gegenübertragungsagieren resultieren können, zu erarbeiten (Sachs 2020; Soto et al. 2019).

Gegenübertragungsagieren

Das größte Risiko für therapieschädigend ausagierte Gegenübertragungsreaktionen liegt in einem Verhaftetsein in trans*negativen Vorurteilsstrukturen. Diese bedingen eine negative Emotionalität gegenüber trans* Personen, die respektloses, abwertendes und distanzierendes Agieren in der Gesundheitsversorgung bahnen kann. Manchmal geschieht dies auch ohne entsprechend bewusste Intentionen der agierenden Professionellen. Treten Behandler*innen trans* Klient*innen feindselig gegenüber – und sei dies noch so subtil -, kann dies eine Dynamik in Gang setzen, in der die Klient*innen die Aufmerksamkeit von der eigenen Person und den eigenen Bedürfnissen abwenden, um den Fokus auf die Abwehr der Feindseligkeit richten zu können (Fredrickson/Roberts 1997). Tritt diese Dynamik in einer Psychotherapie auf, können Klient*innen die Therapie nicht mehr zur Reflexion des eigenen inneren Erlebens nutzen (Saketopoulou 2020).

Ein paternalistisches Gegenübertragungsagieren zeigen Behandler*innen, die sich als unverwundbare Retter*innen ihrer Klient*innen gerieren. Sie erzeugen damit ein Szenario, in welchem sie die Selbstbestimmungsrechte und die Handlungsmacht von Klient*innen außer Acht lassen. Diese Dynamik bahnt sich ihren Weg insbesondere in Behandlungsprozessen mit Klient*innen, die sich in einer besonders vulnerablen Position befinden. Diesen Klient*innen weisen den „rettenden“ Behandler*innen dann die „Opferrolle“ zu, leiten daraus für sich ab, ihr Gegenüber nicht nach seinem Willen zu fragen, und konstruieren einen akuten Handlungsdruck. Die Dynamik inszeniert sich in Deutschland derzeit besonders auffällig im Umgang mit genderrollennonkonformen Kindern und trans*geschlechtlichen Jugendlichen. Sie betrifft aber auch trans* Personen, die an einer schweren psychischen Störung (wie z.B. einer Psychose) leiden, sich in einer akuten Krise befinden, kaum Behandlungsalternativen finden, neurodivergent sind, eine geistige Be_hinderung aufweisen oder nicht die Sprache sprechen, die im Kontext der therapeutischen Person die Norm darstellt. Das entsprechende Agieren der behandelnden Person kann zu einer Eskalation der Krisenreaktion der behandlungssuchenden Person führen. Der Eskalationsprozess entsteht durch die Schwächung der Bewältigungskompetenzen der behandelnden Person bzw. dadurch, dass der*die vermeintlich „held*innenhafte“

Behandler*in die eigenen Grenzen nicht erkennt und keine weiteren Unterstützer*innen zulässt.

Auch aus einer prinzipiell trans*affirmativen Position heraus kann ein problematisches Gegenübertragungsagieren stattfinden. So kann bei trans*affirmativen Behandler*innen eine illusionäre Parteilichkeit mit Klient*innen entstehen. Diese kann dazu führen, dass die behandelnde Person eine schwere psychische oder physische Erkrankung oder massive Kontextbelastungen bei trans* und nichtbinären Klient*innen nicht hinreichend erkennt oder nicht sorgfältig in der Behandlung darauf eingeht. Gerade wenn die behandlungssuchende trans* Person eine besonders stigmatisierte psychische Erkrankung aufweist, wie z. B. eine Suchterkrankung, eine dissoziative Identitätsstörung oder eine Borderline-Symptomatik, kann bei trans*affirmativen Behandler*innen die Tendenz auftreten, die Schwere der Erkrankung zu dissimulieren. Dem kann die Angst zugrunde liegen, sich als Behandler*in damit konfrontieren zu müssen, wie schlimm die Folgen von Gewalt bei trans* und nichtbinären Personen tatsächlich wirken können. Es kann wehtun, sich als trans*affirmativ arbeitende Behandler*in damit auseinanderzusetzen, was manche trans* Personen erlebt haben. Wenn wir als Behandler*innen diesen Schmerz vermeiden, führt dies dazu, dass wir die Not und den Behandlungsbedarf unserer Klient*innen falsch einschätzen. In der Konsequenz übersehen wir auch Risiken, unter denen sie leben und ihre Transition gestalten müssen. Wir lassen sie so faktisch alleine. Ein Satz, der diese Dynamik umreißen kann, ist: „Es kann nicht sein, was nicht sein darf." Ein solches Gegenübertragungsagieren der behandelnden Person kann sich zudem ungünstig verschränken mit den Ambivalenzen der behandlungssuchenden Person bezüglich einer Mitteilung ihres Leidens. So entstehen in der Psychotherapie Vermeidungsmuster und Kommunikationstabus, die eine therapeutische Allianz blockieren und eine angemessene therapeutische Unterstützung der behandlungssuchenden trans* Person verunmöglichen (MacKinnon et al. 2020).

Therapeut*innen, die selbst eine unbearbeitete internalisierte Trans*negativität aufweisen, können ihre ihnen durch das Gesundheitssystem zugewiesene Macht dafür missbrauchen, behandlungssuchende trans* Personen in ihrem Transitionsprozess zu behindern. Dieses Gegenübertragungsagieren erfolgt dann nach dem Motto: „Ich bin der Maßstab für Transitionsprozesse. An mir soll niemand vorbeikommen." (Wolf et al. 2023b)

Als mit queeren Communitys verbundene Behandler*innen sind wir queeren Klient*innen emotional nahe. Aus dieser Position heraus gelingt uns manchmal die Perspektivübernahme und ein Verstehen von trans* und nichtbinären Klient*innen besser als Kolleg*innen ohne dieses Wissen. Wir spü-

ren aber auch eher die Spannungen, die auf unseren queeren Klient*innen lasten. Dies kann auch Druck auf uns ausüben. Die unzureichende Versorgungssituation von trans* und nichtbinären Personen kann uns als queere Kolleg*innen dazu drängen, uns zu überlasten und zu viele Klient*innenanfragen anzunehmen. Hieraus kann sich in der Folge das Problem entwickeln, dass wir gerade den Klient*innen, die eine hochfrequente Behandlung benötigen, diese dann nicht mehr anbieten können.
Als offen lebende queere Psychotherapeut*innen tragen wir ein Risiko, von manchen Kolleg*innen stigmatisiert zu werden. Hier brauchen wir selbst Umfelder, die uns empowern und auch die Qualität unserer Arbeit sichern. Vertrauensvolle Kontakte zu queerfreundlichen Kolleg*innen, mit denen wir ehrlich über Therapieszenarien sprechen können, die uns unruhig machen, stellen ein gutes Korrektiv für Gegenübertragungsagieren dar. Gerade wenn wir hoch belastete trans* Klient*innen behandeln, brauchen wir ein solches kollegiales Umfeld.

Auf der **zweiten Ebene** des Ökologischen Mehrebenenmodells richten wir unsere Aufmerksamkeit auf die unmittelbaren Lebensbezüge der behandelnden und der behandlungssuchenden Person. Wir nehmen wahr, welchen Communitys und Freund*innenkreisen beide angehören, in welchen Kontexten beide arbeiten, in welchen Familien- und Beziehungskonstellationen beide leben. Wenn eine spirituelle oder Glaubensgemeinschaft für eine der beiden Seiten wichtig ist, nehmen wir diese ebenfalls in unsere Betrachtung mit auf. Wir reflektieren Erfahrungen in Schule, Ausbildung und anderen Lernkontexten. Hier ist es wichtig wahrzunehmen, wie die Erfahrungen in diesen Kontexten für die jeweilige Person besetzt sind: Sind z. B. Schule oder Herkunftsfamilie sichere Orte für die Person oder Orte von Gewalt und Ausgrenzung? Letzteres ist bei queeren Menschen leider relativ häufig der Fall (IOM 2011).

Auf der **dritten Ebene** betrachten wir die Institution, in der wir therapeutisch arbeiten und so der behandlungssuchenden Person begegnen. Hier können wir uns fragen:

Arbeiten wir alleine in freier Praxis? In einer queerfreundlichen Gemeinschaftspraxis? In einer Klinik? Welche ökonomischen Zwänge herrschen in der Institution, in der wir tätig sind? Wie ist die innerinstitutionelle Kultur? Gibt es bereits etablierte Konzepte zum Umgang mit queeren Klient*innen? Oder ist der*die Klient*in, die zu uns kommt, die erste trans* Person, die in der Institution mit einem trans*spezifischen Versorgungsbedarf sichtbar geworden ist?

Es ist für Behandler*innen oftmals ein schwieriger Prozess, sich ehrlich damit zu konfrontieren, wie die Institution, in der sie tätig sind, ihre therapeutische Praxis begrenzt, fördert, in eine bestimmte Richtung zieht. Queerfreundliche und diskriminierungssensible Kolleg*innen, die in ihrem Behandlungsraum ihre Haltung zum Ausdruck bringen möchten, ringen oft sehr intensiv mit institutionellen Hindernissen (Roux/Qema et al. 2023). Die institutionelle Kultur nimmt Einfluss auf unser therapeutisches Handeln und setzt uns, wenn sie nicht trans*respektvoll gestaltet ist, unter Stress. Es ist letztendlich kaum möglich, eine trans*affirmative Therapie in einem trans*negativen Kontext anzubieten, insbesondere dann, wenn unser Engagement gegen trans*negative Praxen innerhalb der Institution wirkungslos bleibt.

Eine trans*kompetent aufgestellte Institution kennzeichnet sich durch ein Leitbild, in welchem der Respekt und die Lernoffenheit gegenüber allen Personen mit ihren unterschiedlichen Zugehörigkeiten explizit verankert sind. Dieses Leitbild sollte für alle, die diese Institution nutzen und in ihr arbeiten, transparent gemacht werden. In diesem Leitbild wird auch sichtbar gemacht, wer ansprechbar ist und wie gehandelt wird, sollten Diskriminierungen geschehen. Die Inhalte des Leitbildes werden umgesetzt, und die Umsetzung wird evaluiert.

Derzeit finden wir in Deutschland leider kaum Institutionen im Gesundheitssystem, die ein trans*respektvolles Leitbild implementiert haben. Es gibt aber immer mehr Gesundheitseinrichtungen, in denen Kolleg*innen diversitykompetent handeln und Vorurteilen entgegentreten. Die Chancen auf eine trans*respektvolle Versorgung in der gesamten Institution steigen, wenn solche Personen auch in der Leitung tätig sind.

BEISPIEL

Frau M. wird wegen einer akuten psychotischen Erkrankung auf Station aufgenommen. Zuvor hat sie auf der Straße gelebt. Einem Freund von ihr war aufgefallen, dass es ihr immer schlechter ging. Er hat den Rettungswagen gerufen. Frau M. befindet sich in geschlechtsangleichender Hormontherapie mit Östrogenen. Es gelingt ihr, sich dem Stationsarzt anzuvertrauen und ihn zu bitten, dass die geschlechtsangleichende Hormonbehandlung auch während der stationären Behandlung fortgeführt wird. Der Stationsarzt möchte den Wunsch respektieren, ist sich aber unsicher, ob Interaktionen mit der antipsychotischen Medikation zu erwarten sind. Als er das Thema ins Stationsteam einbringt und um die Expertise der Kolleg*innen zur Hormontherapie der Patientin bittet, unterbricht ihn die Oberärztin. Sie macht ihren Ärger über die Frage deutlich. Selbstverständlich müsse die Hormontherapie abgesetzt werden. Frau M. sei doch „noch gar nicht operiert“. So könne man gar nicht sagen, ob „der Patient“ (das ist die Ausdrucksweise der Oberärztin) wirklich „transsexuell“ sei. Schließlich habe „Herr M.“ ja noch nicht einmal eine Personenstandsänderung absolviert. Der Chefarzt interveniert. Er spricht über Frau M. selbstverständlich in der weiblichen Anrede. Er macht deutlich, dass die fachspezifischen Leitlinien eine identitätsentsprechende Ansprache einfordern und benennt den Schaden, der für Frau M. entsteht, wenn dies nicht erfolgt. Er fragt den Stationsarzt, wie lange sich Frau M. schon in geschlechtsangleichender Hormontherapie befindet. Als sich herausstellt, dass Frau M. seit drei Jahren Östrogene nimmt, empfiehlt der Chefarzt, diese Medikation fortzuführen. Er weist hier auf die Studienlage hin, die die eher lindernden Wirkungen von Östrogenen auf eine psychotische Positivsymptomatik beschreiben. Er empfiehlt, in Absprache mit Frau M. Kontakt zum behandelnden Hausarzt und zur behandelnden ambulanten Psychiaterin aufzunehmen, um Rückmeldung zu dem bisherigen Verlauf bei Frau M. zu erhalten. Er regt an, Frau M. zu fragen, in welches Zimmer sie verlegt werden möchte. Er sieht auch den Unmut der Oberärztin über seine Intervention und verweist darauf, dass Rückmeldungen im Sinne einer guten Behandlung der Patient*innen manchmal auch dazu führen können, dass sichtbar wird, „dass wir alle nicht alles wissen können und hier lernen können“. Er kümmert sich um eine Weiterqualifikation im Themenbereich.

Unser Kommentar zu dieser beispielhaften Konstellation: Der Chefarzt greift hier aus hierarchiehoher Position anlässlich einer trans*negativen Diskriminierung ein. Er klärt über das Fachwissen im Themenfeld auf, macht deutlich, wie die Behandlung individuell bedarfsgerecht und in Absprache mit der Patientin gestaltet werden kann und berücksichtigt das bereits bestehende Netzwerk der Patientin. All das sind zentrale Elemente einer professionellen Umgangsweise mit allen Patient*innen, die Menschen- und Patient*innenrechte schützen soll. Gegenüber trans* und nichtbinären Patient*innen ist ein solches Vorgehen besonders aufmerksam zu beachten, weil diese Patient*innen relativ häufig im Gesundheitswesen angefeindet und fehlbehandelt werden (Budge/Moradi 2019; FRA 2014). Die Position des Stationsarztes im hierarchischen System erschwert diesem ein wirksames Handeln: Hätte er interveniert, ohne Rückhalt aus der oberen Hierarchieebene zu erhalten, hätte er darum ringen müssen, mit seiner Perspektive gehört zu werden. Sein dafür notwendiger Aufwand wäre dennoch sehr viel geringer gewesen als der der Patient*in, wenn diese für sich alleine hätte eintreten müssen. Der Chefarzt versucht auch in der Intervention, die Würde der Oberärztin

> zu schützen, und verweist auf das allgemeine Prinzip im Gesundheitssystem: dass wir alle hier angesichts der Fülle mit immer neuem Wissen konfrontiert werden, welches Lernoffenheit zum zentralen Motiv aller Gesundheitsprofessionen macht.

Wir wechseln nun den Fokus und betrachten die **vierte Ebene** des Ökologischen Mehrebenenmodells: Auf dieser nehmen wir gesellschaftliche Kontexte in den Blick. Diese können lokal sein (z.B. bestimmt sein durch die Situation in unserer Stadt oder Kommune) und auch international (z.B. Kriege in vielen Ländern, die zur Flucht von Menschen führen). Im Themenfeld dieses Buches müssen wir spezifisch die vielerorts desolate menschenrechtliche Situation von trans* Personen berücksichtigen (United Nations 2024). Wir beachten, wie unser eigenes Leben und das der behandlungssuchenden Person durch die Kontextbedingungen der internationalen Gemeinschaft geprägt ist, welche Privilegierungs- und Deprivilegierungserfahrungen daraus hervorgehen. Eine Gesellschaft kann trans* Personen beispielsweise dadurch stärken, dass sie durch gesetzliche Regelungen und Bildungsmaßnahmen für eine Gleichstellung sorgt, an einem Abbau von Vorurteilen arbeitet und vor Diskriminierung und Gewalt schützt. Auch kann eine Gesellschaft sich um eine gute Gesundheitsversorgung aller Bürger*innen bemühen sowie zusätzlich spezifisch die Gesundheitsversorgung besonders vulnerabler Gruppen durch Abbau von Versorgungshürden verbessern. In gesellschaftlichen Kontexten, in denen all dies nicht gegeben ist, sind die gesundheitlichen Belastungen von trans* Personen ausgeprägter, und sie haben weniger Chancen sichtbar zu werden (Budge/Moradi 2019; Kvach/O'Connell 2023; United Nations 2024). Je mehr Deprivilegierungserfahrungen eine trans* Person machen muss, desto mehr Anstrengung muss sie aufwenden, um einen Transitionsprozess zu bewältigen.

Im therapeutischen Kontakt können unreflektierte Privilegierungserfahrungen der behandelnden Person dazu führen, dass sie weniger privilegierte behandlungssuchende Personen abwertet, weil diese Personen in ihren Augen weniger „geleistet" haben als sie selbst. Als „Beleg" für ihre Sichtweise dient der privilegierten Person ihre Wahrnehmung, dass die weniger privilegierte Person über weniger derjenigen Ressourcen verfügt, die für die privilegierte Person statusrelevant sind (z.B. Bildungsabschlüsse, Wohnung, Gesundheit). Um diesen unfairen Blick auf ihr Gegenüber richten zu können, blendet die behandelnde Person die Hürden aus, vor denen weniger privilegierte Personen stehen. Sie nutzt zudem das Privileg aus, nicht über den fragilen Prozess der eigenen Verortung nachdenken zu müssen (Johnson et al. 2021). All dies dient dann dem Konstrukt, die Welt sei fair und man selbst habe die eigenen Vorteile verdient. Wir treffen im psychotherapeutischen Behandlungskontext auch manchmal auf die dynamisch interessante Situation, dass die behandlungssuchende Person in einem bestimmten Bereich über mehr Privilegien verfügt als der*die Therapeut*in. Dieser Konstellation kann der*die Therapeut*in entweder mit Souveränität und dem Bewusstsein des eigenen Gewordenseins begegnen oder aber mit Abwehrmanövern gegenüber unangenehmen Empfindungen.

BEISPIEL

Psychotherapeutin Dr. Maria Reuter ist Ende 50. Sie hatte ihr lesbisches Coming-out in den 1990er Jahren. Damals lebte sie in einer süddeutschen Kleinstadt. Das Coming-out war für sie ein Meilenstein in ihrer Biografie. Sie hat es sich hart erkämpft und weitgehend ohne Rückhalt durchgezogen. Ihre Familie war recht konservativ. Vor dem Hintergrund einer sozialen Ängstlichkeit und nur begrenzt freier Zeit hat Maria wenig Freund*innenschaften aufbauen können. Ihr wichtigster Bezugspunkt ist ihre Partnerin. Es hat Jahre gedauert, bis Maria die Partnerin ihren Eltern vorstellen konnte. Trotz aller Homonegativität ihrer Eltern und besonders ihrer älteren Schwester war es ihr dennoch sehr wichtig, dazuzugehören und den Kontakt zu ihren Eltern zu halten. Sie hat also hierein viel Zeit und Energie gesteckt. Sie ist dabei viele Kompromisse eingegangen, die letztlich auf Kosten ihrer eigenen Selbstexploration gegangen sind.

Nun arbeitet sie in eigener Praxis in einer größeren Stadt in Mitteldeutschland. Sie hat ihre Offenheit für LGBTQ Personen (lesbische, schwule, bisexuelle, transgender und queere Personen) auf ihrer Praxishomepage sichtbar gemacht. Zum nun vereinbarten Erstgespräch kommt eine Mitte-20-jährige Person, die sich als genderqueer identifiziert. Maria stellt sich mit ihrem Namen und Pronomen vor und fragt die Person: „Wie möchten Sie angesprochen werden." Die Person bedankt sich für diese Einladung, nennt ihren identitätsentsprechenden Namen Janis und ihre Pronomina „they" und „sie". Als Maria nach dem Anliegen von Janis fragt, antwortet Janis, they habe große Schwierigkeiten mit ihren Eltern. Sie habe sich vor zwei Jahren als genderqueer geoutet, aber die Eltern respektierten ihren identitätsentsprechenden Namen nicht. They habe aber einen großen queeren Freund*innenkreis, aus dem sie viel Rückhalt erfahre. Ihre Freund*innen beschreibt sie als ihre Wahlfamilie. Janis sagt, ihre Herkunftsfamilie habe sie sehr viel Kraft gekostet. Das, was sie darin erlebt habe, sei grenzverletzend gewesen. They habe sich deshalb vor einem halben Jahr entschieden, den Kontakt zu ihren Eltern abzubrechen. Janis studiert und arbeitet nebenbei in einem IT-Unternehmen, wo they recht viel Geld verdient. Janis sagt, sie fühle sich wohl mit ihren Freund*innen.

Sie sei viel unterwegs, lebe polyamorös. Sie sei traurig wegen des Verlusts ihrer Herkunftsfamilie, aber der Kontaktabbruch sei notwendig gewesen. Janis beschreibt Ängste, Spannungsgefühle, Gedankenkreisen und Erschöpfung. Maria erlebt Janis als sozial privilegiert mit so einem großen Freund*innenkreis und mehreren Liebesbeziehungen. Sie empfindet Neid. Beim Zuhören verspürt sie den Impuls, Janis zu raten, dass they sich noch einmal um Kontakt zu den Eltern bemühen solle. Schließlich brauche jeder Mensch seine Familie, und diese habe ja schon viel für Janis getan. Maria nimmt ihre Impulse sorgfältig zur Kenntnis, auch wenn ihr ihre Neidempfindungen sehr unangenehm sind. Sie sagt dann zu Janis: „Warten Sie einen Moment. Wenn ich Ihnen zuhöre, merke ich, dass in mir recht viel resoniert. Das ist ja eine sehr konsequenzenreiche Entscheidung, die Sie mit dem Kontaktabbruch zu Ihrer Herkunftsfamilie getroffen haben. Ich kann mir vorstellen, dass dies für Sie schwer war und Sie Ihre Partner*innen und Freund*innen gebraucht haben, um sich Rückhalt zu holen. Möchten Sie mir noch mehr über diesen Entscheidungsprozess erzählen?“

Auf der **fünften Ebene** des Ökologischen Mehrebenenmodells werden die Effekte der gemeinsamen therapeutischen Arbeit beschrieben. Auch diese sind wiederum kontextgeprägt. Die Perspektive der behandlungssuchenden Person ist entscheidend für eine Einschätzung, ob eine Psychotherapie hilfreich war oder nicht (Lambert/Barley 2002; Schleu 2021). Ihre Rückmeldungen zeigen, ob die Therapie dazu beitragen konnte, dass sie Ziele erreichen konnte, die für sie wichtig sind. Diese können in einer Linderung des Leidens liegen, in einer Symptom(teil)remission bzw. einem verbesserten Umgang der Person mit den Symptomen, in einer Erweiterung der Möglichkeiten der Person, in dem Erreichen einer größeren Zufriedenheit und sozialen Verbundenheit, im Vorwärtskommen im Transitionsprozess, in einer emotionalen Stabilisierung. In der Therapie fragen wir die Person danach und bitten sie um eine Rückmeldung zu unserem Vorgehen in der Zusammenarbeit. Wir interessieren uns auch dafür, ob und wie es uns gelungen ist, uns in von Stigmatisierungsdynamiken durchzogenen Kontextbedingungen an die Seite der Person zu stellen. So können wir in dem die Therapie abschließenden Gespräch fragen:

- Wie hat sich Ihr Leben in der Zeit, in der wir miteinander gearbeitet haben, bewegt und verändert? Wie nehmen Sie diese Veränderungen wahr? Was war dabei wichtig für Sie? Was hat Sie gestärkt?
- Wie sehen Sie unsere Zusammenarbeit? Angesichts dessen, dass Sie sich ja auch mit (z. B.) Trans*feindlichkeit, Sexismus, Rassismus, materieller Armut,

Be_hinderungen, Stigmatisierungen gegen Sie als sexarbeitende Person auseinandersetzen mussten: Möchten Sie mir eine Rückmeldung geben, wie Sie meine Haltung dazu wahrgenommen haben? Bin ich mit diesen Themen in Ihren Augen hinreichend sensibel umgegangen?
- Gab es etwas, was Sie in unserer Zusammenarbeit gestört hat? Möchten Sie mir Rückmeldung dazu geben, damit ich dies in meiner zukünftigen Arbeit besser machen kann?

Ergänzend zu den kontextuellen Ebenen, die im Ökologischen Mehrebenenmodell beschrieben werden, schlagen wir vor, noch einen weiteren Kontext in den Blick zu nehmen, der im Kern des Modells verortet werden kann: die Innenwelten der behandlungssuchenden und der behandelnden Person. Hier können sowohl die Körperwahrnehmungen als auch die seelischen inneren Räume beider Personen beschrieben werden. Als Therapeut*innen arbeiten wir jeweils unterschiedlich, wenn wir Schmerzen haben, glücklich sind, uns in unserem Körper wohl fühlen oder uns Sorgen um unsere Beziehung machen. Und wir sind gehalten, unsere therapeutische Arbeit darauf auszurichten, dass unser Gegenüber sich mit dem eigenen Innenleben und auch mit dem eigenen Körper so wohl wie möglich fühlen kann, sich zu zeigen und zu erkunden wagt und für sich sorgen kann. Dies sind wesentliche Ziele sowohl der Psychotherapie als auch der Transitionsbegleitung. Unsere Innenwelten bilden die Räume, von denen ausgehend wir einander begegnen. Als Behandler*innen sollten wir uns also selbst gut kennen. So hoffen wir natürlich, dass einige der Übungen und Beispiele in diesem Buch Ihnen auch immer wieder willkommene Anlässe bieten, neugierig in Ihrer eigenen Innenwelt umherzulaufen.

1.6 Trans*respektvolle und kontextsensible Psychotherapie in den verschiedenen Richtlinienverfahren

Die multikulturellen Verortungen und intersektional geprägten Erfahrungen einer Person in ihren jeweiligen Lebenskontexten berücksichtigen wir sowohl in der Behandlungsplanung als auch in der Gestaltung der therapeutischen Beziehung sowie bei der Anwendung der therapeutischen Methoden (APA 2017; Budge/Moradi 2019; Bundespsychotherapeutenkammer 2014; Norcross/Wampold 2019a; Norcross/Wampold 2019b; Rider et al. 2019). Die Therapie passen wir individuell dem an, was die Person mitbringt und für sich erreichen möchte (Norcross/Wampold 2019b).

Die therapeutische Beziehung kontextsensibel zu gestalten bedeutet, sich der kontextuellen Eingewobenheit dieser Beziehung bewusst zu sein, darüber angemessen und transparent kommunizieren zu können und mit der uns anvertrauten Macht bewusst und im Sinne der behandlungssuchenden Person umzugehen. In einem wohlwollenden Kontext finden trans* Personen die besten Möglichkeiten, zu wachsen, sich zu zeigen und an ihren Zielen zu arbeiten.

Wir machen im Therapieverlauf deutlich, wie wir uns zu den in unterschiedlichen Kontexten verbreiteten Botschaften positionieren. So treten wir mit klaren Worten der Psychopathologisierung von trans* und nichtbinären Personen im Gesundheitssystem entgegen, und wir beziehen Stellung zu trans*feindlicher Gewalt in einer Schule oder einer Herkunftsfamilie. Wir besprechen mit der Person, welchen Sinn eine Symptomatik zum Überstehen, Überdauern, Überleben eines trans*feindlichen Kontextes haben kann und in welchem Kontext die Symptomlast abnehmen kann. Wir suchen mit der Person nach Kontexten, in denen sie sich spüren, explorieren, ausdrücken kann. Solche Kontexte sind beispielsweise Orte, an denen keine trans*feindlichen Menschen sind (z. B. allein in der Natur oder allein mit einem trans*affirmativem Buch) oder auch viele Communityorte (z. B. trans*respektvolle online-Foren, queere Gruppen …). Manchmal hat eine Person den Bedarf, sich einen Kontext, in dem sie lebt, noch einmal ganz genau anzuschauen, um zu erkennen, ob ihr dieser guttut oder nicht. Manchmal braucht sie Rückhalt, einen letztlich kraftraubenden und beengenden Kontext, wie z. B. eine gewaltvolle Herkunftsfamilie oder eine ausbeuterische Beziehung zu verlassen. Sie muss sich in diesem Prozess mühsam von Loyalitätsbotschaften lösen und sich vor Drohungen schützen, die in manchen Kontexten eingesetzt werden, um zu verhindern, dass sie geht (Freyd/Birrell 2013).

Manchmal geht es beim kontextbezogenen psychotherapeutischen Arbeiten darum, mit der Person alternative Kontexte zu imaginieren, in denen sie nicht marginalisiert wird. In solchen Kontexten werden negative Introjekte weniger getriggert. Die Person kann sich entspannen, besser in den Blick nehmen, explorieren und entwickeln. Hier arbeiten wir beispielsweise mit Vorstellungsbildern, in denen die Entscheidungen und Wünsche der Person in einen trans*freundlichen Kontext gestellt und reflektiert werden können: *„Stellen Sie sich eine Gruppe freundlicher queerer Personen vor, die auf Ihre Entscheidungen blickt. Was würden diese Personen dazu sagen?“* (Hier kann der freundliche Blick eines persönlichen Vorbilds imaginiert werden.)

Prinzipiell ist kontextsensibles therapeutisches Arbeiten im Rahmen jeder der in Deutschland anerkannten Richtlinienpsychotherapieschulen möglich. Wir können hier an die Vorgehensweisen in den jeweiligen Verfahren anknüpfen. In der Regel müssen wir diese allerdings trans*kompetent erweitern.

In der psychoanalytischen Behandlungsplanung konzeptualisieren wir das Behandlungsvorgehen mit Blick auf Strukturen und Konflikte (Arbeitskreis OPD 2017). Für trans* Personen formen sich äußere Konflikte durch ein Nichtanerkennen ihres Seins durch ihre Bezugspersonen. Diese Konflikte werden durch die biografisch früh beginnende und chronisch sich reifizierende Konfrontation mit binärzentristischen und sexistischen Anfeindungen, Ablehnung und Nichtverstehen internalisiert, um letztlich in der Innenwelt zu kompromisshaften Lösungen zu finden. Diese überlebenssichernden Kompromissbildungen (Fischer/Riedesser 2009) führen jedoch oftmals später zu leidvollen Interaktionserfahrungen. Letztlich schwächen sie Selbstausdrucks-, Symbolisierungs- und Lebensbewältigungsfähigkeiten der Person. So kann zum Beispiel ein Rückzug, welcher zunächst das Ziel verfolgt, sich zu schützen, später das eigene Erleben von Lebendigkeit blockieren. Sind die Erfahrungen mit Gewalt, Diskriminierung, Ausschluss, Nichtanerkennung sehr tief, weil sie besonders machtvoll und brutal ausgeübt werden und/oder weil sie auf eine bereits vulnerabilisierte Person treffen, können sich Strukturstörungen ausbilden. Wenn wir also die Entwicklungen von Struktur- und Konfliktdynamiken in einem psychoanalytischen Bedingungsmodell darlegen, bedenken wir die spezifischen Einflüsse der jeweiligen Kontexte immer mit.

In der verhaltenstherapeutischen Makroanalyse, der Konzeptualisierung der Bedingungszusammenhänge von belastenden Symptomatiken, werden die Kontextfaktoren sowohl bei den prädisponierenden als auch bei den auslösenden, den aufrechterhaltenden Faktoren und bei den Ressourcen benannt (Kanfer et al. 2006). Hier kann sichtbar gemacht werden, wie sich Schwierigkeiten, die sich in einem belastenden Kontext entwickelt haben (z. B. in einer trans*feindlichen Herkunftsfamilie) bei einem Übergang in einen neuen und ebenfalls trans*feindlich geprägten Kontext reaktualisiert werden. Bei den Ressourcen können diejenigen Kontexte herausgearbeitet werden, in denen die Person *gendereuphoria* erlebt und in denen leidvollen Erfahrungen mit Wärme begegnet wird. Eine Makroanalyse, die explizit kontextuelle Faktoren entsprechend dem Ökologischen Mehrebenenmodell in den Multikulturellen Leitlinien der American Psychological Association (2017) herausarbeitet, ermöglicht die Ableitung eines Therapieplans, der kontextsensibel gestaltet ist. Beim verhaltenstherapeutischen Vorgehen würden wir besonders empfehlen, die Aufmerksamkeit auch auf die kontextuelle Prägung der Therapeut*in-Klient*in-Beziehung zu richten.

In der systemischen Psychotherapie werden kontextuelle Einflüsse bereits umfassend mitbedacht. Es wird hier analysiert, wie der Kontext auf die Person wirkt und wie die Person wiederum soziale Kontexte mitgestaltet. Diagnosen werden aus systemischer Sicht skeptisch betrachtet, gerade vor dem Hintergrund ihrer stigmatisierenden und verhärtenden Auswirkungen (Retzlaff 2021). Eine Transition kann in einem systemischen Bezugsrahmen besonders gut als ein Emergenzphänomen (Wandschneider 2007) gewürdigt werden, welches erhebliche Veränderungen im Innen und Außen katalysieren kann. Die systemischen Methoden des mehrperspektivischen Betrachtens und des *reframing*, also des Umformulierens unter einer neuen Perspektive, bieten hervorragende Möglichkeiten, queere und anderweitig marginalisierte Perspektiven als neue Referenzsysteme anzubieten. Diese Perspektiven erweisen sich als ausgesprochen erkenntnisreich (Haraway 1988) und hilfreich für die therapeutische Arbeit. Ein queeres *reframing* kann zum Beispiel Bedeutungszuschreibungen so verändern, dass beispielsweise eine ansonsten schambesetzte Symptomatik sorgfältiger und respektvoller sowohl von dem*der betroffenen Klient*in als auch der behandelnden Person angeschaut und in Worte gefasst werden kann. Damit werden auch bessere Chancen geschaffen, die Symptomatik zu bearbeiten.

BEISPIEL

Aus einer Anorexie, die in einem binärheterosexistischen Referenzrahmen vielleicht als ein gestörtes Essverhalten zur Anpassung eines „weiblichen" Körpers an einen „männlichen" Blick konstruiert wird, kann in einem queeren Referenzrahmen ein Widerstandsverhalten gesehen werden. So kann die Person Widerstand leisten gegen die Anforderungen, sich mit der Pubertätsentwicklung eindeutig auf einem der binärgeschlechtlich konstruierten Pole zu verorten. Eine Anorexie kann mit dieser Perspektive als eine autonom entwickelte pubertätsblockierende Behandlung geframed werden. Die therapeutische Arbeit kann dann an diesem Sinnzusammenhang anknüpfen und danach fragen, wie noch besser und letztlich gesundheitserhaltender der Widerstand praktiziert bzw. die körperbezogenen Transitionsbedarfe des*der Klient*in so erfüllt werden können, dass er*sie langfristig zufriedener leben kann.

Vertreter*innen systemischer Ansätze möchten wir allerdings empfehlen, für die therapeutische Arbeit mit minorisierten Personen schärfer machtkritisch zu denken, als es sonst in dieser Therapierichtung üblich ist. Durch eine differenzierte Reflexion von Machtdynamiken könnte zum Beispiel das systemische Zirkularitätsparadigma (von Sydow et al. 2006) an hermeneutischer Kraft gewinnen. Mit dieser Denkerweiterung könnte klar in Worte gefasst werden, wer für Gewalt verantwortlich ist, wie interveniert werden muss, um die Gewalt zu unterbinden, wie sich Gewaltfolgen verschärfen, wenn deren Bewältigung ausschließlich der gewaltbetroffenen Person aufgeladen wird, und wie wiederum die Folgen von Gewalt durch sozialen Rückhalt aus umgebenden Kontexten getragen und gelindert werden können.

2 Nichtbinäre Personen in der psychotherapeutischen Versorgung

2.1 Nichtbinäre Lebenswelten

BEISPIEL

Esen Aras kommt zum psychotherapeutischen Erstgespräch zu der Psychotherapeutin Pia Müller. Esen Aras ist neurodivergent, hat eine nichtbinäre geschlechtliche Identität und möchte mit dem Pronomen „they" angesprochen werden. Als Hauptanliegen für die psychotherapeutische Behandlung beschreibt Esen Aras, dass they sich erschöpft und belastet fühlt. They hat das Medizinstudium abgeschlossen und arbeitet nun als „Assistenzarzt" in einer Klinik. Das Wort „Assistenzarzt" markiert Esen Aras mit einem entnervten Gesichtsausdruck, der Pia Müller auffällt. Sie bittet Esen Aras, mehr über die Arbeit in der Klinik zu erzählen. Esen Aras beschreibt, dass they in der Klinik überall als „Herr" angesprochen wird. They habe schon vielfach rückgemeldet, dass they sich eine andere Ansprache wünsche. Viele Kolleg*innen gäben sich Mühe. Aber innerhalb der Klinik sei auf Esens Wunsch, in den Dokumenten ohne binär gegenderte Anrede und einfach mit Vor- und Nachnamen geführt zu werden, ablehnend reagiert worden. Manche Vorgesetzte machten sich lustig über Esens nichtbinäre Identität. Esen Aras befürchtet, dass dies der eigenen beruflichen Reputation schaden könne. Dass Patient*innen Esen Aras mal mit „Herr Doktor" und auch mal mit „Frau Doktor" ansprächen, sei für Esen Aras kein Problem. Hier sieht sich Esen Aras in der beruflichen Rolle als gesundheitsversorgende Person. Esen Aras sagt, in dieser Rolle habe they klare Aufgaben, und they wolle auch nicht die Patient*innen mit der eigenen Genderidentität beschäftigen. In der Biografie von Esen Aras finden sich Erfahrungen mit Mobbing vor dem Hintergrund einer Sichtbarkeit von Esen Aras' gendernonkonformem Auftreten bereits im Grundschulalter. Die Mutter habe an einer Nierenerkrankung gelitten. So sei viel Aufmerksamkeit auf die Bedürfnisse der Mutter gerichtet worden. Esen Aras habe früh Mitverantwortung für den Haushalt übernehmen müssen. They habe den Eltern nichts über das Mobbing erzählt, um sie nicht zusätzlich zu belasten.

Sich selbst schildert Esen Aras als zurückhaltend und ängstlich. They sagt, they habe Sorge, nicht ernst genommen zu werden in dem Anliegen, korrekt angesprochen zu werden. Manchmal denke they selbst, zu empfindlich zu sein, und schäme sich dafür. Die Belastungen am Arbeitsplatz seien unterdessen so stark, dass Esen Aras sich überlegt zu kündigen. They äußert die Sorge, dass die Situation anderswo auch nicht besser sei.

Pia Müller merkt beim Zuhören, dass sich ein Gefühl von Schwere und Vernebelung bei ihr einstellt. Sie meldet rück, dass sie spürt, wie belastend und verwirrend die Situation für Esen Aras ist. Es kommen Pia Müller viele Ideen, was Esen Aras alles machen könnte, um die eigene Situation zu verbessern: sich einer nichtbinären Gruppe anschließen, um sich Rückhalt zu holen; sich über die Diskriminierung beschweren; das Verfahren nach dem Selbstbestimmungsgesetz zu durchlaufen, um offiziell eine Anerkennung der nichtbinären Identität und des nichtbinären Namens zu erhalten und so besser rechtlich abgesichert zu sein … Sie hält dies aber zurück, weil sie Esen Aras angesichts der Erschöpfung nicht nahelegen möchte, noch mehr tun zu müssen.

Als sie fragt, was Esen Aras helfen könnte, sagt they: „Ich möchte selbst lernen, mit der Situation besser umzugehen. Aber solange ich nicht richtig angesprochen werde, habe ich auch kein Vertrauen zu den Kolleg*innen, denen das nicht gelingt. Und ohne Vertrauen können wir nicht gut zusammenarbeiten."

Pia Müller formuliert die Dynamik aus Belastungen und Resilienzen aus ihrer Perspektive: Auf der einen Seite ist Esen Aras erschöpft von all dem Aufwand, den they neben der ärztlichen Tätigkeit für die Anerkennung der eigenen Genderidentität leisten muss. Auf der anderen Seite verfügt Esen Aras über Fähigkeiten, die in der Situation nützlich sind: Esen Aras kennt sich im Kliniksetting wahrscheinlich am besten bezüglich Geschlechtervielfalt aus. They hat hier einen Informationsvorsprung vor den Kolleg*innen und eine klare Wahrnehmung dafür, wie wichtig das Thema ist. Die Frage ist, wie ein Behandlungsangebot gestaltet werden kann, damit es sich für Esen Aras lohnt, die Therapie in Anspruch zu nehmen.

Nichtbinäre Lebenskonzepte und Selbstbeschreibungen sind vielfältig. Wir sehen zahlreiche geschlechtliche Identitäten, die sich zwischen den beiden Polen „weiblich" und „männlich" bewegen. Wir finden zudem Identitätsverortungen, die über das binär aufgespannte Geschlechtssystem hinausgehen und eine Positionierung jenseits dieses Systems vornehmen (z. B. *agender*). Manche nichtbinären Personen sehen sich als weder „männlich" noch „weiblich", andere als sowohl „weiblich" als auch „männlich". Für einige Personen stellt eine nichtbinäre Selbstwahrnehmung eine biografische Konstante dar. Für andere gehört zu ihrem Identitätskonzept, dass sich ihre geschlechtliche Verortung im zeitlichen Verlauf bewegt (*genderfluid*). Ein nichtbinärer Raum bietet sehr viele und fein differenzierte Bewegungsmöglichkeiten um Geschlechtlichkeit. Entsprechend finden wir oft Bewegungen in den Identitätspositionierungen nichtbinärer Personen. Dies ist keineswegs als „Unsicherheit" oder „Instabilität" zu stigmatisieren, sondern als Ausdruck von Mut, Möglichkeit und Fähigkeit, die eigene Geschlechtlichkeit lebendig wahrzunehmen und differenziert zu kommunizieren.

Der Begriff „nichtbinär" wurde Anfang der 2000er-Jahre geprägt und verbreitete sich rasch online (Bear Bergman/Barker 2017). Seither steigen in bevölkerungsstatistischen Untersuchungen die Zahlen derjenigen Personen, die sich selbstbewusst nichtbinär positionieren. In der gesamten Gruppe von trans* Personen definiert sich derzeit über ein Drittel nichtbinär/genderdivers bzw. genderdivergent/genderqueer (Scandurra et al. 2023). Inter* Personen verorten sich deutlich häufiger als endogeschlechtliche Personen nichtbinär. Studiendaten zeigen, dass mindestens ein Drittel der inter* Personen eine nichtbinäre geschlechtliche Identität aufweist (Jacobson/Joel 2019).

Unterdessen konnte aus vielen Epochen, Regionen und Kulturen ein großer Reichtum genderdivergenter und nichtbinärer Lebensformen dokumentiert werden. Unser Wissensschatz darüber wächst beständig. Für genderdiverse Persönlichkeiten gab und gibt es in vielen Gesellschaften differenzierte und wertschätzende Bezeichnungen und auch anerkannte Funktionen und Rollen (Petersen 2021; Vincent/Manzano 2017). Vor dem Horizont der kulturellen Möglichkeiten wird die beengende Wirkung der aktuellen Deutungshoheit einer binären Geschlechterordnung in Deutschland klar sichtbar. Diese führt leider dazu, dass hierzulande die Denkmöglichkeiten bezüglich Geschlechtlichkeiten erheblich eingeschränkt sind. In diesem Kontext können nichtbinäre Personen faktisch keine Position erreichen, in der sie sichtbar werden und gleichzeitig gesellschaftlich anerkannt in Frieden leben können. Nichtbinäre Personen werden in der Konsequenz in Deutschland recht häufig diskriminiert. So berichten nichtbinäre Personen in einer aktuellen Studie noch häufiger als binär lebende trans* Personen von Diskriminierungserfahrungen (Timmermanns et al. 2022).

Personen, die gendernonkonform/genderdivergent auftreten, werden schon im Kindesalter deutlich häufiger angegriffen als sich genderkonform zeigende Peers (Balsam et al. 2005). Nichtbinäre Personen erleben beim Aufwachsen, dass es für ihre geschlechtliche Selbstwahrnehmung keinen Ort und auch keine Worte gibt. Es werden ihnen oftmals nur entwertete Positionen angeboten. Die abwertenden Zuschreibungen beinhalten z. B. die Konstruktionen der durch ihre Maskulinität „hässlichen" Frau, des durch seine Feminität „schwachen" Mannes, der „unentschiedenen" Person, die sich nicht festlegen könne und nicht wisse, was sie wolle, der Person, die sich in einer nicht ernst zu nehmenden „Phase" befände und erst zu einer „reifen" binärgeschlechtlichen Position gelangen müsse (Halberstam 1998; Roßmöller/Wolf 2023; Scandurra et al. 2023). Alle diese Negativkonstruktionen können sich durch Internalisierungsprozesse leidvoll in das Selbstbild der Person einschreiben. Die chronischen Erfahrungen der Ortlosigkeit und Ausgrenzung führen dazu, dass nichtbinäre Personen immer wieder vor der existenziellen Frage stehen, wie sie in einem binärgeschlechtlich konstruierten Kontext soziale Zugehörigkeit und Anerkennung erreichen können und wieviel von ihrem eigenen Sein sie dafür kaschieren müssen. Als Folgen der ständig notwendigen Kompromissbildungen auf der Suche nach Zugehörigkeit und Anerkennung finden wir bei nichtbinären Personen häufig eine hohe Aufmerksamkeit für die Perspektiven ihres Gegenübers, Unsicherheit und Traurigkeit vor dem Hintergrund eines Einsamkeitserlebens, ein sehr sorgsames Abwägen einer Selbstöffnung (was das Gegenüber dann oftmals als „Misstrauen" missdeutet), in vielen Situationen ein Zurückstellen der eigenen Sichtbarkeit und resultierend ein beträchtliches Ausmaß an spezifischen proximalen Stressreaktionen entsprechend dem Minoritäten-Stress-Modell (Meyer 2003). Wir erleben zudem, dass die Erfahrung, keinen konventionellen Ort in einer binären Gesellschaft für sich vorzufinden, auch spezifische Resilienzentwicklungsprozesse in Gang setzen kann. Eine nichtbinäre Person kann sich einen queeren Schatz schaffen, indem sie sich von allen geschlechtlichen Normen und Begrenzungen freier macht, z. B. von Normen bezüglich Sexualität, Körperlichkeit, Beziehungsformen. Damit gelingt es nichtbinären Personen oftmals konfliktfreier, Sexualitäten nicht heterosexuell und jenseits üblicher Penetrationsvorstellungen zu leben, sich offen als asexuell zu positionieren, Körper schön zu finden, die sich nicht den traditionellen Attraktivitätsvorstellungen beugen, oder gesellschaftlich vorgegebene Trennungslinien zwischen Freundschaften und Liebesbeziehungen kreativ aufzulösen (Jacobson/Joel 2019; Scandurra et al. 2023). Oftmals finden wir bei nichtbinären Personen die queertypische hohe Wertschätzung der eigenen Autonomie, ein kreatives Innenleben, mit dem sich die Person die Welten schafft, die sie für eine Selbstbehauptung und Rettung ihrer geschlechtlichen Verortung benötigt, sowie eine große Neugier und Experimentierfreude. Diese Ausdrucksweisen von Lebendigkeit und *gendereuphoria* können wir als Behandler*innen bei nichtbinären Personen nur dann wahrnehmen, wenn wir unseren Blick dafür öffnen und den Kontakt anerkennend gestalten.

2.2 Therapeutische Themen in der Arbeit mit nichtbinären Personen

Wie viele andere Klient*innen auch kommen nichtbinäre Personen in der Regel in eine Psychotherapie mit dem Anliegen, an einer psychischen Belastung, einer psychischen Störung und/oder an interaktionellen Problemen zu arbeiten. Manche möchten in einer Krisensituation Rückhalt erleben. Viele nichtbinäre Personen möchten den therapeutischen Raum auch nutzen, um hier Möglichkeiten einer sozialen, rechtlichen und körpermodifizierenden Transition abzuwägen (Roßmöller/Wolf 2023). Die aktuellen sozialrechtlichen Regelungen bezogen auf die Indikation und Kostenübernahme für körpermodifizierende Behandlungen (MDS 2020) führen dazu, dass nichtbinäre Personen mit einem körpermodifizierenden Transitionsbedarf psychotherapeutische Gespräche auf sich nehmen müssen, um Zugang zu den geschlechtsangleichenden Behandlungen zu erhalten. Für diesen Zugang wird seitens der Kostenträger derzeit noch explizit eine binäre Präsentation der Person vorausgesetzt (MDS 2020). Ein Urteil des Bundessozialgerichts nach einer Klage einer nichtbinären Person auf Kostenübernahme für eine bilaterale Mastektomie hat hier zusätzliche Hürden geschaffen (Bundessozialgericht 2023; Bundesverband Trans* 2023). In Folge dieser strukturellen Bedingungen begegnen uns im psychotherapeutischen Behandlungssetting auch psychisch gesunde nichtbinäre trans* Personen, welche die psychotherapeutische Begleitung ausschließlich deshalb benötigen, um Zugang zu indizierten und prognostisch günstigen körpermodifizierenden Behandlungen zu erhalten. Mit allen behandlungssuchenden nichtbinären Personen klären wir entsprechend ihre genauen Anliegen an die Psychotherapie. Wenn die Person einen Bedarf an körpermodifizierenden Transitionsbehandlungen benennt, informieren wir im therapeutischen Aufklärungsgespräch auch über die Formalia der Kostenübernahme durch die Krankenkasse. Unser behandler*innenseitiges Angebot orientiert sich explizit an den Versorgungsbedürfnissen der nichtbinären Person und gleichermaßen explizit nicht an binären Konstrukten. Fachlich stützen wir unser therapeutisches Handeln auf die spezifischen Leitlinien und Empfehlungen. Diese sind:

- für die Gestaltung der therapeutischen Beziehung die Ansprache der Person und für einen Überblick über wichtige Themen in der Psychotherapie die *Guidelines for Psychological Practice With Transgender and Gender Nonconforming People der American Psychological Association* (APA 2015, Übersetzung der Leitsätze in Günther et al. 2021) sowie das GALA-Schema (Gender Affirmative Lifespan Approach) von Rider et al. (2019), welches uns einen Orientierungsrahmen für eine spezifisch auf nichtbinäre Personen bezogene Psychotherapie gibt. Das GALA-Therapieschema beschreibt als leitende Prinzipien eine trans*affirmative, intersektionale, lebensphasenbezogene und interdisziplinäre Ausrichtung der Therapie sowie spezifische Therapiethemen in der Arbeit mit nichtbinären Klient*innen,
- für die Transitionsbegleitung die aktuellen *Standards of Care der World Professional Association of Transgender Health* (Coleman et al. 2022) und hieraus spezifisch das Kapitel 8, in dem die Behandlung nichtbinärer Personen fokussiert wird,
- für die Aufklärung und Begleitung nichtbinär gestalteter Hormontherapien beispielsweise Butler (2017), Cocchetti et al. (2020) und Seal (2017),
- für nichtbinär gestaltete Operationen beispielsweise Bellringer (2017), Ralph et al. (2017) sowie Yelland (2017).

Auf der Basis aktueller Forschungsdaten können wir davon ausgehen, dass nichtbinäre Personen zwar seltener als sich binär verortende trans* Personen medizinische Transitionsbehandlungen benötigen (Scandurra et al. 2023). Ein Drittel und mehr der durch Studien erreichbaren nichtbinären Personen formuliert allerdings einen Bedarf an körpermodifizierenden Transitionsbehandlungen, insbesondere an geschlechtsangleichenden Hormontherapien und chirurgischen Modifikationen des Brustprofils (Burgwal/Motmans 2021). Eine aktuelle Studie aus Australien von Zwickl et al. (2024) beschreibt für mehr als die Hälfte online erreichter nichtbinärer Personen einen Bedarf an geschlechtsangleichenden Hormontherapien. Einen Bedarf an geschlechtsangleichenden Operationen gibt ein Drittel derjenigen nichtbinären Personen an, die nach der Geburt zunächst „männlich“ zugewiesen wurden. Von denjenigen nichtbinären Personen, die nach der Geburt zunächst „weiblich“ zugewiesen wurden, benennt die Hälfte einen Bedarf an geschlechtsangleichenden Operationen. Die Autor*innen weisen kritisch darauf hin, dass der Bedarf an körpermodifizierenden Behandlungen nichtbinärer Personen nicht hinreichend gedeckt wird (Zwickl et al. 2024).

In Deutschland muss ein körpermodifizierender Behandlungsbedarf einer nichtbinären Person angepasst an einen binären Referenzrahmen kommuniziert werden, um die Kostenübernahme seitens der Krankenkassen zu ermöglichen.

Entsprechend müssen wir auch nichtbinären Personen die ICD-10-Diagnose F64.0 in den Indikationsschreiben für eine medizinische Transitionsbehandlung stellen, solange in Deutschland die ICD-11 noch nicht implementiert ist. Die ICD-11 verabschiedet sich mit der Diagnose der „Geschlechtsinkongruenz" (Code: HA 60) von einem kategorial binären Verständnis von Geschlechtlichkeit. Dies wird es uns in Zukunft ermöglichen, nichtbinäre Gesundheitsversorgungsbedarfe differenzierter zu erfassen und zutreffender im Gesundheitssystem zu kommunizieren (Rauchfleisch 2018). Wir hoffen, dass spätestens dann die Kostenübernahme für von nichtbinären Personen benötigte geschlechtsangleichende Behandlungen transparent und bedarfsgerecht geregelt wird.

Diagnostische Kriterien in der ICD-11 für Geschlechtsinkongruenz im Kindesalter (HA61) sowie für Geschlechtsinkongruenz im Jugend- und Erwachsenenalter (zitiert nach der deutschen Übersetzung aus der englischsprachigen Version durch Romer/Lempp 2022)

„Diagnosekriterien Geschlechtsinkongruenz im Kindesalter (HA61/ICD-11)

- *starker Wunsch oder Insistieren, einem anderen als dem zugewiesenen Geschlecht anzugehören*
- *starke Abneigung gegenüber eigenen anatomischen Geschlechtsmerkmalen*
- *starker Wunsch nach körperlichen Geschlechtsmerkmalen, die der subjektiven Geschlechtszugehörigkeit entsprechen*
- *Spielaktivitäten und Spielkameraden, die typisch für das erlebte Geschlecht sind" (Romer/Lempp 2022, 311).*

In der ICD-11 wird zudem deutlich gemacht, dass die Inkongruenz zwischen dem zugewiesenen und dem vom Kind empfundenen Geschlecht ausgeprägt sein muss, dass ein gendervariantes Verhalten an sich nicht hinreichend für die Diagnosestellung ist sowie dass die Genderinkongruenz über einen Zeitraum von zwei Jahren bestehen muss (https://icd.who.int/browse/2024-01/mms/en#344733949, Meldung vom 10.02. 2025).

„Diagnosekriterien Geschlechtsinkongruenz im Jugend- und Erwachsenenalter (HA60/ICD-11)

Ausgeprägte und anhaltende Inkongruenz zwischen dem empfundenen Geschlecht und dem zugewiesenen Geschlecht, die sich durch mindestens 2 der folgenden Punkte äußert:

- *starke Abneigung oder Unbehagen gegenüber den eigenen körperlichen Geschlechtsmerkmalen,*
- *starker Wunsch, eigene körperliche Geschlechtsmerkmale loszuwerden,*
- *starker Wunsch nach körperlichen Geschlechtsmerkmalen des empfundenen Geschlechts.*

Die Person verspürt den starken Wunsch, als eine Person des erlebten Geschlechts zu leben und akzeptiert zu werden. Die erlebte Geschlechtsinkongruenz muss seit mindestens mehreren Monaten kontinuierlich vorhanden sein. Die Diagnose kann nicht vor dem Einsetzen der Pubertät gestellt werden. Geschlechtsvariante Verhaltensweisen und Vorlieben allein sind keine Grundlage für die Zuweisung der Diagnose." (Romer/Lempp 2022, 309)

Im Folgenden sollen einige der häufig in der psychotherapeutischen Versorgung nichtbinärer Personen auftretenden Fragestellungen referiert werden, selbstverständlich ohne Anspruch auf Vollständigkeit. Weitere Ausführungen hierzu finden sich bei Roßmöller und Wolf (2023).

2.2.1 Umgang mit spezifischen Diskriminierungen und Gewalt

Disrespekt gegenüber nichtbinären Personen äußert sich häufig im Unsichtbarmachen oder durch eine binär konstruierte Fehletikettierung ihrer geschlechtlichen Zugehörigkeit. Dies beginnt beispielsweise im Gesundheitssystem damit, dass die behandelnde Person die Frage nach der Anrede und dem selbst gewählten Namen einer Klient*innenperson „vergisst", und geht weiter über die explizite Weigerung von Gesundheitsversorger*innen, nichtbinäre Personen mit ihren identitätsentsprechenden Namen anzusprechen. Eine trans*feindliche Haltung gegenüber einer nichtbinären Person drückt sich in verschiedenen Formen des demonstrierten Ausgrenzens und Abwertens aus, wie zum Beispiel: hasserfüllte, spottende Kommentierung einer nichtbinären Person, nichtbinäre Klient*innen im Gesundheitssystem länger als andere Klient*innen auf die benötigte Gesundheitsversorgung warten zu lassen, sie in der Interaktion nicht anzuschauen und anderweitig distanziert zu behandeln, nichtbinäre Klient*innen bei Angriffen im Gesundheitssystem nicht zu beschützen.

Misgendering – die falsche geschlechtliche Benennung einer Person – und *deadnaming* – das gegen den Willen der Person erfolgende Verwenden des ursprünglich durch andere festgelegten Namens, mit dem sich die Person nicht identifizieren kann – sind Akte der Missachtung. Nichtbinäre Personen können dies in der Regel treffsicher als diskriminierend einordnen. Sie nehmen wahr, dass ihr Gegenüber sehr wohl in der Lage ist, andere Personen mit einem neuen Namen anzusprechen, wenn diese auf eine Namensänderung aufmerksam machen, z. B. wenn sie nach einer Heirat einen neuen Nachnamen tragen. Eine Person, die misgendert, stellt die Anerkennung der nichtbinären Person hinter die Reifizierung binärer Konzepte zurück. Damit hält die misgendernde Person bewusst eine Welt aufrecht, in der nichtbinären Personen kein Raum gegeben wird, um sich zu zeigen.

Psychotherapeut*innen haben mit dem Wissen um diese Dynamiken die Aufgabe, sich damit auseinanderzusetzen, was binäres Denken für sie bedeutet und wie sie emotional und kognitiv reagieren, wenn sie erfahren, dass Personen auch nichtbinär sein können.

Bei manchen Therapeut*innen entstehen im Erstkontakt mit nichtbinären Personen Ängste und Unsicherheiten. Auf der einen Seite wollen sie keine Fehler machen und die*den Klient*in nicht kränken. Auf der anderen Seite entdecken sie in sich vielleicht einen spezifischen Unwillen, eine nichtbinäre Person korrekt anzusprechen. Dieser Unwille steht in einem interessanten Gegensatz zur sonstigen Lernoffenheit der Profession gegenüber anderen Entwicklungen des Fachwissens. Zahlreiche Studien dokumentieren unterdessen den Schaden, der durch die Entscheidungen von Gesundheitsversorger*innen entsteht, trans* und nichtbinäre Klient*innen nicht korrekt mit ihrem Namen ansprechen zu wollen (Göth 2021). Die korrekte Ansprache mit Namen und Geschlecht stellt dementsprechend ein fachwissenschaftliches Desiderat dar (APA 2015; Roßmöller/Wolf 2023).

In der Therapie würdigen wir die Anstrengungen, die nichtbinäre Personen täglich leisten, um gegen die Beengung ihrer Möglichkeiten anzugehen. Wir beachten dabei auch, dass eine nichtbinäre Person hier für ein ausgesprochen soziales Ziel kämpft: Sie macht durch ihr Engagement die Welt für alle Personen größer, interessanterweise auch für diejenigen, die sie diskriminieren. Wir stellen eine Perspektive zur Verfügung, die die Dynamik von Diskriminierungen so einordnet, dass dahinter die Schwäche der diskriminierenden Person sichtbar wird. So benennen wir ihre Angst vor einer möglichkeitsreicheren Welt und vor dem Verlust von Privilegien, die durch Denkverbote erhalten werden sollen. Die Aggressivität einer Person, die misgendert und *deadnamed*, bedeutet nicht, dass die nichtbinäre Person etwas falsch gemacht hat oder eine überzogene Forderung stellt. Das wütende Agieren zeigt uns vielmehr an, dass die nichtbinäre Person durch ihren geäußerten Willen, richtig angesprochen zu werden, gerade wacker ein ungerechtes System entlarvt. Dieses Entlarven wiederum provoziert diejenigen, die von der Ungerechtigkeit profitieren. Ihr ärgerliches Gegenhalten ist Ausdruck davon, wie bedeutsam und privilegiendurchzogen das Thema ist.

BEISPIEL

Um gesellschaftliche Normkonstruktionen in der therapeutischen Arbeit sichtbar zu machen und zu queeren, verhalten wir uns als Behandler*innen spielerisch, gezielt und bewusst respektlos gegenüber einem ungerechten binären Geschlechtersystem, immer mit Blick auf unsere Klient*innen. Humor ist ein großartiges Werkzeug, das in der Therapie allerdings nur dann angewandt werden sollte, wenn es für den*die Klient*in passt.

Mit einem queeren Mindset können wir Geschichten erzählen, die deutlich machen, wie ein Ringen um Gerechtigkeit, Schutz und Wahrheit zu erbitterter Gegenwehr führen kann. So ärgert sich der Sheriff von Nottingham, wenn Robin Hood für eine gerechte Güterteilung streitet. Die Klapperschlange ärgert sich vermutlich gehörig, wenn ihr ein Mungo auf den Schwanz tritt, um sie daran zu hindern, andere Tiere anzugreifen. Beim Topfschlagen macht es eben besonders laut „klong“, wenn man tatsächlich den Topf getroffen hat. Und last but not least: Rumpelstilzchen zerriss sich vor lauter Wut in der Luft, als es der Königstochter gelang, Rumpelstilzchen mit der Wahrheit über seinen Charakter zu konfrontieren, indem sie Rumpelstilzchen beim Namen nannte.

Wenn eine nichtbinäre Person nach einer Misgenderingerfahrung sehr unter Druck steht, kann es sinnvoll sein, zunächst für ein Erzählen der erlebten Diskriminierung Zeit einzuräumen und auch den dadurch ausgelösten Gefühlen und Assoziationen Aufmerksamkeit zu schenken. Hinter einer Erfahrung des Misgendering steht oftmals eine ganze Reihe von Entwürdigungserfahrungen, welche die Person deshalb machen musste, weil andere ihr gendernonkonformes Sein und Auftreten nicht zulassen konnten. Hier zeigen sich bei der Person oft tiefe Trauer, Verwirrung, Verzweiflung und Einsamkeitserleben, die sich in einer aktuellen Diskriminierungssituation reaktualisieren können. Wenn die therapeutische Person in der Lage ist, sich all diese Erfahrungen anzuhören, entsteht oftmals ein sehr vielschichtiges Bild der aktuellen Situation, der damit verbundenen biografischen Szenen und der Bedürfnisse einer diskriminierungsbetroffenen Person. In diesem Raum kann die diskriminierte Person dann herausfinden, was sie braucht, um mit der Situation für sich am besten umzugehen. Die behandelnde Person achtet darauf, dass in diesem Schritt der Person, die misgendert und *gedeadnamed* hat, nicht allzu viel Aufmerksamkeit geschenkt wird. Es macht mehr Sinn, den Fokus auf eine Stärkung der diskriminierten Person zu richten. So kann es sein, dass eine nichtbinäre Person nach den Belastungen durch Misgendering Erholung und angenehme Gefühle braucht, Solidarität und Gemeinschaftlichkeit spüren möchte. Dann könnte sie etwas machen, womit sie sich mit anderen verbinden kann. Sie könnte sich entscheiden, die Zeit wirken zu lassen; dies wird zuverlässig dazu führen, dass die Gesellschaft lernt, dass es mehr als zwei Geschlechter gibt. Die Tatsache, dass unter jüngeren Personen nicht nur die Anzahl derjenigen kontinuierlich steigt, die sich nichtbinär definieren, sondern auch derjenigen, die als Verbündete auftreten, lässt hier hoffen. Wir erinnern uns an eine Geschichte, die eine jugendliche Person freundlicherweise mit uns geteilt hat:

BEISPIEL

Eine nichtbinäre jugendliche Person wird wegen einer Angststörung in eine kinder- und jugendpsychiatrische Klinik stationär aufgenommen. Ihre ebenfalls jugendlichen Mitpatient*innen, digital natives, nehmen sie freundlich auf und sprechen sie routiniert und ohne Aufruhr mit dem identitätsentsprechenden Namen und Pronomen an. Dem therapeutischen Personal gelingt dies hingegen nicht. Die jugendlichen Patient*innen solidarisieren sich und versuchen, die nichtbinäre jugendliche Person in ihrem Anliegen, korrekt angesprochen zu werden, zu unterstützen. Da sie aber alle als Patient*innen und junge Personen innerhalb der Institution so betrachtet werden, dass ihr Wort weniger Gewicht hat als das der erwachsenen, psychisch gesunden Gesundheitsversorger*innen, können sie sich nicht durchsetzen. Die Diskriminierung bewirkt hier nun nicht, dass die nichtbinäre Jugendliche isoliert wird. Vielmehr schwächt sie das Vertrauen der Jugendlichen in die Institution: In der Folge verweigern sich mehrere der Jugendlichen innerlich der Behandlung, weil sie die beobachtete Diskriminierung so einordnen, dass diese Klinik kein guter Ort für sie alle ist.

Eine nichtbinäre Person kann nach einer Erfahrung von Misgendering andere darauf ansprechen, ob diese ihrerseits gegenüber der Person, die misgendert hat, intervenieren möchten. Hat Misgendering in einer Gesundheitsinstitution stattgefunden, könnte z. B. eine Beratungsstelle die Verantwortlichen in dieser Institution anschreiben und Fortbildung anbieten. Auch eine psychotherapeutisch behandelnde Person kann nach einer entsprechenden Schweigepflichtentbindung durch den*die Klient*in diskriminierende Kolleg*innen ansprechen. Forschungen zur Verbündetenschaft zeigen, wie wirkungsmächtig die Intervention einer privilegierten Person zugunsten einer diskriminierten Person sein kann (Drury/Kaiser 2014).

Haben wir als behandelnde Person selbst versehentlich misgendert, gilt es, der behandlungssuchenden nichtbinären Person hier nicht noch zusätzlich einen Klärungsauftrag aufzubürden. Vielmehr sollten wir rasch und klar unsere Verantwortung annehmen, uns entschuldigen und uns auch bemühen, diesen Fehler nicht noch einmal zu machen. Misgendering passiert, weil wir alle in einem System sozialisiert wurden, welches zunächst den sprachlichen Raum nur für binäre Geschlechterbezeichnung geöffnet hat. Je mehr wir im Themenfeld unterwegs sind, desto seltener wird es uns unterlaufen, eine nichtbinäre Person falsch anzusprechen oder unbedacht Fragebögen herauszugeben, in denen nur binäre Möglichkeiten für einen Geschlechtereintrag vorgesehen sind.

Wenn wir jemanden misgendert und uns angemessen entschuldigt haben, können wir uns im Nachgang selbstreflektierend fragen, warum uns dies mit dieser Person passiert ist. Oftmals haben wir uns bei der Ansprache von unserem Außenblick auf die Person leiten lassen und nicht gut zugehört, als die Person sich positioniert hat. Wir empfehlen, dies dann zum Anlass zu nehmen, sich bewusst auf die geschlechtliche Innenperspektive der Person einzulassen und zu versuchen, diese empathisch zu verstehen. Wir sollten uns bei unseren geschlechtlichen Einordnungsversuchen nicht auf die gebahnten Wege verlassen, die uns unsere einsozialisierten Sehgewohnheiten nahelegen, sondern bewusst dem, was uns die Person über sich erzählt, den Vorrang geben.

Diese Wahrnehmungslenkung auf die Innenperspektive der Person stellt ein wichtiges Werkzeug einer multikulturellen und intersektionalitätsbewussten Therapiekonzeption dar (APA 2017; Das Nair/Butler 2012). Wenn uns eine Person beispielsweise sorgfältig gekleidet gegenübertritt und erzählt, dass sie prekär lebt und ihre Eltern keine finanziellen Möglichkeiten hatten, sie im Studium zu unterstützen, hören wir dies auch aufmerksam an und versuchen uns vorzustellen, wo die Schwierigkeiten und wo die Ressourcen dieser Person liegen können. Wenn eine Person uns von Gewalterfahrungen erzählt, nehmen wir ebenfalls diese Schilderung der Person an. In all diesen Fällen verbietet sich ganz selbstverständlich ein Ausagieren von Gegenübertragungserstaunen in Form der Aussage: „Sie sehen aber gar nicht so aus!"

Sich therapeut*innenseitig bei einer behandlungssuchenden nichtbinären Person zu beklagen, wie schwer es einem selbst falle, sie richtig anzusprechen, oder sie aufzufordern, das fehlende Wissen der behandelnden Person auszugleichen, geht an dem Interesse der behandlungssuchenden nichtbinären Person vorbei. Ein solches Agieren ist nicht professionell, weil es zu einer Rollenumkehrung zwischen Therapeut*in und Klient*in führt. Die Rolle des*der Therapeut*in umfasst, sich das für eine Behandlung notwendige Fachwissen anzueignen. Nichtbinäre Klient*innen sind ziemlich vertraut damit, dass ihr Gegenüber von ihnen erwartet, Verständnis für misgendering, unhöfliche und grenzverletzende Fragen zu haben. Aus dieser Routine heraus nehmen sie die Rolle der erklärenden und verständnisvollen Person manchmal auch unwillkürlich im Therapiesetting an. Sie schultern damit die Arbeit, die ihr therapeutisches Gegenüber leisten müsste, gleich mit. In der Therapie sollten sie dies ablegen können, um ihre Energie ihren tatsächlichen Therapieanliegen zuwenden zu können (Roßmöller/Wolf 2023).

2.2.2 Nichtbinäre Transitionsanliegen

Manchmal kommen Klient*innen mit dem Anliegen in eine Psychotherapie, die eigene geschlechtliche Positionierung zu explorieren und zu klären. Wir informieren dann über die unterschiedlichen Lebensweisen, Gestaltungsmöglichkeiten der Kommunikation der eigenen geschlechtlichen Positionierung, Transitionswege, Dynamiken von und Umgang mit Stigmatisierung und Diskriminierungen und weisen auch auf Angebote aus den Communitys hin (Gruppen, Filme, Homepages, Literatur etc.). Auf die Vielfalt der Möglichkeiten, nichtbinär zu leben, gehen wir explizit ein, denn nicht alle Personen, die sich mit ihrer Genderidentität auseinandersetzen möchten, wissen darüber Bescheid. Sollte es für die Person weiterführend sein (und das ist es oft), machen wir unsere reflektierte eigene geschlechtliche Positionierung sichtbar und achten dabei darauf, ob unsere Selbstöffnung für unser Gegenüber passt (Watts-Jones 2010). Wenn wir über soziale, rechtliche und körperliche Transitionen sprechen, machen wir deutlich, dass die Möglichkeiten hier sehr vielfältig sind und dass aus einem bestimmten körpermodifizierenden Transitionsschritt nicht zwangsläufig ein weiterer folgen muss. So können nichtbinäre Personen beispielsweise entscheiden, eine geschlechtsangleichende Operation zur Modifikation des Brustprofils in Anspruch zu nehmen, jedoch dann keine weiteren medizinischen Transitionsbehandlungen und auch keine Vornamens- und Personenstandsänderung mehr zu benötigen (Scandurra et al. 2023; Vincent 2019).

Es melden sich auch Klient*innen mit einer klaren nichtbinären Verortung und einem bereits gut bewältigten Coming-out-Prozess, die sich schon für konkrete körpermodifizierende Transitionsbehandlungen entschieden haben und therapeutische Unterstützung bei der Umsetzung benötigen. Diese kommen nach unserer Erfahrung eher, wenn wir als Therapeut*innen über unsere Praxishomepage und andere Möglichkeiten der Außendarstellung sichtbar machen, dass uns nichtbinäre Klient*innen willkommen sind. Diese Klient*innen haben ihre Transitionsentscheidungen in der Regel schon gut reflektiert und mit anderen darüber gesprochen. Hier besprechen wir, wie die therapeutische Begleitung so gestaltet werden kann, dass sie für die Person noch sinnvoll ist. In solchen Fällen passt oft ein niedrigfrequentes Therapieangebot.

Prinzipiell lassen sich alle körpermodifizierenden geschlechtsangleichenden Behandlungen nichtbinär denken und von diesem Referenzpunkt aus auch reflektieren. Nichtbinäre Körpermodifikationsbedarfe sind vielfältig. Viele nichtbinäre Personen äußern einen Bedarf an maskulinisierenden oder feminisierenden Behandlungswegen. Die jeweiligen Körpermodifikationen können dann in der Ausführung denjenigen entsprechen, die auch bei sich binär identifizierenden trans* Personen durchgeführt werden, z. B. bilaterale Mastektomien mit Aufbau eines maskulinen Brustprofils oder eine Hormontherapie mit Östrogenen in der maximal feminisierenden Dosierung ggf. in Kombination mit einer Testosteronblockade.

Nichtbinäre Körpermodifikationsbedarfe können auch Körperlichkeiten umfassen, die sichtbar und funktional nichtnormativ sind, weil sie sich nicht in ein binär gedachtes Schema von „Männlichkeit" oder „Weiblichkeit" einfügen lassen (z. B. geschlechtsangleichende Operationen mit einer durch die Person individuell bestimmten Schnittführung und entsprechender Narbenbildung oder mit dem chirurgischen Aufbau einer Neovulva ohne Vaginalhöhle) (Zwickl et al. 2024). Viele nichtbinäre Personen setzen niedrigdosierte geschlechtsangleichende Hormontherapien ein (microdosing). Andere möchten eine laufende Hormontherapie sistieren, die Dosierung ändern oder ein weiteres Präparat nehmen, mit dem Ziel, ein androgynes Erleben körperlich auszudrücken (Cocchetti et al. 2020). Sich als ageschlechtlich (manchmal auch als eunuchid) positionierende nichtbinäre Personen wünschen gelegentlich Körpermodifikationen, durch die primäre und/oder sekundäre Geschlechtsmerkmale nicht mehr sichtbar sind (z. B. Entfernung der Brustnippel oder der Hoden) bzw. möglichst niedrige Spiegel von Sexualhormonen (Coleman et al. 2022; Vincent 2019).

Die Beratung und Begleitung nichtbinärer Personen auf dem Weg zu ihrer jeweils individuellen Körperlichkeit erfordert hier von Gesundheitsversorger*innen Bereitschaft, Zeit und Bemühen, sich auf die spezifischen Bedarfe der Personen einzulassen. Wir empfehlen allen beteiligten Gesundheitsversorger*innen, hierbei auch die Empfindungen und Gedanken zu beachten, die sie in sich wahrnehmen, wenn nichtbinäre Klient*innen mit ihren spezifischen Anliegen bezüglich geschlechtsangleichender Körpermodifikationen an sie herantreten (Wolf et al. 2023b). Nur wenn wir uns als Behandler*innen von eigenen Normativitätsvorstellungen, den daraus resultierenden Ängsten und Phantasmen lösen, können wir uns auf die Innenperspektive der Person einlassen und ein hilfreiches Begleitungsangebot unterbreiten. In der Therapie stellen wir einen Reflexionsraum für eine Auseinandersetzung mit den jeweiligen körpermodifizierenden Transitionsbehandlungen zur Verfügung. Wir fragen nach den Erwartungen der Person bezüglich der körpermodifizierenden Behandlungen. Wir informieren nach Bedarf über die Breite der Behandlungsmöglichkeiten, über Wirkungen, Risiken und Nebenwirkungen, über reversible und irreversible Effekte der einzelnen körpermodifizierenden Behandlungen sowie die Auswirkungen körpermodifizierender Behandlungen auf die Reproduktion und alternative Wege, einen Kinderwunsch umzusetzen. Wir bieten an zu besprechen, mit welchen Reaktionen die Person in ihren sozialen Kontexten rechnet, wenn sie bestimmte körpermodifizierende Behandlungen unternimmt, und ob und wie sie sich weitere soziale Kontexte aufbauen möchte, die Rückhalt im Transitionsprozess geben können. Für genderfluide Personen kann es wichtig sein, sich damit auseinanderzusetzen, welche Körperlichkeit für sie im antizipierten weiteren Zeitverlauf die beste Basis für eine gute Lebensqualität bietet, und dabei auch zukünftige Bewegungen in ihrer geschlechtlichen Positionierung zu antizipieren (Murjan/Bouman 2017).

Je besser wir uns als Psychotherapeut*innen und Berater*innen mit den Einzelheiten der medizinischen Möglichkeiten auskennen, desto besser können wir die Person dabei unterstützen, die Effekte der körpermodifizierenden Behandlungen realistisch zu antizipieren und für sich zu prüfen (Roßmöller/Wolf 2023). Spezifisch für nichtbinäre körpermodifizierende Behandlungen ist, dass die Person durch diese nur selten erreichen kann, in der Gesellschaft eine entspannte Position zu erlangen. Für eine nichtbinäre Körperlichkeit gibt es außerhalb spezifischer Communitykontexte kaum Orte der unaufgeregten und selbstverständlichen Anerkennung. Nichtbinäre körpermodifizierende Behandlungen bewirken zwar oftmals, dass die Person mit ihrer eigenen Körperlichkeit zufriedener ist. In der Öffentlichkeit wird sie jedoch immer noch misgendert, oder sie erlebt sogar noch mehr Anfeindungen, weil ihr Habitus anderen jetzt noch mehr *gendertrouble* bereitet. So stehen nichtbinäre Personen in ihrem Entscheidungsprozess um körpermodifizierende Behandlungen auch vor der Herausforderung, sich zu überlegen, wie sie mit Stigmatisierungen ihres im Laufe körpermodifizierender Behandlungen noch weniger binär einsortierbaren Körpers umgehen können. In der Regel verfügen sie aufgrund von Erfahrungen mit einem genderdivergenten Auftreten bereits vor der Initiierung körpermodifizierender Maßnahmen über ein kompetentes Stigmamanagement. Wenn wir allerdings mit nichtbinären Personen arbeiten, die vor der Initiierung körpermodifizierender Behandlungen in den Sehgewohnheiten ihres sozialen Umfeldes kontinuierlich binär einsortiert wurden und so auch Angriffe vermeiden konnten, kann es hilfreich sein, in der Therapie über Umgangsmöglichkeiten mit erwartbaren Diskriminierungen und Gewalt zu sprechen.

Schlüsselelement: Psychoedukation zur geschlechtsangleichenden Hormontherapie

BEISPIEL

Eine 21-jährige nichtbinäre Person wendet sich mit dem Anliegen an eine Behandlerin, die Therapie für die Initiierung einer geschlechtsangleichenden Hormontherapie und auch für eine geschlechtsangleichende Behandlung zur Modifikation des Brustprofils zu nutzen. Sie wünscht eine Anrede mit einem Namen, der im konventionellen Sprachgebrauch weiblich konnotiert ist, und dem Pronomen „sie". Bei der nichtbinären Person liegen als psychische Symptomatiken eine depressive Stimmung und soziale Angst vor. Sie macht eine Ausbildung in der Gastronomie und wagt es nicht, in ihrem Betrieb dafür einzustehen, entsprechend ihrer geschlechtlichen Selbstdefinition angesprochen zu werden. Sie hat auch Angst, sich deutlich gegen sexistische Sprüche ihrer Kollegen abzugrenzen. Hintergrund ist eine Familiengeschichte, in der die Eltern sehr viel Wert darauf gelegt haben, dass aus ihren beiden Kindern „etwas wird" (womit die Eltern meinten, dass die Kinder eine gesellschaftlich anerkannte berufliche Position erreichen und auch heterosexuell heiraten sollten). Die Eltern beschreibt die Klient*in als liebevoll und besorgt. Sich selbst schildert die Klient*in als ruhiges Kind, welches in der Schule gut mitkam und Freund*innen hatte. Als sich in der Jugendzeit die Brüste entwickelten, reagierte die Klient*in mit großer Bestürzung. Als Kind hatte sie sich vor dem Hintergrund ihres geschlechtlichen Identitätserlebens die Vorstellung aufgebaut, dass sich ihr Körper nicht weiblich entwickeln würde, sondern dass sie in der Pubertät mehr Haare am Körper und eine tiefere Stimme bekommen würde. Die Pubertätsentwicklung zerstörte diese hoffnungsvolle Erwartung. Die Klient*in zog sich zurück und bekam auch Ängste vor sozialen Situationen, in denen ihr immer wieder gespiegelt wurde, dass sie sich über ihre körperliche Entwicklung zu freuen habe. Es gelang ihr trotz der Belastung durch den Außendruck und die Depression und Angst, die Schule mit MSA abzuschließen und sich einen Ausbildungsplatz zu suchen.

In der Psychotherapie macht sie deutlich, dass für sie das Leiden an ihrer Körperlichkeit im Vordergrund steht. Gleichzeitig äußert sie klar die Sorge, wie ihre Kolleg*innen reagieren würden, wenn sie körperlich maskuliner aussehen würde. Die Psychotherapeutin sieht, dass die Klient*in bereits recht maskulin wirkt (kurzer Haarschnitt, maskulin konnotierte Körpersprache und Bekleidung). Sie fragt die Klient*in nach ihren Erfahrungen damit. Diese sagt, die Kolleg*innen hätten zunächst etwas gespottet. Sie habe dies aber ignoriert. Nach einiger Zeit habe der Spott auch aufgehört. Auf die Frage nach der Art der Kontakte zu den Kolleg*innen beschreibt die Klient*in, dass die meisten sie schätzten. Nur einer führe sich sexistisch auf, was aber auch bei den anderen schon zu Widerstand geführt habe.

Entsprechend dem von der nichtbinären Person geäußerten Behandlungsbedarf konzeptualisiert die Therapeutin die Therapie so, dass das körpermodifizierende Transitionsanliegen bereits in den ersten Therapiesitzungen besprochen wird. Sie klärt sorgfältig über die Möglichkeiten sowohl einer maskulinisierenden als auch einer bezogen auf die Körperlichkeit nichtbinären Hormontherapie auf: Niedrigdosierung von geschlechtsangleichenden Hormonen, Nutzung sowohl maskulinisierender als auch feminisierender extern hinzugefügter und vom Körper der Klient*in bereits selbst produzierter Geschlechtshormone (Cocchetti et al. 2020). Die Therapeutin beschreibt anhand der WPATH-Guidelines (Coleman et al. 2022) die Zeiträume, innerhalb derer welche Körperveränderungen zu erwarten sind, und wie die Person unter der Hormontherapie für ihre Gesundheit sorgen kann. Hierzu benennt sie auch Sinn und Frequenz ärztlicher Kontrollen des Hormonspiegels und von gynäkologischen Vorsorgeuntersuchungen. Sie bespricht mit der Person die Möglichkeiten, die Dosierung einer geschlechtsangleichenden Hormontherapie zu verändern und eine geschlechtsangleichende Hormontherapie zu pausieren. Schließlich fasst die Therapeutin reversible, teilreversible und irreversible Körperveränderungen durch eine geschlechtsangleichende Hormontherapie zusammen und diskutiert mit der Person die reproduktiven Möglichkeiten unter, bei Unterbrechung und nach einer geschlechtsangleichenden Hormontherapie. Sie schlägt der Person vor, einen Blick darauf zu werfen, wer in ihrem sozialen Umfeld wie auf die mit der Zeit auch im Außen wahrnehmbaren Körperveränderungen reagieren wird und wie die Person mit diesen Reaktionen wiederum umgehen kann. Abschließend fragt sie die Person, wie viel Reflexionszeit sie für ihre Entscheidung benötigt und mit wem sie noch vor der Initiierung der geschlechtsangleichenden Hormontherapie sprechen möchte. Sie bespricht mit der Person, wie sie psychotherapeutisch begleitet werden möchte, wenn sie die Hormone nimmt. Hier schlägt sie vor, dass sie regelmäßig nachfragt, wie es der Person mit der geschlechtsangleichenden Hormontherapie geht. Die Person kann dann entscheiden, ob sie das Thema vertiefen oder die Therapiesitzung lieber für etwas anderes nutzen möchte. Nachdem die nichtbinäre Person ihre Entscheidung für eine geschlechtsangleichende Hormontherapie getroffen hat, stellt die Therapeutin das Indikationsschreiben mit der Diagnose F64.0 (ICD-10) aus. Die Person geht mit der Indikationsbescheinigung zur endokrinologischen Behandlung, bestenfalls zu einer nichtbinaritätskompetenten ärztlichen Person, im anderen Fall jedoch so gut informiert, dass sie auch gegenüber einer in einem binären Referenzsystem denkenden endokrinologischen ärztlichen Person für ihren spezifischen Behandlungsbedarf einstehen kann.

Das Projekt TransInterQueer e. V. (2022) hat eine Aufklärungsbroschüre erstellt, die kostenlos aus dem Netz heruntergeladen und ergänzend zur Psychoedukation eingesetzt werden kann.

2.2.3 Nichtbinäre Lebenszeit, Bewältigungs- und Explorationsprozesse

Wie andere Queers empfinden auch nichtbinäre Personen Ärger und Wut über Anfeindungen und Ungerechtigkeiten. Viele haben erlebt, dass sie über lange Zeit ihres Lebens nicht an dem teilhaben konnten, was für viele cis Personen spannende und mit anderen gemeinsam vollzogene Entwicklungsschritte waren, wie zum Beispiel: sich zu freuen über ein Erwachsenwerden des eigenen Körpers, mit Neugier zu pubertieren und sich wie eine pubertierende Person verhalten zu können, sich zu verlieben und dafür Resonanz zu erfahren, Sexualität(-en) zu erkunden. Auf die Blockade des eigenen Potenzials in der Kindheit und Jugend reagieren nichtbinäre Personen oftmals mit belastenden Symptomen, Einsamkeitserleben und Suizidalität. Sie drücken damit ihr Leiden aus. Dies wird vom Umfeld oft nicht als Zeichen fehlenden sozialen Rückhalts erkannt, sondern eher vermeintlichen Defiziten der nichtbinären Person zugeschrieben. Dies geschieht selbst dann, wenn die nichtbinäre Person schon als Kind mutig und ausdauernd gezeigt hat, was alles an Kompetenzen in ihr steckt.

Viele nichtbinäre Personen können Explorationen ihres Körpers, ihrer Sexualitäten und intimer Beziehungen erst dann selbstbestimmt gestalten, wenn sie Kontexte gefunden haben, in denen sie sich in ihrer geschlechtlichen Identität ausdrücken können. Die Perspektiverweiterungen durch das Wissen über Communitys, durch Schritte im Transitionsprozess sowie durch sozialen Rückhalt können dazu führen, dass nun zukunftsweisende Themen wie z. B. die Gründung einer Wahlfamilie und das Leben mit Kindern in den Blick genommen werden können (Chen/Nahata 2023). Dass dies erst sehr viel später als bei cis Personen stattfinden kann, löst bei vielen nichtbinären Personen Trauer über verlorene Lebenszeit aus.

Im Bewusstsein, wie viel die gesellschaftlichen Bedingungen trans* Personen abfordern, geben wir uns als Behandler*innen große Mühe, aufmerksam mit queerer Lebenszeit und queeren Kräften umzugehen. Wir bieten in der Therapie die Sichtweise an, dass sich hinter dem Leiden auch abzeichnet, wie sehr sich die Person nach Lebendigkeit, Erfahren ihres Körpers und Kontakt sehnt. Wenn es passt, sprechen wir diese Sehnsucht explizit als Ressource an und öffnen den Raum für Trauer und Wut. Trauer kann uns helfen, das in den Blick zu nehmen, was wirklich wichtig ist. Wut signalisiert uns, dass und von wem wir angegriffen werden, und mobilisiert die Kraft, die wir für den Schutz und eine Grenzziehung brauchen. Wut ist legitim, wenn eine Gesellschaft, in der Schulen und Herkunftsfamilien zu queerfeindlichen Orten werden, genderdivergenten Kindern und Jugendlichen ein Erkunden der eigenen Potenziale verbaut. Der queere Drachen in der Person spuckt sein Feuer hier genau richtig. In der Therapie besprechen wir, auf welche Weise und wohin es gerichtet werden kann. Mit der Erfahrung einer in der Jugendzeit unterdrückten Exploration kann die Person trotz alledem heute so umgehen, dass sie sich entscheidet, sich jetzt dafür Raum zu nehmen; im vollen Bewusstsein, dass sie damit gleichzeitig die Normen darüber queert, was für ein bestimmtes Lebensalter als „angemessen" gilt.

Vor dem Hintergrund zahlreicher Erfahrungen mit Nichtgesehen- und Angefeindetwerden werden immer wieder beeindruckende Kompetenzen sichtbar, die nichtbinäre Personen zur Veränderung schwieriger Lebenslagen und für den Aufbau neuer und wohlwollender Kontakte einsetzen.

BEISPIEL

Summer A. ist 30 Jahre alt und vor drei Jahren aus Moldawien nach Deutschland gekommen. Summer A.s Genderidentität ist divers. Summer trägt Nagellack und bunte Haare und arbeitet in Deutschland als Altenpflegefachkraft. In Moldawien hat Summer A. sich schon als Kind gendernonkonform gezeigt. So erinnert sich Summer daran, dass they in die Schule mit einem bunten Halstuch gehen und auch mit den Mädchen spielen wollte, obwohl die Familie Summer deutlich machte, dass they ein Junge sei und als solcher nun mehr Zeit mit Jungs und den Brüdern verbringen sollte. Summer sehnte sich aber danach, ruhige Spiele zu machen. Die Raufspiele der Jungs bereiteten Summer Angst. In der weiterführenden Schule wurde Summer A. angegriffen, weil die Art, wie Summer sich bewegte, als „weiblich" eingeordnet wurde, und they die Haare etwas länger trug, als dies für Jungs normentsprechend war. Summer A. sagt, die Familie habe Summer überwiegend freundlich behandelt, aber nicht geschützt, wenn Summer von Mitschülern schikaniert wurde. Ein Bruder habe Summer mal gesagt, dass Summer dies alles recht geschehe und er wünsche, dass Summer noch zur Vernunft käme. Es gelang Summer, die Schule abzuschließen und eine Anstellung in der Betreuung alter Menschen zu finden. Die Kolleginnen hätten Summer akzeptiert, aber manche der von Summer betreuten alten Männer hätten Summer beschimpft, wenn Summer in ihr Zimmer gekommen sei, um die Wäsche zu wechseln und das Essen zu bringen. Nachdem sich die Angehörigen eines pflegebedürftigen Patienten bei Summers Vorgesetzten beschwert hatten, verlor Summer den Job. Um irgendwie Geld zu verdienen, arbeitete Summer als Sexworker*in. Auf der Straße wurde Summer mehrfach angegriffen und von der Polizei kontrolliert. Summer entschied sich, das Land zu verlassen, und flüchtete nach Deutschland. Summer A. lernte innerhalb eines Jahres Deutsch, baute sich einen queeren Freund*innenkreis auf. Unterdessen engagiert sich Summer neben dem Beruf aktivistisch für die Rechte queerer Personen weltweit. Damit ist Summer A. sehr sichtbar. In Kontakt mit einem Psychotherapeuten kommt Summer A., weil Summer sich bezüglich der Möglichkeiten einer niedrigdosierten geschlechtsangleichenden Hormontherapie beraten lassen möchte. Einen Psychotherapiebedarf oder auch einen Bedarf an einer Transitionsbegleitung hat Summer nicht. Als der Psychotherapeut Summer A. fragt, wie es Summer A. geht, antwortet Summer: „Gut und ich bin sehr froh darüber, dass ich so viele Menschen kennengelernt habe, die für mich da sind. Aber auch traurig, weil ich meine Familie nicht sehen kann." Summer A. berichtet, dass they einmal die Woche mit der Familie telefoniert. Der Therapeut erfährt auf Nachfrage auch, dass Summer A. noch zwei der jüngeren Geschwister finanziell unterstützt.

3 Trans*maskuline und trans*feminine Personen in der Psychotherapie

3.1 Lebenswelten von trans*maskulinen und trans*femininen Personen

BEISPIEL

Malte (heute 22 Jahre) hat sich in seiner Kindheit noch nicht viele Gedanken um Geschlecht gemacht. Er hat gern draußen mit den Jungen aus der Nachbarschaft gespielt und genderneutrale Kleidung getragen. Er ist einfach Kind gewesen und hat sich mit den anderen Kindern verbunden gefühlt über gemeinsame Aktivitäten wie Fußballspielen. Mit Beginn der Schule hat er eine zunehmende Geschlechtertrennung erlebt, indem im Sportunterricht Gruppen und Aufgabenstellungen nach Geschlecht aufgeteilt wurden. Dies hat er nicht verstanden, da er genauso sportlich und kräftig wie die Jungen war. Als er sich einfach zu den Jungen aufgestellt hat, wurde er vom Sportlehrer zurechtgewiesen, ob er denn nicht wisse, wo er hingehöre. Daraufhin wurde er von den Mitschüler*innen ausgelacht. In der Folge wollten nun die Jungen auch nicht mehr mit ihm in der Hofpause Fußball spielen. Er hat dann versucht, sich den Mädchengruppen anzuschließen, doch auch die Mädchen fanden ihn „komisch", und er selbst hat keine Lust auf die Mädchenthemen gehabt. In dieser Zeit hat er angefangen, sich mehr zurückzuziehen und im Schreiben von Geschichten seine eigenen Fantasiewelten aufzubauen. Die körperlichen Veränderungen im Rahmen der Pubertät haben ihn zutiefst geschockt. Lange Zeit hat er gehofft, dass sich sein Körper nicht verändern würde. Er hat sich mit dem Einsetzen der Periode und den weiblichen Rundungen schrecklich gefühlt und versucht, durch restriktives Essen und extrem viel Sport diese Veränderungen zu unterbinden. Seine Körpersilhouette hat er unter weiter Kleidung verborgen und die langen Haare unter einer Mütze versteckt, die er sommers wie winters getragen hat. Er hat dann im Internet angefangen, nach Informationen zu suchen, Berichte von anderen Transgender gefunden und sich in den Beschreibungen wiedererkannt. Mit seiner Mutter wollte er darüber nicht sprechen, da sie selbst psychisch belastet war und er nicht noch „ein Problem“ machen wollte. Seine Mutter hat ihn immer wieder sorgenvoll auf sein Gewicht angesprochen, so dass er deshalb auf ihr Drängen zu einem Kinder- und Jugendlichen-Psychotherapeuten gegangen ist. Anfangs fand er es blöd, aber nach mehreren Gesprächen hat er sich gut wohl bei ihm gefühlt. Außerdem war sein Eindruck, der Psychotherapeut sei schwul. Das hat Malte irgendwie interessiert, da er sich selbst pansexuell verortet. In einer Sitzung hat der Therapeut über Körperideale gesprochen, und da ist es aus ihm herausgeplatzt, dass er sich schon lange als Junge fühlt. Gemeinsam mit seinem Therapeuten hat Malte überlegt, wie es nun weitergehen kann und was er sich wünscht. Malte hat sich an eine Beratungsstelle gewandt, von der er wusste, dass queere Personen Workshops an Schulen zu LGBT*IQ+ anbieten, und um Unterstützung gebeten. Zusammen mit dem Therapeuten hat er sich seiner Mutter anvertraut, die einerseits froh war, endlich zu wissen, was mit ihrem Kind los ist, andererseits auch Sorgen vor dem weiteren Weg hatte. Besonders wichtig war Malte, so schnell wie möglich mit einer Hormonbehandlung anzufangen, um die Regelblutung und ein weiteres Wachstum der Brüste zu unterdrücken. Das war der schwerste Teil, seine Mutter von der Richtigkeit und Wichtigkeit dieser Entscheidung zu überzeugen. Dafür hat er viele Gespräche mit dem Therapeuten, der Beratungsstelle und der Endokrinologin zusammen mit der Mutter geführt. Mit 14 Jahren hat er mit der pubertätsunterdrückenden Hormontherapie begonnen und zwei Jahre später mit Testosteron-Gel angefangen. Das war der glücklichste Tag in seinem Leben, das Datum weiß er bis heute auf den Tag genau. Durch die Veränderungen hat er sich wieder mehr getraut, mit anderen zu sprechen und sich zu verabreden. Außerdem hat er neue Freund*innen in der queeren Community gefunden. Er besucht regelmäßig einen Jugend-Treff für Queers. Nun nimmt er schon seit sechs Jahren Testosteron, und er freut sich jeden Tag, wie sich sein Körper verändert hat. Das „Hungern“ ist kein Thema mehr, er hat jetzt durch das Fitnesstraining einen gut definierten, muskulösen Körper entwickelt, und er achtet sehr auf eine gesunde und ausgewogene Ernährung. Im Alter von 18 Jahren hat er sich für die Mastektomie entschieden, wodurch sich sein Leben noch mal leichter anfühlt. Er kann sich frei bewegen ohne Binder, Umkleidekabinen nutzen, ohne sich verstecken zu müssen, und endlich wieder Schwimmen gehen mit freiem Oberkörper. Dieses Jahr hat er seine Ausbildung zum Altenpfleger abgeschlossen und will jetzt für ein Jahr verreisen. Weitere Operationen plant er zunächst nicht.

Trans*maskuline Personen können ihre Identität in einem binären männlichen Selbstkonzept beschreiben oder auch als ein maskulines oder männliches Selbsterleben, welches entweder nichtbinäre und/oder feminine Anteile teilweise, zeitweise oder überdauernd integriert, ohne dass die männliche Identität damit infrage gestellt wird. Einige trans*maskuline Personen wünschen in ihrem Verhalten, ihrem Habitus, ihrem Geschlechtsausdruck und in ihrer Kleidung einen möglichst männlichen Ausdruck ihrer Identität, der sich an stereotypen Geschlechterrollenerwartungen orientiert. Damit kann der Wunsch einhergehen, sich nicht nur selbst in der eigenen Identität stimmig wahrzunehmen, sondern auch vom sozialen Umfeld in der männlichen Identität wahrgenommen und gelesen zu werden. Für andere trans*maskuline Personen ist der männliche Identitätsstandpunkt ebenfalls ganz selbstverständlich, doch ist es ihnen wichtig, auch andere Anteile ihrer Identität zum Ausdruck zu bringen, die geschlechterstereotyp eher als feminin oder nichtbinär gelesen werden. Manchen trans*maskulinen Personen ist es wichtig, eine feministische männliche Haltung einzunehmen, insbesondere vor dem Erfahrungshintergrund, wie Menschen, die als weiblich wahrgenommen werden, in unserer Gesellschaft diskriminiert und sexualisiert werden. Einige möchten in ihrer männlichen Identität nicht als der stereotype „Mann“ wahrgenommen werden, und anderen wiederum ist es wichtig, endlich als der „Typ“ oder „richtige Kerl“ leben zu können, der sie schon immer waren. Die Ausdrucksformen und Selbstkonzepte trans*maskuliner Personen sind vielgestaltig, so dass auch hier in einer vermeintlich binären Identitätsbeschreibung vielfältige Facetten individueller Identitätsbilder und Lebensweisen zu finden sind. Die trans*geschlechtlichen Identitätskonzepte und maskulinen Identitätsstandpunkte und -verortungen können sich sowohl in der persönlichen Suchbewegung als auch in den Transitionsprozessen verändern, weiter ausdifferenzieren, von fest verankerten Konstrukten zu beweglichen Konzepten gelangen oder umgekehrt – oder auch ein Mäandern zwischen unterschiedlichen maskulinen Identitätsanteilen sein (Halberstam 1998). All dies sind ganz wichtige Prozesse, sich selbst in der eigenen Identität und deren Ausdrucksweisen entdecken, verlieren, suchen, orientieren, wiederfinden oder neu finden zu können.

Viele trans*maskuline Personen beschreiben, dass sie sich schon in der Kindheit eher jungenhaft gekleidet und verhalten haben, mit „Mädchensachen“ nicht viel haben anfangen können oder diese strikt abgelehnt und sich geweigert haben, stereotyp feminine Kleidung zu tragen. Manche sind sich ihrer maskulinen Identität recht schnell bewusst. Es ist ihnen klar, dass sie „kein Mädchen“, sondern „ein Junge“ sind. Andere leben eine Zeit lang in der Annahme, „ein burschikoses Mädchen“ zu sein. Es gibt gleichermaßen biografische Entwicklungen von trans*maskulinen Personen, die in der ihnen bei Geburt zugewiesenen weiblichen Identität aufwachsen und diese zunächst nicht infrage stellen.

Die gesellschaftlichen Kontexte und Bilder sind bis heute überwiegend durch cisnormative und genderbinäre Annahmen geprägt. Sexismus und Androzentrismus sind Allgemeinerfahrungen. So stellen das Entdecken und Entwickeln einer gendernonkonformen trans*geschlechtlichen Identität für viele trans* Personen eine enorme Herausforderung dar, und das erfordert bei der Positionierung in einem cisgeschlechtlich dominierten Umfeld erhebliche Kraftanstrengungen bei der Stigma-Abwehr. Bewertungen und Normen seitens des sozialen Umfeldes spielen eine wichtige Rolle bei der Entwicklung des Selbstbildes bezogen auf die eigene Identität. Nicht selten erfahren trans* Personen von ihrem Umfeld, z. B. in der Familie oder in schulischen und beruflichen Kontexten, abwertende Bemerkungen bis hin zu Anfeindungen und Gewalt. Diese Erfahrungen beeinflussen auch den Prozess, wie trans* Personen mit ihrem Gewahrwerden der trans*geschlechtlichen Identität umgehen. Im Rahmen einer *gender journey* können sich Irritationen, Unsicherheiten und Zweifel, bezogen auf das maskuline Identitätserleben, in Erleichterung verwandeln, endlich das eigene „Ich“ in der „passenden“ Form ausdrücken und leben zu können. Trans* Personen haben einerseits die Möglichkeit, sich an cis Personen zu orientieren, indem sich z. B. eine trans*maskuline Person an cis Männern orientieren und gleichermaßen die Spiegelung seiner Männlichkeit durch cis Frauen erfahren kann. Dies gilt ebenso für trans*weibliche Personen. Andererseits gibt es in der cisgeschlechtlichen Welt nur bedingt passende Identifikationsmodelle für trans* Personen. So sind trans* Personen mit der Herausforderung konfrontiert ein Selbstkonzept für ihre geschlechtliche Identität zu entwickeln, für die die Gesellschaft und das soziale Umfeld häufig keine Identifikationsmodelle bereitstellen oder zur Verfügung haben. Bei dieser Suche helfen Erfahrungsberichte von anderen trans* Personen, der Austausch untereinander, Vorbilder von trans* Personen in sozialen Medien etc.

BEISPIEL

Finja ist 57 Jahre, verheiratet, hat drei erwachsene Kinder und arbeitet erfolgreich als Software-Entwicklerin. Vor zehn Jahren hat Finja sich entschlossen, ihrer weiblichen Identität mehr Platz in ihrem Leben zu geben. Viele Jahre hat sie ihre weibliche Identität versteckt und verheimlicht. Im Alter von 20 Jahren hat sie eine „Affinität“ für feminine Kleidung bei sich entdeckt. Aufgrund der gleichen Körperstatur wie ihre damalige Freundin hat deren Kleidung gepasst, und sie hat die Chance gehabt, deren Kleidung heimlich auszuprobieren. Eines Tages ist der Freundin das aufgefallen, und es hat einen riesigen Streit gegeben. Finja hat sich geschämt und ihr Verhalten selbst auch nicht für „normal“ gehalten. Doch sie hat immer wieder das Bedürfnis verspürt, sich weiblich zu kleiden und zurechtzumachen. Dafür hat sie heimlich Kleidung gekauft und ist in eine andere Stadt gefahren, um dort abends in der weiblichen Identität spazieren zu gehen. Zu dieser Zeit hat sie sich schon darüber informiert. So erfuhr sie, dass sie „transsexuell“ ist. Aber ein Leben ganz als Frau hat sie sich nicht vorstellen können. Als sie ihre jetzige Frau kennenlernte, versuchte sie, ihre weibliche Seite erneut zu unterdrücken. Doch hat sich „Finja“ immer wieder in ihr Leben gedrängt. In der Ausweglosigkeit ist sie unzufrieden mit ihrem Leben geworden und hat angefangen, täglich Alkohol zu konsumieren. Sie hat sich mehr und mehr aus der Familie zurückgezogen, ist viel auf Dienstreisen gefahren, wo sie abends in der Bar Finja sein konnte. Das Doppelleben hat sie enorm belastet. Durch die Flucht in Alkohol und den sozialen Rückzug hat sie sich immer mehr von den Kindern und ihrer Frau entfernt. Schließlich ist die Situation so eskaliert, dass ihre Frau sie unter Druck gesetzt hat, sich Hilfe zu suchen. Daraufhin hat sie Kontakt zu einer Psychotherapeutin aufgenommen und dort von ihrem Problem erzählt, dass sie „transsexuell“ ist. Im Rahmen der Psychotherapie hat Finja ihre weibliche Identität annehmen können und sich umsichtig auf ein Coming-out in der Familie vorbereitet. Sie hat sich viele Gedanken dazu gemacht und war oft voller Sorge aufgrund der Erfahrungen mit der ersten Freundin, da sie ihre Familie auf keinen Fall verlieren wollte. Sie hat ihrer Frau und den Kindern einen Brief geschrieben. Die Kinder haben recht entspannt reagiert und kannten auch andere trans* Personen aus ihrer Schule. Ihre Frau war überrascht und hat sie ganz klar respektiert. Doch hat sie nicht sagen können, was es für ihre Beziehung heißt. Das hat Finja sehr verunsichert, obwohl sie auch dankbar war, dass sie so akzeptiert wurde. Sie hat viel Zeit mit ihrer Frau verbracht, geredet und auch manches Mal geweint. Ihre Frau hat sich gleichermaßen mit ihrer „neuen“ Rolle und Identität in der Beziehung auseinandersetzen müssen: Wie werden sie jetzt als Paar gesehen? Wie kann die Sexualität gelebt werden? Nachdem Finja sich nicht mehr verstecken musste, ist es ihr gelungen, weniger Alkohol zu konsumieren und wieder mehr am Familienleben teilzuhaben. Das hat auch die Beziehung zu ihrer Frau verändert, da diese beobachten konnte, wie es Finja immer besser ging, dass sie lebensfroher war und ein bisschen wieder „die Alte“. Heute ist Finja stolz auf sich und ihre Familie. Sie haben zusammen eine große Transformation geschafft und hinterfragen jetzt kritischer fest geglaubte Annahmen.

3.2 Schwerpunkte in der therapeutischen Begleitung von trans* Personen

Im Rahmen der psychotherapeutischen Begleitung sind neben den spezifischen Fragestellungen und Themen der Geschlechtsidentität und einer möglichen sozialen, medizinischen und rechtlichen Transition vor allem Folgen von Diskriminierung und Minderheiten-Stress bedeutsam. Daraus können psychische Belastungen und Beeinträchtigungen entstehen, die vor den geschilderten Hintergründen eine kontextsensible Betrachtung und Behandlung seitens der Psychotherapeut*innen benötigen.

Es gibt sehr vielfältige Anliegen, wenn trans* Personen therapeutische Unterstützung für soziale, rechtliche und/oder medizinische Transitionsschritte suchen. Einige können schon bei Beginn der Therapie ihre Identität selbstbestimmt und klar benennen. Nun suchen sie Unterstützung bei der Umsetzung der dafür notwendigen Transitionsschritte, um in ihrer Identität leben und sich dementsprechend ausdrücken zu können. Andere explorieren sich in einem Identitätsfindungsprozess und brauchen hierbei einen von uns Psychotherapeut*innen bereitgestellten ergebnisoffenen therapeutischen Raum, in dem sie sich erkunden, ausprobieren und ausdrücken können, ohne implizite oder explizite stereotype Geschlechterrollenerwartungen der Psychotherapeut*innen erfüllen zu müssen. Nur so können sich trans* Personen ihren individuellen Suchbewegungen zuwenden und sich auf selbstbestimmte Entscheidungsprozesse einlassen, in denen sie für sich abwägen können, ob und wenn ja welche Transitionsschritte notwendig sind.

Wir als Gesundheitsversorger*innen reflektieren dabei unsere eigenen stereotypen Geschlechterrollenerwartungen, um trans* Personen entsprechend ihren Bedarfen begleiten zu können. In diesem Zusammenhang sprechen wir explizit auch gendernonkonforme und nichtbinäre Identitätsentwicklungen an und machen diese im Praxisalltag deutlich sichtbar, z. B. durch Flyer, Informationsbroschüren und Therapiematerialien.

3.2.1 Mögliche Transitionsanliegen

In der Praxis erleben wir häufig schon sehr informierte trans* und nichtbinäre Personen, bezogen auf verschiedene Möglichkeiten von Transitionsschritten und den dazugehörigen formalen Voraussetzungen. Wenn trans* Personen in die therapeutische Praxis mit dem Wunsch nach Begleitung hinsichtlich möglicher Transitionsanliegen kommen, klären wir als Psychotherapeut*innen zunächst, welche trans*spezifischen Bedarfe die behandlungssuchende Person hat und welche Informationen zu bestimmten Transitionsschritten gewünscht sind. Im Rahmen der Psychoedukation stellen wir therapeut*innenseitig die Möglichkeiten von Transitionsschritten auf sozialer, rechtlicher und medizinischer Ebene dar und vermitteln transparent Informationen zu den Bedingungen einzelner Transitionsanliegen der behandlungssuchenden trans* Person. Wir machen vor dem Hintergrund der strukturellen Rahmenbedingungen gegenüber der trans* Person machtkritisch unsere Position und Rolle als Psychotherapeut*in in diesem Prozess deutlich.

3.2.1.1 Soziale Transition – Coming-out-Prozesse

Trans* Personen können im Rahmen der psychotherapeutischen Begleitung das Anliegen haben, sich gegenüber bestimmten Personen, z. B. Familienangehörigen, oder in bestimmten Kontexten wie Schule, Verein oder Beruf in ihrer trans* geschlechtlichen Identität mitzuteilen und auszudrücken. Viele trans* Personen berichten, in ihrer lebensgeschichtlichen und geschlechtlichen Entwicklung und Selbstfindung negative Reaktionen von anderen erfahren zu haben. Beispielsweise sind sie von Familienangehörigen genötigt worden, sich geschlechterstereotyp zu kleiden oder auszudrücken (z. B. Haarschnitt), oder sind in der Schule von Mitschüler*innen gehänselt, beleidigt, gewaltvoll angegriffen oder ausgegrenzt worden. Diese Diskriminierungserfahrungen tragen dazu bei, dass trans* Personen sehr genau überlegen, wem sie sich mitteilen wollen. Manche trans* Personen wollen nicht länger im Verborgenen leben und stehen vor der Frage: Wie sage ich es meinen Eltern, meinen Partner*innen oder Beziehungspersonen, den Arbeitskolleg*innen, Freund*innen oder Menschen, mit denen Hobbys geteilt werden? Einige fühlen sich auch verpflichtet, sich gegenüber bestimmten Personen zu outen, bevor sie körpermodifizierende Behandlungen beginnen, die sichtbare Veränderungen zur Folge haben. Gerade wenn sich trans* Personen ihren nahen Bezugspersonen anvertrauen wollen, ist dies häufig begleitet von der Sorge, wie das Gegenüber die Mitteilung aufnimmt. Trans* Personen fragen sich, ob sie in ihrer geschlechtlichen Identität akzeptiert werden und ob sie sich weiter mit der Person verbunden fühlen können, geliebt werden und in ihren Transitionsanliegen unterstützt werden. Dabei schwingt gleichzeitig die Sorge mit, verstoßen und ausgeschlossen zu werden, nicht ernst genommen zu werden oder bisherige soziale Netzwerke zu verlieren (Familie, Kinder, Freund*innen etc.). Dies betrifft auch Bereiche, die trans* Personen nicht einfach ohne Konsequenzen verlassen können, wie Schule, Ausbildungen, Beruf oder Partner*innenschaften mit Kindern, wenn sie trans*feindliche Reaktionen auf ein Mitteilen ihrer geschlechtlichen Identität erfahren. Die befürchteten Folgen von finanzieller und sozialer Unsicherheit führen dazu, dass einige trans* Personen viel Zeit, Energie und Ressourcen aufwenden, um Coming-out-Prozesse gut vorzubereiten (siehe Kapitel 4 „Prozesse von Selbstverständnis und Mitteilung der geschlechtlichen Identität").

3.2.1.2 Rechtliche Transition

Wünschen trans* Personen eine rechtliche *Vornamens- und Personenstandsänderung*, vermitteln wir bei Bedarf Informationen zu dem Prozedere einer formalen Änderung der Vornamen und des Geschlechtseintrages über das Selbstbestimmungsgesetz (SBGG) (Bundesgesetzblatt 2024) oder über das Namensänderungsgesetz (NamÄndG) (Bundesministerium der Justiz 2022). Im Rahmen der Psychotherapie unterstützen wir die trans* Person bei der Reflexion der Auswirkungen einer Vornamens- und Personenstandsänderung. Hierbei kann es sinnvoll sein, mit der trans* Person verschiedene Lebensbereiche zu beleuchten, wo eine rechtliche Transition hilfreich sein kann und wo es möglicherweise Schwierigkeiten geben kann. So kann eine Person für sich entscheiden, dass eine rechtliche Änderung zu einem bestimmten Zeitpunkt erfolgen soll, wenn beispielsweise ein Schulwechsel, Ausbildungsbeginn, beruflicher Wechsel oder Umzug stattfindet oder geplant ist. Andererseits kann eine formale Änderung Konsequenzen hinsichtlich der Zuordnung z. B. in einer Sportgruppe bedeuten, so dass hier Veränderungen antizipiert und vorbereitet werden können. Ebenso kann dadurch ein „offizielles" Outing durch Änderungen in Dokumenten (Pass, Ausweis, Versichertenkarte, Bankkarte) stattfinden, welches abhängig von dem jeweiligen Ausdruck der geschlechtlichen Identität zu einem stimmigen Wahrnehmen und Gelesenwerden durch andere führen kann oder umgekehrt zu Irritationen, Fragen und Zwangsoutings. Insbesondere sind Überlegungen zur Änderung der Dokumente wichtig bei trans* Personen, die in bestimmte Länder reisen, wo es an Grenzkontrollen Probleme aufgrund trans*feindlicher, diskriminierender und kriminalisierender Regularien geben könnte, wenn geschlechtsanzeigende Merkmale nicht eindeutig zugeordnet werden können.

3.2.1.3 Medizinische Transition

Wünschen trans* Personen körpermodifizierende medizinische Maßnahmen, ist der Zugang zu diesen durch die aktuelle Versorgungslage hinsichtlich trans*kompetenter Psychotherapie sowie medizinischer, logopädischer und weiterer gesundheitsbezogener Angebote reguliert. Die behandlungssuchende Person benötigt psychotherapeutische und medizinische Indikationsstellungen, um die Kostenübernahme für geplante geschlechtsangleichende Behandlungen von der Krankenversicherung zu erhalten. In diesem Zusammenhang ist aktuell noch die Vergabe der Diagnoseziffer F64.0 („Transsexualismus") nach ICD-10 seitens der psychotherapeutischen Behandler*innen notwendig, da die Medizinischen Dienste der Krankenkassen nach der Begutachtungsrichtlinie von 2020, die sich auf die ICD-10 bezieht, über Kostenübernahmeanträge entscheiden. Die ICD-11, in welcher eine Entpsychopathologisierung und neue Einordnung von Genderinkongruenz unter HA60 (für Jugendliche und Erwachsene) und HA61 (für Kinder) erfolgt, ist in der deutschen Versorgungslandschaft bisher noch nicht implementiert.

In der psychotherapeutischen Begleitung von trans* Personen mit medizinischen Transitionsanliegen bieten wir eine bedarfsgerechte und fachlich fundierte Gesundheitsversorgung an, die sich auf eine reflektierte und ethisch begründete Haltung stützt (Wolf et al. 2023b). Dabei orientieren wir uns an internationalen und nationalen Leitlinien (APA 2015; DGfS 2018; DGfS 2024a; DGfS 2024b; Coleman et al. 2022), erkennen die Selbstbestimmung von trans* und nichtbinären Personen an und bieten eine trans*respektvolle und diskriminierungssensible Unterstützung an. Wenn fachlich fundiertes Wissen für bestimmte trans*spezifische Bedarfe nicht evidenzbasiert zur Verfügung steht, reflektieren wir als Gesundheitsprofessionelle bestehende Behandlungskonzepte hinsichtlich des Schädigungspotenzials für die behandlungssuchende Person, z. B. durch trans*negative Ansätze und Narrative, unter Wahrung medizinethischer Prinzipien (Beauchamp/Childress 2013).

Bei allen körpermodifizierenden Transitionsanliegen sprechen wir als Psychotherapeut*innen mit der behandlungssuchenden trans* Person über diesbezügliche Vorstellungen, Wünsche, Erwartungen und Befürchtungen. Wir stellen als Psychotherapeut*innen einen offenen Gesprächsraum bereit, um gemeinsam mit der trans* Person Wirkungen, Nebenwirkungen der jeweiligen körpermodifizierenden Behandlung, Folgen und Bedenken zu reflektieren und um realistische Erwartungen an die Veränderungen durch die jeweilige Behandlung zu unterstützen. Haben körpermodifizierende Maßnahmen wie eine Hormontherapie oder genitalangleichende Operation Einfluss auf die Reproduktivität, fragen wir die behandlungssuchende trans* Person nach einem Kinderwunsch und informieren über Möglichkeiten zur Erhaltung der Reproduktionsfähigkeit. Im Rahmen der Aufklärung markieren wir reversible und irreversible Folgen einer körpermodifizierenden Behandlung. Des Weiteren antizipieren wir mit der behandlungssuchenden trans* Person die Möglichkeiten von De-Transitionsentscheidungen und deren Konsequenzen für ein Leben mit funktional irreversiblen körperlichen Veränderungen. Wir bieten als Psychotherapeut*innen eine ergebnisoffene Reflexion hinsichtlich der Entscheidungsfindung an und unterstützen die Person in ihren Transitionsanliegen entsprechend den aktuellen Leitlinien (DGfS 2018; Coleman et al. 2022).

In der Aufklärung zu geschlechtsangleichenden Operationen besprechen wir Erwartungen an das Operationsergebnis hinsichtlich ästhetischer als auch funktionaler Faktoren sowie unter Berücksichtigung der Sexualität (z. B. Erhalt und Veränderung erogener Sensibilität). Wir unterstützen die trans* Person dabei, sich entsprechend ihren individuellen Bedarfen an das Operationsergebnis gezielt medizinische Behandler*innen zu suchen, die passende Operationstechniken und Expertise vorweisen können. Wir besprechen, wie die trans* Person hilfreiche Informationen aus der Community nutzen kann, und bereiten die Vorgespräche mit Operateur*innen vor.

Des Weiteren navigieren wir die behandlungssuchende Person durch den bürokratischen Prozess der Antragstellung zur Kostenübernahme bei der Krankenversicherung. Ist die Kostenübernahme bewilligt, erleben viele trans* Personen eine aufgeregte Vorfreude. Bei manchen stellen sich auch Sorgen bezogen auf die nun anstehende Operation ein. Eine gute Vorbereitung auf den Klinikaufenthalt, die Operationen sowie die Nachsorge ist wesentlich, um die Anforderungen der Operationen zu bewältigen und mit den körperlichen Veränderungen und möglichen Komplikationen umzugehen. Neben den ganz pragmatischen Abläufen eines stationären Aufenthaltes können wir als Behandler*innen auch eine Thematisierung der bisherigen Erfahrungen der behandlungssuchenden trans* Person mit Operationen und ihren Bedenken anbieten. Teilweise sind spezifische Aufklärungen notwendig, wie zum Beispiel zu Narkose, Schmerzmedikation oder Wundversorgung, um Ängste zu lindern und hilfreiche Strategien für spezifische Bedarfe zu entwickeln. Wir stärken die kommunikative Kompetenz der trans* Person mit Behandler*innen und bedenken die Rahmenbedingungen für eine selbstfürsorgliche Nachsorge, z. B.: Wie kommt die Person aus der Klinik nach Hause, wenn sie selbst die eigene Tasche nicht tragen kann? Wer kauft die nächsten Tage für sie ein? Ist der Wohnbereich so gestaltet, dass die Person mit den körperlichen Einschränkungen nach einer Operation ihren Alltag bewältigen kann? Wer stellt die Arbeitsunfähigkeitsbescheinigung für die Zeit nach der Klinik aus? Wann und durch wen findet der nächste Nachsorgetermin statt? Wer ist für Notfälle erreichbar? Zusätzlich besprechen wir mit der behandlungssuchenden Person die körperlichen Veränderungen, die mit der Operation einhergehen werden, und wie sich diese auf das Körpererleben und Selbstbild auswirken können. Wir besprechen mögliche Effekte einer körpermodifizierenden Behandlung auf Sexualität und Beziehungen. Manche Personen wünschen sich auch, einen bewussten Abschiedsprozess von den durch eine geschlechtsangleichende Operation entfernten oder veränderten Körperteilen zu gestalten.

Trans*maskuline körpermodifizierende Transitionsanliegen

Für ein geschlechtskongruenteres Erleben bzw. zur Linderung genderdysphorischen Erlebens können Hilfsmittel genutzt werden. Häufig haben sich trans*maskuline Personen diesbezüglich schon informiert oder selbst mithilfe von Bandagen oder Sportbustiers ein flacheres Brustprofil angelegt. Hier explorieren wir den Bedarf an möglichen *Hilfsmitteln* wie Bindern, Packern oder Penis-Hoden-Epithesen. Wir unterstützen die trans* Person darin, gesundheitsförderliche Hilfsmittel nutzen zu können, indem wir über Risiken bei Nutzung langfristig ungünstiger Strategien wie das Abbinden der Brust mit Frischhaltefolie oder mit unelastischen Binden aufklären. Für die Kostenübernahme für qualitativ geeignete Hilfsmittel durch die Beantragung bei der Krankenkasse oder beim Sozialamt (z. B. Binder) stellen wir psychotherapeutische Stellungnahmen aus.

Alternativ zu einer *Penis-Hoden-Epithese* nutzen einige trans* Personen preisgünstigere Hilfsmittel aus Sexshops (z. B. Packer). Für ästhetisch und funktional hochwertige Penis-Hoden-Epithesen empfehlen wir den Kontakt zu trans*spezialisierten Epithetiker*innen, die individuell Epithesen nach den Bedürfnissen der trans* Person anfertigen können. Diese können jeweils zum Urinieren im Stehen und/oder zum Sex angefertigt werden. Die Krankenkasse benötigt für den Antrag auf Kostenübernahme für zwei Penis-Hoden-Epithesen zum Urinieren im Stehen und für penetrative Sexualität je eine ausführliche Begründung von Epithetiker*in und Psychotherapeut*in. Für manche trans* Personen ist die Wahl einer Penis-Hoden-Epithese eine gute und gesundheitlich sinnvolle Alternative zu der langwierigen genitalangleichenden Operation mit hohen Komplikationsraten. Für andere ist die Epithese eine hilfreiche Möglichkeit, um ein genderdysphorisches Erleben zu lindern und die Zeit bis zu einer Operation oder in der Phase der Entscheidungsfindung zu überbrücken.

Zur Maskulinisierung des äußeren Erscheinungsbildes wie auch zur Verbesserung des Kongruenzerlebens hinsichtlich der männlichen Identität können trans* Personen eine *Hormontherapie* mit Testosteron benötigen. Im Rahmen der psychotherapeutischen Begleitung sprechen wir über die spezifischen Auswirkungen der Hormonbehandlung auf die Sexualität und Reproduktivität, auf begleitende psychische Beeinträchtigungen wie Stimmungsschwankungen, soziale Interaktionen und Beziehungen. Wir explorieren mit der trans* Person, wie sie bei einer langfristigen Behandlung das Gesundheitssystem selbstfürsorglich für sich nutzen kann, informieren über mögliche Applikationsformen und Dosierungen und stellen nach einer informierten Entscheidungsfindung für eine Hormontherapie die entsprechende Indikationsstellung für die endokrinologischen Behandler*innen aus. Manche trans* Personen wünschen keine Hormonbehandlung mit Testosteron, leiden aber unter der Periode. Hierbei kann ebenfalls eine Hormonbehandlung mit Gestagenen zur Linderung des dysphorischen

Leidensdruckes führen, ohne dass maskulinisierende körperliche Veränderungen eintreten. Behandlungssuchende werden über diese Therapieoptionen von uns Psychotherapeut*innen informiert und aufgeklärt.

Trans*maskuline Personen können sehr unter der Ausprägung sichtbarer weiblich zugeordneter Körpermerkmale wie der Brust leiden und eine *Mastektomie* zur Anlage eines flachen Brustprofils wünschen. Zum einen kann das dysphorische Erleben dazu führen, dass sich die trans* Person nicht gern in öffentlichen Räumen bewegt, bestimmte Aktivitäten wie Sport vermeidet, körperliche Nähe und Berührungen als unangenehm empfindet und durch Kleidung und Körperhaltung versucht, ihr Brustprofil zu verbergen. Zum anderen kann die Person darunter leiden, dass sie aufgrund der äußeren Merkmale wiederkehrend misgendert und von anderen nicht in ihrem Identitätsgeschlecht wahrgenommen wird.

Wenn trans* Personen eine starke *Dysphorie* hinsichtlich des Brustprofils erleben und nach der Operation eine große Entlastung und Erleichterung eintritt, kann es anschließend zu einer verstärkten Wahrnehmung anderer Körperbereiche mit dann erneut auftretendem genderdysphorischen Erleben kommen, z. B. bezüglich des Genitalbereichs. Manche trans* Personen sind von dieser Erfahrung irritiert und besorgt, da sie doch so viel Hoffnung in die Linderung des dysphorischen Erlebens durch eine Mastektomie gesetzt hatten. Dieses Phänomen der Aufmerksamkeitslenkung auf weitere Körperbereiche mit einem Auftreten genderdysphorischen Erlebens ist jedoch nicht selten. Wir können in der Psychoedukation dies als einen „normalen" Prozess beschreiben. Wenn ein Körperbereich wie das Brustprofil als so aversiv und störend im Vordergrund steht, werden andere Körperbereiche wie beispielsweise der Genitalbereich in dem Zusammenwirken defokussiert. Entsprechend werden dann dort Körpermodifikationen zunächst als weniger dringlich erlebt. Wird jedoch der zunächst deutlich hervorstechende dysphorische Bereich nach einer geschlechtsangleichenden Operation weniger als belastend wahrgenommen bzw. ist das diesbezügliche genderdysphorische Erleben ganz verschwunden, dann können Bereiche, die vorher im Verhältnis weniger belastend waren, jetzt in den Vordergrund der Aufmerksamkeit rücken. So kann sich eine trans* Person im Prozess der Transition auch noch einmal neu für bestimmte Transitionsschritte entscheiden, die zu Beginn für sie selbst so gar nicht absehbar waren, wie beispielsweise eine Genitaloperation.

Für einige trans* Personen ist die Entfernung der Gebärmutter und/oder Eileiter und Eierstöcke wichtig, um neben einem dysphorischen Erleben mögliche Beschwerden durch die Periode zu lindern. Manche Operateur*innen bieten die *Hysterektomie* und *Adnektomie* gleichzeitig zur Mastektomie an, wenn dies von der trans* Person gewünscht wird. Für andere trans* Personen ist der Erhalt der gebärfähigen Organe wichtig, um hinsichtlich eines späteren Kinderwunsches die Möglichkeit zu behalten, eigene Kinder gebären zu können. Für andere wiederum gibt es keinen großen Leidensdruck in diesem Körperbereich, so dass eine Hysterektomie und Adnektomie von der trans* Person nicht in Betracht gezogen wird. Für manche trans*maskuline Personen kann es wichtig sein, hormonproduzierende Organe zu erhalten und damit auch ihre hormonelle Autonomie. In diesem Fall ist es möglich, die Eileiter zu entfernen und die Eierstöcke zu behalten. Über diese Möglichkeit informieren wir die trans* Person, damit sie bei Bedarf ihr Anliegen in den vorbereitenden Gesprächen mit den Operateur*innen explizit formulieren kann.

In dem Entscheidungsprozess hinsichtlich einer körpermodifizierenden *Genitaloperation* setzen sich trans*maskuline Personen sehr intensiv mit der Dringlichkeit in Anbetracht des dysphorischen Erlebens und des Selbstbildes in der männlichen Identität auseinander. Dabei unterstützen wir als Psychotherapeut*innen die Entscheidungsfindung hinsichtlich einer komplexen – und beim *Penoidaufbau* mehrschrittigen, über einen langen Zeitraum stattfindenden – Operation und dem Abwägen alternativer Behandlungsoptionen (z. B. Penis-Hoden-Epithese) in Anbetracht der Komplikationsraten (Kapitel 8.3.2 „Postoperative Komplikationen nach maskulinisierenden Operationen") und Operationsergebnisse. Beim Penoidaufbau ist aufgrund der chirurgischen Abfolgen insgesamt mit einem Zeitraum von anderthalb Jahren zu kalkulieren, bis der gesamte Aufbau abgeschlossen ist. Wenn Komplikationen auftreten, verlängert sich dieser Zeitraum. Zu wissen, wie viel Zeit für einen Operationsprozess eingeplant werden muss, ist bedeutsam für die Planung anderer Lebensbereiche, z. B. Ausbildung oder berufliche Anforderungen, die beispielsweise bestimmte körperliche Fähigkeiten oder Verfügbarkeit erfordern. Mit der behandlungssuchenden trans* Person werden neben dem Zeitpunkt auch mögliche operative Alternativen wie die Anlage eines *Klitorispenoids* (Metoidioplastik) besprochen. Dieser kann bei Bedarf auch als Ausgangsbasis für einen Penoidaufbau genutzt werden.

Trans*maskuline Personen können sehr durch eine nicht passende, stereotyp eher weiblich zugeordnete Stimmfarbe belastet sein. Dies kann dazu führen, dass die trans* Person es vermeidet, in sozialen Situationen zu sprechen oder zu telefonieren, da sie sich selbst nicht stimmig fühlt, von anderen aufgrund ihrer Stimme möglicherweise nicht als „männlich" wahrgenommen und in der Konsequenz misgendert wird. Entscheiden sich trans*maskuline Personen für eine Hormonbehandlung mit Testosteron, kann sich die Stimme innerhalb von mehreren Monaten in eine gewünschte Richtung ändern und tiefer werden. Einige trans* Personen erleben die stimmliche Veränderung als unzureichend, so dass eine logopädische Behandlung dabei unterstützen kann, sich mit der eigenen Stimme identitätsentsprechender ausdrücken zu können. *Logopädie* oder Stimmtraining kann gleichermaßen hilfreich sein für trans* Personen, die keine Hormonbehandlung mit Testosteron durchführen können oder möchten, für Personen, die durch eine Testosteronbehandlung nicht in einen Stimmbruch kommen, und für Personen, die beruflich mit ihrer Stimme arbeiten. Eine Stimmtherapie oder Logopädie kann auch hilfreich sein, um sich mit den Veränderungen der Stimme durch eine Hormonbehandlung neu einzustimmen.

Trans*feminine körpermodifizierende Transitionsanliegen

Einige trans*feminine Personen nutzen bestimmte *Hilfsmittel* und Accessoires, um sich in ihrem Körper wohler zu fühlen, aber auch um von anderen weiblich gelesen zu werden. Wir unterstützen trans*weibliche Personen darin, bei Bedarf die Kostenübernahme für spezifische Hilfsmittel wie Brustepithesen und Haarersatzteile bei Krankenkassen oder Sozialämtern zu beantragen. Wünschen trans*feminine Personen, sich in ihrer geschlechtlichen Identität mit femininer Kleidung auszudrücken oder auszuprobieren, kann für sozioökonomisch marginalisierte trans* Personen beim Jobcenter ein finanzieller Zuschuss für eine Sommer- und Winterbekleidung beantragt werden, damit die Person eine Neuausstattung von benötigter Kleidung zur Verfügung hat (Kapitel 6.1 „Besondere Situation von sozioökonomisch marginalisierten trans* und nichtbinären Personen“).

Trans*feminine Personen können für die Verbesserung ihres Kongruenzerlebens wie auch der Feminisierung körperlicher Merkmale eine *Hormontherapie* wünschen. Auch hier besprechen wir die Erwartungen, Möglichkeiten und Grenzen sowie die Nebenwirkungen einer Hormonbehandlung. Wir bieten den behandlungssuchenden trans*weiblichen Personen an, über ihre Erwartungen an die Wirkungen der geschlechtsangleichenden Hormontherapie zu sprechen. Bei Bedarf klären wir achtsam und wertschätzend unter Berücksichtigung der bei der Person vorhandenen Sehnsüchte, Hoffnungen und ihrer Verletzbarkeit über realistisch zu erwartende Ergebnisse auf. Insbesondere bei trans*weiblichen Personen, die nicht die Möglichkeit hatten, bereits als Jugendliche mit der geschlechtsangleichenden Hormontherapie zu beginnen, hat oftmals die jahrelange Testosteronexposition schon zu irreversiblen Veränderungen geführt. So hat die feminisierende Hormonbehandlung leider keinen Einfluss mehr auf einen schon stattgefundenen Stimmbruch oder eine ausgebildete Gesichtsbehaarung oder Glatzenbildung. Hier gibt es dann die Optionen von Epilation, Haartransplantation, Ausstattung mit einer Perücke und Logopädie. Für die feminisierende Hormonbehandlung stehen trans*weiblichen Personen verschiedene Präparate zur Verfügung. Eine Abwägung der verschiedenen Wirkungsprofile ist vor allem bei begleitenden psychischen Belastungen wie depressiven Symptomen und auch hinsichtlich der Sexualität bedeutsam. So kann z.B.

durch die Medikation mit *Androcur* (Antiandrogen) die Libido sehr stark bis vollständig unterdrückt werden. Für manche trans*feminine Personen ist das ein erwünschter Effekt, für andere eine Einschränkung im Ausleben einer lustvollen und erfüllten Sexualität. Wir klären die behandlungssuchende Person über die jeweils spezifischen Nebenwirkungen auf und besprechen die Anliegen der trans* Person, so dass sie diese gegenüber somatischen Behandler*innen formulieren und vertreten kann und die Hormonpräparate auf ihre individuellen Bedarfe eingestellt werden können.

Häufig berichten trans*feminine Personen, dass sie unter einer sichtbaren Gesichtsbehaarung (Bart) leiden und/oder unter der Körperbehaarung. Ein Bartschatten kann unter anderem dazu beitragen, dass trans*feminine Personen in der Öffentlichkeit eher als gendernonkonforme Personen wahrgenommen werden und dadurch vermehrt Stigmatisierungen, Diskriminierungen und Gewalt ausgesetzt sind. Gleichermaßen kann das (mehrmals) tägliche Rasieren zu Hautirritationen und Entzündungen beitragen. Zudem erbringen trans*feminine Personen manches Mal einen enormen Aufwand (Zeit und Kosten), um durch ein Make-up ein für sie zufriedenstellendes Passing zu erreichen. Mithilfe einer *Epilationsbehandlung* können langfristig Gesichts- und Körperbehaarung entfernt werden. Als Psychotherapeut*innen klären wir über die verschiedenen Behandlungsmöglichkeiten (Nadel- und Laserepilation) sowie deren Möglichkeiten, Grenzen und Nebenwirkungen auf. Des Weiteren unterstützen wir die Person bei der Beantragung der Kostenübernahme durch die Krankenversicherungen. Die Krankenkasse übernimmt grundsätzlich die Kosten für „sichtbare" Körperbereiche wie Gesicht und Hände. Jedoch erweist sich die Versorgungssituation für behandlungssuchende trans* Personen als hürdenreich, da die erstattungsfähige Leistung von vielen dermatologischen Praxen einerseits nicht angeboten wird und andererseits in ihrem Umfang häufig nicht ausreichend ist, so dass hier eine Versorgungslücke besteht. Die Beantragung der Kostenübernahme kann mit einem Kostenvoranschlag einer dermatologischen Praxis, einer ausführlichen Begründung der behandlungssuchenden Person und einer psychotherapeutischen Stellungnahme erfolgreich sein. Es ist sinnvoll, die Kostenübernahme für die gewünschte Epilation gleich zu Beginn der Psychotherapie zu beantragen, da ein Abwarten den Leidensdruck und das Diskriminierungsrisiko erhöht und somit den medizinethischen Prinzipien widerspricht. Dennoch braucht es aufgrund der strukturellen Versorgungshürden hier von der behandlungssuchenden trans* Person viel Geduld, Durchhaltevermögen und Kraft.

Für einige trans*feminine Personen kann eine tiefe Stimme unangenehm und dysphorisch erlebt werden. Sie kann auch dazu beitragen, dass die Person als gendernonkonform in der Öffentlichkeit auffällt oder dass sie als trans* identifiziert wird. Deshalb kann es bei Bedarf hilfreich sein, eine *logopädische*

Behandlung mit einem *Stimmtraining* zur Veränderung der Stimmgebung, Stimmklangfarbe und Sprechmelodie aufzunehmen. Eine logopädische Behandlung kann durch die hausärztliche Praxis verordnet und muss nicht extra bei der Krankenkasse beantragt werden. In diesem Zusammenhang können wir die trans* Person unterstützen, wie sie trans*sensible und trans*erfahrene logopädische Behandler*innen finden kann. Zudem besprechen wir mit der Person, welche Ressourcen sie für ein Stimmtraining zur Verfügung hat und welchen Einfluss das auf mögliche Erfolge einer logopädischen Behandlung haben kann. So kann es sehr viel Zeit und Energie kosten, regelmäßig in Eigenverantwortung Stimmübungen durchzuführen. Hier unterstützen wir einen selbstfürsorglichen Umgang mit sich selbst, reflektieren mögliche Ansprüche, Erwartungen (eigene und vom sozialen Umfeld) und Geschlechternormen.

Durch eine feminisierende Hormontherapie kann ein Brustwachstum stattfinden. Für manche trans*weibliche Person kann die Veränderung der Brust infolge einer Hormonbehandlung nicht zufriedenstellend sein, so dass sie einen Bedarf an einer operativen *Brustvergrößerung* oder einem *Brustaufbau* äußern kann. Gleichermaßen kann dies für trans*weibliche Personen zutreffen, die keine Hormonbehandlung in Anspruch nehmen können oder wollen. Für die Kostenübernahme einer Brustvergrößerung oder eines Brustaufbaus soll laut Begutachtungsanleitung des MDS (2020) eine feminisierende Hormonbehandlung von mindestens 24 Monaten stattgefunden haben und Körbchengröße A nicht erreicht worden sein. Ein Abweichen von diesen Kriterien muss seitens der Psychotherapeut*innen und der chirurgischen Behandler*innen gut begründet werden, um eine Kostenübernahme zu erhalten.

Des Weiteren können trans*feminine Personen mit dem Wunsch nach geschlechtsangleichenden Operationen wie der Anlage einer Vaginalplastik oder gesichtsfeminisierenden Operationen, Kehlkopf- und Stimmbandoperationen sowie Haartransplantationen in die Praxis kommen. Bei der Anlage einer *Vaginalplastik* besprechen wir mit der behandlungssuchenden trans*femininen Person die Wünsche hinsichtlich einer geschlechtsangleichenden Operation bezogen auf ein ästhetisches und funktionales Ergebnis. Bei der Anlage einer Neovagina ist dies insofern bedeutsam, weil es einen Einfluss auf die Nachsorge und das Behandlungsergebnis hat. Wünschen trans*weibliche Personen einen offenen Vaginalkanal, ist das Bougieren nach einem bestimmten Schema über einen mehrmonatigen Zeitraum postoperativ notwendig und sollte langfristig fortgeführt werden. Wir klären die Behandlungssuchende über die dafür notwendigen Ressourcen in den ersten Monaten nach der Operation auf, die für ein zufriedenstellendes Ergebnis erfahrungsgemäß benötigt werden. Dazu gehört vor allem das regelmäßige tägliche Bougieren der Neovagina (DGU, DGPRÄC 2025). Wir besprechen, wie die trans* Person das Vorgehen in ihrem Alltag mit beruflichen und/oder familiären Anforderungen umsetzen und bewältigen kann. Zudem benötigt ein offener Vaginalkanal eine intensivere Intimpflege und eine umfangreichere Nachsorge.

BEISPIEL

Charlotte ist 32 Jahre und trans*feminin. Sie lebt eher zurückgezogen, hat Kontakt zu ihrer Familie und zwei enge Freund*innen. Charlotte nimmt seit sieben Jahren weibliche Hormone und hat sich für die genitalangleichende Operation entschieden. Sie fühlt sich stark belastet durch das „falsche" Genital und kann sich dadurch auch nicht in ihrem Kleidungsstil frei ausdrücken, da sie immer eine „Wölbung" verstecken muss und Angst hat, als trans*weibliche Person erkannt und angegriffen zu werden. Charlotte hatte noch nie in ihrem Leben eine intime Beziehung, sie selbst beschreibt sich als asexuell. Sie hat auch kein Verlangen nach Sex. In ihrer Psychotherapie hat sie ausführlich darüber gesprochen, was sie sich von einer Vaginalplastik wünscht. Für Charlotte ist dabei deutlich geworden, dass sie ein optisch gutes Ergebnis wünscht, aber keine Penetrationsmöglichkeit, da sie überhaupt keine penetrativen Sexualpraktiken vollziehen möchte. Somit hat sie sich für eine Vaginalplastik entschieden, die jedoch keinen offenen Vaginalkanal benötigt. Sie hat mit ihrer Therapeutin daraufhin die Vorgespräche mit den Operateur*innen vorbereitet, um ihre individuellen Bedarfe an einer Genitaloperation selbstbewusst kommunizieren zu können. Im Vorgespräch mit dem ersten Operateur wird ihr das „reguläre" Vorgehen erläutert und besonders die Wichtigkeit des Bougierens nahegelegt, da dies ein wesentlicher Faktor für ein gutes Ergebnis bei einer Vaginalplastik sei. Charlotte fühlt sich nicht verstanden und macht nachdrücklich deutlich, dass sie keine Penetration wünscht. Der Operateur macht dazu einen sexistischen Witz. Charlotte ist enttäuscht und bespricht die Erfahrungen in der nächsten Therapiesitzung.

3.2.2 Fragen zur Identität

Trans* Personen können sich an uns wenden mit dem Anliegen, sich mit Fragen zu ihrer geschlechtlichen Identität, ihrem Identitätsbild und einem möglichen Identitätsausdruck auseinandersetzen zu wollen. Wir können als Psychotherapeut*innen Selbstfindungsprozesse und Suchbewegungen begleiten, indem wir mit trans* Personen cisnormative, genderbinäre und trans*normative Geschlechterrollen reflektieren und daraus resultierende Annahmen und Erwartungen beleuchten. Gleichermaßen betrachten wir biografische und aktuelle Erfahrungen, welche die trans* Personen bei ihrer Selbsterkundung und Mitteilung ihrer Identität und in ihrem Geschlechtsausdruck gemacht haben. Häufig berichten uns trans* Personen über ihre Verunsicherung, aber auch Neugier, ihre Zweifel und erfahrene Zurichtungsversuche, Gewalt und Ausgrenzungserfahrungen, ihre Anpassungsversuche und ihre Verzweiflung, aber auch über ihren Mut und ihren Stolz und über erhaltene Unterstützung. In der Identitätsfindung spielen häufig folgende Fragen eine Rolle: Wer bin ich? Wer möchte ich sein? Wie möchte ich sein? Wie möchte ich von anderen wahrgenommen werden? Wie möchte ich meine Männlichkeit bzw. meine Weiblichkeit leben? Manche trans* Personen können eher benennen, was sie auf jeden Fall nicht sind, z. B. nicht weiblich. Andere haben schon sehr klare Vorstellungen von ihrer Identität oder ihren Zukunftsbildern. Die angestellten Überlegungen sind im sozialen Resonanzraum der Ubiquität der binären Cisnormativität zu bedenken. So können Wünsche nach einem „guten" Passing aus dem Bedürfnis heraus entstehen, sich in der binär verorteten geschlechtlichen Identität auszudrücken und auch von anderen so gelesen zu werden. Gleichermaßen können hier auch cisnormative Vorannahmen ein Identitätsbild prägen. Bei der intensiveren Selbstreflexion kann sich dahinter auch ein nichtbinäres Identitätserleben zeigen. Auch kann eine trans* Person mit einem nichtbinären Identitätserleben sich bewusst dafür entscheiden, nach außen eine eher binäre Präsentation ihrer geschlechtlichen Identität zu zeigen. Häufig ist diese Entscheidung eine Folge erfahrener Diskriminierungen und zeigt eine Umgangsweise zur Abwehr von Stigmatisierungen, Anfeindungen und invasiven Fragen. Für manche trans* Personen kann es wichtig sein, nach langen Erfahrungen von Nichtzugehörigkeit endlich einen Identitätsort gefunden zu haben, der ihnen eine Möglichkeit gibt, in einer cisdominierten genderbinären Gesellschaft einen Platz zu finden, ohne geothert zu werden.

Dilemmata: Auseinandersetzung mit binären Geschlechternormen in der Identitätsentwicklung

Die Entwicklung einer geschlechtlichen Identität erfolgt in einem Resonanzraum von gesellschaftlich stereotyp geprägten Geschlechter-Rollenbildern. In diesem Rahmen sind trans*feminine und trans*maskuline Personen wie cis Personen auch von normativen Frauen- und Männerbildern geprägt und müssen sich in ihrer Identitätsentwicklung damit auseinandersetzen. Jedoch anders als cis Personen verfügen trans*feminine und trans*maskuline Personen nicht über die „körperlichen Argumente" für ihre geschlechtliche Identität. So verbringen trans*weibliche Personen teilweise enorm viel Zeit damit, sich weiblich zurechtzumachen. Das kann beispielsweise ihre Alltagsbewältigungskompetenzen schwächen. Manchmal sprechen sie mit ganz leiser Stimme und passen sich an ungünstige Frauenrollenbilder an. Das schwächt unter anderem die Selbstbehauptungskompetenz, und sie verlieren dadurch an Kraft. Trans*maskuline Personen versuchen teilweise, für sich eine Art von Maskulinität zu finden, ohne dabei „ein Macker“ oder „Macho“ zu werden. Aus Sorge davor vermeiden manche trans*maskulinen Personen oft sehr ängstlich jede maskuline selbstbehauptende Ausdrucksweise, weil sie befürchten, als „Aggressor“ wahrgenommen und gesehen zu werden. Der Versuch von trans*femininen und trans*maskulinen Personen, sich einerseits an genderbinäre Normvorstellungen anzupassen und einzufügen, andererseits nicht in bestimmten Rollenbildern oder Klischees wahrgenommen zu werden, kann sehr viel Kraft und Anstrengung kosten. Die permanente Auseinandersetzung damit kann für die trans* Person eine enorme Stressbelastung darstellen und sehr viele Ressourcen beanspruchen, die der trans* Person dann möglicherweise in anderen Bereichen fehlen.

Eine Auseinandersetzung mit der geschlechtlichen Identität bringt häufig auch Bewegung in andere Lebensbereiche und Identitätsfragen, wie Rollenidentitäten in sozialen Beziehungen oder Elternschaften. Dies kann für die trans* Personen sehr aufwühlend sein, „alles“ scheint ins Wanken zu geraten oder sich zu verändern. Wir unterstützen als Psychotherapeut*innen trans* Personen darin, sich achtsam und selbstfürsorglich in der Dynamik von Veränderungen zu bewegen. Dabei kann es hilfreich sein, auch die Bereiche/Aspekte/Anteile in den Blick zu nehmen, die Stabilität, Halt und Sicherheit geben, die trotz der Veränderungen bleiben und die trans* Person weiter begleiten.

3.2.3 Genderdysphorie

Der Begriff der Genderdysphorie ist ein medizinisches Konstrukt, welches das Leiden an der geschlechtlichen Inkongruenz beschreibt; es wird bis heute als Voraussetzung für eine Anerkennung körpermodifizierender Transitionsbehandlungen gefordert (MDS 2020). Dies hat dazu geführt, dass sich bei Gesundheitsprofessionellen die Voramnahme verbreitet hat, trans* Personen „müssten“ unter Genderdysphorie leiden. Eine Vielzahl der trans* und nichtbinären Personen sind tatsächlich auch durch ein genderdysphorisches Erleben belastet, aber eben nicht alle trans* und nichtbinäre Personen leiden unter bestimmten Körpermerkmalen. Und auch diese Personen, die ohne ein dezidiertes Leiden eine Inkongruenz hinsichtlich ihrer geschlechtlichen Identität erleben, können einen Bedarf an körpermodifizierenden Maßnahmen haben.

Ein genderdysphorisches Erleben kann für die trans* Person eine enorme Belastung darstellen. Stereotyp geschlechtsspezifisch zugeschriebene Körpermerkmale, Körperteile oder Körperregionen können als sehr unangenehm und „falsch" empfunden werden. Trans* Personen können hier unter Ekel und Selbsthass leiden und versuchen, die betreffenden Bereiche zu verstecken, sich selbst damit nicht sehen wollen, sich an diesen Stellen nicht berühren wollen oder von anderen nicht berührt werden wollen. Das kann teilweise dazu führen, dass die trans* Person die Körperhygiene vermeidet, um nicht mit ihrem Körper in Kontakt zu kommen oder mit den entsprechenden Körpermerkmalen sichtbar konfrontiert zu werden. Manchmal kann der Selbsthass so stark sein, dass trans* Personen sich selbst verletzen oder versuchen, die dysphorisch erlebten Körperbereiche loszuwerden. Dies kann in Form von restriktivem Essen, Suizidalität und in seltenen Fällen durch Selbstkastration erfolgen. Ein genderdysphorisches Leiden ist behandler*innenseitig immer ernst zu nehmen. Wir besprechen mit der trans* Person, welche Möglichkeiten sie nutzen kann, um die Genderdysphorie akut zu lindern. Teilweise können Hilfsmittel eine erste Entlastung darstellen, die Zeit verschaffen, um weitere Maßnahmen zur Linderung der Geschlechtsdysphorie vorzubereiten. In diesem Zusammenhang sind körpermodifizierende Maßnahmen wie Hormonbehandlung und Operationen geeignete Interventionen, die zu einer Linderung der Geschlechtsdysphorie beitragen können (Barone et al. 2017; Elfering et al. 2021; Horbach et al. 2015; Manrique et al. 2018; Murad et al. 2010).

Einige trans* Personen können auch nach körpermodifizierenden Maßnahmen durch eine anhaltende Geschlechtsdysphorie belastet sein. Dies kann Körperregionen betreffen, wo durch postoperative Komplikationen nicht das erhoffte Ergebnis erreicht wurde, entweder ästhetisch oder funktional oder hinsichtlich der Sexualität. So besteht in diesem Bereich weiter ein dysphorisches Erleben. Gleichermaßen können trans* Personen Dysphorie erleben bezogen auf Körperanteile oder Merkmale (wie z. B. die Körpergröße), die nicht durch chirurgische oder endokrinologische Interventionen verändert werden können. Im Rahmen der psychotherapeutischen Begleitung unterstützen wir die trans* Person darin, normative Grundannahmen und Geschlechterbilder zu hinterfragen und zu erweitern. Wir erarbeiten mit der trans* Person Strategien, die zur Linderung des dysphorischen Erlebens beitragen können. Dabei nutzen wir unter anderem akzeptanz- und achtsamkeitsbasierte Therapieansätze.

Das Angleichungsparadoxon

Die aus einer Außenperspektive getroffene Unterscheidung in trans* und nichtbinäre Personen und die entsprechende Sanktionierung des Zugangs zu medizinischen Leistungen für Personen, die sich nicht nahtlos in ein binäres Geschlechtskonzept einfügen, ist völlig unangemessen. Wir weisen darauf hin, dass durch diese konsequenzenreiche und kategorial verstandene Unterscheidung im Gesundheitssystem letztlich ein pathologisierender, komplexitätsreduzierender und wirklichkeitsferner Referenzrahmen geschaffen wird. Eine nichtbinäre Perspektive ist für die realistische Auseinandersetzung mit den medizinischen Möglichkeiten und nichtnormativen selbstbewussten Lebensmodellen sehr angemessen. Die aus nichtbinärer Perspektive formulierte Unterscheidung und Abgrenzung von trans*geschlechtlichen Konzepten und der Verweis auf deren teilweise binär gedachte Geschlechterrollenkonzepte können von mehreren Seiten beleuchtet werden. Für die Etablierung eines nichtbinären Selbstverständnisses sowie einer positiven und selbstbewussten Ausgestaltung einer nichtbinären geschlechtlichen Identität war und ist die Abgrenzung von „Trans*identitäten" sinnstiftend und empowernd. Insbesondere die Abgrenzung von selbstpathologisierenden Narrativen innerhalb der trans*geschlechtlichen Community, die ein „richtiges Transsexuellsein" mit einem binär konstruierten „Geschlechtswechsel" von einem „nur etwas transgender sein" mit teilweisen und graduellen Körpermodifikationen abgrenzen wollten, ist gesund und hat die nichtbinäre Community gestärkt. Aus einer anderen Perspektive lässt sich zudem auch beschreiben, dass eine nichtbinäre Lebenspraxis wohl schon immer Teil trans*geschlechtlicher Identitäten war und ist. Die kritische Auseinandersetzung mit dem „Angleichungsparadoxon" – sich einer binär verstandenen Weiblichkeit bzw. Männlichkeit anzugleichen, aber niemals tatsächlich gleich zu sein – kann weiterführend zu integrativen Lebenskonzepten führen, die es ermöglichen, mit einer nichtbinären Körperlichkeit, einer nichtbinären sexuellen Funktionalität, einem nichtbinär Gelesenwerden eine zufriedenstellende (mit sich Frieden schließende) Identität in einer eher männlichen oder eher weiblichen Performance zu leben. Allerdings sind solche wundervollen und kreativen Lösungen insbesondere in wissenschaftlichen Diskursen bislang kaum kommuniziert worden, und erst recht nicht wirken sie schon hinreichend in die trans*spezifische Gesundheitsversorgung hinein. Vielmehr hängen viele Gesundheitsversorger*innen dem Konstrukt einer binär verstandenen „Transsexualität" an, welche sie dann auch mit ihrem diagnostischen Weltbild in Einklang bringen können. Mit dem resultierenden Nichtwahrnehmen nichtbinärer Möglichkeiten wurde und wird gleichzeitig die befreiende Kraft nichtbinärer Lösungen verschwiegen.

Erst die Sichtbarwerdung nichtbinärer Personen und Aktivist*innen führte hier zu einem weiteren Empowerment innerhalb der Trans*community und ermöglichte einen selbstbewussten und stolzen Umgang mit Nichtbinarität. Unserem Eindruck nach ist diese Entwicklung noch sehr in den Anfängen, gewinnt aber derzeit erfreulich an Fahrt.

Für die begleitende psychosoziale Arbeit sind das Suchen, Sichtbarmachen und Würdigen nichtbinärer Ideen, Gedanken und Praxen sowie die daraus resultierende Stärkung der genderbezogenen Ambiguitätstoleranz von großer Bedeutung für eine gelingende, zufriedenstellende Entwicklung nichtbinärer **und** trans*geschlechtlicher Lebenskonzepte. Die individuelle Ausgestaltung eines trans* und nichtbinären Lebensentwurfs muss bei der Person selbst liegen und immer wieder vor normativen Zuschreibungen geschützt werden.

3.2.4 Sexualität und Kinderwunsch

Das Thema Sexualität ist in vielen Lebensbereichen tabuisiert und schambesetzt. Auch in der Psychotherapie wird Sexualität schnell ausgeklammert oder übergangen. Gleichermaßen haben trans* Personen in der medizinischen und psychotherapeutischen Versorgung über Jahrzehnte Diskriminierungen und Pathologisierungen ihrer Sexualität erfahren. So wurden sie beispielsweise gezwungen, heteronormative Beziehungen einzugehen, oder mussten sich invasiven und grenzüberschreitenden Sexualanamnesen aussetzen. Vor diesem Hintergrund sind wir als Gesundheitsversorger*innen angehalten, eigene Vorannahmen bezogen auf normative Sexualitäten zu reflektieren und pathologisierende Konzepte im Gesundheitssystem kritisch zu hinterfragen. Wir begegnen trans* Personen respektvoll, indem wir uns Wissen über vielfältige Lebenskonzepte und sexuelle Ausdrucksweisen angeeignet haben und einen wertfreien Gesprächsraum anbieten. Dies drücken wir in der Verwendung einer queerfreundlichen Sprache aus und vermeiden cis- und heteronormative Vorannahmen und Zuschreibungen. Im Gespräch beachten wir die Vulnerabilität, Grenzen und die Selbstbestimmung der trans* Person, inwieweit sie über ihre Sexualität sprechen kann und möchte. Und es ist uns klar, dass wir nichts über die Sexualität einer Person wissen müssen, um ihre Trans*geschlechtlichkeit anzuerkennen. So sind Sexualanamnesen unnötig, um zu attestieren, dass bei einer Person ein trans*geschlechtliches Erleben vorliegt. Wegen des Schädigungspotenzials durch eine Sexualanamnese an falscher Stelle verzichten wir also darauf, eine solche durchzuführen, wenn eine Person eine Diagnosestellung gemäß F64.0 benötigt.

Die Sexualität von trans* Personen kann durch ein Erleben von Geschlechtsinkongruenz und/oder Geschlechtsdysphorie auf verschiedene Weise beeinflusst sein. Trans* Personen können hier im Laufe ihres Lebens ganz individuelle Lösungen und Strategien entwickelt haben. Wir würdigen wertschätzend die Kompetenzen der trans* Person, wie es ihr gelungen ist, Wege für sich zu finden, um mit bestehenden Dissonanzen, Irritationen, Erwartungen und Fremdzuschreibungen umgehen zu können.

Wenn trans* Personen einen Kinderwunsch haben, kann ein starkes dysphorisches Erleben die Vorstellung, leibliche Kinder zu zeugen oder zu gebären, für einige eine sehr schmerzliche Auseinandersetzung sein. Beispielsweise kann sich durch eine Schwangerschaft ein genderdysphorisches Erleben massiv verstärken. Hier kann psychotherapeut*innenseitig eine gute Vorbereitung auf mögliche körperliche Veränderungen hilfreich sein. Gleichermaßen besprechen wir mit der trans* Person mögliche Bewältigungsstrategien und unterstützen die Person dabei, diese bei Bedarf zu erweitern. Auch haben körpermodifizierende Maßnahmen Einfluss auf die Fertilität, so dass bei einem bestehenden Kinderwunsch mit der trans* Person die Möglichkeiten einer Elternschaft ausführlich besprochen werden. Wir als Psychotherapeut*innen informieren darüber, welche Auswirkungen Hormontherapien und Operationen auf die Fertilität haben und welche Möglichkeiten zum Erhalt der Reproduktivität (z. B. Kryokonservierung von Samen und Eizellen) privat und kassenfinanziert zur Verfügung stehen. Auf dieser Basis kann die trans* Person entscheiden, zu welchem Zeitpunkt sie gewünschte körpermodifizierende Maßnahmen umsetzen oder unterbrechen möchte, um einen bestehenden Kinderwunsch erfüllen zu können. In diesem Zusammenhang können insbesondere trans*weibliche Personen eine tiefe Trauer darüber empfinden, selbst keine Kinder gebären zu können (Ohms 2019). Die Gebärfähigkeit wird in einer cis- und heteronormativen Geschlechterordnung mit Weiblichkeit verbunden und kann für trans*weibliche Personen auch ein Identifikationsbild sein und den Wunsch nach Zugehörigkeit ausdrücken.

BEISPIEL

Rosa ist 48 und hat sich vor drei Jahren als trans*weiblich geoutet. Seit anderthalb Jahren lebt sie mit ihrer neuen Partnerin zusammen. Ihre Partnerin ist 36 Jahre und hat in den letzten sechs Monaten nachdrücklich einen Kinderwunsch eingebracht. Rosa hat aus der ersten Ehe eine erwachsene Tochter. Als sie vor zwei Jahren mit der Hormonbehandlung begonnen hat, hatte sie in den Gesprächen mit ihrer Psychotherapeutin für sich selbst keinen Kinderwunsch mehr gesehen und sich gegen eine

Kryokonservierung der Samenzellen entschieden. Rosa fühlt sich mit ihrer Freundin sehr verbunden, und sie planen eine gemeinsame Zukunft, in der auch Kinder einen Platz haben können. Deshalb hat sich Rosa entschieden, ihre Hormonbehandlung zu unterbrechen, und mit ihrem behandelnden Endokrinologen einen Termin vereinbart, um das weitere Vorgehen zu besprechen. Mit ihrer Psychotherapeutin hat sie schon vorher mögliche Auswirkungen und Nebenwirkungen einer Unterbrechung der Hormonbehandlung besprochen. Zusätzlich hat sie zusammen mit ihrer Partnerin einen Termin in einem Kinderwunschzentrum vereinbart. Nach den Beratungsgesprächen hat Rosa die Einnahme der Hormone für sechs Monate gestoppt. Ihre Partnerin ist in dieser Zeit noch nicht schwanger geworden. Rosa hat nach sechs Monaten zunehmend an Dysphorie gelitten, so dass sie eine Kryokonservierung der Samenzellen umgesetzt und die Hormonbehandlung fortgesetzt hat. So können sie für die Befruchtung der Eizellen der Partnerin auf die Samenzellen von Rosa zurückgreifen.

3.2.5 Beziehungen

Ein Entdecken und Leben der geschlechtlichen Identität kann nicht nur Verunsicherung, Bewegung, Veränderung und Neues für die trans* Person mit sich bringen, sondern auch für das soziale Umfeld. Somit sind nahe Bezugspersonen, Familienangehörige, Freund*innen, Beziehungspersonen, Partner*innen, Kinder, Kolleg*innen, Nachbar*innen etc. durch Coming-out- oder Inviting-in-Prozesse in verschiedener Intensität mit beteiligt. Dadurch können sich Interaktionen verändern, indem z. B. die trans* Person, aber auch die anderen bestehende Rollendefinitionen oder -zuschreibungen und bisherige Beziehungsmuster infrage stellen. Wenn sich eine trans* Person mitteilt und in ihrer geschlechtlichen Identität zeigt, schenkt sie ihrem Gegenüber Vertrauen in einer für sie mehr oder weniger vulnerablen Situation. Die Reaktionen der anderen sind für viele trans* Personen je nach Bedeutsamkeit der Beziehung sehr wichtig, um sich einerseits verstanden und validiert zu fühlen, andererseits weiter sozial eingebunden und integriert zu sein. Als Psychotherapeut*innen können wir trans* Personen in der Reflexion bisheriger Interaktionsmuster und Rollendefinitionen unterstützen sowie eine Erweiterung oder Neuorientierung begleiten.

BEISPIEL

Martha lebt in einer Beziehung mit einer cis Frau, beide haben seit drei Jahren ein gemeinsames Kind. Zum Zeitpunkt der Geburt war Martha schon in einigen sozialen Kontexten in ihrer trans*weiblichen Identität geoutet und konnte hierbei Erfahrungen von Anerkennung sammeln. So traf sie sich mit ihren Arbeitskolleg*innen in der Freizeit und konnte ihre weibliche Identität leben. Jedoch machte sie auch Erfahrungen von Zurückweisung und Beziehungsabbrüchen langjähriger Freund*innenschaften. Nun stand der Beginn der Kita-Betreuung für das Kind an. Martha brachte dieses Thema mit in ihre Psychotherapie, in der sie bisher vor allem ihre Zwangssymptomatik bearbeitete. Diesbezüglich hat sie schon einige Fortschritte gemacht. Martha berichtete, dass der Kitaplatz nun sicher sei und in den nächsten Monaten die Eingewöhnung beginnen würde. Auch ein erster Elternabend stünde an. Es handelt sich um eine kirchlich geführte Kindertagesstätte. Martha war ratlos, wie sie sich in diesem Umfeld positionieren sollte. Sie wollte auf keinen Fall als „Vater“ auftreten, jedoch auch nicht als zweite „Mutter“, zumal die andere Mutter solch ein Wording auch unpassend fand und ihre eigene Mutterrolle dadurch infrage gestellt sah. Martha dachte darüber nach, welches Auftreten ihr Kind in der Kita am besten vor verunsichernden Bemerkungen anderer, älterer Kinder und Eltern schützen könnte. Dabei war ihr auch klar, dass es immer noch Menschen gibt, die Trans*geschlechtlichkeit in die Nähe von Pädosexualität rücken. Innerhalb des therapeutischen Gesprächs konnte herausgearbeitet werden, dass Martha bisher ihre Herausforderungen gut bewältigen konnte, wenn sie offensiv und klar agierte. Daher begann sie zu planen, mit der Kita-Leitung zu besprechen, dass es möglichst bald einen Elternabend geben solle, in dem sich Martha als trans*weibliches Elternteil ihres Kindes vorstellen kann. Dabei will sie den anwesenden Eltern das individuelle Gespräch anbieten, falls es Fragen oder ein weiterführendes Interesse geben sollte. Davon erhofft sie sich, dass sie Gespräche hinter ihrem Rücken und zulasten des Kindes verhindern kann. Zudem reflektierte sie ihre elterliche Rolle und Persönlichkeit. Dabei konnte sie mithilfe ihrer Therapeutin verstehen, dass die Rollenkonstrukte von „Mutter“ oder „Vater“ für sie nicht geeignet sind. Im weiteren Gespräch entstand der Begriff der „Väterin“. In dieser nichtbinären elterlichen Identität konnte sich Martha gut wiederfinden, da elterliche Anteile wie Fürsorge, Schutz, Herausforderung, Begrenzung, Mutmachen, Kuscheln und Fantasiegeschichten-Erzählen darin ihren Platz fanden. Für die Eltern und die Kita war das ein Angebot, Marthas Elternschaft mit einem Begriff zu bezeichnen, der auch bei ihnen die Konnotationen der Verbundenheit und Fürsorge hervorrufen konnte.

Im Rahmen geschlechtsangleichender Behandlungen kann eine trans* Person körperliche und mentale Veränderungen erfahren, die Einfluss auf die Sexualität haben, z. B. Libidosteigerung oder -senkung. Dies kann sich auf die Beziehung zu Partner*innen auswirken, wenn hier zum Beispiel unterschiedliche Bedürfnisse hinsichtlich der Häufigkeit sexueller Interaktionen entstehen. Wir stärken die trans* Person, eigene Bedürfnisse wahrzunehmen und zu kommunizieren, damit sie diese gemeinsam mit Beziehungspersonen besprechen kann, um Wege zu finden, wie alle Beteiligten damit umgehen können.

BEISPIEL

Eine trans*männliche Person, Samuel, 43 Jahre, beschreibt nach etwa einem halben Jahr Testosteronbehandlung, wie sehr ihm sein Sex-Drive in der Beziehung zu schaffen macht. Seine Partnerin, die einige Jahre älter ist, signalisiert ein recht geringes Bedürfnis nach gemeinsamer Sexualität, zudem hat sie schon seit einiger Zeit mit Wechseljahresbeschwerden zu tun. Die Therapeutin von Samuel lädt beide Partner*innen zu einem gemeinsamen Gespräch ein, welches beide gern annehmen. Samuel schildert seine täglich aufsteigende sexuelle Lust und seine diesbezüglichen Fantasien. Die Partnerin verdeutlicht, dass sie Samuels Bedürfnisse bisher in ihrer Dringlichkeit nicht wahrgenommen hat. Samuel gibt zu, diese Bedürfnisse bisher auch sehr zurückgehalten zu haben, da er befürchtete, mit seinen – vermutlich unerfüllbaren – Wünschen die Beziehung zu sehr zu belasten und eine Trennung heraufzubeschwören, was er wiederum auf keinen Fall möchte. Beide Partner*innen signalisieren, dass sie ihre Beziehung in jedem Falle erhalten wollen. Die Therapeutin fragt nach den Idealvorstellungen der beiden bezüglich einer gelingenden Beziehung. Beide scheinen zunächst etwas ratlos, können aber nach einigem Überlegen ihre Bedürfnisse recht gut benennen. Die Partnerin wünscht sich emotionale Verbundenheit, räumliche und auch etwas körperliche Nähe und viele gemeinsame Freizeitaktivitäten. Samuel beschreibt seine Vorstellung, mit anderen Personen seine Sexualität leben zu wollen, ohne dafür tiefergehende Beziehungen eingehen zu wollen. Beide Partner*innen beginnen, über eine Öffnung ihrer Beziehung zu sprechen. Die Therapeutin hatte diesen Gedanken auch, war sich aber unsicher, ob es gut wäre, solch eine Anregung selbst einzubringen. Die Partnerin äußert hier ihre Angst, Samuel zu verlieren, weil sie sich kaum vorstellen kann, dass er sich nicht verlieben würde, wenn er mit anderen Menschen intim ist. Dies bestätigt Samuel, auch er ist unsicher bei solch einer Vorstellung. Beide sichern sich zu, in Zukunft sehr transparent mit ihren Wünschen und Ängsten umzugehen. Die Partnerin schlägt vor, sich eine weitere paartherapeutische Begleitung zu suchen, und äußert, dass es ihr wichtig ist, Samuels zukünftige Sexualpartner*innen kurz kennenzulernen, damit sie dann weniger beängstigende Fantasien hat. Aber auch damit ist sie sich nicht sicher. Samuel äußert die Sorge, eine passende Therapieperson zu finden, die mit den Themen Trans* und offene Beziehung gleichermaßen gut arbeiten kann. Die Therapeutin signalisiert, dass sie die Befürchtung gut nachvollziehen kann, und bestärkt beide darin, bei der Suche auf das Vernetzungswissen in der Community zurückzugreifen.

Manchmal erfahren trans* Personen schmerzliche Beziehungsbrüche, die dazu führen können, dass sie ein bisher sicheres soziales Netz verlieren. Sich neu auf andere Personen einzulassen, kann von der Person sehr viel Mut erfordern. Insbesondere wenn die Beziehungsperson die transitionierende Person ablehnt, weil sie befürchtet, durch die Beziehung zu einer trans* Person selbst stigmatisiert zu werden, oder Sorge hat, sich mit ihrer sexuellen Orientierung und den damit verbundenen Herausforderungen auseinanderzusetzen. Gleichermaßen kostet es viel Kraft, neue Kontakte aufzubauen. Andere trans* und nichtbinäre Personen wiederum erfahren in der gelebten geschlechtlichen Identität eine sogenannte Gendereuphorie, die mit dem Bedürfnis einhergehen kann, sich mit anderen zu verbinden, neue Erfahrungen zu machen und in der queeren Community ein Zuhause zu finden.

3.2.6 Diskriminierungen und Gewalterfahrungen

Aufgrund der hohen Anzahl an Diskriminierungen und Gewalterfahrungen, die trans* Personen in ihrer Biografie und aktuell erleben, sind die Folgen und Auswirkungen ein zentrales Thema in der psychotherapeutischen Begleitung von trans* Personen. Nach aktuellen Studiendaten sind unter den trans* Personen nichtbinäre Personen am meisten von Aggressionen betroffen, gefolgt von trans*weiblichen und dann von trans*männlichen Personen (FRA 2020). Deshalb haben wir diesem Schwerpunkt ein gesondertes Kapitel gewidmet, in dem die Formen von Diskriminierung und Gewalt, Folgen und therapeutische Interventionen umfassend dargestellt werden (Kapitel 5 „Umgang mit Traumatisierungen“).

3.2.7 Internalisierte Trans*negativität

Trans*feindliche und trans*negative Einstellungen und Verhaltensweisen des sozialen Umfeldes können dazu führen, dass trans* Personen diese feindlichen und negativen Haltungen übernehmen und internalisieren. In der Folge scheuen sie teilweise die Verbindung zu anderen trans* Personen und/oder werten sich selbst und andere trans* Personen ab. Einige wagen es deswegen auch nicht, in die Transition zu gehen. Der Frust darüber kann dazu führen, dass diese Personen sich sehr deutlich trans*feindlich äußern. Manche trans* Personen sind sich verinnerlichter trans*negativer Anteile bewusst, andere haben sie fest in ihr Selbstkonzept verankert und bisher nicht hinterfragen können. Internalisierte Trans*negativität kann von der trans* Person selbst auch schambesetzt sein. Deshalb ist therapeut*innenseitig eine trans*respektvolle, diskriminierungs- und kontextsensible Herangehensweise wichtig, indem internalisierte Trans*negativität vor dem Hintergrund des Minoritäten-Stress-Modells (Meyer 2003) gerahmt wird. Wir laden die trans* Person ein, eigene trans*negative Anteile kennenzulernen und fragen, wofür diese Anteile wichtig waren und sind und welche Auswirkungen diese Anteile auf die bisherige und aktuelle Lebensgestaltung haben. Bei tief verwurzelten (Selbst-)Stigmatisierungen bieten wir entsprechende therapeutische Interventionen zum Umgang damit an (Schlüsselelement „Umgang mit (Selbst-)Stigmatisierungen“ S. 252).

BEISPIEL

Sam ist 34 Jahre und identifiziert sich trans*maskulin. Er ist in einer stark katholisch geprägten, ländlichen Gemeinde aufgewachsen. Trans* Personen oder queere Lebensweisen waren real nicht sichtbar, und wenn in den Medien dazu berichtet wurde, wurden sie negativ von seiner Familie kommentiert und bewertet. Von seinem Vater hat er dann Sprüche gehört wie: „Wenn mir so was zu Hause begegnen würde, dann würde ich den aus dem Haus jagen.“ Auch in der Schule wurden ständig Witze über Homosexuelle gemacht, und eine der üblichsten Beleidigungen unter Mitschüler*innen war: „Eh, bist du schwul?!“ Als Sam sich mit 12 Jahren das erste Mal in ein Mädchen verliebt hat, war er so geschockt, dass er sich dafür selbst bestraft hat, weil er sich vor sich selbst geekelt hat. Außerdem war er von der panischen Angst überwältigt, dass es eine andere Person herausfinden könnte. Deshalb hat er sich besonders fies gegenüber dem Mädchen verhalten und sich über sie lustig gemacht. Als die Pubertät bei ihm einsetzte, ging es ihm schrecklich, aber er hat gedacht, dass es allen Mädchen so geht mit den Veränderungen und er da durchmuss. Er hat sich besonders feminin gekleidet und ausgedrückt, in der Hoffnung, dass es ihm dann besser geht. Doch das Unbehagen ist geblieben, und um die Spannung loszuwerden, hat er sich heimlich am Bauch und an den Oberschenken geritzt. Nach Beendigung der Schule hat er ein Studium in einer großen Stadt aufgenommen. In seinem Studiengang hat er eine trans*männliche Person kennengelernt, die er als „Freak" bezeichnet hat. Sam hat sich von der Person abgestoßen und angezogen gefühlt. Irgendwie musste er sich immer mit den Gedanken beschäftigen. Das hat ihn selbst geärgert. Langsam sickerte eine Ahnung zu ihm durch, dass er vielleicht auch so sein könnte. Doch das durfte und konnte nicht sein. Wie sollte er als „Freak" selbst leben können? Er hat sich in sein Studium gestürzt und nebenher viel gearbeitet, so dass er das Thema weit wegschieben konnte. Das hat ein paar Jahre gut funktioniert. Aber in der Corona-Pandemie hatte er sehr viel Zeit und wenig Ablenkung und ist in ein tiefes Loch gefallen. Er hat angefangen, sich mit sich selbst zu beschäftigen und sich Gedanken zu machen, wie er sein Leben fortführen will. Wieder ist ihm der trans*maskuline Kommilitone eingefallen, so dass er sich mehr mit dem Thema beschäftigt hat und sich selbst als trans* identifizieren musste. Für ihn ist es jedoch eine Krankheit, die behandelt werden muss. Er kann darin nichts Positives sehen wie manch andere. Er hat sich für die Transition mit allen notwendigen Schritten entschieden, um möglichst nicht als trans* aufzufallen. Mithilfe der Hormonbehandlung und Mastektomie hat er ein gutes Passing erreicht und lebt seitdem stealth. Kontakte mit anderen trans* Personen will er auf keinen Fall. Zu groß ist für ihn die Gefahr, dass er von anderen mit „denen" in Verbindung gebracht wird. Er will ein ganz „normales" Leben als Mann führen.

3.2.8 Bewältigungsprozesse und Ressourcen

Unsere psychotherapeutische Haltung und Herangehensweise ist grundsätzlich ressourcenorientiert. Das bedeutet, dass wir als psychotherapeutische Versorger*innen die Bewältigungskompetenzen der trans* Personen wertschätzen und würdigen. Wir erkennen die vielfältigen Ressourcen, die eine trans* Person auf dem Weg ihrer geschlechtlichen Identität aufgebracht hat, um diese zu bewahren, zu schützen und zu leben. Manchmal können trans* Personen von diesem Prozess erschöpft sein, so dass sie psychotherapeutische Hilfe in Anspruch nehmen, um sich ihrer Ressourcen wieder bewusst zu werden, mit ihren Ressourcen selbstfürsorglich zu haushalten oder ihr Repertoire zu erweitern.

BEISPIEL

Rix ist nichtbinär trans*maskulin und hat mit 15 Jahren das Elternhaus verlassen, da es mit dem Stiefvater wiederkehrend zu Auseinandersetzungen bis hin zu gewaltvollen Sanktionierungen hinsichtlich seines geschlechtlichen Ausdrucks gekommen ist. Nun lebt Rix seit mehr als zehn Jahren in einem queerfeministischen Hausprojekt. Rix schaut auf eine Lebensgeschichte mit zahlreichen leidvollen Erfahrungen zurück. Nachdem er von zu Hause abgehauen ist, hat er in verschiedenen Jugendeinrichtungen gelebt. Doch auch dort ist er häufig von Mitbewohner*innen und Betreuer*innen nicht respektiert worden. Er hat immer wieder um eine passende Ansprache kämpfen müssen und um geschlechtsangleichende Transitionsschritte. Da er es in dem Mädchen-Wohnheim nicht mehr ausgehalten hat, ist er zu einer Freundin gezogen. Dort hat er andere queere Menschen kennengelernt und dann eine Beratungsstelle aufgesucht. Parallel hat er sich von einem trans*männlichen Freund Testogel geben lassen und eine erste Applikation als Mikrodosierung ausprobiert. Durch die vielen Umzüge und Belastungen hatte er die Schule nicht fortgeführt und musste sich zusätzlich um seinen Lebensunterhalt kümmern. In dem Beratungsgespräch hat er nicht nur Informationen zu trans* Fragen erhalten, sondern auch soziale Unterstützung hinsichtlich Grundsicherung, Wohnung etc. Er hat nebenbei in einem Hochseilgarten gearbeitet und im Café des Hausprojektes. Dort hat er sich auch für ein Zimmer beworben und ist aufgenommen worden. Das war der Startpunkt für seine anderen Vorhaben. Er hat sich eine endokrinologische Praxis gesucht, um die Hormonbehandlung unter medizinischer Begleitung fortzuführen. An einer Abendrealschule hat er seinen Schulabschluss nachgeholt. In dem Hausprojekt hat er seine Wahlfamilie gefunden. Gemeinsam mit queeren Freund*innen engagiert er sich aktivistisch und bietet für Schulen und Kindertagesstätten Workshops zur sexuellen und geschlechtlichen Vielfalt an.

4 Prozesse von Selbstverständnis und Mitteilung der geschlechtlichen Identität

4.1 Verständnisse von Coming-out- und Inviting-in-Prozessen

Prozesse von Coming-outs können sehr vielfältig sein. Da dieses Selbsterkenntnis- und Selbstöffnungsgeschehen kein einmaliges Geschehen darstellt, sprechen wir auch eher von Coming-outs. Zum einen kann es sich um ein inneres Gewahrwerden handeln, indem eine Person für sich selbst ihre geschlechtliche Identität entdeckt, erfährt und begrifflich zu fassen versucht, auch „inneres" Coming-out genannt. Zum anderen kann es um ein Nach-außen-hin-sichtbar-Machen gehen, sogenannte „äußere" Coming-outs, bei denen die Person sich anderen mitteilt, sich in ihrer geschlechtlichen Identität ausdrückt und anderen zeigt. Dies kann auch mit „going public" bezeichnet werden. Manchmal gehen innere und äußere Coming-outs sehr zeitnah vonstatten, häufig liegt jedoch ein längerer Zeitraum zwischen der Selbsterkenntnis und dem Mitteilen. Hierbei spielen verschiedene Faktoren eine Rolle. Oft beschreiben trans* und nichtbinäre Personen, dass sie selbst lange mit der Erkenntnis gehadert haben, sich nicht sicher gewesen sind, ob „es" das wirklich ist, oder ihr Trans*sein oder Nicht-binär-Sein nicht wahrhaben wollten, da es mit Abwertung, Pathologisierung und Scham besetzt gewesen ist. Viele empfinden auch Angst vor den daraus folgenden Schritten eines Bekennens zu einer Trans*identität oder Nichtbinarität. Bedenken, wie ein Leben in der trans*geschlechtlichen Identität aussehen kann, ob sie damit glücklich werden können oder das Leben nach solch einer Entscheidung noch schwerer werden würde, können dabei eine Rolle spielen. Viele erzählen über eine große Sorge, wie das Umfeld auf die neue Information reagieren wird, haben Angst, nicht mehr geliebt zu werden, ausgestoßen zu werden und allein zu sein. Leider bestätigt die Studienlage eine deutlich erhöhte Einsamkeit (31 %) bei trans* Personen gegenüber LGB Personen (15 %) und cis-hetero Personen (7 %) (Kasprowski et al. 2021). Dennoch zeigt die klinische Erfahrung, dass sich viele trans* und nichtbinäre Personen im Nachhinein fragen, warum sie so lange gewartet haben. Sie berichten über positive und unterstützende Reaktionen aus ihrem sozialen Umfeld. Nichtsdestotrotz ist die Rate der Diskriminierungen, insbesondere Mobbing in der Schule aufgrund der sexuellen oder geschlechtlichen Identität (Gordon et al. 2018) und Ausgrenzung, Ablehnung und Gewalt in Herkunftsfamilien, bei LGBT*IQ+ erschreckend hoch (IOM 2011; Keuroghlian 2014; FRA 2020; Liebesleben 2023). Begriffserklärung: *Das Akronym LGBT*IQ+ steht für Lesbian, Gay, Bisexuell, Trans*, Inter, Queer. Das Akronym hat in den letzten Jahren Erweiterungen erfahren, und das + („plus") steht für alle Menschen, die sich in der Auflistung mit ihrer Identität nicht wiederfinden und/oder sich mit einer individuellen Selbstbeschreibung identifizieren.*

Bei einer der größten europaweiten Umfragen (N = 139.799) unter LGBTI, davon 19.669 trans* und nichtbinäre Personen, hatten 45 % der 15- bis 17-jährigen queeren Personen Diskriminierung in der Schule erfahren (FRA 2020). 30 % der queeren Jugendlichen verbergen ihre LGBTI-Identität in der Schule, wohingegen 61 % offen damit umgehen, 48 % der 15- bis 17-Jährigen gaben an, Unterstützung hinsichtlich ihrer Rechte in der Schule erhalten zu haben. Die Rate an Unterstützung nimmt mit zunehmendem Alter der Befragten ab: 33 % bei der Gruppe der 17- bis 24-Jährigen, 13 % bei den 25- bis 39-Jährigen und 7 % bei den über 39-Jährigen. Dies korrespondiert mit den Erfahrungen zum Umgang von Schulen mit LGBT-Themen: 82 – 86 % der über 39-Jährigen gaben an, keine Informationen in der Schule diesbezüglich erhalten zu haben im Vergleich zu 47 % der 15- bis 17-Jährigen. Diskriminierungen und sexuelle Belästigung sowie Gewaltandrohung insgesamt gegenüber LGBT* sind mit 58 % sehr hoch, 11 % berichteten sexuelle und körperliche Angriffe (Gewaltandrohungen ausgeschlossen), wobei die Rate bei trans* Personen mit 17 % deutlich höher ausfiel. Die Diskriminierung von trans* Personen bei der Arbeitsplatzsuche mit 35 % und am Arbeitsplatz selbst mit 36 % ist im Vergleich zu LGB am höchsten und in den letzten Jahren angestiegen. In anderen Lebensbereichen gaben 55 % der trans* Personen deutlich höhere Diskriminierungsraten im Vergleich zu LGBTI gesamt mit 37 % an (FRA 2014; FRA 2020). 61 % der LGBTI-Befragten vermeiden eine Erkennbarkeit in der Öffentlichkeit, und 33 % meiden bestimmte Orte aus Angst vor Gewaltandrohung oder Belästigung, 53 % der LGBTI zeigen fast nie oder selten offen ihre LGBTI-Zugehörigkeit. Etwa ein Viertel der Befragten gaben an, sehr offen hinsichtlich ihrer Identität zu sein, wobei die Rate der Offenheit bei den Jüngeren geringer ausfällt (FRA 2020). Bezüglich der Lebenszufriedenheit weisen trans* und inter* Personen die niedrigsten Werte auf. Dabei zeigen Personen, die ihre Identität nicht offen leben, ein höheres Ausmaß an Diskriminierungserfahrungen und berichten eine geringe Lebenszufriedenheit. Je offener trans* Personen mit ihrer Identität umgingen, desto größer war die Gefahr, angegriffen zu werden (24 %) (FRA 2020). Ähnliche Ergebnisse zeigen aktuelle Untersuchungen aus den USA: Die Diskriminierungsraten bei LGBTQ sind höher, wenn sie sich am Arbeitsplatz geoutet haben, im Vergleich zu denen, die sich niemandem geoutet haben. Eine Vielzahl der Befragten gab an, ihre Identität aus Schutz vor Diskriminierungen und Belästigungen zu verbergen (Sears et al. 2024). Studiendaten aus Deutschland belegen, dass trans* und nichtbinäre Personen auch von Institutionen und Behandler*innen Diskriminierungen erfahren, die sich als „Trans*Expert*innen" labeln, indem beispielsweise von Gesundheitsversorger*innen Druck ausgeübt wurde, dass sich trans* bzw. nichtbinäre Personen outen sollten, obwohl sie es selbst gar nicht wollten (Skuban-Eisler et al. 2023).

Vor dem Hintergrund der hohen Raten an trans*negativen Erfahrungen ist es für trans* Personen nachvollziehbar und auch sinnvoll zu überlegen, wann, wo und wie ein Coming-out gut funktionieren kann, was es dafür braucht, wer Verbündete sein können und wann es eventuell auch ratsam ist, sich aufgrund einer Eigengefährdung in einem trans*feindlichen Umfeld nicht zu outen. Im Laufe des Lebens stellen sich die Fragen wiederkehrend, wann und wo ein äußeres Coming-out wie gestaltet werden kann und ob es notwendig ist, insbesondere bei Schwellensituationen wie Schulwechsel, beruflichem Werdegang, neuen sozialen Kontakten oder Beziehungen. Auch die Entscheidung, „stealth" zu leben, ist eine Möglichkeit, indem eine Person für sich entschieden hat, entweder für eine bestimmte Zeit oder einen bestimmten Kontext sich nicht sichtbar als trans* Person zu offenbaren, und eventuell nur ein kleiner Personenkreis eingeweiht ist, während die trans* Person ihr weiteres Umfeld in dem ciszentristisch gebahnten Glauben lässt, cis zu sein.

In unserer Arbeit begegnen wir zunehmend insbesondere jüngeren trans* und nichtbinären Personen, die sich nicht „outen", sondern ihren aktuellen Status relevanten Personen mitteilen und in ihrer selbstbestimmten Identität ganz selbstverständlich leben. Grundsätzlich ist hierbei anzumerken, dass ein Coming-out auch ein Konstrukt und Spiegelbild eines in westlichen Gesellschaften verbreiteten spezifischen cis- und heterozentristischen Denkens ist, welches dominante Erwartungen an queere Personen richtet, sich zu erklären und zu benennen. Um hier eine bezogen auf die weltweit sehr unterschiedlichen Lebenssituationen queerer Menschen sensiblere Perspektive möglich zu machen, entwickelte der schwarze Aktivist Darnell L. Moore auf der Basis von Überlegungen von Sekneh Hammoud-Beckett (2007) den Begriff „Inviting-in". „Inviting-in" bedeutet, dass eine Person andere einlädt, um ihnen von ihrer marginalisierten sexuellen Orientierung oder Genderidentität zu erzählen. Ein Inviting-in ist ein Geschenk des Vertrauens, das die einladende Person den eingeladenen Personen macht, und entsprechend zu würdigen. Der Gebrauch des Begriffes „Inviting-in" verschiebt den Fokus von den bewegungspolitischen Konnotationen der Begrifflichkeit „(äußeres) Coming-out" auf das persönliche Empowerment, die Freiheit und Freundlichkeit, die eine Person durch ihre Selbstöffnung ihrem Gegenüber entgegenbringt (Moore 2012). In diesem Konzept wird explizit betont, dass die eigene Identität etwas ist, was geteilt werden kann, aber nicht geteilt werden muss. Somit sind hier eine klare Haltung und Interaktionsgestaltungen verankert, die Selbstbestimmung, Wertschätzung und Respekt beinhalten. Hingegen wird bei dem Konzept der „Coming-outs" eher davon ausgegangen, sich mit der geschlechtlichen oder sexuellen Identität in der Öffentlichkeit zeigen zu müssen und sich damit einer Beurteilung anderer auszusetzen. Gerade für mehrfach marginalisierte trans* und nichtbinäre Personen (z. B. Black People, Indigenous People, People of Colour, Geflüchtete, chronisch erkrankte Personen) kann es aufgrund von trans*- und queerfeindlichen Kontextbedingungen unmöglich bzw. gefährlich sein, sich offen in der geschlechtlichen oder sexuellen Identität zu zeigen. So kann es bedeutsam sein, andere Konzepte zur Verfügung zu haben und als Therapeut*in anbieten zu können, die Menschen empowern, sich auf ihre Weise ohne äußeren Druck zeigen zu können und ohne sich rechtfertigen zu müssen. Dabei wird eine Perspektive eingenommen, die gesellschaftliche Normansprüche und Dominanzmacht dekonstruiert.

4.2 Lebenswelten von trans* und nichtbinären Personen ohne Coming-out

BEISPIEL

Loreena ist 17 Jahre und trans*weiblich, kann aber ihre feminines Ich nicht leben, da sie in einer streng religiösen Gemeinschaft lebt, in welcher trans*geschlechtliche und nicht heteronormative Lebensweisen keine Akzeptanz erfahren. Grundsätzlich darf sie sich nicht mit anderen Menschen außerhalb der Gemeinschaft treffen. Nach der Schule muss sie sofort nach Hause und den Gemeinschaftsregeln folgen. Wenn sie sich als trans*weiblich outen würde, müsste sie sich auf Verlangen der Familie und Gemeinschaft einer Konversionstherapie unterziehen und würde aus der Familie ausgeschlossen werden. Doch da gibt es noch ihre jüngere Schwester, auf die sie aufpassen und die sie vor dem Zugriff des Vaters schützen muss. Sie kann mit niemandem in der Gemeinschaft über ihre Gefühle und Empfindungen sprechen, da sie kein Vertrauen hat. Doch in der Schule hat sie Duma – eine nichtbinäre Person – kennengelernt. Duma hat ihr von sich erzählt und von den Möglichkeiten einer Transition und von Orten, wo sich queere Menschen treffen. Loreena ist sehr verzweifelt, weiß nicht, was sie machen kann, die Entwicklung ihres Kör-

> pers ist kaum auszuhalten, und es wird ihr immer unerträglicher, täglich eine falsche Rolle in einem falschen Körper spielen zu müssen. Sie denkt sehr viel über Selbstmord nach und verletzt sich heimlich an Stellen, die nicht offensichtlich sind. Die Schule ist der einzige Ort, wo sie sich etwas freier fühlt. Doch auch hier kann sie nicht sie selbst sein, zu groß ist die Angst, „enttarnt“ zu werden.

Immer wieder hören wir Berichte von Kindern, Jugendlichen oder Erwachsenen, dass sie in einem sozialen Umfeld leben, in welchem ein Coming-out mit real gefährlichen Bedrohungen einhergeht, so dass sie gezwungen sind, in ihrem zugewiesenen Geschlecht zu leben. Dies kann massive Auswirkungen auf die Gesundheit und das Wohlbefinden haben. Studiendaten zeigen, dass ein Verschweigenmüssen einer bedeutsamen inneren Erfahrung (wie sie die selbst empfundene geschlechtliche Identität darstellt) mit negativen Konsequenzen für die psychische und auch physische Gesundheit assoziiert ist. Gelingt eine Selbstöffnung, sind deutliche Verbesserungen der psychischen Gesundheit möglich, vorausgesetzt, der Selbstöffnung folgen keine gewaltvollen Sanktionen, denen die betroffene Person nicht ausweichen kann (Wolf 2004). Sich aus einem trans*feindlichen Umfeld herauszulösen, braucht häufig eine konsequente Hilfe und Unterstützung von Verbündeten, Netzwerken und Professionellen außerhalb des trans*feindlichen Kontextes, bestenfalls gibt es auch im inneren Kreis (vonseiten der Herkunftsfamilie, der Schule, der Ausbildung, einer Jugendhilfeeinrichtung etc.) *Allies*. Allies sind verbündete „Personen, die sich an der Seite von deprivilegierten Personen für ein faires und gerechtes Miteinander einsetzen“ (Günther et al. 2021, 186). Wenn es trans* und nichtbinären Personen gelingt, sich von einem bedrohlichen Umfeld oder trans*feindlichen Loyalitäten zu lösen, dann haben sie mehr Möglichkeiten, ihre selbstbestimmte Identität zu leben, und die Wahl, dies zu teilen und zu offenbaren. Gleichermaßen kann diese Loslösung sie aus ihrem bisherigen sozialen Netz herausreißen. Wenn es für eine trans* und nichtbinäre Person notwendig war, Kontakte zur Herkunftsfamilie, zu Partner*innen oder religiösen Gemeinschaften aufgrund von deren Trans*feindlichkeit abzubrechen, lebt sie nicht selten mit der Angst, doch entdeckt oder verfolgt zu werden. Sie steht dann nicht nur vor der Herausforderung, in die nun lebbare geschlechtliche Identität hineinzuwachsen, sich auszuprobieren und zu entdecken, sondern muss zudem ihre gesamte Existenz neu aufbauen. Das betrifft soziale Beziehungen, Wohnungssuche, Ortswechsel, berufliche Neuorientierung, Freizeitaktivitäten und vieles mehr, was in Anbetracht der Diskriminierungslast aufgrund der (Mehrfach-)Marginalisierung eine enorme Bewältigungsleistung einfordert.

BEISPIEL

Momo ist 44 und identifiziert sich als nichtbinär trans*maskulin. Momo ist sehr erfolgreich im beruflichen Kontext und leitet eine wirtschaftlich aufsteigende Firma. Momo ist mit weiblichem Zuweisungsgeschlecht geboren. In dieser Rolle führt Momo das Unternehmen in einem recht konservativen Umfeld, wo auf Etikette und Äußerlichkeiten sehr viel Wert gelegt wird. Regelmäßig muss Momo das Unternehmen in einer eher männerdominierten Welt vertreten. Momo hat sich über die Jahre Respekt und Anerkennung hart erarbeitet. Seit zwei Jahren hat Momo sich zunehmend unwohler in der weiblichen Performance gefühlt und lebt schon länger im privaten Umfeld die nichtbinäre Identität. Bisher hat es Momo nicht gestört, im beruflichen Kontext sehr feminin aufzutreten und als Frau angesprochen zu werden. Doch nun wächst das Unbehagen, sich in der weiblichen Rolle zu präsentieren und wahrgenommen zu werden. Momo kann sich jedoch nicht vorstellen, sich gegenüber den Geschäftspartnern anders zu zeigen und auch noch ohne Pronomen und mit einem anderen Namen angesprochen zu werden. Momo hat schon mehrfach von den männlichen Kollegen abwertende Aussagen über das „Gendern" gehört und erst recht zu dem neuen „Trend Nonbinary" und dass „man diese Personen ja nun gar nicht ernst nehmen" könne. Momo hat große Bedenken, die schwer erarbeitete Position zu verlieren und als Führungskraft nicht mehr respektiert zu werden.

Als Angehörige einer gesellschaftlich marginalisierten Personengruppe entwickeln trans* und nichtbinäre Personen im Sinne des Minoritäten-Stress-Modells (Meyer 2003) häufig die Erwartungshaltung, angefeindet zu werden und ein entsprechend wachsames Verhalten. Ein Verbergen der geschlechtlichen Identität kann zum Selbstschutz eingesetzt werden. Es erfordert aber ein anstrengendes Identitätenmanagement. Durch all dies werden trans* und nichtbinäre Personen in der Teilhabe am sozialen, beruflichen und gesellschaftlichen Leben deutlich eingeschränkt. Um sich Zugänge zu Bildung, Beruf, sozialer Anerkennung und Gesundheitsversorgung zu verschaffen bzw. die Zugänge zu erhalten, ist ein enormer Mehraufwand notwendig. Viele trans* Personen stecken sehr viel Kraft in Überlegungen, wann es ein guter Zeitpunkt sein könnte, sich zu outen und öffentlich zu zeigen, um negative Konsequenzen zu vermeiden (FRA 2020). Die dafür aufgebrachten Ressourcen fehlen dann womöglich in anderen Bereichen.

BEISPIEL

Lilly ist 28 Jahre und identifiziert sich als trans*weiblich. Es fällt ihr schwer, sich in der weiblichen Identität auszudrücken und öffentlich zu zeigen. Obwohl sie ein starkes inneres Bedürfnis danach verspürt, ist es ihr nur selten möglich, sich feminin zu kleiden und zurechtzumachen. Ihr inneres Idealbild von Weiblichkeit kann sie einfach nicht mit ihrem Gesicht und ihrer Körperstatur in Einklang bringen. Das dysphorische Erleben hinsichtlich ihres Körperbildes ist so stark, dass sie sich extrem schämt, sich selbst nicht anschauen und sich auch anderen nicht zeigen mag. Sie hat Angst, angestarrt, ausgelacht oder angegriffen zu werden. In den meisten Körperregionen sieht sie die maskulinen Ausprägungen, die sich nicht durch Hormone, Make-up oder Kleidung verändern lassen. Sie sieht sich selbst als „Witzfigur“ oder „hässliche Transe“. Darüber ist sie so verzweifelt, dass sie keinen Ausweg sieht und in der männlichen Performance weiterlebt.

Die Vorstellungen von Weiblichkeit, Männlichkeit, Nichtbinarität, Trans*sein, Cis-Sein sind durch gesellschaftliche Normen und Erwartungen geprägt und beeinflussen uns durch die biografische und kulturelle Sozialisation seit frühester Kindheit. Insbesondere eine trans*feindliche und misogyne Haltung des sozialen und gesellschaftlichen Kontextes bildet hier einen Nährboden für Selbstpathologisierungen und Selbstabwertungen, die eine selbstbewusste und wertschätzende Haltung und Kommunikation des eigenen So-Seins erschweren. Misogynie (altgriechisch: „misos“ für Hass und „gyne“ für Frauen) ist eine auf Frauen gerichtete Menschenfeindlichkeit, die sich in Verachtung, Abwertung, Diskriminierung und Hass äußert. Misogynie ist gleichermaßen eine patriarchale Machtdemonstration mit dem Ziel, Frauen zu unterdrücken (Friedrich Ebert Stiftung 2024). Gerade von sexualisierter Gewalt betroffene trans*weibliche Personen können sich scheuen, ihre geschlechtliche Identität anzunehmen und mitzuteilen, weil sie befürchten, damit noch angreifbarer zu werden. Häufig ist hier ein langwieriger Auseinandersetzungsprozess mit den Auswirkungen struktureller und individueller trans*misogyner Diskriminierungen notwendig, um eine freundliche Selbstakzeptanz entwickeln zu können.

BEISPIEL

Emmy ist 14 Jahre und lebt seit ihrem fünften Lebensjahr in der weiblichen Identität. Recht schnell hat Emmy ihren Eltern deutlich gemacht, dass sie ein Mädchen ist und nichts anderes. Emmy hat die volle Unterstützung von ihren Eltern erfahren. Gemeinsam hat die Familie eine Trans*Beratungsstelle aufgesucht und sich über Möglichkeiten für den weiteren Weg informiert. Die Eltern haben damals vor der Einschulung mit der Schulleitung Kontakt aufgenommen, die Situation geschildert und um Aufnahme des gewünschten Namens und des Geschlechtseintrages gebeten sowie um Verschwiegenheit darüber. So wurde Emmy „stealth" in die Schule eingeschult. Vor dem Schulwechsel hat eine Vornamens- und Personenstandsänderung stattgefunden, so dass Emmy nun auf dem Gymnasium ganz offiziell in der weiblichen Identität geführt wird. Da sie rechtzeitig mit Pubertätsblockern angefangen hat, gab es keine maskulinen Veränderungen, und sie wurde von ihren Mitschüler*innen und den Lehrer*innen ganz selbstverständlich als Emmy respektiert und wahrgenommen. Natürlich gab es Situationen, die sie mehr bedenken musste, wie Umkleidesituationen bei Klassenfahrten oder im Sportunterricht. Doch diese Situationen hat sie mit ihren Eltern und ihrer Psychotherapeutin gut besprechen können, es wurden kreative Lösungen gefunden und umgesetzt.

Manche trans* Personen entscheiden sich für ein „stealth" leben ihrer geschlechtlichen Identität. Sie haben möglicherweise einen kleinen vertrauten Kreis von Personen, die um ihre Trans*geschlechtlichkeit wissen. Im weiteren sozialen, beruflichen und gesellschaftlichen Leben leben sie selbstverständlich in ihrer männlichen oder weiblichen Identität, ohne dass andere von ihrer trans* Biografie wissen. Dies ist eine ganz legitime Entscheidung über die eigene Identität und Biografie. In Abgrenzung von trans*feindlichen Diskursen weisen wir darauf hin, dass diese Entscheidung nichts mit „Betrug" oder „Vorenthalten" zu tun hat. Die Gründe, „stealth" zu leben, sind verschieden. Manche Personen wollen einfach ungestört in ihrer selbstbestimmten Identität leben, ohne immer wieder als „besonders" hervorgehoben zu werden, invasiven Fragen ausgesetzt zu sein und mit ihrer geschlechtlichen Identität zum Thema zu werden. Andere wünschen sich einfach Normalität und selbstverständliche Zugehörigkeit. Wiederum andere wollen nicht auffallen und keine Angriffsfläche für Diskriminierung, Stigmatisierung, Ausgrenzung und Anfeindung bieten (FRA 2020).

Es ist eine cisnormative Annahme, dass trans* Personen sich als solche sichtbar machen müssten. Genau das müssen sie nicht. Andere Personen haben selbstverständlich weder ein Recht noch einen Anspruch darauf zu erfahren, ob eine Person trans* ist. Dennoch gibt es immer wieder Menschen, die sich berechtigt fühlen, empört und vorwurfsvoll zu reagieren, wenn sie „herausfinden“, dass eine Person entschieden hat, ihnen nicht mitzuteilen, dass sie trans* ist. Die sich entsprechend erregenden Personen bestätigen durch ihr Verhalten, dass die trans* Person recht klug entschieden hat, sich genau ihnen gegenüber nicht öffnen zu wollen.

4.3 Kontextsensibles therapeutisches Arbeiten in einer ubiquitären Cis- und Heteronormativität

Unsere gesellschaftlichen, biografischen und sozialen Kontexte, in denen Sozialisierungsprozesse in Familien, Bildungseinrichtungen, Medien und im Gesundheitssystem stattfinden, sind geprägt durch Vorstellungen von cis- und heteronormativen Annahmen und Lebenswelten. Dies führt dazu, dass cisgeschlechtliche sowie heterosexuelle Lebensweisen als das „Normale“ präsentiert werden, wohingegen trans*geschlechtliche und queere Lebensentwürfe vielfach unsichtbar bleiben und als „nicht normal“ und jahrzehntelang auch als „krank“ psychopathologisiert und stigmatisiert wurden (Fraser 2015). Menschen, die nicht den dominanzgesellschaftlichen Normen und Vorannahmen entsprechen, müssen sich mit ihrer marginalisierten gesellschaftlichen Position sowie mit den damit verbundenen Einschränkungen, Barrieren und Benachteiligungen auseinandersetzen (Wolf/Meyer 2017). Auch trans* und nichtbinäre Personen werden im gesellschaftlichen Kontext oftmals als „nicht normal“ gelabelt. In alltäglichen Interaktionen setzen viele Personen cis- und heteronormative Lebensweisen unreflektiert voraus. Damit werden trans*geschlechtliche Lebensrealitäten unsichtbar gemacht. Durch die Folgen von Diskriminierungen können gesundheitliche Belastungen entstehen (Langer 2009; Pascoe/Smart Richman 2009; Kasprowski et al. 2021), die spezifische Versorgungsbedarfe bedingen bzw. eine kompetente Gesundheitsversorgung erforderlich machen.

Die systematische Diskriminierung und Pathologisierung von trans* und nichtbinären Personen im Gesundheitswesen war neben der Erteilung psychopathologisierender Diagnosen auch gekennzeichnet durch zahlreiche Behandlungsversuche, die sich auf ein Verändern der geschlechtlichen oder sexuellen Identität richteten. Die Effekte dieser gewaltvollen Manipulation führten in vielen Fällen dazu, dass die davon betroffenen Menschen ihre geschlechtliche Identität oder sexuelle Orientierung selbst zu unterdrücken versuchten, um überleben zu können. Die schädigenden Auswirkungen von Konversionsinterventionen sind unterdessen umfassend dokumentiert worden (Turban et al. 2020). Diskriminierungen und Fehlbehandlungen führen zudem zu einer Vermeidung der Inanspruchnahme von Psychotherapie bzw. zu Ängsten bei der Inanspruchnahme bei trans* und nichtbinären Personen (FRA 2014; Fredriksen-Goldsen et al. 2014; Shelton 2017). Leider weisen aktuelle Studienergebnisse darauf hin, dass trotz des Verbotes von Konversionsbehandlungen seit 2020 mit dem „Gesetz zum Schutz vor Konversionsbehandlungen" (KonvBehSchG) (Bundesministerium der Justiz 2020) diese von einzelnen Seelsorger*innen und Gesundheitsprofessionellen immer noch durchgeführt bzw. befürwortet werden (Liebesleben 2023). Hier stehen wir als Gesundheitsversorger*innen vor der Aufgabe, gegenüber Kolleg*innen und Angehörigen, die Konversionen befürworten, auf die fachliche Evidenz sowie die Rechtslage hinzuweisen.

Trans*geschlechtliche und nichtbinäre Personen haben im Vergleich zu cis Personen einen höheren Aufwand zu leisten, ihre Identität und Lebensweise ohne realitätsnahe positive Vorbilder zu entwickeln und zu kommunizieren. In alltäglichen Interaktionen in verschiedenen Lebensbereichen – auch im Gesundheitssystem – müssen sich trans* und nichtbinäre Personen wiederkehrend gegen cis- und hetero-normative Zuschreibungen und Vorannahmen positionieren.

Vor diesem Hintergrund ist für Gesundheitsversorger*innen die Maxime „Ich behandle alle gleich!" nicht hilfreich (Göth/Kohn 2014). Damit bleiben die spezifischen Kontextbedingungen und individuellen Bedarfe einer marginalisierten Personengruppe unbeachtet und können dementsprechend nicht adäquat berücksichtigt werden. Nur mit dem Wissen um die Lebensrealitäten und Diskriminierungserfahrungen sowie deren Konsequenzen können bedarfsgerechte und kontextsensible Behandlungsangebote erfolgen (siehe Kapitel 1 „In Kontakt kommen: Psychotherapeutische Beziehungsgestaltung und kontextsensible Therapiekonzeption").

Schlüsselelement: Diskriminierungssensible therapeutische Arbeit

Im Zusammenhang mit der Entpsychopathologisierung trans*geschlechtlicher und nichtbinärer Lebensweisen im Rahmen der ICD-11 und der Anerkennung der Selbstbestimmung sind auch Behandler*innen in der Gesundheitsversorgung gefordert, ihre therapeutischen Angebote diskriminierungssensibel zu gestalten, damit sich trans* und nichtbinäre Personen frei in ihrer geschlechtlichen Identität zeigen und ausdrücken können. Diskriminierungssensibel zu arbeiten heißt, dass wir als Psychotherapeut*innen uns Wissen zu Lebensrealitäten von trans* und nichtbinären Personen, Diskriminierungsformen und -dynamiken in einer genderbinären, cis- und heteronormativen Gesellschaft aneignen. Dabei berücksichtigen wir intersektionale Faktoren. Klassismus, Rassismus, Feindseligkeit gegenüber Religionsgemeinschaften, Ableismus, Sexismus und deren Überschneidungen beeinflussen spezifisch die Zugänge zu Ressourcen und die gesellschaftlichen Teilhabechancen dieser Personen. Diskriminierungssensibles Arbeiten bedeutet gleichermaßen, dass wir sowohl eigene Privilegien als auch diskriminierende und/oder pathologisierende Einstellungen, Vorannahmen, therapeutische Konzepte und Interaktionen seitens der Therapeut*innen reflektieren sowie Diskriminierungserfahrungen bei davon Betroffenen und deren Folgen anerkennen. Daraus ergeben sich für die therapeutischen Prozesse, dass wir nach Diskriminierungserfahrungen fragen, diese in strukturelle Kontexte stellen und die Person in ihren Rechten unterstützen und stärken, indem wir ihre Bewältigungsleistungen würdigen.

BEISPIEL

Beispiel für diskriminierungssensibles Arbeiten in der Praxis:
Lena hat gerade ihre Ausbildung zur Psychologischen Psychotherapeutin abgeschlossen und hat bei einer niedergelassenen Kollegin einen Raum angemietet, um sich auf Basis der Kostenerstattung selbstständig zu machen. Gegen Ende ihrer Ausbildung hat sie an einem Seminar zu LGBT*IQ+ teilgenommen und möchte nun ihre Praxis offen für queere Klient*innen gestalten. Sie selbst identifiziert sich als lesbisch und kennt aufgrund ihrer sexuellen Orientierung Diskriminierungen in verschiedenen Lebensbereichen. Sie gestaltet ihre Homepage so, dass sie Schreibweisen nutzt, die explizit queere, trans* und nichtbinäre Personen anspricht und damit sichtbar macht. Sie positioniert sich in der Beschreibung ihrer Arbeitsweise, indem sie pathologisierende und diskriminierende Strukturen deutlich macht. In ihrer Mail-Signatur ergänzt sie mit ihrem gewünschten Pronomen und bittet darum, dass Kontakte ihr gern mitteilen können, wie sie angesprochen werden möchten, da die Identität eines Menschen nicht zwingend von Namen, Stimme oder Aussehen abzuleiten ist. Weiterhin achtet sie darauf, dass im Wartezimmer Broschüren ausliegen, die eine Vielfalt von Menschen mit unterschiedlichen Identitäten und Merkmalen ansprechen und repräsentieren. Zudem überprüft sie Arbeitsblätter, Formulare und Therapiematerialen auf Diversität, um insbesondere binäre, cis- und heteronormative Formulierungen und Konzepte zu modifizieren und um queere Lebensrealitäten zu erweitern.

4.4 Auswirkungen von Verstecktleben und von Stealthleben auf trans*spezifische Behandlungsanliegen

Wenn trans* Personen sich aufgrund starker Selbstzweifel, internalisierter Trans*-negativität und Diskriminierungserfahrungen nicht in ihrer selbstbestimmten Identität ausdrücken und leben können, kann dies enormen Einfluss auf die psychische Gesundheit haben (Fraser 2015; Human Rights Campaign 2019; Turban et al. 2020; Skuban-Eiseler et al. 2023).

Leiden trans* und nichtbinäre Personen unter genderdysphorischem Erleben und können sich nicht outen, dann hat dies Einfluss auf den Zugang zu Transitionsschritten, die zu einer Linderung der Geschlechtsdysphorie beitragen können wie eine Vornamens- und/oder Personenstandsänderung oder medizinische Maßnahmen (z. B. Mastektomie, Hormonbehandlung oder Epilation) zur Angleichung an das selbstbestimmte Geschlecht. Selbst der Ausdruck in der geschlechtlichen Identität durch Kleidung, Haarschnitt, Make-up etc. kann unmöglich sein, wenn kein Raum für Mutmaßungen oder Angriffsflächen geboten werden soll.

Entscheidet sich eine trans* Person „stealth" zu leben und verfügt sie über die Möglichkeiten dafür, dann bedeutet dies zwar, dass sie in der selbstbestimmten Identität leben kann und in der Gesellschaft unhinterfragt anerkannt wird. Doch muss die Person häufig eine besondere Aufmerksamkeit aufwenden, um keinen Anlass zu geben, doch als trans* Person entdeckt zu werden. Mitunter muss sie darauf bedacht sein, genderkonformen Erwartungen zu entsprechen. Manche trans*weibliche Personen haben die Möglichkeit, auch in Intimbeziehungen stealth zu leben. Diese Möglichkeit steht trans*männlichen Personen kaum zur Verfügung, wenn sie körperliche Nähe und Sexualität leben möchten. Auch der Umgang mit der eigenen Vergangenheit und Gegenwart muss immer wieder spezifisch abgewogen werden: Wie erzähle ich von mir? Warum gibt es kaum oder keine Bilder von mir als Kind/Jugendliche? Wie gestalte ich den Kontakt zu Personen, die um mein Trans*sein wissen oder die mich aus der Zeit vor der Transition kennen? Wann und wem möchte ich mich anvertrauen? Wie gestalte ich den Kontakt mit dem Gesundheitssystem (z. B. notwendige medizinische Untersuchungen, Umgang mit geschlechterspezifischen Referenzwerten)?

Ein besonderer Aspekt ergibt sich für nichtbinäre Personen mit Bedarf an medizinischen Transitionsmaßnahmen wie beispielsweise einer Mastektomie: Ein „Coming-out" als nichtbinär gegenüber den Kostenträgern würde bedeuten, keine trans*spezifische Versorgungsleistung zu erhalten (ausführliche Informationen hierzu im Kapitel 2 „Nichtbinäre Personen in der psychotherapeutischen Versorgung").

4.5 Therapeutische Begleitung von Coming-out- und Inviting-in-Prozessen

Ab dem Zeitpunkt, wo Personen wissen, dass sie trans* oder nichtbinär sind, gibt es keine Möglichkeit mehr, sich **nicht** in ihrer Lebensentscheidung diesbezüglich zu positionieren. Entweder lebt die Person es, indem sie es offen oder stealth lebt, oder sie lebt es, indem sie es aktiv vermeidet und nicht offen lebt. In beiden Varianten verändert es die Person und das Leben der Person.

Einige trans* und nichtbinäre Personen suchen psychotherapeutische Unterstützung, um sich mit ihren Ängsten, Zweifeln und Ambivalenzen hinsichtlich der trans*geschlechtlichen Identität bzw. deren Lebbarkeit zu beschäftigen. Dabei kann es um Fragen gehen wie: Wie kann ich mir sicher sein? Was bedeutet das für mein zukünftiges Leben? Was erwartet mich? Wie werden meine Familie, meine Beziehungen, Freund*innen, Kolleg*innen etc. reagieren? Werde ich respektiert und weiterhin Teil der Gemeinschaft sein können? Wie kann ich mit Anfeindungen und Gewalt umgehen? Werde ich zufrieden und glücklich sein in meiner Identität? Was für Veränderungen brauche ich? Wie wird sich das auf meine Gesundheit auswirken? Was lasse ich zurück? Werde ich die Diskriminierungslast tragen können? Gibt es Menschen, die mich so mögen werden?

Diese Auseinandersetzungen spiegeln einige Aspekte der Lebensrealitäten von trans* und nichtbinären Menschen wider. Mit ihren Fragen versuchen trans* und nichtbinäre Personen, angesichts der Ungewissheit der vor ihnen liegenden Transitionsprozesse eine Orientierung zu finden. Es findet ein Abwägen statt zwischen der sich anbahnenden Gewissheit, dass das Erleben bezogen auf ihre geschlechtliche Identität nicht einfach wieder verschwinden wird, und dem Erschrecken vor den möglichen Folgen. Häufig erleben trans* und nichtbinäre Personen eine Erleichterung hinsichtlich der Erkenntnis zu wissen, was sie bisher „anders", „nicht stimmig" oder „falsch" hat fühlen lassen, und auch eine Vorfreude auf ein Leben im „Ich", endlich so sein zu können.

Im therapeutischen Kontext ist es wichtig, genau diesen Zweifeln, Sorgen, Ängsten und Widersprüchen ein herzliches Willkommen entgegenzubringen, sie in den therapeutischen Raum einzuladen und als einen ganz „normalen" Prozess vor dem Hintergrund der biografischen Erfahrungen in den cis- und heteronormativen gesellschaftlichen Rahmenbedingungen zu verstehen und zu kontextualisieren. Die Unsicherheiten und Suchbewegungen sind nicht als ein Infragestellen der geschlechtlichen Identität zu missdeuten. Es geht vielmehr um eine ergebnisoffene Explorationsbereitschaft, damit sich die behandlungssuchende Person selbst erkunden und mit ihren Ambivalenzen und Ängsten frei auseinandersetzen kann – ohne Druck, etwas beweisen oder genderkonforme Erwartungen erfüllen zu müssen.

BEISPIEL

Klient*: Ich habe solche Angst, diesen Schritt zu gehen.

PT: Was meinen Sie genau damit? Woran denken Sie dabei?

Klient*: Wie wird sich das anfühlen, wenn ich mit der Hormontherapie anfange? Welche Veränderungen kommen dann? Wie werden die anderen darauf reagieren? Ich wünsche es mir so sehr, aber habe auch Angst davor.

PT: Wenn Sie Ihrer Angst eine Stimme geben, was würde die dann sagen?

Klient*: Siehst du: Nun hast du eine tiefe Stimme und einen Bart, aber du bist trotzdem kein richtiger Mann!

PT: Kennen Sie diese Aussage auch aus anderen Zusammenhängen?

Klient*: Na ja, ... mein Vater hat solche Bemerkungen immer wieder gemacht.

PT: Wie hat sich das für Sie angefühlt?

Klient*: Es hat mich verletzt und sauer gemacht. Aber auch verunsichert.

PT: Das verstehe ich. Was heißt es, ein „richtiger Mann" zu sein? Was bedeutet es für Sie?

Klient*: Mhh ...?

PT: Wir werden alle von Bildern unserer Kultur und Gesellschaft geprägt, und diese ist immer noch sehr binär und patriarchalisch dominiert. Das macht natürlich auch etwas mit uns und hat Einfluss auf unsere Werte, Normvorstellungen und Vorannahmen, was erwartet wird und was nicht. Was für ein Bild haben sie von Männlichkeit? Was für ein Bild haben Sie von sich? Wie möchten Sie gern sein?

Häufig berichten trans* und nichtbinäre Personen über Ängste, sich zu outen, und vor den daraus resultierenden Folgen. Hierbei ist es wichtig zu explorieren, welche Konsequenzen konkret befürchtet werden, wie realistisch die Befürchtungen sind und wie gefährlich es ist, wenn das Befürchtete eintreten wird. Manchmal kommen wir als begleitende Therapeut*innen auch in die Situation, das Blickfeld der Person auf weitere Gefährdungen zu richten, beispielsweise wenn die Person die Inblicknahme bestimmter Familienangehöriger ausgeblendet hat, von denen aber trans*feindliche Reaktionen erwartbar sind. Dann können gemeinsam Möglichkeiten und Strategien überlegt werden, wie mit den Befürchtungen und Erwartungen umgegangen werden kann. In einem weiteren Schritt kann erarbeitet werden, wie und wann Coming-outs gestaltet werden können, ob und wenn ja welche Notfallpläne sinnvoll sind. Es kann hilfreich sein, Erfahrungsberichte von Personen zur Verfügung zu stellen, die kompetente Umgangsweisen mit Negativreaktionen zeigen. Manche Personen stellen überrascht fest, dass der Großteil des sozialen Umfeldes positiv und unterstützend reagiert. Und auch in diesen Fällen passiert es regelmäßig, dass einige Personen Respektlosigkeit zeigen oder sich abwenden. Für alle möglichen Szenarien sollte ein Sicherheitsnetz aufgestellt werden: An wen kann ich mich wenden, wenn die Reaktionen negativ ausfallen? Wer ist Verbündete*r in dem Prozess und unterstützt mich? Wo kann ich übernachten? Mit wem treffe ich mich nach dem Coming-out? Wer ist bei mir, wenn ich eine Reaktion erwarte, z. B. nach einem Brief, um im Notfall eine zusätzliche Unterstützung zu gewährleisten?

Sollte ein Coming-out und Leben in der selbstbestimmten Identität nicht möglich sein, da sich Personen in trans*feindlichen Kontexten bewegen oder existenzielle Gründe und Abhängigkeiten (z. B. bei Kindern und Jugendlichen) dies verhindern, dann steht eine Überlebensplanung im Vordergrund. Dabei geht es um Fragen, wie die trans* oder nichtbinäre Person diesen Zustand noch eine begrenzte Zeit aushalten kann, ohne weiteren/größeren Schaden zu nehmen, und wie und wo temporäre Strategien, die geschlechtliche Identität zu leben, umgesetzt werden können. Hierbei wird ein Ausloten der Grenzen bedeutsam, ein Auflösen der unrealistischen Entweder-oder-Konstellation: Lebe ich meine Identität oder nicht? Gemeinsam können kleine Schritte exploriert werden, in denen die Person ihre geschlechtliche Identität ausprobieren und ausleben kann. Gibt es sichere Orte, kurze Auszeiten dafür? Können schon gewünschte Transitionsschritte vorbereitet werden? Kann schon niedrig dosiert mit einer Hormontherapie begonnen werden, ohne dass das Umfeld Veränderungen bemerkt? Können für die Öffentlichkeit oder das nahe Umfeld „unsichtbare" Details genutzt werden, um sich wohler zu fühlen, beispielsweise Unterwäsche oder enge Bustiers?

Bei Überbrückungsstrategien können Schamgefühle und Selbstabwertungen hinsichtlich des Verbergens der geschlechtlichen Identität auftreten. Die Therapeut*innen sind hier aufgefordert, die Personen darin zu unterstützen und zu ermutigen, dass sie diese zeitliche Begrenzung nicht als Feigheit oder Resignation, sondern als einen leider notwendigen Umweg begreifen, als einen klugen und selbstbewussten Schritt, um ein wichtiges Ziel zu erreichen. Manchmal kann sich aus dem „Schnuppern" des Lebens in der selbstbestimmten Identität eine Eigendynamik entwickeln, so dass es schwer erscheint, wieder in das alte „Korsett" zurückzumüssen. Das Erfahren der ersten Lebensrealitäten in der stimmigen Identität kann dazu führen, dass der ursprüngliche Zeitplan, sich weiter zu verbergen, nicht mehr einzuhalten ist. Diese Aspekte sollten Therapeut*innen im Blick behalten und neue Entscheidungen gut gemeinsam reflektieren. Hat sich etwas an den Rahmenbedingungen geändert, die ein Coming-out jetzt möglich machen? Was ist mit den bisherigen Befürchtungen? Wie sind die Folgen abzuschätzen? Falls weiterhin eine zeitliche Überbrückung notwendig sein sollte, sind Konzepte und Strategien zu erarbeiten, die ein Containment ermöglichen, um das trans* oder nichtbinäre geschlechtliche Sein gut zu verwahren, ohne dabei negativ und verzweifelt zu werden. Dabei können hilfreiche Metaphern für die Überbrückung entwickelt werden.

BEISPIEL

Eine trans*weibliche Person findet Trost und Hilfe in dem Bild eines Gießers. Sie selbst hat früher im Stahlwerk als Gießer gearbeitet und musste dafür eine vorgeschriebene Schutzkleidung anziehen. Diese konnte sie nach der Schicht wieder ablegen und sich in ihrer freien Zeit dem widmen, was ihr gutgetan hat. Aus diesem Bild zieht sie die notwendige Kraft und Überlebensenergie, da ihr der Job damals die existenzielle Grundlage für eine eigene Wohnung gegeben hat, um ihren Freiraum zu leben und sich von ihrer Ursprungsfamilie abnabeln zu können. So gelingt es ihr, ihren jetzigen Arbeitsplatz, an dem sie sich nicht outen kann, als solchen zu betrachten und dafür eine notwendige „maskuline Schutzkleidung" überzustreifen, welche sie nach der Arbeit wieder ablegen kann; und zu Hause kann sie sich dann in ihrer femininen Identität ausdrücken und kleiden.

Dilemma: Idealbild der geschlechtlichen Identität nicht lebbar?

Manche trans* und nichtbinären Personen leiden sehr stark unter einem für sie nicht erfüllbaren Idealbild ihrer geschlechtlichen Identität. Nicht selten ist dieses geprägt durch stereotype geschlechterrollenspezifische Erwartungen und Vorannahmen, wie Weiblichkeit oder Männlichkeit oder Nichtbinarität auszusehen hat oder sich ausdrücken soll. Dies kann sich in einem ausgeprägten genderdysphorischen Erleben zeigen, indem viele Körperteile oder -bereiche abgelehnt werden, die nicht in das Idealbild passen. Daran kann die Person so sehr verzweifeln, dass ihr ein Leben in der selbstbestimmten Identität mit den körperlichen Gegebenheiten unmöglich erscheint. Häufig sind zusätzlich die Körperregionen betroffen, die sich nur begrenzt oder gar nicht durch körpermodifizierende Maßnahmen angleichen lassen.

BEISPIEL

Mira, eine trans*weibliche Person, 28 Jahre, leidet sehr stark einerseits unter der Situation, sich weiblich zu fühlen und den starken Wunsch zu haben, sich darin auszudrücken, und andererseits unter der Unmöglichkeit, sich in der weiblichen Identität selbst sehen zu können. Sie erlebt ihre Köpergröße und Statur, Schuhgröße, Hände, Oberkörper und Gesicht als zu wuchtig und grob, so dass sie nie als Frau ihrem eigenen Bild entsprechen könne. Auch andere werden sie immer aufgrund ihrer Statur und Körperlichkeit als maskulin wahrnehmen. Dadurch ist es ihr unmöglich, sich selbst konkret als Frau zu sehen, z.B. wenn sie sich zu Hause zurechtmacht. Sie wagt es auch nicht, sich in der Öffentlichkeit weiblich zu präsentieren. Die Diskrepanz zwischen dem Selbstbild und dem Idealbild scheint unüberwindbar und ein Kompromiss nicht vorstellbar. In der Psychotherapie setzt sie sich viele Sitzungen mit ihrer Angst, ihrer Unzufriedenheit und Genderdysphorie wie auch mit ihrer internalisierten Trans*feindlichkeit auseinander. Sie erarbeitet sich verschiedene Strategien, erprobt sich in der Öffentlichkeit. Dennoch bleibt die Ambivalenz hinsichtlich der offenen Lebbarkeit der femininen Identität. Zum Ende der Therapie entscheidet sie sich, keine weiteren Transitionsschritte mehr zu unternehmen. Mit beiden Möglichkeiten sei sie unglücklich, doch der eine Pfad ist ihr wohlbekannt, der andere zu ungewiss.

Die Psychotherapeutin bemüht sich in der laufenden Behandlung wiederkehrend, ihre Klient*in zu unterstützen, sich respektvoll in ihrer geschlechtlichen Identität annehmen zu können und trans*feindliche und misogyne Annahmen zu reflektieren. Dennoch bleiben bei Mira die Ambivalenz und die Genderdysphorie bestehen. Auch die Möglichkeit, eine niedrig dosierten Hormontherapie auszuprobieren, um deren Wirkungen für sich zu spüren, ohne dass es nach außen hin sichtbare Veränderungen gibt, kann sich die Klient*in nicht vorstellen. Der innere Konflikt bleibt bestehen, und das weibliche Idealbild lässt sich nicht dahingehend aufweichen, dass Mira ein mehrschichtiges Leben neben einem Idealbild zulassen könnte. Die Therapeutin fragt sich, wie sie den therapeutischen Prozess und den Ausgang bewerten soll.

Wir verstehen unter einer trans*affirmativen Begleitung, Behandlungssuchende darin zu unterstützen, ihre geschlechtliche Identität leben zu können – stolz, selbstbewusst und offen. Dazu gehören auch die Akzeptanz und der Respekt gegenüber allen selbstbestimmten Entscheidungen. Unsere Aufgabe dabei ist es, eine Atmosphäre zu schaffen, in welcher ergebnisoffen Möglichkeiten und Ressourcen reflektiert, Vor- und Nachteile abgewogen, Zweifel, Ängste und Ambivalenzen zugelassen werden können. Letztendlich liegt die Entscheidung bei der behandlungssuchenden Person, denn sie muss ihr Leben außerhalb der geschützten (Therapie-)Räume leben. Wir können dabei unser Wissen und unsere Unterstützung anbieten – ohne Druck, Nötigungen und Vorschriften. Wir wissen darum, dass ein Verbergen der eigenen Identität schaden sowie zu gesundheitlichen Belastungen und Beeinträchtigungen wie Depression, Ängsten, Suizidalität, psychosomatischen Beschwerden und weniger verfügbaren Ressourcen führen kann (Wolf 2004; Clark et al. 2014; Frohn et al. 2017; Plöge et al. 2020). Zudem geht wertvolle Lebenszeit verloren. Es kann aber auch ein stolzes Leben im Verborgenen geben. Ethisch bleiben auf therapeutischer Seite die Fragen: Wann sind welche Interventionen hilfreich? Wie ist es ethisch vertretbar, Menschen sichtlich in einer unglücklichen Situation zu lassen, zu stabilisieren und zu halten, obwohl wir vermuten, dass es der Person langfristig nicht guttun wird? Halte ich als Therapeut*in damit sogar ein dysfunktionales und pathologisierendes System aufrecht? Wie kann ich diesen Ambivalenzkonflikt als Therapeut*in tragen? Ist die Fortführung eines solchen Therapieverlaufes hilfreich? Oder ist eine Fortführung ethisch vertretbar und hilfreich, um die Person darin zu unterstützen, mit den Ambivalenzen zu leben, ohne sie überwinden zu müssen? Wir bemühen uns hier besonders, unsere eigenen hinter unserem therapeutischen Handeln liegenden Vorannahmen kritisch zu reflektieren.

Schlüsselelement: Begleitung von Coming-out-/Inviting-in-Prozessen

Psychotherapeutisch queer zu arbeiten bedeutet, an binären und cisgeschlechtlichen Normen zu rütteln und Personen bei der Überwindung der Begrenzungen durch diese Normen zu unterstützen (Güldenring et al. 2003; Jagose 2001). Ziel der therapeutischen Arbeit bleibt dabei, dass die Person sich wohlfühlen und entwickeln kann. Wir bieten in diesem Sinne also einen Kontext für Expeditionen an: Wir stellen empowernde Informationen zur Verfügung, freuen uns über trans*geschlechtliche und nichtbinäre Ausdrucksweisen, anerkennen und unterstützen explorative Schritte. Es ist klar, dass Explorationen nicht immer zum Erfolg führen. Manchmal macht eine Person bei wagemutigen Schritten auch leidvolle Erfahrungen. In der Therapie bieten wir an, die Erfahrungen gemeinsam zu reflektieren und deren Integration zu begleiten, ohne die Person dafür zu beschämen, dass sie viel gewagt hat, um sich zu spüren und ihren Raum zu erweitern.

Ein trans*geschlechtliches oder nichtbinäres äußeres Coming-out bzw. Inviting-in wird durch rückhaltgebende Verbindungen zu Freund*innen, anderen queeren Personen und auch Partner*innen leichter möglich. Die Gestaltung des äußeren Coming-outs bzw. eines Inviting-in-Prozesses erfordert von der Person sorgfältige Abwägungen (Wolf 2004). Die Selbstöffnung unternimmt die Person, weil sie im Kontakt mit anderen besser gesehen werden möchte. Damit können sich Beziehungen vertiefen und entwickeln. Die Reaktionen des Gegenübers auf die Selbstöffnung ermöglicht es der nichtbinären Person einzuschätzen, wo das Gegenüber steht. So müssen viele nichtbinäre Personen im äußeren Coming-out leider erleben, dass sich Bezugspersonen distanzieren. Dies kann bis zum Verlust von Beziehungen und Freund*innenschaften reichen. Diese Brüche geschehen, wenn es Bezugspersonen nicht gelingt, eine trans* oder nichtbinäre Person in ihrer geschlechtlichen Zugehörigkeit zu sehen und anzuerkennen. Die gesellschaftliche Verankerung der cisgeschlechtlichen Ordnung erfordert ein aktives Umlernen internalisierter Konzepte in der Auseinandersetzung mit einem trans* oder nichtbinären Coming-out, zuallererst bei der trans* bzw. nichtbinären Person selbst, dann aber auch bei den Personen, die sie noch aus der Zeit vor der Selbstöffnung kennen. Manchmal gelingt es Angehörigen nicht, die dafür erforderliche Mühe aufzubringen, manchmal wollen sie es nicht und/oder es fehlt die Wahrnehmung dafür, was die Selbstöffnung für die trans* oder nichtbinäre Person bedeutet. Angesichts eines Coming-outs/Inviting-ins können sich die für die jeweilige Konstellation charakteristischen Machtformen manifestieren. So ist es in manchen Familien unüblich, jüngeren Verwandten ihr Wissen über sich selbst zuzugestehen. Manchmal haben Angehörige Angst, ihre eigene geschlechtliche Position ins Wanken zu bringen, wenn sie ein trans*geschlechtliches oder nichtbinäres Coming-out bei ihrem Gegenüber respektieren. Diese Angst kann durch Wut überdeckt werden, welche dann projektiv auf die trans* oder nichtbinäre Person verschoben wird. Manche Angehörige meinen, sich für ihre trans* und nichtbinären Familienmitglieder schämen zu müssen. Sie entscheiden dann, trans* und nichtbinäre Personen in Anwesenheit von Nachbar*innen, beim Einkaufen etc. zu misgendern. Für die trans* bzw. nichtbinäre Person ist die Erkenntnis, dass ihre Angehörigen, Freund*innen und auch Partner*innen die Reifizierung eines cisnormativen und genderbinären Geschlechtersystems letztlich über den Erhalt der Bindung stellen, sehr schmerzhaft.

In der therapeutischen Begleitung versuchen wir, die Person zu stärken in dem, was sie braucht, um ihr äußeres Coming-out gut und sozial verbunden bewältigen zu können bzw. um ein Inviting-in zu gestalten. Wir beachten hier auch mögliche Gefährdungssituationen. So sind trans*negative Angehörige, deren Gewalttätigkeit bereits bekannt ist, gerade für junge, sozial isolierte oder gesundheitlich vorbelastete queere Personen im Coming-out-Prozess (und auch danach) gefährlich. Viele trans* und nichtbinäre Personen investieren eine enorme Energie darein, Angehörige in ihre Coming-out-/Inviting-in-Prozesse mitzunehmen, und sie erschöpfen sich darüber. Sie stemmen sich dabei auch gegen die Türen, die sich wahrscheinlich für sie nicht öffnen werden. Hier kann es hilfreich sein, die Aufmerksamkeit den Türen zuzuwenden, die sich wahrscheinlich sehr viel leichter öffnen werden, und zu überlegen, wie verlorene Energie wieder aufgefüllt werden kann. In einer begleitenden Therapie kann besprochen werden, wann der Zeitpunkt gekommen ist, zu dem von Angehörigen erwartet werden kann, dass diese von sich aus Schritte auf die trans* bzw. nichtbinäre Person zugehen, wann und wie ein selbstschützender Distanzierungsprozess gestaltet werden kann und wie Traurigkeit und Wut über die verlorenen Kontakte ausgedrückt werden können.

Vor dem Hintergrund zahlreicher Erfahrungen mit Nichtgesehen- und Angefeindetwerden werden immer wieder beeindruckende Kompetenzen sichtbar, die trans* und nichtbinäre Personen zur Veränderung schwieriger Lebenslagen und für den Aufbau neuer und wohlwollender Kontakte einsetzen.

4.6 Nicht geoutete Lebenszeit und Bewältigungsprozesse

Trans* und nichtbinäre Personen, die viele Lebensjahre im Verborgenen oder in geteilten Lebenszeiten verbracht haben, erleben häufig Trauer und teilweise auch Wut über die „nicht gelebte Zeit", die „verlorenen Jahre", die „falsche" Pubertät, die nicht gelebten Beziehungen, die Fremdbestimmtheit und vieles mehr. Wenn es ihnen dann gelingt, sich zu einem späteren Zeitpunkt in ihrer geschlechtlichen Identität zu erleben, sind sie manchmal überrascht, wie leicht es ihnen fällt, und umso größer können Ärger und Frust über die verlorene Lebenszeit werden (Günther et al. 2021). Auch wenn sie die Umstände reflektieren, die zu der damaligen Entscheidung geführt haben, bleibt oft ein bitterer Nachgeschmack. Einige sind dennoch so erfreut über die neu gewonnene Freiheit und Leichtigkeit, nicht länger etwas verstecken zu müssen und einfach nur sie selbst sein zu können, dass dies den Schmerz und die Trauer ein wenig lindern kann.

Ein Verbergen der geschlechtlichen Identität hat auch Einfluss auf den Zeitpunkt der Inanspruchnahme von Transitionsschritten. Sobald körpermodifizierende Maßnahmen wie Hormontherapie oder Operationen geplant und umgesetzt werden, wird es schwerer, die Veränderungen zu verstecken. So führen die Transitionsschritte zu einer Offenbarung der geschlechtlichen Identität. Das kann z. B. bei einer Hormontherapie mit Testosteron durch eine tiefer werdende Stimme und/oder sichtbare Zunahme der Behaarung im Gesicht und am Körper der Fall sein oder bei einer Mastektomie, wenn plötzlich ein deutlich flacheres Brustprofil das Erscheinungsbild prägt. Liegen hingegen Transitionsschritte in der Vergangenheit, können trans* und nichtbinäre Personen für sich leichter entscheiden, ob sie sich beispielsweise im Arbeitsumfeld offen in ihrer geschlechtlichen Identität zeigen wollen (Frohn et al. 2017).

Trans* Personen werden im beruflichen und öffentlichen Kontext im Vergleich zu cis und LGB Personen stärker diskriminiert und stigmatisiert (Frohn et al. 2017; FRA 2020). Hinsichtlich der Bewältigungsmöglichkeiten von Diskriminierungserfahrungen am Arbeitsplatz berichtet die Mehrzahl der trans* Personen, eher auf sich allein gestellt zu sein (83,6%), selten externe Unterstützungsangebote zu nutzen (77,4%) oder sich zu vernetzen (68,7%). Gleichermaßen wird der Wunsch nach mehr externen Unterstützungsangeboten geäußert (Frohn et al. 2017). Der Austausch und die Vernetzung mit anderen trans* und nichtbinären Personen über soziale Medien und Online-Communitys wird als wichtige Ressource für die eigene Gesundheit benannt, den schnellen und anonymen Zugriff bewerten viele als positiv (Gaiswinkler et al. 2023).

Erweitern wir unseren Blick über die Diskriminierungslast und die damit verbundenen Beeinträchtigungen, dann können wir sehen, welche Ressourcen und kreativen Lösungen trans* und nichtbinäre Personen im Laufe ihrer Explorationsprozesse entwickeln, dass sie daraus enorme Kräfte ziehen und Netzwerke spannen aus Wahlfamilien, Communitys und Allies. Daraus entstehen Resilienzen, die sie bei ihrer Lebensgestaltung in der trans*geschlechtlichen oder nichtbinären Identität in einer genderbinären, cis- und heteronormativen Gesellschaft gut brauchen, um anhaltende Diskriminierungen abzupuffern und bewältigen zu können.

5 Umgang mit Traumatisierungen

„Es könnte sein, dass […] der Eindruck entstehen könnte, dass man darüber, worüber man nicht reden kann, schweigen sollte. Ich teile diese Meinung nicht. Man sollte es immer wieder aufs Neue versuchen.“ (Hans Keilson in seinem Essay „Wohin die Sprache nicht reicht“, Keilson 1984, 926)

5.1 Definition von Diskriminierungen, Gewalt, Mikroaggression und Trauma

Eine ausführliche Auseinandersetzung mit den Begriffen „Diskriminierung“, „Gewalt“ und „Mikroaggressionen“ findet sich im Grundlagenband (Günther et al. 2021). Wir fassen diese Definitionen hier kurz zusammen und ergänzen sie:

Diskriminierungen sind nicht rechtfertigbare Ungleichbehandlungen. Sie basieren auf Vorurteilen, die Menschen aufgrund ihrer Gruppenzugehörigkeit weniger Wert zuschreiben.

1988 formulierte Hans Keilson seine nach wie vor aktuelle Definition sozialer Vorurteile. Diese halten wir für unser Themenfeld auch deshalb so geeignet, weil sie auf die Funktionen von Vorurteilen eingeht. Im Weiterdenken werden die Möglichkeiten der Überwindung von Vorurteilen klar sichtbar:

„Unter sozialen Vorurteilen versteht man diejenigen Urteile über Kategorien von Menschen, die in keiner systematischen Weise überprüft sind. Solche Urteile sind generalisierend, simplifizierend, stereotyp und in sprachlicher Hinsicht Klischees. Sie können unter gewissen Umständen ein wichtiges Orientierungsmittel innerhalb der Gesellschaft sein, insbesondere im Verkehr mit weniger bekannten Menschen, um diese mit Hilfe solcher Vor-Urteile wenigstens vorläufig zu erfassen und zu kategorisieren. Auf diese Weise können sie in ad hoc entstandenen Gruppen einen mehr oder weniger verbindlichen Konsensus herstellen. […] Das Entscheidende bei der Anwendung eines Klischees oder Stereotyps ist, daß das diskriminierende Vorurteil, die negative Beurteilung des ‚Anderen‘, seine Herabsetzung, Verachtung und Ächtung, die zu Haß, Verfolgung und Vernichtung führen kann, irgendwelche irrationalen

Bedürfnisse im Urteilenden erfüllt, einen irrationalen Drang in ihm befriedigt." (Keilson 1988, Nachdruck in: Keilson 1998, 71–72)

Diskriminierungen können subtil bis offenkundig ausgeübt werden. Sie werden manchmal absichtsvoll zugefügt, geschehen manchmal auch durch institutionelle und strukturelle Bedingungen (Deutsches Zentrum für Integrations-und Migrationsforschung 2023). Formen der Diskriminierung sind zum Beispiel das Verschweigen der Existenz einer Gruppe von Menschen, das Nichternstnehmen, das Verweigern von Ressourcen (Arbeit, Wohnung etc.) für Angehörige einer bestimmten Gruppe, das Beschimpfen und Belästigen von Personen aufgrund ihrer Gruppenzugehörigkeit. Wenn trans* Personen beispielsweise erleben, dass sie im Gesundheitssystem misgendert werden, obwohl sie mitgeteilt haben, wie sie angesprochen werden möchten, wenn ihnen weniger Zeit und Aufmerksamkeit zur Verfügung gestellt wird als anderen behandlungssuchenden Personen, wenn ihren Erfahrungen weniger Glauben geschenkt wird, stellen all diese Aktionen Diskriminierungen dar (FRA 2014).

Mikroaggressionen sind alltägliche beleidigende, beschämende und demütigende Akte gegen eine Person aufgrund ihrer Gruppenzugehörigkeit. Sie finden in hierarchisierenden (z. B. rassistischen, trans*negativen, ableistischen, klassistischen ...) Kontexten statt und werden von Personen ausgeübt, die in diesem Kontext privilegiert sind. Mikroaggressive Akte sind beispielsweise: marginalisierten Personen nicht zu glauben, sie nicht zu Wort kommen zu lassen, sich als privilegierter Person die Deutungshoheit über das Leben marginalisierter Personen zuzuschreiben, marginalisierten Personen besondere Sensitivität zu unterstellen, wenn sie auf Beleidigungen verletzt reagieren oder sich wehren. Mikroaggressionen wirken unter anderem durch ihre Häufigkeit und Unausweichlichkeit bei denjenigen, gegen die sie gerichtet werden, tief verletzend. Die schädigenden Effekte von Mikroaggressionen können erheblich sein, sowohl auf das gesamte soziale Klima in einer Gesellschaft als auch auf die Gesundheit marginalisierter Personen. Mikroaggressionen ausübende Personen streiten oftmals ab, mit einer verletzenden Intention gehandelt zu haben. Auf der Basis einer durch Privilegien vermauerten Perspektive nehmen sie die Zumutungen und Verletzungen, die sie anderen durch Mikroaggressionen zufügen, weder wahr noch ernst (Johnson et al. 2021; Sue 2010). Kommt eine Mikroaggressionen ausübende Person jedoch in die Lage, ihre Perspektive zu wechseln, kann sie in der Regel klar benennen, dass sie auch verletzt wäre, wenn sich eine Mikroaggression gegen sie richten würde.

Gewalt umfasst von Personen intentional ausgeführte aggressive Handlungen gegen andere. Traumatisch wirkt Gewalt nicht nur durch Bedrohung und Verletzung, sondern auch durch den Bruch des sozialen Gefüges: Die angegriffene

Person nimmt wahr, dass die angreifende Person bereit ist, ihr zu schaden und sich damit gegen einen Mitmenschen zu richten. Um ihre soziale Position trotz ihres sozialschädlichen Verhaltens zu sichern, nutzt eine gewaltausübende Person Strategien, um die Gewalt zu legitimieren, zu verdecken und um die von ihr angegriffene Person an der Äußerung ihres Erlebens zu hindern. Beispielsweise können gewalttätige Personen die Zuschreibung, Herkunftsfamilien, Schulen, Krankenhäuser und kirchliche Institutionen seien Orte des Wohlwollens, zur Bemäntelung der von ihnen an diesen Orten ausgeübten Gewalt einsetzen. Personen wählen die Kontexte, in denen sie Gewalt ausüben, oftmals mit Bedacht so, dass sie mit wenig Gegenwehr rechnen müssen. Es gibt verschiedene Formen der Gewalt gegen trans* und nichtbinäre Personen, u. a. emotionale Gewalt (Kontaktverweigerung, anschweigen, negativ kommentieren), körperliche und sexualisierte Gewalt, Mobbing, Berauben, Vernachlässigung, Folter und *corrective rape* (corrective rape ist sexualisierte Gewalt, die von den Täter*innen mit der Intention zugefügt wird, die angegriffene Person zu Heterosexualität und/oder Genderkonformität zu zwingen) (Amnesty International 2018b; Narr et al. 2023; Timmermanns et al. 2022). Ein Trauma ist nach Fischer und Riedesser (2009, 84) ein

> *„vitales Diskrepanzerlebnis zwischen bedrohlichen Situationsfaktoren und individuellen Bewältigungsmöglichkeiten, das mit Gefühlen von Hilflosigkeit und schutzloser Preisgabe einhergeht und so eine dauerhafte Erschütterung von Selbst- und Weltverständnis bewirkt".*

Menschen verarbeiten Traumata in einem inneren Prozess, dessen Verlauf sowohl von der sozialen und individuellen Situation der Person, ihren Vulnerabilitäten und Ressourcen sowie Charakteristika der Traumatisierung geprägt wird. Zum Erfassen der Auswirkungen einer Traumatisierung beachten wir also zum einen die spezifischen Faktoren der traumatischen Situation (Wann wurde durch wen was gemacht? Wie haben Umstehende reagiert? Handelt es sich um ein einmaliges traumatisierendes Ereignis oder um viele? …). Zum anderen nehmen wir die gesamte Lebenssituation der traumatisierten Person in den Blick. Der Lebenskontext der Person prägt, wie sich aus dem Zustand der Person (Alter, körperliches und psychisches Befinden, soziale Eingebundenheit versus Isolation …) spezifische Verletzlichkeiten, aber auch Resilienzen entwickeln können (APA 2017). Gewalt und Diskriminierungen wirken gerade deshalb traumatisierend, weil sie Personen in ihrer sozialen Zugehörigkeit und Angewiesenheit treffen und gefährden. Das Zur-Sprache-Bringen des Erlittenen wiederum ist ein Schlüsselfaktor für eine Überwindung der gewaltbedingten sozialen Isolation und für den Aufbau von heilsamen Verbindungen (Fischer/Riedesser 2009; Freyd/Birrell 2013).

5.2 Über Diskriminierungen, Gewalt und Traumatisierung sprechen

Trans* und nichtbinäre Personen sind in einem hohen Ausmaß von Ausgrenzung, Diskriminierung und Gewalt betroffen (FRA 2020; Timmermanns et al. 2022). Die genderbezogenen Gewaltformen Sexismus, Heterozentrismus, Androzentrismus, Homonegativität und Cisnormativität verschränken sich mit anderen Formen von Ausgrenzung, Deprivilegierung und Feindseligkeit (Budge/Moradi 2019). Ist eine transgender Person aufgrund weiterer Faktoren deprivilegiert, z. B. materiell arm oder von Rassismus betroffen, wird sie auch eher zum Ziel genderbezogener Gewalt. Genderbezogene Gewalt wiederum kann dazu führen, dass eine Person auch in anderen Bereichen benachteiligt wird, z. B. wenn durch trans*feindliches Mobbing in der Schule die Bildungschancen eines gendernonkonformen Kindes geschmälert werden oder wenn sich eine trans* Person durch Verzögerung einer körpermodifizierenden Behandlung beruflich nicht weiterentwickeln kann. Die spezifisch trans*feindliche Diskriminierung beginnt biografisch früh und äußert sich beispielsweise durch Verschweigen trans*geschlechtlicher Lebensweisen in nahezu allen Sozialisationskontexten oder durch Spott gegenüber Kindern, die sich gendernonkonform zeigen.

Permanenz und Vielgestaltigkeit trans*negativer Äußerungen und Aktionen signalisieren allen Mitgliedern der Gesellschaft eine „Normalität" der Stigmatisierung und Schlechterstellung von trans* Personen. Diese gewaltvolle „Normalität" senkt bei vielen Personen die Schwelle, trans* Personen anzugreifen. Das Ziel der Angriffe ist ein Erzwingen von geschlechtlicher Konformität. Die Alltäglichkeit von trans*feindlichen Praxen schwächt die Wahrnehmung vieler Menschen dafür, dass es sich hier um eine nicht hinnehmbare Ungerechtigkeit handelt. Sollte eine trans* Person die erlittene Gewalt zur Sprache bringen, begegnet sie oftmals Abwehrbewegungen. Wenn Vorurteile, Diskriminierungen und Gewalt in einer Gesellschaft nicht offen als solche benannt werden können, ist die Folge eine Verweigerung von Solidarität und Empathie für gewaltbetroffene Personen. Unehrlichkeit bezüglich der Omnipräsenz trans*feindlicher Gewalt und die Abschottung der Wahrnehmung gegenüber dem Leid der davon betroffenen Menschen schaffen Raum für Verschiebungen und Verdrehungen. So fanden wir in Deutschland während der Diskussion des Selbstbestimmungsgesetzes die absurde Situation vor, dass medial breit das Phantasma gestreut wurde, trans* Frauen würden in „Frauensaunen" eindringen und dort saunierende cis Frauen belästigen. Die vielen Angriffe, denen trans* Personen in der Öffentlichkeit, in Schulen und Herkunftsfamilien ausgesetzt sind, wurden hingegen wenig erwähnt.

Thematisieren und Ernstnehmen von Gewalt- und Diskriminierungserfahrungen in der Psychotherapie brechen mit dieser gesamtgesellschaftlichen „Normalität" des Schweigens über trans*feindliche Gewalt. So weckt es manches Mal unangenehme Gefühle, wenn wir in der Therapie nach Gewalt und Diskriminierungserfahrungen fragen. Sowohl bei den davon betroffenen Personen, aber auch bei Behandler*innen können Scham, Ekel, Schulderleben, Unsicherheit, Ängste und Abwehr auftreten. Die Perspektiven, aus denen diese Gefühle entstehen, sind jedoch unterschiedlich: Eine gewaltbetroffene trans* Person kann befürchten, erneut stigmatisiert und von Gesundheitsdienstleistungen ausgeschlossen zu werden, wenn ihre Gewalterfahrungen benannt werden. Behandler*innen können hingegen hier unsicher sein, weil sie durch ein Thematisieren von Gewalt die behandlungssuchende Person nicht verletzen wollen, weil sie nicht in ihrer eigenen Weltsicht erschüttert werden möchten, weil sie die Gewalt nicht wahrhaben möchten oder weil sie befürchten, genau an dieser Stelle nicht die richtigen Worte zu finden (Schnarch 2020; Wahlsdorf et al. 2024). Bei einzelnen Behandler*innen treffen wir sogar auf die Annahme, ein Sprechen über Diskriminierungs- und Gewalterfahrungen könne auf die Klient*innen „retraumatisierend" wirken (Herzog et al. 2023). Das Risiko einer Retraumatisierung wird jedoch nicht durch das therapeutische Angebot, das Erlebte zu erzählen, geschaffen. Als Behandler*innen wirken wir vielmehr dadurch retraumatisierend, wenn wir uns verdeckend, desinteressiert, intransparent, demütigend, diskriminierend oder anderweitig bedrohlich verhalten.

Für die Gestaltung einer guten Gesundheitsversorgung für von Gewalt und Diskriminierung betroffene Personen ist es eminent wichtig, dass wir uns bemühen, Möglichkeiten zur Kommunikation dieser Erfahrungen zu schaffen. So treten wir den isolierenden und spaltenden Wirkungen von Diskriminierung und Gewalt entgegen. Durch ein Mitteilen der Erfahrungen kann sich die Perspektive erweitern, so dass sowohl die Betroffenen und Zeug*innen von Gewalt als auch Bystander*innen und diejenigen, die die Gewalt ausgeübt haben, sichtbar werden (Caspari et al. 2021). Gewalt und Diskriminierungen sind hoch relevante Faktoren für die Entstehung und Aufrechterhaltung von körperlichen und psychischen Erkrankungen. Syndemisch verschränken sich die Folgen von Gewalt mit sozioökonomischer Deprivilegierung und spezifischen Gesundheitsrisiken (Bell/Peterson 1992; Devakumar et al. 2022; Fischer/Riedesser 2009; IOM 2011; Ohms 2019; Yeung/Jedrzejczak 2023). Viele Symptomatiken bei minorisierten Personen können nicht gut verstanden und auch nicht gut behandelt werden, wenn nicht die Rolle von Erfahrungen mit Ausgrenzung und Angriffen in der Pathogenese mitbedacht wird. Im Minoritäten-Stress-Modell von Meyer (2003) werden die komplexen Zusammenhänge zwischen Gewalt, Diskriminierungen und gesundheitlichen Problemen bei Lesben, Schwulen und Bisexuellen als Angehörigen einer sexuellen Minorität in einem strukturell von Privilegierungs- und Deprivilegierungsprozessen durchzogenen gesellschaftlichen Kontext aufgezeigt. Das Modell macht auch deutlich, dass die gesundheitlichen Auswirkungen von Stigmatisierung, Diskriminierung und Gewalt durch die entsprechenden Verarbeitungsprozesse der betroffenen Person und auch durch den sozialen Rückhalt, den die Person in Communitys erfährt, mediiert werden. Hendricks und Testa (2012) haben das Minoritäten-Stress-Modell von Meyer (2003) für eine konzeptuelle Erfassung von Bedingungen der Gesundheit von trans* Personen überarbeitet.

Schlüsselelement: Minoritäten-Stress-Modell

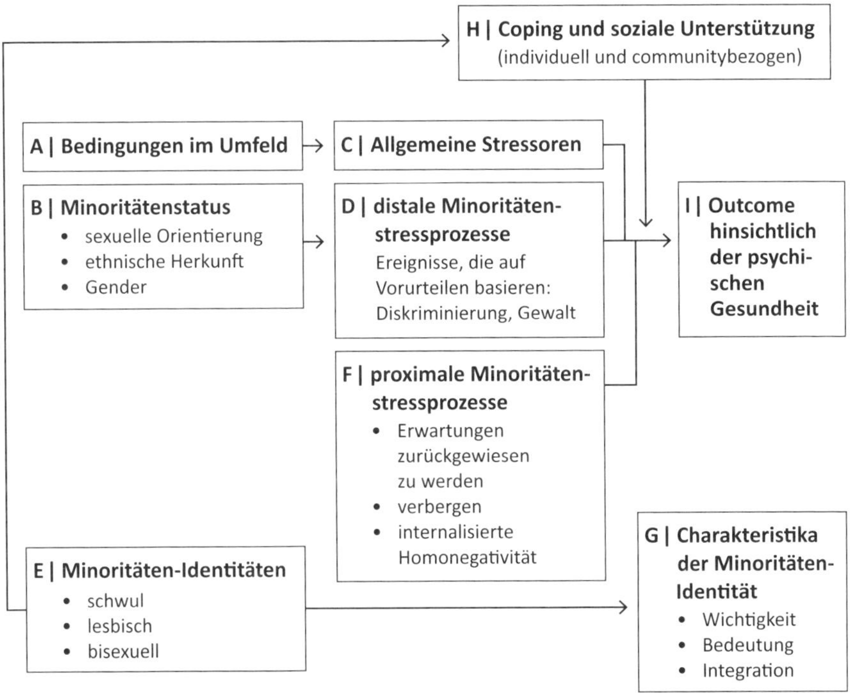

Abb. 3: Minoritäten-Stress-Modell nach Meyer (2003, 993; Übersetzung und Überarbeitung: Günther et al. 2021, 103)

Eine umfassende Erläuterung des Minoritäten-Stress-Modells findet sich bei Günther et al. (2021). Ein konkretes therapeutisches Anwendungsbeispiel des Modells wird in diesem Band im Kapitel 7 „Substanzgebrauch, Sucht und Ess/stress bei trans* und nichtbinären Personen“ gegeben.

Ein Sprechen über Diskriminierungen und Gewalt in der Therapie findet in einem Spannungsfeld statt: Für Therapeut*innen sind dies Themen, die ihre Haltefähigkeiten und auch das Einnehmen einer klaren Position einfordern (APA 2015). Manchmal werden bei Behandler*innen durch die Berichte der Klient*innen eigene Erfahrungen mit Grenzverletzungen angerührt. So kann eine gesundheitsversorgende Person sich beim sich Einlassen auf die gewaltvolle Geschichte eines*einer trans* Klient*in daran erinnern, was sie selbst erlitten hat. Dann kann sich in ihr der Schmerz über die eigene Geschichte mit dem Schmerz, den sie von dem*der Klient*in auffängt, vermischen. Bei der behandelnden Person können zudem Erinnerungen daran auftreten, wie sie als Bystander*in beobachtete, wie andere Gewalt und Ausgrenzung erfahren mussten. Oder die behandelnde Person nimmt durch eine Perspektivveränderung im Kontakt mit der trans* Person auf einmal wahr, wie sie selbst als Gesundheitsversorger*in an Diskriminierungen beteiligt ist, diese durch Ausnutzen ihrer privilegierten Position, durch Pathologisierung und *gatekeeping* reifiziert. Dies anzuerkennen ist sehr unangenehm, jedoch der notwendige erste Schritt in Richtung eines aktiven Dagegenarbeitens.

Damit uns all diese Prozesse nicht unvorbereitet treffen, möchten wir Ihnen Fragen zur Selbstreflexion und zum intervisorischen Austausch mit vertrauten Kolleg*innen anbieten:

Welche soziologischen Erfahrungen prägen meine Perspektive auf Gewalt und Diskriminierungen? Was kann ich sehen? Was eher nicht? (Wir möchten hier darauf hinweisen, dass u.a. Gewalt durch Frauen, emotionale Gewalt und auch Folter durch Gesundheitspersonal häufig ausgeblendet werden.) Wage ich es, mir vorzustellen, wie weit ich in meinem Leben gekommen wäre, wenn ich solche Gewalt wie eine bestimmte behandlungssuchende trans* Person erlebt hätte? Kann ich mich auf ein empathisches Nachvollziehen des Erlebens der Person einlassen? Wie geht es mir damit? Wie sehr lasse ich mich durch den Bericht der Person berühren? Darf die behandlungssuchende Person meine Erschütterung sehen? Und wenn ja: Wie kann ich mein inneres Bewegtsein zeigen, ohne mich von der Person zu distanzieren?

Bin ich auf irgendeine Weise solidarisch bzw. loyal mit den Täter*innen, z. B. weil ich mir nicht vorstellen kann, dass diese Gewalt und Diskriminierung ausüben (z. B. weil sie Kolleg*innen sind)? Denke ich, dass die trans* Person „übertreibt“?
Kann ich einen mitfühlenden Blick auf die gewaltbetroffene trans* Person richten? Sehe ich die Überlebenskräfte der Person und finde ich Möglichkeiten, sie zu benennen?

Das Anhören von Gewalterfahrungen stört Denksysteme, mit denen wir uns in der Welt und mit anderen Menschen wohl und geborgen fühlen. Mit diesen Störungen müssen wir als Behandler*innen akzeptierend umgehen lernen. Wir dürfen uns nicht zum Agieren verleiten lassen. So dürfen wir uns beispielsweise nicht dadurch beruhigen, dass wir die Bedeutung von Diskriminierung und Gewalt abschwächen, uns von dem Leid einer gewaltbetroffenen Person distanzieren, kalt werden, die Thematisierung von Gewalt und Diskriminierungen und der damit verbundenen Empfindungen ganz vermeiden (Pearlman/Caringi 2009; Pross 2009; Schleu 2021). Für eine behandlungssuchende Person ist es wichtig, dass wir ihr das, was sie erlebt hat, glauben (van Haren 2022) und dass wir mit ihr gerade dann, wenn sie von Gewalterfahrungen erzählt, in Kontakt bleiben. Wenn trans* (und andere) Klient*innen uns über Gewalt seitens naher Bezugspersonen berichten, enthält die Erzählung in der Regel das Element, dass sie den gewalttätigen Personen auch irgendwann vertraut haben. Gerade dieses Vertrauen hat die gewaltbetroffene Person in besonderem Ausmaß verletzlich gemacht (Freyd/Birrell 2013). So ist nachvollziehbar, wenn gewaltbetroffene Personen mit ihren Fähigkeiten, Vertrauen zu schenken, zukünftig sehr vorsichtig umgehen – auch gegenüber Therapeut*innen.

Es gehört zu den notwendigen psychotherapeutischen Kompetenzen in der Arbeit mit minorisierten Klient*innen, Diskriminierungen und Gewaltformen sowie deren Ursachen und Folgen klar benennen zu können. Wir müssen auch aussprechen können, wer für ein Ausüben von Gewalt und Diskriminierungen verantwortlich ist und wer nicht. Oftmals schreiben sich gewaltbetroffene Personen die Verantwortung für das Handeln der gewaltausübenden Personen zu, weil letztere nicht bereit sind, die Verantwortung zu tragen. Die gewaltbetroffene Person schultert damit eine zusätzliche Last. Diese Last versuchen gewaltbetroffene Personen manches Mal zu lindern, indem sie die gewaltausübende Person paradoxerweise in Schutz nehmen, deren Verhalten durch Zuschreibung eines Opferstatus (z. B. leidvolle Kindheit der gewalttätigen Person) entschuldigen oder die Folgen der Gewalt in einem gewaltbilligenden Kontext minimieren („alle haben das gemacht“, „es war ganz normal“, „mir hat es nicht geschadet“).

Alle Formen von Diskriminierungen und Gewalt sind Verstöße gegen die Menschenrechte der Person. Die Verantwortung dafür liegt bei den Personen, die die Gewalt und Diskriminierung ausüben, und bei denjenigen, die Zeug*innen sind und eingreifen könnten. Zu unseren Verpflichtungen als Gesundheitsversorger*innen gehört es wiederum, Schaden von der Person abzuwenden und für Gerechtigkeit einzustehen (Beauchamp/Childress 2013). Daraus erwächst für uns auch die Aufgabe, fachgerecht zu intervenieren, wenn wir Zeug*innen von Gewalt werden.

BEISPIEL

Eine 14-jährige trans*weibliche Jugendliche reagiert auf die maskulinisierende Pubertätsentwicklung mit zunehmender Angst und schließlich einer depressiven Krisenreaktion. Ihre Eltern wollen ihr helfen und bemühen sich sehr um einen Wartelistenplatz in einem renommierten Behandlungszentrum. Dort dauert es ein Dreivierteljahr, bis die Jugendliche ein Erstgespräch erhält. In diesem wird ihr zugesichert, dass sie, wenn sie sich an ihrer Schule outen würde, im Verlauf der Behandlung eine geschlechtsangleichende Hormontherapie erhalten würde. Die Jugendliche erhält vierteljährlich einen Gesprächstermin. Sie outet sich gegenüber befreundeten Mitschüler*innen und ihrer Vertrauenslehrerin. Als sie sechs Monate nach dem Erstkontakt ihre Behandlerin auf die geschlechtsangleichende Hormontherapie anspricht, wiegelt diese ab. Die Jugendliche sei noch nicht stabil genug und lebe ihre Weiblichkeit nicht authentisch. Die Zeit vergeht. Die Jugendliche wird angesichts des Stimmbruchs und der Bartbehaarung zunehmend verzweifelt. Als sie nach zweieinhalb Jahren immer noch keine körpermodifizierende Behandlung erhält, wechselt sie zu einer ambulanten Behandlerin. Diese hört sich die Erfahrungen der Jugendlichen aufmerksam an und validiert ihren Schmerz darüber, so lange kein therapeutisches Angebot erhalten zu haben. Nach fünf Gesprächen indiziert sie eine geschlechtsangleichende Hormontherapie und begleitet die Jugendliche weiter mit einer Sitzungsfrequenz, auf die sich beide geeinigt haben.

Wir unterstützen Klient*innen dabei, erlittene Diskriminierungen und Gewalt in Worte zu fassen und mit den Folgen der Gewalt so umzugehen, dass die Person sich sozial verbinden kann. Wir versuchen, Diskriminierungen, Gewalt und deren Folgen nach Möglichkeit präventiv zu begegnen, insbesondere dann, wenn sie innerhalb unserer eigenen Profession auftreten (APA 2015). Wir nehmen bewusst in Kauf, dass ein Ansprechen von Diskriminierung und Gewalt denjenigen, die diese ausgeübt oder gedeckt haben, nicht angenehm ist. Wir rechnen mit Widerständen und Vermeidungsverhalten, auch auf institutioneller Ebene. Wir wissen, dass wir nicht immer wirksam sind, wenn wir Diskriminierungen und Gewalt im Gesundheitssystem markieren, und versuchen es dennoch.

Für angegriffene Personen ist es manchmal nicht einfach, etwas klar als Gewalt und Diskriminierung einzuordnen, was sie durch Ubiquität und Wiederholung als „normal" erfahren und entsprechend auch erwarten (van Haren 2022). In vielen Kontexten (Herkunftsfamilien, Schulen, Gesundheitssystem, Bildungseinrichtungen, Öffentlichkeit …) wird trans* Personen immer wieder machtvoll gespiegelt, dass sie mit Gewalt und Diskriminierung zu rechnen haben, weil sie aufgrund ihrer bloßen Gendernonkonformität das cisbinärgeschlechtliche Gefüge durchkreuzen. Oft kann eine stigmatisierte Person erst dann, wenn sie Unterstützung erfährt, erlittene Diskriminierung und Gewalt als solche bezeichnen. Und auch dann ist das offene Ansprechen des Erlittenen mit ambivalenten Gefühlen besetzt. So kann die Person befürchten, Loyalitäten zu verletzen oder nicht ernst genommen zu werden.

Behandlungssuchende trans* Personen können die Sorge haben, dass sie die Stigmatisierung ihrer Identität und Lebensweise noch vertiefen, wenn sie in einer Therapie über erlittene Gewalt sprechen (Budge et al. 2013). Sie können befürchten, dass die behandelnde Person Transitionsbehandlungen verzögert, in dem Glauben, die trans* Person sei „aufgrund ihres Traumas" nicht „stabil" genug dafür. Gewaltbetroffene trans* und nichtbinäre Personen bekommen in manchen Kontexten auch zu hören, dass sie von der Gewalt verschont geblieben wären, wenn sie sich nicht offen gezeigt hätten. Diese Argumentationsfigur wurde beispielsweise jahrelang vom Bundesamt für Migration und Flüchtlinge (BAMF) genutzt, um trans* Personen, die vor Gewalt in ihrem Herkunftsland nach Deutschland geflohen waren, das Aufenthaltsrecht in Deutschland zu verweigern (Rudolph 2019). Erst seit Oktober 2022 dürfen nach Deutschland geflüchtete queere Personen nicht mehr mit der Begründung abgeschoben werden, dass sie ihre queere Identität in ihrem Herkunftsland verheimlichen könnten (Siegessäule, Februar 2023, 15).

Wir begegnen im Gesundheitssystem gelegentlich noch Kolleg*innen, die Trans*geschlechtlichkeit aus einer Traumageschichte heraus ableiten wollen. Das Konstrukt, marginalisierte Sexualitäten und Genderidentitäten prinzipiell auf Traumata zurückzuführen, wird insbesondere in psychoanalytischen Zusammenhängen immer wieder kolportiert und dadurch reifiziert. Es kann sich jedoch nicht auf fachliche Evidenz stützen. Die Verwendung dieses Konstruktes in der Arbeit mit trans* Klient*innen fügt Schaden zu (Günther et al. 2021; Narr et al. 2023). Es errichtet eine iatrogene Kommunikationsbarriere gegenüber trans* Klient*innen, die tatsächlich Traumatisierungen erlitten haben, dies in der Therapie jedoch nicht ansprechen, weil sie befürchten, dass ihre traumatischen Erfahrungen dann in einen ihre Genderidentität pathologisierenden Referenzrahmen eingeordnet werden.

Wenn eine trans* Person akut erlebte Diskriminierungen benennt, kann es auch passieren, dass ihr therapeutisches Gegenüber nicht etwa fragt, was sie an Unterstützung braucht, sondern der trans* Person zahlreiche Hinweise gibt, was sie jetzt noch alles tun könne, um die Diskriminierung abzuwenden. Damit wird der trans* Person die Bürde aufgeladen, den Kampf allein weiterzuführen. Für die trans* Person entsteht ein Dilemma: Wendet sie die von der therapeutischen Person vorgeschlagenen Lösungsvorschläge nicht an, kann ihr von dieser vorgehalten werden, sie sei selbst schuld, wenn die Diskriminierung bestehen bleibe. Unternimmt sie hingegen die ganzen vorgeschlagenen Lösungsansätze, kann es sein, dass sie dafür sehr viel Energie und Zeit investiert, weiter isoliert wird und die Kraft und den Fokus verliert, sich selbstfürsorglich um das zu kümmern, was sie stärkt. Dem nächsten Angriff wird sie dann umso vulnerabler gegenüberstehen.

Trans* Personen erbringen täglich große Anstrengungen, um Gewalt und Diskriminierung etwas entgegenzusetzen. Sie sind auch die Ersten, die Diskriminierungs- und Gewalterfahrungen anderer queerer Personen mitbekommen, mittragen, mitleiden und ihre Freund*innen unterstützen, wenn diese Gewalt erleben. Diesen Widerstand zu sehen und zu würdigen, bildet das Fundament der therapeutischen Arbeit zum Thema.

5.3 Kontexte trans*feindlicher Gewalt

BEISPIEL

Alicia Ibrahim ist aus Malaysia nach Deutschland geflohen. Sie ist trans*weiblich und 31 Jahre alt. Nach eineinhalb Jahren Aufenthalt in Deutschland ist es ihr als 28-Jähriger gelungen, Vornamen und Personenstand nach dem „Transsexuellengesetz (TSG)“ zu ändern. Dieses rechtliche Verfahren stand Alicia Ibrahim offen, weil es in Malaysia kein vergleichbares Verfahren gibt. Nun hat sie einen Termin mit einem Psychotherapeuten vereinbart, weil sie eine genitalangleichende Operation machen möchte. Alicia Ibrahim sagt, sie möchte sich ganz als Frau fühlen können.

Alicia Ibrahim berichtet, dass sie in Malaysia in einer Großstadt aufgewachsen ist. Ihren Vater hat sie kaum gesehen. Die Mutter hat Alicia und ihre beiden zwei und vier Jahre älteren Schwestern sehr liebevoll betreut.

Alicia beschreibt ihre Kindheit als behütet und sehr schön. Von klein auf hat sie sich als Mädchen gesehen. Ihre Mutter und ihre Schwestern hätten sie in all dem unterstützt, was sie machen wollte.

In der Schule hat sich Alicia dann als Junge angezogen und mit den Jungs gespielt. Es war ihr sehr klar, dass sie Schwierigkeiten bekommen würde, wenn sie ihre Weiblichkeit zeigen würde. Sie habe mitbekommen, dass andere Menschen abwertend über queere Personen sprachen. Auch in der Zeitung standen Artikel, in denen negative Äußerungen von Politiker*innen über queere Menschen zitiert wurden. Dabei sei es immer darum gegangen, dass queere Menschen schädlich und unmoralisch seien. Alicia Ibrahim hörte auch, dass Männer bestraft worden seien, die schwul gelebt hätten.

Sie versuchte, ihre eigene Weiblichkeit zu unterdrücken, sehnte sich jedoch immer wieder danach, als Frau leben zu können. Im Alter von 17 Jahren verließ sie ihr Elternhaus, obwohl sie wusste, dass es für sie sehr schwer werden würde, genug Geld zum Leben zu verdienen. Sie wusste, dass es in ihrer Stadt andere trans* Frauen gab. Bei diesen fand sie Unterstützung und Freund*innen. Ihre Freund*innen hätten ihr gezeigt, wie sie Geld verdienen und wo sie geschlechtsangleichende Hormone erhalten konnte. So gelang es ihr, in ihrem 19. Lebensjahr mit einer geschlechtsangleichenden Hormontherapie zu beginnen.

Der Psychotherapeut nimmt wahr, dass Alicia sehr gut passt und sich auch sehr sorgfältig feminin kleidet und schminkt. Er gibt ihr an dieser Stelle im Gespräch die Rückmeldung, dass er eine große Kraft in ihr sieht, sich weiblich auszudrücken. Er sagt, dass er sich vorstellen kann, wie wichtig es für sie ist, ihren Weg weiterzugehen.

Alicia Ibrahim nickt. Sie berichtet weiter, dass sie Malaysia habe verlassen müssen, nachdem Verwandte ihres Vaters herausgefunden hätten, dass sie weiblich lebte. Ein Onkel habe sie daraufhin angegriffen und schwer verletzt. Sie hat von dem Angriff Narben am Bauch. Mithilfe eines Freundes sei es ihr gelungen, einen Arzt zu finden, der sie behandelte. Sobald es ihr möglich gewesen sei, habe sie Malaysia verlassen.

Ihre Erfahrungen auf ihrer Flucht erwähnt sie im Gespräch nicht. Sie berichtet, dass sie in Deutschland in einer Aufnahmeeinrichtung in einem ländlichen Umfeld gelebt hat. In dieser Einrichtung sei sie von anderen geflüchteten Personen bedroht worden. Sie habe aber dort auch einen

Freund gefunden, der sie beschützt habe. Ihr aufenthaltsrechtliches Verfahren habe sich über zwei Jahre hingezogen. Unterdessen lebt sie allein in einer kleinen Wohnung und befindet sich im Asylverfahren. Sie zeigt eine große Anspannung, als sie über die Anhörungen beim BAMF spricht. In ihrer Wohnung fühle sie sich zwar sicher. Sie habe aber Angst, wenn sie das Haus verlasse. Sie sei schon mehrfach auf der Straße beschimpft worden.

Begriffserklärung *passing*: Der aus dem Englischen stammende Begriff passing beschreibt die Möglichkeit der Person, in dem Geschlecht gesehen zu werden, welches ihrer Identität entspricht. In der deutschen Aussprache wird das „a" betont. Eine trans* Frau beispielsweise, die gut passt, wird von den meisten bzw. allen Außenstehenden als Frau eingeordnet. Gelingt es einer trans* Person, gut zu passen, sprechen wir von einem Passing-Privileg.

Kontextualisierung des Falls entsprechend dem Mehrebenenmodell in den Multikulturellen Leitlinien der APA (2017):

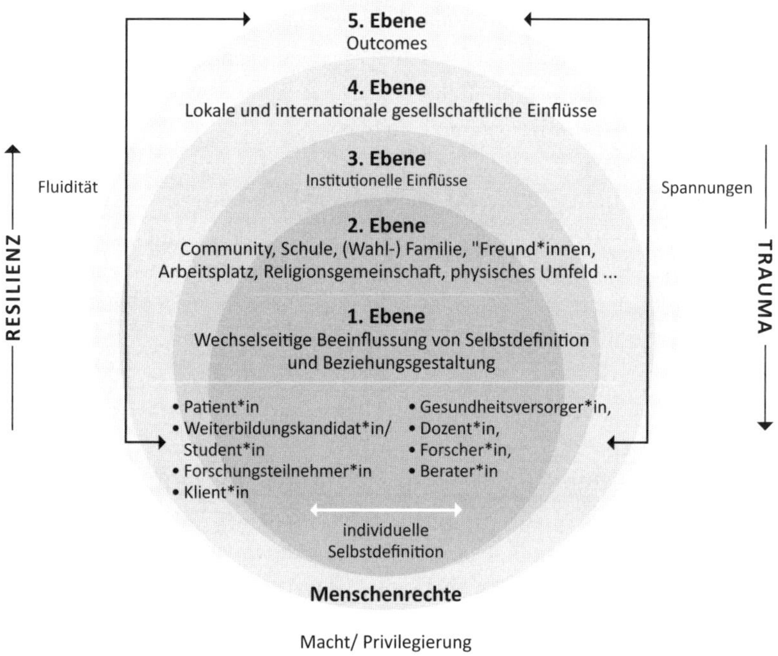

Abb. 4: Ökologisches Mehrebenenmodell in den Multikulturellen Leitlinien der American Psychological Association (2017) (in der überarbeiteten Version von Wolf et al. 2023a, 29)

Betrachten wir die Lebenssituation von Alicia Ibrahim entsprechend dem Mehrebenenmodell in den Multikulturellen Leitlinien der Amerikanischen Psychologischen Vereinigung (APA 2017), so sehen wir, wie das gesellschaftspolitische Umfeld in Malaysia auf sie und auch auf ihre Angehörigen gewirkt hat. Zudem nehmen wir die Belastungen ihrer aktuellen Lebenssituation in Deutschland wahr und ordnen sie konzeptuell ein.

Die Berichte von Menschenrechtsorganisationen wie Amnesty International, der ILGA (*International Lesbian, Gay, Bisexual, Trans and Intersex Association*) und *Transgender Europe* helfen uns, die Beschreibungen von trans* Personen mit Fluchterfahrungen kontextuell einzubetten. So publizierte Amnesty International 2018 einen Bericht über die menschenrechtliche Situation queerer Personen in Malaysia (Amnesty International 2018a). Hier wird beschrieben, wie malaysische Politiker*innen queere Personen als Bedrohung für gesellschaftliche Werte darstellten. Infolgedessen wurden durch die Sicherheitskräfte Razzien auf queeren Veranstaltungen durchgeführt und Personen vor einem religiösen Schariagericht wegen „Crossdressing" angeklagt. 2017 startete das malaysische Gesundheitsministerium einen Videowettbewerb für Jugendliche, um „gender confusion" vorzubeugen, und verstärkte damit staatlicherseits die Stigmatisierung queerer Personen. Gegenüber den Vereinten Nationen (UN) stellte ein offizieller Repräsentant der malaysischen Regierung die Situation so dar, dass queere Personen in Malaysia gleichberechtigt behandelt würden. Er versuchte damit, die Gewalt zu vertuschen.

Wir führen uns vor Augen, mit wie vielen Hindernissen auf unterschiedlichen Kontextebenen Alicia Ibrahim umgehen musste: Sie hatte lange kein bestärkendes Wissen über trans*geschlechtliche Lebensweisen und war bei der Einordnung ihrer geschlechtlichen Zugehörigkeit auf sich allein gestellt. Von außen wurden ihr trans* Lebensweisen zunächst als unmoralisch und illegal gespiegelt, eine Information, die in einem inneren Verarbeitungsprozess sehr zwiespältige Eindrücke wecken kann: Zwar wird im Außen die Existenz von trans* Personen bestätigt. Gleichzeitig wird signalisiert, was die Person zu erwarten hat, wenn sie sich selbst so identifiziert, also letztlich eine Drohung ausgesprochen. Alicia Ibrahim musste ihre Familie verlassen, um andere trans* Frauen kennenzulernen und um eine geschlechtsangleichende Behandlung beginnen zu können. Der Angriff des Onkels führte zu seelischen und körperlichen Verletzungen, deren Heilung viel Kraft von Alicia Ibrahim verlangte. Er demonstrierte ihr auch, wie gefährlich ihre individuelle Situation als trans* Frau in Malaysia ist. Alicia Ibrahim nahm die Flucht auf sich. In Deutschland steht sie nun vor den Herausforderungen, sich ein Leben aufzubauen, das belastende aufenthaltsrechtliche Verfahren durchzustehen sowie Anfeindungen in der Öffentlichkeit zu überstehen. Zudem steht sie als geflüchtete behandlungssuchende trans* Person vor den selbst für in Deutschland geborene Personen nicht leicht zu bewältigenden Hürden des hiesigen Gesundheitssystems. Sie hat trotzdem den Mut, sich einem Behandler anzuvertrauen und ihm von ihren Ängsten zu berichten.

Alicia stellt sich den traumatisierenden Ereignissen in ihrer Biografie mit einer beachtlichen Resilienzentwicklung. Diese wird gespeist durch die Liebe, die sie seitens ihrer Mutter und Schwestern erfahren konnte, sowie die Unterstützung durch andere trans* Frauen und Freund*innen. Alicia Ibrahim hat den Mut, für sie unerträgliche Kontexte auch unter hohen Risiken zu verlassen. Sie zeigt eine erhebliche Veränderungskraft selbst unter sehr ungünstigen Kontextbedingungen. Ihr Therapeut kann diese Kraft erkennen und würdigen. Er gestaltet die therapeutische Beziehung, indem er Alicia Ibrahim respektvoll rückmeldet, wie er sie sieht.

BEISPIEL

Adrian Reich ist eine 26-jährige nichtbinäre trans*maskuline Person. Adrian wuchs als Einzelkind in Deutschland auf. Seine Eltern arbeiten beide als Akademiker*innen an der Universität. Adrian beschreibt insbesondere die Mutter als sehr ehrgeizig. Trotz ihrer Vollzeittätigkeit sei hauptsächlich sie für seine Betreuung zuständig gewesen, da der Vater dies nicht als seine Aufgabe betrachtet habe. Adrian erinnert sich daran, wie seine Mutter ihn schon früh dazu angehalten habe, etwas zu leisten. Schon als Kindergartenkind habe er bemerkt, wie wichtig es seiner Mutter gewesen sei, dass er dort als kluges Kind angesehen wurde. Die Mutter habe ihn oft angeschrien, wenn er ihr zu langsam gewesen sei, und habe ihn als „Versagerin“ beschimpft. Einmal habe sie gesagt, sie wünschte, Adrian sei gar nicht auf die Welt gekommen.

Adrian fokussierte durchgängig darauf, wie es seiner Mutter ging. Er sagt, er habe versucht, sie zufriedenzustellen, oft aber gar nicht gewusst, wie er dies anstellen könnte. Sie sei ständig unzufrieden gewesen. Er hätte gern mit anderen Kindern, am liebsten mit den Jungs gespielt. Seine Mutter sei jedoch der Ansicht gewesen, dass andere Kinder kein guter Umgang für ihn wären. So habe er oft allein spielen müssen. Als er in die Grundschule gekommen sei, habe die Mutter nicht zugelassen, dass andere Kinder ihn besuchten. Er habe immer wieder Hausarrest erhalten. Die Mutter habe ihm gesagt, er sei „faul“ und der Hausarrest müsse sein, damit er fleißiger für die Schule lerne.

In der Schule habe er sich immer gut angepasst und sei nicht aufgefallen. Außerhalb der Schulzeit hätte er gern im Fußballverein mitgespielt. Dies habe die Mutter verboten und ihm gesagt, dass er das sowieso nicht zu lernen brauche und dass andere ihn dabei nur ausnutzen würden, weil er so schwach sei.

In der Jugendzeit war Adrian froh, als sich ein älterer Junge, der mit ihm aufs Gymnasium ging, für ihn interessierte. Mit diesem ging Adrian im Alter von 15 Jahren eine Beziehung ein. Die beiden verbrachten sehr viel Zeit miteinander. Adrian übernachtete auch bei seinem Partner. Dies war für Adrian zunächst eine Erleichterung, da er so den Aggressionen seiner Mutter aus dem Weg gehen konnte.

Sein Partner verlangte von Adrian, immer dann Sex mit ihm zu haben, wenn der Partner es wollte. Oft wollte Adrian selbst nicht. Er war sich auch nicht sicher, ob die Form der Sexualität, die sich der Partner wünschte, ihm entsprach. Er fügte sich dem Partner, um ihn nicht zu verlieren. Der Partner kontrollierte Adrian, indem er vielmals am Tag anrief und Adrian aufforderte, ihm zu sagen, mit wem sich Adrian gerade traf. Adrian fühlte sich in der Beziehung nicht wohl. Es belastete ihn auch, dass sein Partner ihn immer wieder sexistisch kommentierte, obwohl Adrian ihn darum gebeten hatte, dies zu unterlassen. Wenn er darüber mit seinem Partner reden wollte, demütigte dieser ihn und sagte, Adrian würde „spinnen". Er sagte ihm auch: „Dich nimmt doch eh sonst niemand."

Adrian versuchte mehrmals, sich aus der Beziehung zu lösen. Er kehrte jedoch immer wieder zurück, weil er traurig war, seinen Partner zu verlieren, und sich auch nicht zutraute, allein zu sein. Nach jeder Wiederaufnahme der Beziehung verhielt sich sein Partner zunächst recht freundlich und zurückhaltend. Nach drei Wochen begann er erneut, Adrian zu kontrollieren. Mit 17 gelang es Adrian, sich einer Freundin anzuvertrauen, die er online kennengelernt hatte und die in einer anderen Stadt wohnte. Er zog zu ihr und brach dafür die Schule ab. Seine Eltern reagierten wütend. Sie versuchten, Adrian finanziell unter Druck zu setzen, indem sie ihm keinen Unterhalt zahlten. Adrian suchte sich Gelegenheitsjobs und hielt sich damit sowie mit Unterstützung durch die Freundin und deren Eltern über Wasser. Er wollte keinen Unterhalt von seinen Eltern einfordern.

Im Alter von 21 Jahren wandte er sich an eine Psychotherapeutin. Er berichtete ihr, dass er Gewalterfahrungen habe, dieses Thema in der Therapie für ihn jedoch nicht im Vordergrund stünde. Wichtiger sei für ihn, dass er sich sehr niedergedrückt und energielos fühle. Mit der Freundin gäbe es Probleme, weil er nicht sagen könne, was er wolle. Nachts quäle er sich mit Selbstzweifeln. Wenn jemand auf der Straße laut würde, empfände er Panik. Wenn ihn andere kritisieren, könne er das nicht aushalten. Er versuche, Konflikten aus dem Weg zu gehen. Adrian sagte der Psychotherapeutin auch, dass er sich unsicher in seiner geschlechtlichen Identität sei. Innerlich empfände er sich klar männlich. Er habe große Angst, dies jemandem mitzuteilen. Er denke aber, dass er weiterkäme, wenn er sich öffnen könne.

Die Reaktion der Psychotherapeutin schildert Adrian fünf Jahre später in der Folgetherapie so: „Als ich über meine männliche Identität gesprochen habe, hatte ich den Eindruck, sie geht innerlich auf Abstand. Sie wirkte angespannt und auch etwas ärgerlich auf mich, schaute nicht mich an, sondern auf ihren Block. Sie fragte etwas, was ich nicht verstand. Als ich sie bat, die Frage noch mal zu wiederholen, reagierte sie nach meinem Eindruck genervt und sagte, dass sie nicht mit mir arbeiten könne, wenn ich die Auseinandersetzung mit meiner Biografie vermeiden würde. Sie sagte auch, dass ich es mir doch leicht machen würde, wenn ich jetzt in die männliche Rolle gehen würde. Wenn ich eine Traumatherapie machen würde, in der ich mich ehrlich meiner Geschichte stellen würde, könne ich ‚das Männliche loslassen'. Die Tatsache, dass ich heterosexuell sei, weil ich einen männlichen Partner gehabt habe, zeige, dass ich nicht ‚transsexuell' sein könne. Sie reichte mir einen Fragebogen rüber mit der Aufforderung, diesen auszufüllen. Als ich ihr sagte, dass ich irritiert wäre und mich nicht wohlfühle, wurde sie laut und sagte, dass ich die erste und einzige Patientin wäre, die ihr so etwas je gesagt hätte. Alle anderen Patienten wären mit der Therapie bei ihr sehr zufrieden."

Die Folgetherapeutin hört ruhig zu und schaut Adrian an. Adrian bemerkt, dass sie berührt ist von seiner Geschichte. Adrian ist unsicher und fragt nach: „Oh, hätte ich das nicht erzählen sollen? Sie sehen ganz erschrocken aus?" Die Therapeutin sagt: „Ja, Sie haben recht. Ich musste mich erst mal sortieren, nachdem Sie von ihren Erfahrungen in der Vorbehandlung erzählt haben. Ich bin auch über die Verbindungen gestolpert, die die Kollegin zwischen Ihrer Beziehung zu einem Mann und Ihrer geschlechtlichen Identität gezogen hat und zwischen Ihren Gewalterfahrungen und Ihrer geschlechtlichen Identität. Ich weiß, dass viele so denken, aber fachlich lässt es sich nicht halten. Welche Konsequenzen hatte denn diese Therapieerfahrungen für Sie?“ Adrian erzählt, dass er danach erst mal lange brauchte, bis er wieder den Mut fand, sich um eine erneute Therapie zu bemühen. Weil er keine Begleittherapie gehabt habe, habe er auch keine Indikation für eine Hormontherapie erhalten, obwohl er sich eigentlich schon vor fünf Jahren sicher gewesen sei, dass er eine geschlechtsangleichende Hormontherapie benötigt.

Kontextualisierung entsprechend dem Mehrebenenmodell in den Multikulturellen Leitlinien der APA (2017):

Adrian hat als Kind die Bedingung vorgefunden, dass in Deutschland verbale und emotionale Gewalt gegen Kinder nur in seltenen Fällen vom Umfeld konfrontiert und unterbunden wird, besonders dann, wenn eine Frau diese Gewalt ausübt. Wenn emotional gewalttätige Eltern sozioökonomisch gut abgesichert sind und über einen hohen Bildungsstand verfügen, macht dies ein Eingreifen des Umfeldes noch unwahrscheinlicher. Insofern musste Adrian als Kind mit der erlittenen Gewalt allein umgehen. Angesichts mangelnder Unterstützungsangebote verarbeitete Adrian die gewaltvollen Botschaften durch Internalisierung, um die lebenswichtige Bindung an seine Mutter nicht zu gefährden. Wir können vermuten, dass Adrian dabei unter anderem die Annahme, dass er wenig schützenswert sei, in sich aufnahm. Mit diesem Selbstkonzept war Adrian vulnerabel, als er sich auf seinen Partner einließ. Die Beziehung zum Partner war für ihn ambivalent besetzt: Auf der einen Seite ermöglichte sie die Flucht vor der Gewalt durch die Mutter, auf der anderen Seite nutzte der Partner die Sehnsucht Adrians nach Schutz und Adrians Schwierigkeiten, für sich einzustehen, aus. Adrian brauchte lange, bis er sich trennen konnte. Dass es Adrian später gelang, sich recht rasch von seiner ersten Psychotherapeutin zu distanzieren, ist als gelungene Selbstschutzreaktion zu würdigen. Es wird allerdings im Verlauf sichtbar, dass diese trans*negative Erfahrung im therapeutischen Kontext für Adrian die Konsequenz hatte, fünf weitere Jahre zu benötigen, bis Adrian sich erneut einer Behandlerin anzuvertrauen wagte. Die aktuell gültigen Richtlinien der Krankenkassen, die psychotherapeutische Kontakte für eine Inanspruchnahme körpermodifizierender Behandlungen vorschreiben (MDS 2020), bilden eine weitere kontextuelle Bedingung für die Verzögerung von Adrians körpermodifizierender Transitionsbehandlung. Die deutliche Positionierung der Folgetherapeutin zum Vorgehen der Vorbehandlerin ermöglicht es Adrian, die Haltung seiner Folgetherapeutin einzuschätzen. So gelingt es der Folgetherapeutin, ein Behandlungsbündnis zu gestalten, in dem Adrian sich öffnen und benennen kann, welche Ziele er in der Behandlung verfolgen möchte. In dieser kurzen Sequenz aus der Interaktion von Adrian mit der Folgetherapeutin werden bereits zentrale Elemente einer evidenzbasierten Beziehungsgestaltung umgesetzt: Transparenz, Feedbackorientierung, Allianzbildung, Authentizität und professionelle Gestaltung einer an den Bedarf der behandlungssuchenden Person adaptierten Selbstöffnung der Therapeutin (Norcross/Lambert 2019). Hinzu kommt, dass die Therapeutin auch den Fachstand bezüglich Trans*geschlechtlichkeit und Trauma vertreten kann (Coleman et al. 2022; Günther et al. 2021). Dass es Adrian wiederum gelingt, trotz der erlittenen Traumatisierungen das eigene Erleben in den Blick zu nehmen und es auch selbstbewusst zu vertreten, zeigt wiederum seine Fähigkeit zur Entwicklung von Widerstandskraft.

5.4 Dynamiken der Gewalt

Gewalt und Diskriminierungen sind deshalb so schwer aus der Welt zu schaffen, weil sie sich für diejenigen, die sie ausüben, lohnen: Sie erhalten damit eher, was sie wollen, sie müssen sich weniger Mühe machen, weniger Zeit investieren und auch weniger Kompetenzen entwickeln, um etwas zu erreichen. Sie erleben Macht, für die sie zudem oftmals sozial validiert werden. Sie können ihre Privilegien absichern. Ungerechte soziale Strukturen und Vorurteile befördern Gewalt und Diskriminierungen. Wenn eine gewaltausübende Person davon ausgeht, dass die Person, die sie angreift, sich nicht wehren kann und auch nicht beschützt werden wird, kann dies die Gewalt steigern. Personen greifen eher andere an, die zuvor stigmatisiert und verbal herabgesetzt wurden. Entwertende Zuschreibungen ermöglichen es der angreifenden Person, sich vom Erleben der angegriffenen Person zu distanzieren, die Angriffe zu legitimieren und sich von unangenehmen Gefühlen zu entlasten (Soine/Zinn 2006; Rudolf 2017; Rouamba in Geißlinger 2020).

Im Gesundheitssystem erhöhen mancherorts Zeitdruck und Überforderung, mangelhafte Rezeption der fachspezifischen Leitlinien und der Verzicht auf eine ehrliche Fehlerkultur die Wahrscheinlichkeit für trans*feindliche Gewalt und Diskriminierungen. Abwertende und pathologisierende Zuschreibungen an trans* Patient*innen bieten einen rechtfertigenden Rahmen, um sich über die Signale und Bedürfnisse dieser Patient*innen hinwegsetzen (Mahler/Oster 2023). Hinzu kommt, dass trans*feindliche Diskriminierungen durch Gesundheitsdienstleister*innen in der Regel für diese ohne Konsequenzen bleiben (Rider et al. 2023). An all diesen Stellen zeigt sich, wie wichtig es im Gesundheitssystem ist, Vorurteilen, gruppenbezogener Menschenfeindlichkeit, silencing und othering entgegenzutreten.

Begriffserklärung *silencing* und *othering*: Die Machtmechanismen von silencing und othering wurden zunächst in der postkolonialen Theoriebildung beschrieben und anschließend übertragen. Die Begriffe drücken aus, wie Angehörige von Minoritäten in einem hierarchischen Machtgefüge als „andere" konstruiert, nicht gehört und am Sprechen gehindert werden mit dem Ziel, dem spezifisch privilegierten Gegenüber Raum, Überlegenheitsempfinden und Deutungshoheit zu verschaffen sowie die Wahrnehmung, all dies sei berechtigt (Deutsches Zentrum für Integrations-und Migrationsforschung 2023).

5.5 Prävalenzen von trans*feindlichen Diskriminierungen und trans*feindlicher Gewalt

Trans* und nichtbinäre Personen erleben in der Öffentlichkeit, in Familie und Bildungsinstitutionen vielfach Diskriminierungen und auch Gewalt. In der von 2018 bis 2019 in Deutschland durchgeführten Studie zur Gesundheit von queeren Personen mit 8.700 Teilnehmenden von Timmermanns et al. (2022) berichteten über die Hälfte der befragten trans* Personen davon, diskriminiert worden zu sein. Noch mal stärker davon betroffen waren inter* und genderdiverse Personen (der Begriff „genderdivers" wurde in dieser Forschungsarbeit synonym zu „nichtbinär" verwendet). Als besonders belastend beschrieben die befragten Queers Diskriminierungen und Gewalt in vertrauten Kontexten, die sie nicht verlassen können, insbesondere in der Herkunftsfamilie. Gut ein Fünftel der Befragten berichtete von Diskriminierungserfahrungen im Gesundheitssystem. Auch innerhalb queerer Communitys finden Diskriminierungen statt – wenn auch seltener als in den anderen untersuchten Kontexten. Körperliche und sexuelle Gewalterfahrungen berichten ein gutes Drittel der befragten trans*, genderdiversen und inter* Personen (Timmermanns et al. 2022). Die Forschung zu Beziehungsgewalt gegen und durch trans* Personen ist noch recht lückenhaft. Hier müssen wir derzeit leider davon ausgehen, dass Partnerschaftsgewalt in Paar- und Polybeziehungen, in denen trans* Personen leben, vergleichbar häufig wie in Beziehungen zwischen cis Personen auftritt (Trombetta/Rollè 2023; Whitton et al. 2019).

5.6 Die Auswirkungen von Gewalt und Diskriminierungen auf trans* und nichtbinäre Personen

Je nach intersektionaler Verortung ihrer Person erfahren trans* Personen sowohl trans*feindliche Diskriminierung und Gewalt als auch sexistische, rassistische, klassistische oder ableistische Gewalt. Wie wirkmächtig Diskriminierung und Gewalt sind, hängt neben deren Art und Ausmaß auch von dem jeweiligen Kontext ab, in dem eine Person angegriffen wird. Die Kontextbedingungen beeinflussen, ob die Vulnerabilität einer Person (z. B. aufgrund von Alter, Be_hinderung, einer akuten Krisenreaktion oder Verletzung) ausgenutzt wird, um sie anzugreifen, oder ob die Person Schutz und Unterstützung erhält (Hengelein 2023).

Traumatisierungen durch Diskriminierungen und Gewalt können bei den Betroffenen zu einer Vielzahl von traumakompensatorischen Reaktionen sowie gesundheitlichen und sozialen Beeinträchtigungen führen (Fischer/Riedesser 2009). In einem gesellschaftlichen Kontext, der ihnen immer wieder demonstriert, wie wenig schützenswert sie sind, ist es für minorisierte Personen schwer, die eigenen Fähigkeiten von Selbstschutz und Selbstfürsorge zu entwickeln und zu behaupten (Voigtel 2022). Traumaspezifische Veränderungen der Konzepte des eigenen Selbst und der sozialen Welt sind insbesondere bei schwerer Gewalt, bei wiederholter Gewalt und bei Gewalt, der die Person bereits vulnerabilisiert gegenübersteht, zu erwarten. Gewalt in Herkunftsfamilien, in Schulen, in Intimbeziehungen und auch in der Gesundheitsversorgung können das Vertrauen einer Person gegenüber diesen Kontexten, in sich selbst und in zukünftige Beziehungen massiv beeinträchtigen. Auch die Auswirkungen von trans*feindlichen Diskriminierungen können sich in einem kumulativen Prozess so weit verstärken, dass die davon betroffene Person mit einer Traumafolgestörung reagiert.

BEISPIEL

Jay Schulz kommt mit einer akuten Belastungsreaktion in die Psychotherapie bei Petra Werner. In der Anfragemail auf einen Therapieplatz hat Jay Schulz bereits benannt, dass Jay nichtbinär ist und eine Anrede mit „they" wünscht. Petra Werner hat bereits mit einer trans*weiblichen Person gearbeitet. Sie selbst hat als nichtbehinderte, weiße, sozioökonomisch gut gestellte 39-jährige cis Frau Erfahrungen mit Sexismus machen müssen. So hat sie im Verlauf ihrer Psychotherapieausbildung sich gegen übergriffige Bemerkungen eines Dozenten gewehrt und vielfach erlebt, dass den Aussagen männlicher Kollegen mehr Raum und auch mehr Anerkennung zuteilwurden. Sie hat sich darüber geärgert. Freund*innen haben sie unterstützt. Eine weitere Ausbildungskollegin hat mit ihr den sexistischen Dozenten konfrontiert. Innerhalb der Institutionsleitung war sein Verhalten bekannt, blieb allerdings ohne Konsequenzen.

Petra Werner bietet Jay Schulz ein Erstgespräch an. Jay Schulz beschreibt darin eine große Erschöpfung. In einer Krankenhausbehandlung, die Jay Schulz wegen akuter Bauchbeschwerden in Anspruch nehmen musste, sei they permanent misgendert worden. Auch an der Universität, wo Jay Schulz Jura studiert, müsse they in jeder Veranstaltung darum kämpfen, korrekt angesprochen zu werden. Jay Schulz ist angespannt, ängstlich, kann schlecht schlafen. Jays Gedanken kreisen darum, was they noch machen könnte, um richtig angesprochen zu werden. Jay Schulz schämt sich auch, dass they sich im Krankenhaus nicht gut wehren konnte.

Petra Werner stellt in sich zunächst ein Erstaunen darüber fest, warum das Misgendering zu einer solchen Unruhe bei Jay führt. Sie nimmt Jay Schulz als „dünnhäutig" und „nervös" und, wie sie beim näheren Hinschauen feststellt, „schwach" wahr. Sie spürt den Impuls, Jay beruhigen zu wollen mit einem Verweis darauf, dass es das Gegenüber bestimmt nicht böse gemeint habe, dass es eben ungewohnt sei, nichtbinär zu gendern, und dass andere Ähnliches und oftmals sehr viel Schlimmeres erleben würden. Sie entscheidet sich, diesen Impulsen nicht zu folgen. So fragt sie stattdessen nach, welche Diskriminierungs- und Gewalterfahrungen Jay Schulz sonst noch im Laufe der Biografie erlebt hat. Jay Schulz berichtet von jahrelangem Mobbing in der Schule und nach einigem Zögern von zwei Erfahrungen sexualisierter Gewalt durch den Bruder im Alter von elf und vierzehn.

Petra Werner bemerkt, wie sich ihr Bild von Jay Schulz wandelt. Sie kann nun erkennen, was Jay Schulz schon alles im Leben bewältigen musste. Sie kann würdigen, dass Jay unter diesen Umständen die Schule abschließen und sich zu einem Studium entschließen konnte. Sie fragt nach, warum Jay Schulz Jura als Fach gewählt hat. Jays Ringen um die richtige Ansprache kann sie nun als Ausdruck von Selbstachtung sehen.

Die Folgen von Gewalt und Diskriminierungen umfassen bei den betroffenen trans* Personen Beeinträchtigungen der Affekt- und Impulsregulation, psychosomatische Reaktionen (beispielsweise Schmerzen), Störungen des Bewusstseins, der Wahrnehmung des eigenen Selbst und des eigenen Körpers (z.B. in Form von dissoziativem Erleben) sowie sexuelle und interaktionelle Probleme oder Suizidalität. Symptomatisch können u.a. Ängste, PTSD, Depressivität, Sucht und weiterer schädlicher Substanzgebrauch auftreten, häufig auch in Kombination. Auch die Prävalenz verschiedener körperlicher Erkrankungen ist erhöht (Coleman et al. 2022; Colizzi et al. 2015; Narr et al. 2023; Yeung/Jedrzejczak 2023). Zudem findet sich eine Assoziation von Traumatisierungen im Kindesalter mit im Erwachsenenalter diagnostizierbaren Persönlichkeitsstörungen (Perry/Lee 2020). Entsprechend wäre zu erwarten, dass wir als Folge der Gewalt bei trans* Personen auch eine Prävalenzerhöhung von Persönlichkeitsstörungen finden. Tatsächlich zeigen die Befunde aus einer Studie mit einer sorgfältigen Methodik hier keine Häufung (Heylens et al. 2014). Weitere trans*respektvoll konzipierte Studien zur Prävalenz sowie zum Outcome von Psychotherapien für trans* Personen mit Persönlichkeitsstörungen sind notwendig. In der diagnostischen Praxis sehen wir, dass insbesondere das Kriterium eines kontextübergreifenden Bestehens der Symptomatik einer sogenannten Persönlichkeitsstörung bei trans* und nichtbinären Personen oft nicht erfüllt wird. Dies weist uns auf die Aufmerksamkeit und die Differenzierungsfähigkeiten als Resilienzfaktoren hin, die wir auch bei denjenigen trans* Personen vorfinden, die erheblichen Traumatisierungen ausgesetzt worden sind. Wir erleben immer wieder, wie trans* Personen mit erheblichen und chronischen Gewaltwiderfahrnissen in Kontexten, in denen sie Rückhalt erfahren, eine deutliche Abnahme der Symptombelastung zeigen. So empfehlen wir, im diagnostischen Prozess sorgfältig darauf zu achten, ob und wie sich Symptome in verschiedenen interpersonellen Kontexten zeigen.

Von Stigmatisierungen, Diskriminierung und Gewalt betroffene Personen versuchen, die erlittenen Erfahrungen so zu integrieren, dass sie in ihren Lebensumfeldern weiterleben können. Sie nehmen dafür spezifische Anpassungen innerer Schemata vor. So kommt es zur Zuschreibung von Scham und Schuld oder überstarker Verantwortlichkeit an die eigene Person, zu internalisierter Trans*negativität. Gewalterfahrungen können auch zur Verzerrung interaktioneller Schemata führen, die dann z.B. durch Hineintragen von Spannungen, Konflikten und Wut gerade in Nahbeziehungen Schwierigkeiten im aktuellen sozialen Gefüge der Person verursachen können. Dies kann Konflikte in Partner*innenschaften, Freund*innenschaften oder Communitys von trans* und nichtbinären Personen bedingen oder auch Einsamkeit der betroffenen Personen nach sich ziehen. Trans*spezifische Stressfaktoren wie Ausgrenzungen, Deprivilegierungen, Gewalterfahrungen in der Biografie, gesundheitliche und emotionale Probleme durch Minoritäten-Stress und auch internalisierte Trans*negativität können Konfliktdynamiken in queeren Beziehungen verschärfen (Trombetta/Rollè 2023; Whitton et al. 2019).

Durch chronische Gewalt kann sich in der Person ein Erleben von Sinnlosigkeit, Hoffnungslosigkeit und auch Zukunftslosigkeit formen. Diese inneren Schemaanpassungen konzeptualisieren wir in der Therapieplanung nicht als „dysfunktionale Kognitionen", sondern als von trans* und nichtbinären Personen vorgenommene innere Neuverankerungen mit dem Ziel, sich in großer Not behaupten zu können. Die Verarbeitung von Gewalt und ihren Folgen kostet sehr viel Kraft und Lebenszeit und zieht Energie von anderen wichtigen Lebensaufgaben ab. So benötigen gewaltbetroffene trans* Personen oftmals länger für Transitionsprozesse als diejenigen, die diese Erfahrung nicht machen mussten (Budge et al. 2013; Günther et al. 2021; Ford/Courtois 2009).

Begriffserklärung „internalisierte Trans*negativität": Internalisierte Trans*negativität stellt eine Innenwendung erlebter Feindseligkeit gegenüber trans* Personen dar. Der psychologische Sinn dieser Internalisierungsprozesse liegt im Erhalt der Zugehörigkeit zu einem sozialen System (z. B. der Herkunftsfamilie, einer religiösen Gruppierung und auch der gesamten Gesellschaft), die das genderdivergente Sein der Person ablehnt. Internalisierungsdynamiken gesellschaftlicher Unterdrückung als Reaktion auf das Erleben gruppenbezogener Menschenfeindlichkeit treten bei vielen weiteren gesellschaftlich marginalisierten Personen auf, zum Beispiel bei Personen, die von Rassismus betroffen sind (Pyke 2010). Es ist in der Gesundheitsversorgung von entscheidender Bedeutung, aus diesen internalisierten Negativkonzepten nicht eine defizitorientierte Sichtweise auf marginalisierungserfahrene Personen abzuleiten. Gesundheitsversorger*innen müssen im Umgang mit Klient*innen, die über internalisierte Unterdrückung berichten, besonders sorgfältig auf ihr Gegenübertragungsempfinden achten. Ein Gegenübertragungsagieren in Form von Paternalismus würde die gesellschaftliche Deprivilegierung der behandlungssuchenden trans* Person reifizieren und letztlich die Therapie zu einem schädigenden Herrschaftsinstrument verkommen lassen.

5.7 Psychotherapeutische Interventionen bei Gewalt und Diskriminierungen

Alle trans* und nichtbinären Personen mit einem psychotherapeutischen Behandlungsanliegen suchen bei uns einen Therapieplatz, an dem sie nicht diskriminiert werden. Eine Gesundheitsdienstleistung anzubieten, ohne zu diskriminieren, sollte eigentlich selbstverständlich sein. Tatsächlich erleben wir jedoch in der Versorgungspraxis, dass wir nicht selten von trans* Personen konsultiert werden, die aus Vortherapien kommen, in denen sie diskriminiert worden sind.

Zudem erleben manche trans* und nichtbinäre Personen, während sie bei uns in laufender Behandlung sind, in ihren Beziehungen, am Arbeitsplatz, in der Schule, in der Öffentlichkeit, im Gesundheitssystem oder in der queeren Community Diskriminierungen und/oder sie werden gewalttätig angegriffen. Diese Personen benötigen oftmals eine Akutintervention, um das Erlittene zu integrieren, das Auftreten von Folgeschäden zu verhindern und zu überlegen, ob und welche Schritte sie unternehmen können, um für ihre Rechte einzustehen.

Weitere trans* und nichtbinäre Personen kommen in die Therapie mit einer psychischen Symptomatik oder mit dem Anliegen, an Interaktionsschwierigkeiten und Konflikten zu arbeiten. Im Verlauf der Behandlung stellt sich dann heraus, dass diesen Schwierigkeiten auch Gewalterfahrungen zugrunde liegen. Hier geht es darum, die Bedingungszusammenhänge so herauszuarbeiten, dass die Person ihr eigenes Handeln und Empfinden besser verstehen kann. Eventuell benötigt die Person neben der direkten psychotherapeutischen Arbeit an den Konflikten und Belastungen auch spezifisch psychotraumatologische Interventionen.

Manche trans* und nichtbinäre Personen wiederum wenden sich an uns als Behandler*innen mit dem ausdrücklichen Bedarf sowohl nach einer Traumatherapie als auch nach einer Transitionsbegleitung. Hier umfasst die Behandlungskonzeption eine leitliniengerechte Traumatherapie, die mit einer Transitionsbegleitung verzahnt und sorgfältig mit der behandlungssuchenden Person abgestimmt wird. Wir möchten im Folgenden auf jede dieser Konstellationen eingehen.

5.7.1 Akutinterventionen bei Diskriminierungen

BEISPIEL

Fallbeispiel A:
Eine junge nichtbinäre Person fragt bei einer Psychologischen Psychotherapeutin nach einem Therapieplatz. They ist noch in Therapie bei einem Kollegen, möchte aber die Therapie abbrechen, weil der Kollege sich seit Monaten weigere, they mit ihrem identitätsentsprechenden Namen und Pronomen anzusprechen. They habe ihn um die Behandlungsdokumentation in Kopie gebeten, was er verweigert habe.

Fallbeispiel B:
Ein Trans*mann, der sich in laufender Transitionsbegleittherapie befindet, nimmt zwei Monate nach einer genitalangleichenden Operation einen erneuten Therapietermin wahr. Er wirkt angespannt, erschöpft und auch körperlich geschwächt. Die Psychotherapeutin meldet ihm zurück, dass sie sieht, dass er belastet ist, und fragt, was er erlebt hat. Er erzählt, dass es bei der Operation Komplikationen gegeben habe. Postoperativ sei er intensivmedizinisch behandelt worden. Niemand habe ihn dort informiert, was genau mit ihm los sei. Er habe starke Schmerzen gehabt und sich große Sorgen gemacht. Im operierten Gebiet sei eine Entzündung aufgetreten. Auf der Intensivstation sei er von mehreren Pflegekräften gedeadnamed worden. Niemand habe ihm geholfen, als er seine Schmerzen angesprochen habe. Auch zwei Monate postoperativ habe er noch Schmerzen im operierten Genital. Er habe mit dem Krankenhaus Kontakt aufgenommen und rückgemeldet, dass er sich mit der Behandlung auf der Intensivstation sehr schlecht gefühlt habe. Auch habe er um erneute Termine gebeten. Daraufhin sei ihm nur geantwortet worden, er müsse sich gedulden.

Fallbeispiel C:
Eine trans*weibliche Person hat eine Familienfeier anlässlich der Hochzeit ihres Bruders besucht. Ihr war bekannt, dass manche Familienmitglieder schon mit ihrem früheren Coming-out als „schwul" massive Schwierigkeiten hatten. Sie hatten ihr deutlich Verachtung gezeigt. Seit sie sich als trans* Frau geoutet hat, hat sie niemand aus ihrer Familie auf ihre Partner*innenschaften angesprochen, obwohl sie ihrer Familie mitgeteilt hat, dass sie seit drei Jahren eine feste Partnerschaft mit ihrem Freund hat. Die Familienfeier war ihr dennoch wichtig, weil sie dort ihren Opa sehen konnte. Der hochaltrige Opa ist an Demenz erkrankt. Die Patientin geht davon aus, dass er nicht mehr lange leben wird. In der therapeuti-

schen Sitzung nach der Familienfeier berichtet sie, dass der Besuch bei der Herkunftsfamilie sehr anstrengend war. Sie sei nur von ihrer Schwester mit ihrem richtigen Namen angesprochen worden. Alle anderen hätten vermieden, ihren Namen zu nennen. Es sei eine sehr ungemütliche und distanzierte Atmosphäre gewesen. Nur der Opa habe sich über sie gefreut. Ihm habe es die Patientin auch nicht übel genommen, dass er sie falsch angesprochen habe. Sie sagt: „Ich weiß ja, wer ich bin."

Von diskriminierenden Situationen erfahren wir als Behandler*innen manches Mal erst, wenn wir direkt danach fragen, was einer trans* und nichtbinären Person in ihrem Alltag, in der Öffentlichkeit und im Gesundheitssystem begegnet ist. Wir nehmen Berichte über erlittene Diskriminierungen und Gewalt ernst, hören zu und schwächen sie nicht ab. Wir machen deutlich, dass unsere Loyalität aufseiten des Wohls unserer Klient*innen liegt. Somit beziehen wir auch und gerade dann klar Stellung, wenn eine Diskriminierung im Gesundheitssystem stattgefunden hat (APA 2015). Wir fragen die diskriminierungsbetroffene Person, was sie braucht, und bieten Rückhalt an. Manchmal möchte die Person die erlebte Situation erst mal nur teilen. Es ist ihr eventuell bereits gelungen, die Situation so einzuordnen, dass sie für sich eintreten kann. Wir bieten einen Resonanzraum für alle Gefühle, die die Person anlässlich der ungerechten Behandlung erlebt. Wenn die Person Diskriminierungen im Gesundheitssystem erlitten hat, können wir sie über ihre Rechte und die geltenden professionellen Standards aufklären.

Da es trotz aller Bemühungen leider passieren kann, dass wir als Behandler*innen selbst etwas sagen oder tun, womit wir diskriminieren, Grenzen verletzen oder auch am Bedarf der behandlungssuchenden Person vorbei agieren, empfehlen wir, diese Möglichkeit schon bei der Aushandlung des Therapiekontraktes vorwegzunehmen und so einen Weg dafür zu bahnen, in solchen Fällen den Kontakt wieder herzustellen.

BEISPIEL

Therapeut*in:
„Mir ist noch ein Punkt sehr wichtig in unserer gemeinsamen Arbeit. Es kann leider sein, dass wir hier in der Therapie auch Situationen haben werden, in denen ich auf dem Schlauch stehe, unaufmerksam bin und etwas sage oder tue, was Sie verletzt oder über Ihre Grenzen geht. Ich gebe mir Mühe, das zu verhindern, aber mir ist bewusst, dass das passieren kann. Es wäre mir wichtig, dass Sie wissen, dass ich Ihnen dann für eine Rückmeldung sehr dankbar bin. Manchmal ist es ja auch so, dass man

erst nach einigen Tagen oder Wochen merkt, dass in der Therapie etwas schiefgelaufen ist. So wäre es für mich auch sehr in Ordnung, wenn Sie sich auch später bei mir deswegen melden."

Wenn wir selbst diskriminiert haben, schätzen wir das Vertrauen, das Klient*innen in uns setzen, wenn sie uns darauf aufmerksam machen. Wir investieren Kraft und Zeit, um zu begreifen, was passiert ist. Wir weisen darauf hin, dass gerade dann, wenn wir uns diskriminierend verhalten haben, ein manipulativer Gebrauch der selbstwertdienlichen Behauptung, unser eigenes Verhalten „nicht verstehen zu können", dem diskriminierten Gegenüber einen unzumutbar hohen Erklärungsaufwand abverlangt. Eigenes diskriminierendes Verhalten zu erkennen und damit gut umzugehen, erfordert von uns kognitives und besonders auch emotionales Bemühen, gerade weil wir uns hier damit auseinandersetzen müssen, nicht integer gehandelt zu haben. Das ist machbar und sollte auch gemacht werden. Wir entschuldigen uns also aufrichtig und bemühen uns, den Bruch in der Behandlungsbeziehung zu reparieren (Eubanks et al. 2019).

Oftmals hinterlassen diskriminierende Situationen bei den davon betroffenen Personen Erschütterungen des Selbstkonzeptes. Es treten Selbstzweifel, Scham, Misstrauen und auch Selbstentwertungen (erneut) auf. Diese internalisierenden kognitiven Verarbeitungsweisen führen zu einer Abwendung der Aufmerksamkeit vom eigenen Wert, der eigenen Schönheit und Stärke, schwächen die Fähigkeiten zur Selbstfürsorge (erneut) und auch die sozialen Bindungen der diskriminierungsbetroffenen Person. Nicht selten ziehen sich diskriminierte Personen zurück. Hier können wir als Behandler*innen anbieten, den Raum wieder zu erweitern, indem wir über Unterstützungsangebote informieren und den Weg dorthin bahnen, z. B. in eine Antidiskriminierungsberatung. Bei der Interventionsplanung gehen wir sorgsam mit der Lebenszeit unserer Klient*innen um und achten darauf, dass wir möglichst so unterstützen, dass die Person jetzt nicht erneut allein viel Kraft investieren muss, um sich gegen die Diskriminierung zu wehren. Ein gut reflektiertes und besprochenes Aktivwerden eines*einer Psychotherapeut*in kann an dieser Stelle sehr sinnvoll sein, um dem Widerstand der Klient*innen Durchsetzungskraft zu verleihen. So reagieren im Gesundheitssystem leider viele Kolleg*innen nicht respektvoll, wenn Klient*innen auf sie zukommen, diskriminierende Situationen nachbesprechen und ihre Rechte einfordern möchten. Andere Gesundheitsprofessionelle finden in diesem hierarchischen Gefüge aufgrund ihrer Positionierung oftmals mehr Gehör. Diese ungleichen Chancen, angehört zu werden, sprechen wir explizit an und machen deutlich: Klient*innen, die sich über eine diskriminierende Behandlung beschweren, werden nicht deshalb nicht angehört, weil sie sich nicht klar geäußert haben, sondern weil die Adressat*innen der Beschwerde davon ausgehen, durch Ignorieren die Diskriminierung unsichtbar und für sie konsequenzenlos machen zu können.

Die therapeutischen Reaktionen in den obigen Fallbeispielen könnten beispielsweise so aussehen:

BEISPIEL

Fallbeispiel A:
Die Psychologische Psychotherapeutin hört sich die Erfahrung der Person aufmerksam an. Sie meldet zurück, dass sie merkt, wie ärgerlich und irritiert die Person über das Misgendering und die Verweigerung der Akteneinsicht ist. Sie bittet um Feedback, ob sie gut verstanden hat, wie es der Person mit der Situation geht („Schauen Sie bitte noch mal, wie es Ihnen mit meiner Rückmeldung geht. Gibt es etwas, was fehlt, um gut zu verstehen, wie es Ihnen mit der Situation ergangen ist?“). Sie stellt Informationen über die medizinethischen Prinzipien und das Patientenrechtegesetz bereit und bietet Rückhalt bei Einforderung der Akteneinsicht an. Das Patientenrechtegesetz hat im § 630g die Hürden im Gesundheitssystem, eine Akteneinsicht zu verhindern, hoch angesetzt. So ist nach § 630g „[d]em Patienten […] auf Verlangen unverzüglich Einsicht in die vollständige, ihn betreffende Patientenakte zu gewähren, soweit der Einsichtnahme nicht erhebliche therapeutische Gründe oder sonstige erhebliche Rechte Dritter entgegenstehen“ (Bundesgesetzblatt 2013, 278). Durch ein Schreiben des*der Klient*in, in dem gefordert wird, eine Kopie der Akte entweder dem*der Klient*in direkt auszuhändigen oder an den Arzt bzw. die Ärztin oder an den*die Psychotherapeut*in des*der Klient*in zu schicken, kann bewirkt werden, dass eine Kopie der Akte auf jeden Fall herausgegeben werden muss (Bundesgesetzblatt 2013; Bundespsychotherapeutenkammer 2017).

Fallbeispiel B:
In der Therapie erhält der Klient den Raum zu schildern, was ihm passiert ist und wie er sich dabei gefühlt hat. Die Therapeutin hört seinen Bericht an und unterstützt ihn dabei auszusprechen, was er in dieser Situation gebraucht hätte.

Therapeutin: „Das ist eine ziemlich bittere Situation, die Sie da erlebt haben. Niemandem sollte dies im Gesundheitssystem passieren, und es tut mir sehr leid. Ich finde es sehr beachtlich, dass Sie sich selbst und Ihrem Körper so gut getraut haben, dass Sie weiterhin deutlich für eine Schmerzbehandlung eingetreten sind, obwohl es Ihnen sehr schlecht ging. Sie haben für sich gekämpft. Das ist wichtig zu sehen, auch wenn Sie nicht gehört worden sind. Wie geht es Ihnen denn jetzt nach dieser Erfahrung mit sich?"
Klient: „Ja. Ich finde es sehr schlimm, dass mich niemand gehört hat. Ich habe sogar den Oberarzt darauf angesprochen, dass ich richtig angesprochen werden möchte, und ihm auch erzählt, was passiert ist, aber er hat dazu nichts gesagt."
Therapeutin: „Ich denke, jeder Mensch möchte in so einer Situation angehört werden. Welche Gefühle hat denn dieses Nichtgehörtwerden in Ihnen geweckt?"
Klient: „In der Situation war ich traurig und enttäuscht. Ich denke, ich war vielleicht nicht deutlich genug."
Therapeutin: „Sie haben Zweifel an dem, was Sie gesagt haben, weil der Oberarzt nicht reagiert hat?"
Klient: „Ja, es hat sich blöd angefühlt."
Therapeutin: „Erinnern Sie sich, was Sie gesagt haben?"
Klient: „Ja, das weiß ich noch ganz genau: Ich habe ihm gesagt, dass ich von dem Personal in dieser Klinik erwartet hätte, richtig angesprochen zu werden. Auch weil ich das beim Aufnahmegespräch ausdrücklich gesagt und darauf geachtet habe, dass das dokumentiert wird. Ich habe ihm auch gesagt, dass ich erwartet habe, dass das Pflegepersonal damit vertraut ist, dass Personen nach solch einer Operation Schmerzen haben. Die Aufklärung über die Operation zuvor war ja recht gut gelaufen. Die Ärztin hatte mir auch versichert, dass alle in der Klinik mit den Belangen von trans* Personen vertraut seien."
Therapeutin: „Für mich klingt dies so, als hätten Sie sich mehrfach rückversichert und auf das vertraut, was Ihnen gesagt worden ist. Besser kann man es wahrscheinlich nicht machen. Kann es sein, dass der Oberarzt Sie aus Gründen nicht angehört hat, die wir noch nicht in Betracht gezogen haben? Was ist da Ihr Eindruck?"
Klient: „Er erschien mir tatsächlich unsicher, was mich erstaunt hat. Und er konnte mir nicht in die Augen blicken, sondern hat die ganze Zeit in seinen Computer geschaut."
Therapeutin: „Sie hatten den Eindruck, er ist gar nicht im Kontakt mit Ihnen?"

Klient: „Ja. Es war mir aber wichtig, gehört zu werden. Ich möchte auch nicht, dass der nächste Patient dort das Gleiche erlebt."
Therapeutin: „Es gibt noch die Möglichkeit, sich bei der Klinikleitung zu beschweren. Oder auch bei den Landesbehörden. Wenn Sie möchten, kann ich Sie dabei unterstützen. Auch Patientenberatungsstellen und Trans*beratungsstellen bieten hier Rückhalt an. Sie können es sich in Ruhe überlegen. Ich habe dokumentiert, was Sie gesagt haben. Wenn Sie hier irgendwann tätig werden möchten, können Sie mich gern ansprechen. Was wäre denn jetzt für Sie das Wichtigste?" (Anmerkung: Das Prozedere der Beschwerdeführung wird hier genauer beschrieben: https://www.bundesgesundheitsministerium.de/service/buergertelefon/beschwerden-ueber-krankenhaeuser.html (24.08.2024).
Klient: „Ihre Rückmeldung war schon mal wichtig. Jetzt möchte ich aber erst einmal wieder Kraft tanken und mich um mich kümmern."
Therapeutin: „Ja, das verstehe ich."
Die Therapeutin dokumentiert die Erfahrungen des Klienten. Sie klärt mit dem Klienten, ob und welche medizinische Weiterbehandlung er benötigt und ob die Klinik, aus der er kommt, hierfür weiterhin infrage kommt. Sie informiert den Klienten über die professionellen Regelungen und auch darüber, welche Informationen es unterdessen für die trans*sensible Aufklärung von Pflegekräften gibt (z.B. Weiß 2013). Sie bietet an, den Klienten zu unterstützen, wenn er eine Beschwerde einlegen möchte.

Fallbeispiel C:
Die Therapeutin würdigt, dass die Klientin trotz ihrer realistischen Einschätzung, wie schwer die Zeit auf der Familienfeier werden würde, getan hat, was ihr wichtig war: nämlich den Opa zu sehen. Sie bespricht mit der Klientin, was sie jetzt tun kann, um ihre queeren Ressourcen wieder zu stärken und sich zu erholen. Sie stärkt die Klientin darin, ihr eigenes Erschöpfungserleben ernst zu nehmen und sich Zeit für die Regeneration zu gönnen. Manche Klient*innen erleben auch ein szenisches Arbeiten als empowernd. Hier kann zum Beispiel klar und erlebnisnah in Form eines inneren Dialoges der misgendernden Person aufgezeigt werden, was ihre Motive dafür sein könnten und welche Konsequenzen dieses Verhalten für sie haben kann. Gleichzeitig wird die innere Grenzsetzung der trans* Person gestärkt (Schnarch 2020).

Dies könnte im Falle des misgendernden Vaters der Klientin so aussehen: Er weiß, wie weh er seiner Tochter damit tut. Er entscheidet sich aber für das Misgendern, weil er sich gern als jemand erlebt, der die Macht hat, andere zu sanktionieren, die nicht seiner Norm entsprechen. Er verliert damit aber etwas unersetzlich Wertvolles: den Kontakt zu seiner Tochter, von der er sehr viel lernen könnte. Er diskreditiert sich gleichermaßen auch als Elternteil.
Die Klientin hingegen kann in sich verankert wahrnehmen, dass sie auf eine wundervolle und strahlende Art trans*weiblich ist, egal was ihr Vater an Manövern unternimmt. Ihre Trans*weiblichkeit ist unanfechtbar. Sie kann entscheiden, ihren inneren Reichtum mit denjenigen zu teilen, die sie mit Respekt behandeln. Sie kann sich dann innerlich vorstellen, wie sie selbst zusammen mit ihren Freund*innen dem Vater genau dies mitteilt.

5.7.2 Akutinterventionen bei Gewalt

BEISPIEL

Fallbeispiel A:
Eine trans* Frau berichtet, dass sie große Ängste hat, S- und U-Bahn zu benutzen. Als sie das letzte Mal mit der U-Bahn unterwegs gewesen ist, hat sie ein Mann auf eine Art angestarrt, die sie als bedrohlich empfunden hat. Nach einer Weile ist sie ausgestiegen und hat die nächste Bahn genommen. Aber auch dort hat sie sich bedroht gefühlt. Seither ist sie kaum mehr mit der U-Bahn gefahren.

Fallbeispiel B:
Ein trans* Mann, der vor sechs Monaten aus Syrien nach Deutschland geflüchtet ist, kommt in die Therapie und ist sehr wütend und angespannt. Er beschreibt, dass er nach einem Einkauf in einen Bus eingestiegen sei. Ein älterer Fahrgast habe ihn angeschrien, er habe ihn aber nicht verstanden. Er sei einfach weiter nach hinten im Bus durchgegangen. Kein anderer Fahrgast habe reagiert.

Fallbeispiel C:
Eine trans* Frau erzählt, dass sie abends auf dem Weg nach Hause aus einer Gruppe heraus angegriffen worden ist. Ein Mann aus der Gruppe hat sie zu Boden gestoßen. Dadurch wurde der linke Arm geprellt und eine Rippe gebrochen. Die anderen aus der Gruppe hätten gelacht und sie verspottet, als sie am Boden lag. Sie wurde in einem Krankenhaus behandelt. Sie hat Anzeige erstattet. Der Täter konnte aber nicht ermit-

telt werden. Sie ist sehr wütend. Sie berichtet auch Selbstvorwürfe. So fragt sie sich, warum sie an dieser Stelle vorbeigegangen ist, warum sie die Gruppe nicht eher gesehen hat, warum sie den Angreifer nicht mehr genau beschreiben kann. Nachts kann sie nicht schlafen, weil ihr die Situation des Angriffs immer wieder durch den Kopf geht und sie über ihre Reaktion grübelt.

Bei Akutinterventionen nach Gewalterfahrungen versuchen wir, einen tragfähigen Resonanzraum für alles, was in der Person damit ausgelöst wurde, anzubieten. Wir unterstützen bei der Rekonstruktion dessen, was passiert ist und wie die Person damit umgegangen ist. Zur Unterstützung des Verarbeitungsprozesses kann es hilfreich sein, die betroffene Person zu bitten, ihre Erfahrung von Anfang bis zum Ende zu erzählen. Als „Ende" der gewaltvollen Erfahrung gilt dann die Situation, in der die Person wieder in Sicherheit war und dies auch wahrnehmen konnte. Übererregung, Schlafstörungen und Ängste als hypervigilante Reaktionen nach vor Kurzem erlebter Gewalt stellen im Rahmen der akuten Belastungsreaktion Anpassungsstrategien dar, die den Körper zur Abwehr weiterer Gefahren energetisieren. In den ersten Wochen bis Monaten nach einer Gewalttat ist zu erwarten, dass sich im Rahmen eines biphasischen wellenförmigen Verlaufsprozesses Alarmreaktionen (Unruhe, Schreckhaftigkeit, intrusives Erleben von Erinnerungen) mit Erlebensweisen abwechseln, in denen die Person sich als distanzierter von dem Geschehen und von sich selbst wahrnimmt, Erschöpfung und Energiemangel empfindet (Fischer/Riedesser 2009). Viele Personen entwickeln nach einem Angriff Selbstheilungskräfte, die dazu führen, dass sie nach ein bis drei Monaten das Ereignis integrieren und sich wieder ihrem Alltag zuwenden können. Damit kann auch die Belastungssymptomatik remittieren. Dieser Selbstheilungsprozess kann durch Akzeptanz der eigenen Reaktionen und Bedürfnisse, Tagesstrukturierung, Bewegung, Erholungspausen, haltgebende soziale Kontakte oder Tätigkeiten, die die Person gern macht, unterstützt werden. Manchmal ist es hilfreich, wenn die Person gezielt Kompetenzen aufbaut, mit denen sie sich im Falle einer erneuten gefährlichen Situation noch besser schützen kann. So kann die Person entscheiden, einen Selbstverteidigungskurs zu besuchen, Orte, an denen sie sich bedroht fühlt, zunächst einmal in Begleitung von Freund*innen aufzusuchen oder sich auf dem Nachhauseweg covern zu lassen, indem sie mit einer befreundeten Person telefoniert.

Begriffserklärung *covern*: Sich covern zu lassen, ist eine Möglichkeit, sich in unsicheren Situationen durch zuvor abgesprochenes Kontakthalten mit Freund*innen und anderen vertrauten Personen begleiten zu lassen.

Hinsichtlich der Frequenz sollten Akutinterventionen nach Gewalt an den Bedarf der behandlungssuchenden Person angepasst werden. Manchmal benötigen Personen nach einer akuten Gewalterfahrung mehrere psychotherapeutische Termine in der Woche. Eine gute Vernetzungsstruktur kann sehr hilfreich sein, um die Person je nach Bedarf zusätzlich an trans*kompetente Opferberatungsstellen, Ärzt*innen oder auch an eine trans*kompetente Klinik weiterverweisen zu können. Angesichts der Vulnerabilität der Person sind gezielte Verweisungen zu Gesundheitsversorger*innen, die in der Lage sind trans*respektvoll zu arbeiten, besonders wichtig.

5.7.3 Therapeutisches Arbeiten zu Communitykonflikten innerhalb eines trans*feindlichen gesellschaftlichen Kontextes

Trans* Personen erleben gerechten Zorn und Schmerz über Ungerechtigkeiten. Diskriminierende und gewaltausübende Akteur*innen wiederum haben ein Interesse daran, dass sich dieser Zorn nicht gegen sie selbst richtet. In diesem Sinne vermittelt eine trans*feindliche Gesellschaft gleichzeitig die Botschaft, dass trans* und nichtbinäre Personen sich nicht gegen Diskriminierungen und Gewalt wehren sollten. Ihnen wird zugeschoben, dass sie vielmehr dankbar sein sollten für jedes Entgegenkommen, welches sich eine cisbinärsexistisch strukturierte Gesellschaft abringen lässt. Gesamtgesellschaftliche Diskurse, die trans* Personen zuschreiben, sie würden „Sonderrechte" oder „zu viel" fordern, entstehen genau an den Stellen, wo trans* Personen lediglich deutlich machen, dass sie gleiche Rechte und gleichen Schutz einfordern. Im Gesundheitssystem finden wir als Ausdruck der versorger*innenseitigen Abwehr legitimer Ansprüche von trans* Personen die paradigmatisch vorgetragene Klage über trans* Personen, die „kompromißlos, egozentrisch, demonstrativ und nötigend, dranghaft besessen und eingeengt" seien. Es folgt daraus die Verweigerung, sich der Individualität von trans* Personen zu widmen: „Wenn der unerfahrene Untersucher den zweiten transsexuellen Patienten gesehen hat, meint er, bereits alle zu kennen" (Sigusch 1994, A–1456), eine ignorante Annahme, um sich der Mühe zu entledigen, in Kontakt zu gehen.

In diesem Machtgefüge, in dem die wahren Verantwortlichen für Gewalt und Diskriminierung sich der Verantwortung entziehen, richten trans* Personen ihre Verzweiflung und ihren Zorn leider manches Mal stellvertretend auf diejenigen, die ihnen nah sind und der gleichen Community angehören. Vergleichbare Dynamiken kennen wir aus anderen minorisierten Communitys (Chen et al. 2011). Auch trans* Personen tragen in ihren Communitys Kämpfe um Anerkennung und Rechthaben aus. Der gesellschaftliche Druck kann eine rasche Polarisierung und Eskalation von Konflikten in marginalisierten Communitys bewirken (Rubin 1984; Schulman 2016; Günther et al. 2021). Wegen der besonderen Bedeutung queerer Communitys als Rückzugsorte in einem trans*negativen gesamtgesellschaftlichen Kontext werden Communitykonflikte von den darin involvierten Queers als besonders schmerzhaft und erschütternd erlebt.

Die therapeutische Arbeit mit Personen, die in solche communityinternen Konflikte verstrickt sind, geht aus von einem klaren trans*respektvollen und queere Communitys wertschätzenden Standpunkt. Aus dieser Perspektive werden Communitykonflikte so analysiert, dass dabei auch der aus dem gesellschaftlichen Kontext kommende Außendruck sichtbar gemacht wird, der Communitykonflikte anheizt. Durch die trans*respektvolle Rahmung und das Angebot an die behandlungssuchende Person, ihr Erleben im Konflikt in Ruhe einem aufmerksamen Gegenüber zu erzählen, kann versucht werden, die innere Anspannung bei der Person zu reduzieren. Gelingt es so, das emotionale Empfinden von konfliktbeteiligten Personen in einen für sie tolerablen Bereich (das sogenannte „window of tolerance") zu bringen, verbessern sich mit den damit wachsenden Mentalisierungsfähigkeiten auch die Möglichkeiten für eine Suche nach Umgangsmöglichkeiten mit der Situation. Personen mit Ausgrenzungserfahrungen können versuchen, sich mit aller Kraft und mit unterschiedlichen Strategien vor erneuten schmerzhaften Bindungsverlusten zu schützen. Die Angst, dass ein Communitykonflikt zu einer erneuten Ausschlusserfahrung führt, kann so extrem belastend sein. In der therapeutischen Rolle achten wir besonders darauf, wie sich die Angst vor Ausgrenzung in den Interaktionen der Person und gegebenenfalls auch im therapeutischen Kontakt reinszeniert, und wir bemühen uns hier besonders, in Verbindung zu bleiben (Levy et al. 2019).

BEISPIEL

Mic, eine nichtbinäre Person, steckt erhebliche Energien in den Kampf, richtig angesprochen zu werden und privilegierte Personen auf ihre Verantwortung hinzuweisen, marginalisierte Personen zu unterstützen. Mic erhält für ihr Engagement zunächst sehr viel Anerkennung in ihrer Community. Cis Personen ziehen sich jedoch aus dem Kontakt zu ihr zurück, weil sie die wütende und anklagende Art, mit der Mic um ihre Rechte streitet, aufregt. Sie möchten den dadurch bei ihnen ausgelösten unangenehmen Empfindungen und der Verantwortungslast aus dem

Weg gehen. Mic äußert sich in der Folge abwertend über cis Personen und auch über sich binär verortende trans* Personen. Letzteren wirft sie vor, sich zu sehr den Forderungen der Gesellschaft nach Anpassung zu fügen und politisch konservativ zu sein. Der scharfe Ton von Mic stößt nun auch zunehmend queere Freund*innen zurück. Von diesen wagen es nur wenige, Mic eine klare Rückmeldung zu geben. Sie befürchten, dass Mic ihre starke Position in der Community nutzt, um sie anzufeinden und auszugrenzen. Die wenigen kritischen Rückmeldungen, die Mic dennoch erhält, deutet sie so, dass ihr aktivistisches und klares Auftreten eben dazu führt, dass andere versuchen, sie im Interesse einer binären Agenda zu bremsen. Mic setzt also ihre Klugheit ein, um die kritischen Rückmeldungen queerer Freund*innen umzudeuten. Zudem wechselt sie die Community, wenn ihr an einem Ort zu wenig Anerkennung und zu viel Widerstand entgegengebracht wird.

In der Psychotherapie klagt Mic über die Härte, auf die sie sowohl in der Gesellschaft, aber auch in ihrer Community trifft. Sie fühlt sich leer und einsam. Sie macht der behandelnden cisgeschlechtlichen Psychotherapeutin deutlich, wie sehr sie unter Stigmatisierungsprozessen leidet. Die Therapeutin anerkennt Mics aktivistisches Engagement und die enorme Energie, die Mic dafür investiert. Sie sagt Mic, dass sie die identitätsentsprechende Ansprache der Person als Menschenrecht betrachtet. Als die Therapeutin ihre Aufmerksamkeit auf ihr eigenes inneres Erleben richtet, bemerkt sie, dass sie sich unwohl mit Mic fühlt. Sie nimmt wahr, dass sie Sorge hat, selbst von Mic angefeindet zu werden, wenn sie vorschlagen würde, die Konflikte, die Mic in ihren Communitys erlebt, näher untersuchen zu wollen. Die Therapeutin geht davon aus, dass Mic sich gegen Versuche wehren wird, den Eigenanteil von Mic an den Konflikten, in denen sie sich befindet, herauszuarbeiten. Die Therapeutin bemerkt in sich zudem den Impuls, auf Abstand zu Mic zu gehen. Sie erkennt, dass ihr komplementäres Gegenübertragungserleben eine Szenerie der Distanzierung entwirft. Tatsächlich ruft Mics Verhalten in vielen sozialen Interaktionen hervor, dass andere sich von Mic distanzieren. Die Therapeutin nimmt gleichzeitig das Leiden von Mic angesichts des Verlusts von Freund*innenschaften wahr. Sie möchte mit Mic in Kontakt bleiben. So entscheidet die Therapeutin, sich zunächst um ein besseres Verständnis von Mic zu bemühen. Sie möchte gleichzeitig die Autonomie von Mic respektieren und sich konstruktiv zu dem selbstschützenden Misstrauen positionieren, welches Mic ihr entgegenbringt. Sie ist sich dessen gewahr, dass Mic in der Biografie wahrscheinlich Erlebnisse hatte, die dem aktuellen konflikthaften Verhalten von Mic Sinn geben. Sie möchte den Raum für biografische Arbeit öffnen und Mentalisierungsprozesse fördern. So schlägt sie vor, dass Mic sich zunächst zu Hause anhand einer selbst gezeichneten Lebenslinie in Ruhe mit biografischen Erlebnissen und Beziehungserfahrungen auseinandersetzt und dann bewusst entscheidet, was sie davon in der Therapie teilen möchte und was erst einmal nicht.

5.7.4 Therapeutischer Umgang mit Dissoziationen

Die Kohärenz unseres Selbst, die Fähigkeit, uns selbst und andere intensiv wahrzunehmen und uns zu erinnern, hängt eng mit unseren Erfahrungen mit Bezugspersonen zusammen (Taubner et al. 2019). Ausgeprägten Dissoziationen liegen in vielen Fällen eine traumatische Vorgeschichte zugrunde bzw. tiefgreifende Erfahrungen mit Verunsicherung, Manipulation, Ausbeutung oder Verweigerung angemessener sozialer Resonanz durch nahe Bezugspersonen (Freyd/Birrell 2013; Wallis et al. 2023). Die Autor*innen der aktuellen deutschen S3-Leitlinie „Geschlechtsinkongruenz, Geschlechtsdysphorie und Transgesundheit. S3-Leitlinie zur Diagnostik, Beratung und Behandlung" gehen im Bewusstsein der hohen Prävalenz von Gewalterfahrungen bei trans* Personen davon aus, dass dissoziative Störungen bei trans* Personen häufiger auftreten als in der Allgemeinbevölkerung (DGfS 2018). Studienbefunde weisen jedoch darauf hin, dass es sich hier um einen Überschätzungsfehler handeln könnte, der durch eine mangelnde Berücksichtigung des Anteils genderdysphorischen Körpererlebens an einer vermeintlich dissoziativen Symptomatik bedingt sein könnte. Aktuelle Forschungsdaten ermöglichen es uns nicht, von einer relativ zur Gesamtbevölkerung erhöhten Prävalenz dissoziativen Erlebens bei trans* Personen auszugehen. Auch die Prävalenz dissoziativer Identitätsstörungen ist, soweit wir wissen, bei trans* Personen nicht erhöht. Forscher*innen rufen dazu auf, die Diagnostik von Dissoziationen bei trans* Personen besonders sorgsam unter Beachtung des Körperlebens und der sozialen Positionierung der Personen zu gestalten (Colizzi et al. 2015; Kersting et al. 2003).

Personen, die an einer dissoziativen Störung leiden, wird manches Mal ein spezifisch stigmatisierter Sonderstatus zugewiesen, indem die Symptomatik als befremdlich und auch besonders schwer geschildert wird. Leider hat sich auch die aktuelle S3-Leitlinie zur Gesundheitsversorgung von trans* Personen (DGfS 2018) an diesen Diskurs angelehnt, indem sie mehrfach auf die sehr seltenen Einzelfälle einer dissoziativen Störung mit verschieden geschlechtlichen Ego-States rekurriert und hier zu ganz besonderer Vorsicht bei der Indikationsstellung einer körpermodifizierenden Transitionsbehandlung rät.

Insgesamt gibt es allerdings nur sehr wenige Einzelfallbeschreibungen, die trans* Personen mit einer dissoziativen Identitätsstörung schildern. Die vorliegenden Fallschilderungen sind zudem leider durchzogen von trans*negativen Konzepten. Dies stellt wiederum die Validität der entsprechenden Interpretationen des Outcomes von körpermodifizierenden Behandlungen bei diesen Personen infrage. So können wir an dieser Stelle mit der gebotenen Vorsicht zusammenfassen: Die wenigen dokumentierten trans* Personen mit dissoziativer Identitätsstörung, die über körpermodifizierende Transitionserfahrungen verfügen, sind anscheinend mehrheitlich mit ihren Entscheidungen zufrieden; für einzelne hingegen waren ihre jeweiligen körpermodifizierenden Transitionsentscheidungen nicht dauerhaft tragfähig (Soldati et al. 2022).

Ein othering von trans* Personen mit einer dissoziativen Störung kann im therapeutischen Kontakt dazu führen, dass in der Interaktionsdynamik die Gegenübertragungsreaktion der Psychotherapeut*innen in einem kontaktvermeidenden Umgang ausagiert wird. Diese Distanzierung der Therapeut*innen kann wiederum die dissoziative Symptomatik bei der behandlungssuchenden trans* Person verstärken, weil diese sich nun im Kontakt zum*zur Therapeut*in als abgetrennt erlebt. Durch die Distanzierung und wegen der fehlenden Wärme des*der Therapeut*in können Angst und innere Spannung bei der behandlungssuchenden Person ansteigen. Die Abwendung des*der Therapeut*in setzt die behandlungssuchende Person unter Druck, sich ihrerseits zurückzuziehen, um sich vor weiterer Invalidierung zu schützen und die Dissoziation zu dethematisieren, um doch noch die benötigte Transitionsbehandlung zu erhalten.

Bei Gesundheitsversorger*innen, die in diese Dynamiken verstrickt sind, begegnen wir entsprechend der Ansicht, ein dissoziatives Erleben bei einer trans* oder nichtbinären Person stelle einen legitimen Grund dar, die Indikationsstellung einer körpermodifizierenden Behandlung prinzipiell abzulehnen. Ein solches gatekeeping halten wir für ethisch fragwürdig. Wir denken vielmehr, dass es wichtig ist, beim Vorliegen einer dissoziativen Symptomatik im Prozess der Indikationsstellung von körpermodifizierenden Behandlungen sich besonders zu bemühen, einen guten und warmherzigen Kontakt anzubieten. Davon ausgehend arbeiten wir dann sorgsam mit Blick auf den Einzelfall und bieten eine möglichst tragfähige (d. h. manchmal auch höherfrequente und langfristige) Begleitung an. Dies kann bedeuten, höherfrequent zu arbeiten und mit einem langfristigen Verlauf zu rechnen. Es gibt trans* und nichtbinäre Personen mit dissoziativem Erleben, die von einer niedrig dosierten und gut begleiteten geschlechtsangleichenden Hormontherapie sehr profitieren. Eine dissoziative Symptomatik kann sich durch eine körpermodifizierende Behandlung deutlich verbessern. Im Behandlungsprozess wird so sichtbar, dass ein körperbezogenes genderdysphorisches Erleben auch einen Teil des Drucks darstellen kann, welcher wiederum Dissoziationen notwendig macht (Colizzi et al. 2015; Shelemy et al. 2024). Werden trans* und nichtbinäre Personen mit einem dissoziativen Erleben generell von einer geschlechtsangleichenden körpermodifizierenden Behandlung ausgeschlossen, besteht das Risiko, damit Schaden durch die Verweigerung einer leidenslindernden Behandlung zuzufügen. Die Blockade des Zugangs zur geschlechtsangleichenden Hormontherapie durch Versorger*innen verhindert, dass die trans* Person das erhält, womit sie besser in ihrem Körper ankommen kann.

Wir konzeptualisieren ein dissoziatives Erleben als allgemeinmenschliche Fähigkeit, die Psyche vor der Wucht unerträglicher Erlebnisse zu schützen, in denen weder Flucht noch ein Sichwehren möglich ist (Schleu 2021). Im dissoziativen Zustand sind wir schmerzfrei und können damit schwere Schädigungen unseres Körpers und auch massive mentale Belastungen überleben. Dissoziationen können es uns ermöglichen, mit gewalttätigen Menschen in Bindung zu bleiben, wenn wir auf diese existenziell angewiesen sind (Freyd/Birrell 2013).

Die Ausprägungsformen einer Dissoziation liegen auf einem Kontinuum. So kann sich ein dissoziatives Erleben darin äußern, dass eine Person sich von ihrem eigenen Selbst, ihrem Erleben und/oder ihrem Körper distanziert empfindet. Das Körperempfinden kann hinsichtlich der Sensibilität verringert oder verändert sein. Eine Dissoziation kann eine Person auch so erleben, dass sie den Eindruck hat, aus ihrem Körper hinauszutreten, ihn von außen zu betrachten. Im Extremfall kann sich ein dissoziatives Erleben durch die Wahrnehmung verschiedener innerer Instanzen, sogenannter Ego-States, ausdrücken. Diese Instanzen können wechselseitig ins Bewusstsein treten. Sie kooperieren oftmals im Sinne eines Systems und können auch miteinander kommunizieren. Manche Personen erleben eine stark ausgeprägte Desintegration ihrer inneren Anteile, in der manche Ego-States sehr isoliert erscheinen. Erinnerungen können dann so repräsentiert sein, dass sich eine Person in einem bestimmten Ego-State nur wenig oder gar nicht an das erinnern kann, was sie in einem anderen getan oder erlebt hat.

Neben der Schutzwirkung haben Dissoziationen auch nachteilige Wirkungen: Das rasche Einsetzen von Dissoziationen im Alarmzustand bewirkt, dass die Wahrnehmung nicht mehr scharf fokussiert werden kann. Traumatische Ereignisse können dann nicht mehr differenziert mit Anfang und Ende prozessiert und ins autobiografische Gedächtnis integriert werden, sondern sie werden fragmentiert gespeichert. So resultieren aus Dissoziationen manchmal Erinnerungslücken. Die Person kann den Eindruck haben, in ihrem zeitlichen Erleben fehlten Episoden.

Die Auslöseschwelle von dissoziativem Erleben sinkt mit zunehmender Notwendigkeit, Dissoziationen einzusetzen. Den Einschränkungen der kognitiven

Differenzierungsfähigkeiten im Alarmzustand folgt eine Ausweitung der Auslösefaktoren von Dissoziationen. Je häufiger eine Person dissoziiert, desto größer werden ihre Schwierigkeiten, eine kontinuierlich realistische Selbsteinschätzung zu entwickeln und anderen kohärent mitteilen zu können, wer sie ist und was sie möchte. Zudem leiden Personen mit dissoziativem Erleben oftmals sehr unter dem Eindruck, sich nicht lebendig zu fühlen und die Verbindung zu geliebten Personen nicht deutlich spüren zu können. Weil in der Dissoziation Signale des eigenen Körpers nicht gut wahrgenommen und eingeordnet werden können, ist die Regulation von Stressbelastungen gestört, was zu Erschöpfung führen kann. Zudem können im dissoziativen Erleben gebahnte Erinnerungsbrücken quälende negative Introjekte ins Bewusstsein bringen (Fischer/Riedesser 2009; Schleu 2021; van Haren 2022).

Wir empfehlen, bei allen behandlungssuchenden Personen nach dissoziativen Symptomen zu fragen. Insbesondere bei einer Traumavorgeschichte der Person achten wir auf Hinweise auf dissoziatives Erleben und diagnostizieren dieses sorgfältig und differenziert, um hier der Person auch ein gezieltes Behandlungsangebot machen zu können. Hinweise auf eine dissoziative Störung geben z. B. deutliche Erinnerungslücken, der Wechsel zwischen unterschiedlichen Befindlichkeiten und Personanteilen, akute und chronische Regressionen, suizidale Episoden, Selbstverletzungen, Reinszenierungen von traumatischen Erlebnissen im therapeutischen und im nichttherapeutischen Setting, Erfolglosigkeit bei der Behandlung von Sucht, Ess/stress und anderen psychischen Erkrankungen und nicht zuletzt dissoziatives Erleben bei Therapeut*innen in der Gegenübertragung (Schleu 2021).

Wenn dissoziatives Erleben bei einer Person vorliegt, besprechen wir mit ihr so gut wie möglich und unter Achtung ihrer Grenzen, wie sich dieses Erleben bei ihr individuell gestaltet:

Kann die Person ihren Körper nicht gut wahrnehmen, empfindet sie sich als distanziert von anderen oder wie in einem Nebel? Ist eine dissoziative Identitätsstörung mit unterschiedlichen Persönlichkeitsanteilen vorhanden? Inwieweit sind der Person diese unterschiedlichen Persönlichkeitsanteile bewusst? Worin unterscheiden sich die Anteile? Sind sie geschlechtlich unterschiedlich?

Die Ego-State-Therapie (Fritzsche 2021) verfolgt das Ziel, voneinander dissoziierte innere Anteile der Person miteinander in einen kooperativen Kontakt zu bringen. Durch Wahrnehmungsübungen und Antidissoziationsskills können Momente geschaffen werden, in denen die Person den Kontakt zur Außenwelt und zu sich selbst intensiver spüren kann. Die integrative Arbeit mit Ego-States erfordert es von den Klient*innen, sich mit den tief verletzten und wütenden Anteilen auseinanderzusetzen, diese anzunehmen und als eigene anzuerkennen. Dies kann sehr schmerzhaft sein, manchmal so sehr, dass es die aktuellen

Bewältigungsfähigkeiten der Person überfordert. Hier kann es notwendig sein, zunächst die inneren und äußeren Strukturen der Person zu stärken, bevor integrativ gearbeitet werden kann.

In einem kontextsensiblen therapeutischen Vorgehen können wir die Ego-State-Therapie entsprechend ergänzen. So bitten wir die Person, darauf zu achten, ob die Dissoziationen in manchen Kontexten mehr oder weniger werden. Vielleicht gibt es Möglichkeiten, Kontextbedingungen so zu gestalten, dass die Person sich besser spüren kann. Es kann auch gezielt traumatherapeutisch so gearbeitet werden, dass dabei die Besonderheiten dissoziativen Erlebens berücksichtigt werden (Van Minnen/Tibben 2021; Wallis et al. 2023). Mittels Imagery Rescripting (Schmucker/Köster 2017) und inneren Dialogen kann versucht werden, aggressive, entwertende, hoffnungslose innere Anteile zu erreichen und so zu modifizieren, dass sie sich hilfreicher und freundlicher im Gesamtsystem zeigen. Jedem Anteil der Person, auch denjenigen, die die Person sehr leidvoll erlebt, begegnen wir mit Achtung und einer Würdigung der Sinnhaftigkeit seiner Ausdrucksweisen. In dieser Betrachtungsweise handelt es sich auch bei den sogenannten Täterintrojekten nicht um eine exakte Widerspiegelung des Täter*innenverhaltens, sondern diese inneren Anteile stellen bereits das Resultat der Bemühungen der Person dar, das Erlittene zu symbolisieren, zu kommunizieren und damit einen Verarbeitungsprozess zu ermöglichen.

Ist bei einer trans* Person mit einer dissoziativen Identitätsstörung ein körpermodifizierender Transitionsbedarf vorhanden, versuchen wir, die Einstellung aller inneren Instanzen dazu kennenzulernen (DGfS 2018). Ziel der Transitionsbegleittherapie ist dann, die inneren Teile so zu integrieren, dass kein Teil gegen die Behandlung ist und alle Teile sie mittragen können. Dies kann durch aktives Zustimmen aller Teile geschehen, aber auch durch informiertes Zustimmen einiger Teile und friedliches Gewährenlassen anderer – oftmals sehr viel jüngerer – Teile. Eine solche Verhandlungsarbeit kann einige Zeit in Anspruch nehmen. Eine körpermodifizierende Behandlung in Form einer Epilation oder einer zunächst niedrig dosierten Hormontherapie kann dann vorsichtig initiiert werden, wenn die gesamte Persönlichkeit damit einverstanden ist. Im weiteren Verlauf der Transitionsbegleitung besprechen wir mit der Person, wie ihre unterschiedlichen Anteile die Wirkungsweisen einer Hormontherapie erleben und ob innere Spannungen im Gesamtsystem im Verlauf nachlassen. Werden die inneren Anspannungen hingegen stärker, kann dies ein Grund sein, eine geschlechtsangleichende Hormontherapie niedriger zu dosieren oder auch zu pausieren und die Bedeutung des Spannungsaufbaus zu thematisieren. Eine geschlechtsangleichende Hormontherapie kann das innere Erleben der Person insofern verändern, dass manche Gefühle leichter auslösbar werden (z. B. Trauer, Freude, Wut). Alle diese Gefühle können die Person beunruhigen und zu einem

Spannungsanstieg führen. Hier kann es sinnvoll sein, mit der Person nach Wegen zu suchen, wie sie diese Gefühle aktiv und in ihrem Sinne steuern kann (Fritzsche 2021; Soldati et al. 2022; Steele/van der Hart 2009). Für geschlechtsangleichende Operationen sollten alle inneren Anteile diese Entscheidung mittragen können. Dies bezieht sich sowohl auf das Wissen und die Überzeugung aller inneren Anteile, dass diese Behandlungen für das Wohlergehen der Person notwendig sind und auch klar gewollt werden, als auch auf die Fähigkeiten, sich auf die Operationen angemessen vorzubereiten und diese gut bewältigen zu können.

Gatekeeping versus haltgebende Grenzziehung

Arbeiten wir psychotherapeutisch und transitionsbegleitend mit trans* und nichtbinären Personen, die gleichzeitig von schweren psychischen Störungen (z. B. Trauma, Sucht, schwere Persönlichkeitsstörungen, dissoziative Identitätsstörung, Psychosen) oder massiven Umfeldbelastungen (unsichere Wohnsituation, Obdachlosigkeit, Leben in einer Gewaltbeziehung etc.) betroffen sind, nehmen wir manches Mal folgendes Dilemma wahr: Es kann sein, dass ein*e Klient*in sehr dringend eine geschlechtsangleichende Operation wünscht, weil das genderdysphorische Erleben in Bezug auf seinen*ihren Körper ihn*sie sehr quält. Er*sie kann dann auch hoffen, durch die geschlechtsangleichende Operation in eine Position zu kommen, aus der heraus ihm*ihr die Überwindung der psychischen und auch der existenziellen Not besser gelingt. Gleichzeitig kann bei dem*der Psychotherapeut*in die Sorge auftreten, durch eine Befürwortung der geschlechtsangleichenden Operation einen Prozess in Gang zu setzen, in dem die Klient*in die Operation zwar durchführen lässt, diese jedoch aufgrund der bestehenden Belastungen nicht gut vor- und nachbereiten kann. Eine gute präoperative Vorbereitung und eine gute postoperative Nachbereitung sind wichtig für ein gutes Outcome und so letztlich auch für die Zufriedenheit der Person mit der geschlechtsangleichenden Operation (IOM 2011). Als trans*affirmative Behandler*innen stehen wir hier vor der ethischen Problemstellung, dass wir einerseits die Selbstbestimmung der Person respektieren und kein gatekeeping betreiben möchten, auf der anderen Seite jedoch das Risiko sehen, dass es der Person nach der geschlechtsangleichenden Operation durch postoperative Komplikationen und mangelnde Nachsorge schlechter geht als zuvor. Dieses Risiko besteht insbesondere dann, wenn eine trans* Person genitalangleichende Operationen durchführen lassen möchte, die u. a. eine gute Auswahl der Operateur*innen und eine umfangreiche Nachsorge verlangen oder auch, wie beispielsweise bei einem Penoidaufbau, in der Regel mehrschrittig mit zwischenzeitlichen Heilungsphasen durchgeführt werden.

Wenn wir hier mit der Person über unsere Bedenken sprechen möchten, reflektieren wir zunächst sorgfältig, ob es nicht doch unsere eigenen Begrenzungen sind, die wir der Person überhelfen wollen. Dies zu erkennen, ist nicht leicht. Manchmal machen es die Begrenzungen unserer eigenen Perspektive notwendig, uns hierfür Feedback von trans*kompetenten Kolleg*innen einzuholen. Nur dann, wenn tatsächlich deutliche Hinweise darauf vorliegen, dass für die Gesundheit des*der Klient*in ein beträchtliches Risiko durch eine geplante geschlechtsangleichende Operation geschaffen wird, ist es ethisch vertretbar, mit der Person darüber zu diskutieren. Wir teilen dann klar mit, welches unsere konkreten Bedenken sind und welche Möglichkeiten für eine Durchführung der von der Person benötigten körpermodifizierenden Behandlungen wir sehen.

Wenn wir selbst unsicher sind, weil wir etwas nicht wissen, die Operation nicht abschätzen können, selbst nicht genügend Therapiesitzungen für die benötigte Begleitung anbieten können, ist es besser, wir suchen uns Supervision oder achten auf eine gute Weiterverweisung der Person, statt die benötigten körpermodifizierenden Behandlungen in Zweifel bzw. den Bewilligungsprozess intransparent in die Länge zu ziehen.

Wenn wir Bedenken bezüglich des Outcomes von geschlechtsangleichenden körpermodifizierenden Behandlungen bei einem*einer Klient*in haben, verstecken wir uns nicht hinter formalen Regelungen seitens der Krankenkasse und des MDK, sondern begründen unsere Bedenken transparent bezogen auf die individuelle gesundheitliche und soziale Situation der Person. Ziel ist, dass die Person sowohl unsere Bedenken inhaltlich nachvollziehen als auch unsere Intention verstehen kann. Wir möchten eine am Wohl der trans* Person orientierte Behandlung anbieten. Wir anerkennen dabei den jeweiligen Bedarf der Person an körpermodifizierenden Behandlungen und sehen, dass ein Warten darauf für den*die Klient*in zu einer Belastung führt, die ihm*ihr viel abverlangt. Wir machen deutlich, dass wir die Person in ihrem Transitionsprozess und ihren diesbezüglichen Zielen unterstützen wollen. Wir besprechen mit der Person gemeinsam, wie an den Erkrankungen und an der psychosozialen Situation des*der Klient*in gearbeitet werden kann und welche Unterstützung wir und andere Gesundheitsversorger*innen anbieten können, damit die Person eine operationsbezogene Stabilität erreichen kann. Manchmal ist es erforderlich, mehrere solcher Gespräche zu führen mit dem erklärten Ziel, hier eine Vorgehensweise zu finden, welcher der*die Klient*in zustimmen kann und die wir weiter begleiten können. Insgesamt machen wir in der Versorgungspraxis mit sehr belasteten Klient*innen gute Erfahrungen mit dem geschilderten Vorgehen. Jede Person, die sich einer geschlechtsangleichenden körpermodifizierenden Behandlung unterziehen möchte, ist interessiert daran, dass diese auch gut verläuft.

Wenn in den Gesprächen um körpermodifizierende Behandlungen trotz aller Bemühungen kein tragfähiges Arbeitsbündnis mit einem Zielkonsens erreicht werden kann, unterstützen wir den*die Klient*in dabei, eine besser geeignete Anschlussbehandlung zu finden. Wir erklären uns bereit, dafür einen ausführlichen Bericht zu schreiben, in dem die Diagnose F64.0 (nach ICD-10) sowie die Zeit und die therapeutische Arbeit, die der*die Klient*in bei uns geleistet hat, nachvollziehbar dokumentiert werden.

5.7.5 Interventionen bei traumatischen Erfahrungen in der Lebensgeschichte

BEISPIEL

Max Schmied wurde vor 62 Jahren mit weiblichen Körpermerkmalen geboren, deshalb als Mädchen angesehen und aufgezogen. Er wuchs mit Mutter, Vater und einem älteren Bruder, den er als sein Vorbild beschreibt, auf. Der Vater sei als junger Mann im Krieg gewesen. Max Schmied schildert, dass der Vater immer wieder „explodiert" sei, auch ohne erkennbaren Anlass. In diesem Zustand habe der Vater dann sowohl die Mutter als auch Max und seinen Bruder verprügelt. Die Mutter beschreibt Max Schmied als sehr ängstlich und besorgt.

Er selbst sei ein sehr angepasstes Kind gewesen, immer bemüht, den Erwartungen anderer gerecht zu werden und diese nicht zu verärgern. Seinen Eltern sei es sehr wichtig gewesen, dass die Familie nach außen einen guten Eindruck machte. Die Mutter habe in einer Fabrik am Band gearbeitet. Sie sei zudem noch für die Betreuung von Max und seinem Bruder zuständig gewesen. Der Vater sei selbstständiger Schreiner gewesen.

Max Schmied kann sich nicht an seine Kindergartenzeit erinnern. In die Schule sei er sehr gern gegangen und habe dort auch gute Leistungen erbracht. Mit seinen Mitschüler*innen sei er allerdings nicht zurechtgekommen. Diese hätten ihn aufgrund seiner Schüchternheit und seines maskulinen Auftretens verspottet. Seine Eltern hätten ihm gesagt, dass er sich als Mädchen nicht wehren dürfe. So habe er die Angriffe erduldet und sich so oft wie möglich zurückgezogen.

Der Vater habe viel Alkohol konsumiert. Wenn er trinken wollte, sei er noch gewalttätiger aufgetreten, habe Gegenstände zertrümmert, geschrien und geschlagen. Deswegen habe die Mutter immer dafür gesorgt, dass Alkohol im Haus gewesen sei. Im betrunkenen Zustand habe der Vater Max mehrmals sexuell belästigt. Max beschreibt, dass er sich deswegen sehr geschämt habe. Einmal habe er es der Mutter erzählt, die jedoch

gesagt habe, dass das nicht sein könne und er aufhören solle zu lügen. Max beschreibt, dass er große Angst um sich, seinen Bruder und die Mutter gehabt habe. Einmal habe der Vater ihm auch eine Waffe gezeigt, die er in einem Schrank aufbewahrte, und ihm gedroht, diese einzusetzen, wenn ihm jemand „blöd kommen“ würde.
Seine Pubertät beschreibt Max als sehr belastende Zeit. Er habe seinen Körper gehasst. Er sei depressiv geworden und habe auch einen Suizidversuch unternommen, den allerdings niemand bemerkt habe und über den er auch mit niemandem gesprochen habe.
Die Schule habe er mit Abitur abgeschlossen. Danach habe er verschiedene Jobs gemacht, um Geld zu verdienen. Er habe mehrere Ausbildungen begonnen, die seine Eltern ihm vorgeschlagen hätten. Jede dieser Ausbildungen hätte zu einem „Frauenberuf“ geführt. Er habe jede dieser Ausbildungen abgebrochen, es jedoch nicht gewagt, sich selbst um eine Ausbildung zu kümmern, die ihm entsprochen hätte. Erst nach dem Tod des Vaters habe er sich einen Ausbildungsplatz zum Maler gesucht. Diese Arbeit habe ihm sehr gefallen. Er habe sie bis zur Frühberentung im Alter von 60 Jahren gemacht. Er habe sehr in seinen Beruf investiert, sehr genau gearbeitet und keine Zeit für eine Beziehung gehabt. Zwar habe er sich sexuell von Frauen angezogen gefühlt, dies jedoch nie gelebt.
Im Laufe seines bisherigen Lebens habe er fünf psychotherapeutische Behandlungen gemacht. Einmal sei er wegen körperlicher Schmerzen auch in stationärer Rehabilitationsbehandlung gewesen. In den Behandlungen habe er sich jedoch immer wieder in eine Frauenrolle gedrängt gefühlt. So hätten diese Behandlungen nicht gut geholfen.
Nun habe er die Autobiografie eines Trans*mannes gelesen. Er möchte in die Transition gehen, um endlich als Mann leben zu können. Er sagt, dass er den „ganzen Weg“ gehen möchte. Als psychische Symptome beschreibt er ein Niedergedrücktsein, ein sehr belastendes Grübeln über Zweifel, Scham und Schulderleben, Ängste, Schlafstörungen sowie Schmerzen.

In der Traumapsychotherapie mit Personen, die von gesellschaftlicher Deprivilegierung betroffen sind, nutzen wir zusätzlich zu den evidenzbasierten traumatherapeutischen Verfahren die kontextsensible Rahmung entsprechend dem Ökologischen Mehrebenenmodell der APA (2017), um einer Individualisierung und Isolierung der Erfahrung der Person entgegenzuwirken. Chronisch traumatisierte trans* und nichtbinäre Personen leiden oftmals unter einer ausgeprägten Erschöpfungsreaktion. Die Verarbeitung von Gewalt ist anstrengend. Sehen wir dies im Zusammenhang mit all den kontextuellen Erfahrungen der Person, können wir besser verstehen, wie es der Person geht. Mit einer intersektionalen Perspektive können sich überschneidende Erfahrungen von Ausgrenzung und Gewalt wahrgenommen und ebenso die Überlebensleistung und die resilienten Entwicklungen der Person gewürdigt werden (APA 2017). Eine Übersicht zu Behandlungsmöglichkeiten bei komplexen Traumafolgestörungen geben Courtois und Ford (2009). Zur Behandlung von PTSD stützen wir uns auf die fachspezifische AWMF-Leitlinie von Schäfer et al. (2019). Viele der Methodiken zur Behandlung komplexer Traumafolgestörungen (z.B. Arbeit am Selbst- und Fremdkonzept, Emotionsregulation, Interaktionsverhalten) können zudem in der Behandlung von Persönlichkeitsstörungen eingesetzt werden.

Wenn eine behandlungssuchende trans* oder nichtbinäre Person gleichzeitig einen Bedarf an einer Transitionsbegleitung hat und ggf. auch eine körpermodifizierende Behandlung benötigt, stehen wir vor der Aufgabe, einen Therapieplan zu entwickeln, in welchem die Transitionsbegleitung mit der traumapsychotherapeutischen Behandlung verzahnt wird. So fragen wir bei der Auftragsklärung die Person sowohl nach ihren transitionsbezogenen Behandlungsbedarfen als auch nach ihren Anliegen bezüglich der traumapsychotherapeutischen Behandlung. Manchmal haben trans* und nichtbinäre Personen schon recht klare Vorstellungen, welche Art der Behandlung sie wann benötigen. Manchmal kommen sie aber auch mit dem Wunsch in die Psychotherapie, genau dies klären zu wollen. Hier empfehlen wir, mit der Person offen zu besprechen, dass eine traumapsychotherapeutische Behandlung Phasen beinhaltet, in denen sich die Person mit der erlebten Gewalt und deren Folgen fokussiert auseinandersetzt und in denen sie in dieser Auseinandersetzung auch Schutz und viel Kraft benötigt. Dies sind die Zeiten, in denen an der Modifikation traumakompensatorischer Schemata und Verhaltensweisen gearbeitet wird, die zum Überleben in und nach der Gewalterfahrung notwendig waren, sich jetzt aber in veränderten gegenwärtigen Kontexten als hinderlich erweisen (Fischer/Riedesser 2009). In diesen Therapiephasen ist die Person in der Regel offener und vulnerabler. Für die Vorbereitung, Durchführung und auch Nachsorge geschlechtsangleichender Operationen benötigt die Person hingegen eine gute Stabilität, damit sie in diesem Prozess für sich eintreten und sorgen kann (IOM 2011). Insofern macht es Sinn, eine traumatherapeutische Exposition und auch die intensive Arbeit an traumakompensatorischen Schemata dann einzuplanen, wenn die Person nicht viel Energie braucht für die Planung von und den Umgang mit geschlechtsangleichenden Operationen.

Manchmal benötigt die Person zunächst eine körpermodifizierende Transitionsbehandlung, um sich selbst besser wahrnehmen zu können. Die anschließende psychotraumatologische Therapie kann sie auf dieser Basis dann besser bewältigen. Der Prozess der verbesserten Selbstwahrnehmung und Selbstannahme im körpermodifizierenden Transitionsprozess kann zusätzlich unterstützt werden, indem wir einen Raum für die Person anbieten, in dem sie darüber sprechen kann, wie sie ihre Körperveränderungen wahrnimmt. Gelingt es hier, eine respektvolle Sprache für körperliche Prozesse zu finden, kann eine positiv empfundene Aufmerksamkeit auf den Körper erprobt werden. Dies schafft einen machtvollen Gegendiskurs zu den durch Gewalt eingeprägten Negativkonzepten des eigenen Körpers.

Mit trans* Personen, die vor einer geschlechtsangleichenden Operation stehen und die aufgrund von Traumatisierungen in Stresssituationen manchmal Intrusionen oder auch starke körperliche Alarmreaktionen erleben, erarbeiten wir in Vorbereitung der Operation spezifische Skills, mit denen sie sich postoperativ stabilisieren können. Dies umfasst Methoden des Differenzierungslernens zwischen der ursprünglichen traumatisierenden Situation und der aktuellen selbst entschiedenen Operation, körperbezogene Übungen zur Verankerung in der Gegenwart und zur Regulation von Spannungen (Atemübungen, Wahrnehmungsübungen zur Orientierung in der aktuellen Situation) und auch Handlungsweisen, mit denen sich eine Person postoperativ mit ihr zugewandten Personen verbinden kann (z.B. eine Nachricht schreiben, eine von Freund*innen geschriebene Karte lesen, einen Gegenstand mitnehmen, den Freund*innen geschenkt haben).

Im Kontext der gesellschaftlichen Stigmatisierung von gendernonkonformen Personen verlaufen die Traumatisierungsprozesse von trans* und nichtbinären Personen oftmals sequenziell und kumulativ. Singletraumata sind eher selten. Wir finden als Folge chronischer Gewalt und Ausgrenzungsdynamiken bei den betroffenen Personen entsprechend komplexe Traumafolgestörungen. Wenn die Person die Traumatisierungen in einem frühen Lebensalter erleben musste und von Informationen und Unterstützung ferngehalten wurde, die ihr ein Benennen der Gewalt ermöglicht hätten, kann die Person die erlittene Gewalt in inkorporierten Mustern (Schmerzen, Sensitivitäten, Anspannung) ausdrücken, zunächst aber nicht zur Sprache bringen. Aus der sozialen Isolation in seelischer Not entstehen Einsamkeitsgefühle.

Jede Person mit Gewalterfahrungen, die irgendwann als Klient*in vor uns sitzt, hat enorm viel dafür getan, um überhaupt am Leben zu bleiben. Schon kleine Kinder setzen in Extrembelastungen alles ein, was sie haben. Sie passen ihre inneren Schemata an das Erlebte an. Die Schemamodifikationen werden intuitiv so vorgenommen, dass sie auf die existenziellen Fragen antworten, die die bedrohliche Situation aufwirft: Was sagt das, was ich erlebe, über mich? Was kann ich tun? Was bedeutet das Erlebte für mich? Wie kann ich mich ausdrücken, ohne mich weiter zu gefährden? Wie kann ich unerträglichen Schmerz vermeiden? Wie kann ich im Kontakt bleiben, wenn ich in großer Not auf ein Gegenüber existenziell angewiesen bin, welches mir Schmerz zufügt? Wie sieht mich mein Gegenüber? Wie muss ich mich zu meinem Gegenüber verhalten, damit ich leben kann? Solche Schemamodifikationen entstehen unter hohem Druck innerhalb eines gewaltvollen Referenzsystems. Durch eine Internalisierung der Botschaften der gewaltausübenden Person(en) und des gewaltduldenden Kontextes versuchen gewaltbetroffene Personen, Bindungen zu erhalten. Sie schützen sich damit vor der noch schlimmeren Erkenntnis, allein und wehrlos lebensbedrohlichen Personen und Kontexten ausgesetzt zu sein. Die resultierenden Schemata erhalten in der Folge Zuschreibungen an das eigene Selbst, die dieses als defizitär, weniger wertvoll und schützenswert konstruieren, als verantwortlich für die erlittene Gewalt und als unfähig, den Kontakt zum Gegenüber und der Welt zu gestalten. Aus der Unmöglichkeit, der Gewalt zu entgehen, können Verhaltens- und Denkmuster einer verfestigten Passivität und Hoffnungslosigkeit, Regressionen, ängstliche und desorganisierte Bindungsstile, Verdrängen des Geschehenen oder auch Schwierigkeiten in der Grenzsetzung resultieren. Diese Verhaltens- und Denkmuster können sich in Stresssituationen reaktualisieren und verzerren dann die Wahrnehmung und Interpretation der aktuellen Situation. So können in raschem Tempo Bedrohungsgefühle, Misstrauen sowie Fehlzuschreibungen an die Intentionen der aktuellen Interaktionspartner*innen entstehen, die dann wiederum zu weiteren massiven inneren Spannungen führen. Schließlich kommt es zum Agieren der inneren Not mit daraus resultierenden sozialen Konflikten (Brisch 2015; Fischer/Riedesser 2009; Schnarch 2020; Tress et al. 1996).

Personen, die Gewalt durch für sie sehr wichtige und nahe Bezugspersonen erlitten haben, zeigen sich manchmal über lange Zeit hoch ambivalent an diese gebunden (Wolf 2023). Auch wenn kein Kontakt mehr oder nur noch wenig Kontakt zu der gewalttätigen Person besteht, bemühen sich gewaltbetroffene Personen oft noch intensiv und lang andauernd um ein Begreifen des Verhaltens und der Innenwelt der gewaltausübenden Person. Dieser intensiven innerlichen Beschäftigung liegt die Hoffnung der gewaltbetroffenen Person zugrunde, dass durch ein „Verstehen“ ein durch die Gewalt zerstörter Kontakt wieder möglich wird und die Gewalt kontrolliert werden kann. Letztlich ist diese Hoffnung illusionär, wenn nicht die Person, die die Gewalt ausgeübt hat, bereit ist, Verantwortung für ihr Handeln zu übernehmen. Es ist weder die Aufgabe der gewaltbetroffenen Person, noch liegt es in ihren Möglichkeiten, einen stellvertretenden Reflexionsprozess für diejenige Person zu leisten, die die Gewalt ausgeübt hat.

Ein psychotraumatologischer Behandlungsprozess beginnt damit, dass wir auch die Behandlungsbeziehung traumasensibel gestalten. Einem Misstrauen oder distanzierten Verhalten der behandlungssuchenden Person begegnen wir nicht mit Kränkung. Vielmehr gehen wir davon aus, dass biografische Erfahrungen der Person diese Interaktionsmuster zunächst einmal sinnvoll gemacht haben (Narr et al. 2023; Substance Abuse and Mental Health Services Administration 2014). Die Anerkennung, aus welcher Erfahrungswelt die Person zu uns kommt, bietet uns die Möglichkeit, die Schutz- und Selbstheilungsintentionen, die hinter negativen Selbst- und Weltschemata stehen, ansprechen zu können. Wir bemühen uns darum, den Klient*innen ein freundliches und haltendes Interaktionsangebot zu machen, welches geeignet ist, ein Umlernen der traumakompensatorisch entwickelten Schemata zu wagen. Wir machen unsere Sicht auf die gewaltbetroffene Person explizit, um hier eine Abgrenzung von den Sichtweisen derjenigen, die der Person Schaden zugefügt haben, wahrnehmbar zu machen (van Haren 2022). Wir unterstützen bei einer Verbalisierung des Erlebten und suchen mit der Person nach sinnstiftenden Verständnisweisen für Traumafolgen wie Intrusionen, Hypervigilanz und Dissoziation sowie Übersetzungsmöglichkeiten für die Kommunikationsweisen des Körpers. Wir unterstützen bei der Differenzierung zwischen den vergangenen traumatischen Situationen und der gegenwärtigen Situation der Person. Dafür können wir z. B. Methoden anbieten, die zu einer Verankerung in der Gegenwart beitragen (Achtsamkeit, antidissoziative Skills, Körperwahrnehmungsübungen, EMDR) – immer vorausgesetzt, die gegenwärtige Situation ist tatsächlich eine, in der die Person sich halbwegs sicher fühlen kann.

Wir arbeiten mit der Person daran, negative Selbst- und Weltschemata so zu modifizieren, dass die Person sich und anderen fair begegnen kann. Hierfür bietet innerhalb psychodynamischer Konzepte ein übertragungsfokussiertes Vorgehen (Caligor et al. 2009) prinzipiell geeignetes Handwerkszeug. In der Verhaltenstherapie können die traumakompensatorisch entwickelten Schemata zum Beispiel mittels Cognitive Processing Therapy (König et al. 2012) modifiziert werden. Mit einem schematherapeutischen Vorgehen können wir versuchen, mit der Person Worte dafür zu finden, was ihr in ihrer Biografie gefehlt hat, was sie jetzt braucht und wie sie sich heute schützen, bestärken und für sich sorgen kann. Wir können mit ihr überlegen, wie sie ihre Bedürfnisse auf eine gute und beziehungsschützende Art erfüllen kann.

Weitere Therapieinhalte können ein Erlernen angemessener Grenzsetzungsfähigkeiten umfassen, eine Tagesstrukturierung, mit der eine Balance zwischen selbstfürsorglichen Aktivitäten und Beschäftigung mit der erlittenen Traumatisierung geschaffen wird, oder Unterstützung beim Verfolgen wichtiger Lebensziele, die bislang aufgrund der erlittenen Gewalt nicht angegangen werden konnten.

Ressourcenorientierte Methoden bieten Möglichkeiten, langsam und stetig durch immer wieder praktiziertes eigenes Handeln eine Kultur des selbstfürsorglichen Umgangs mit sich selbst zu etablieren. Gewaltbetroffenen Personen ermöglicht das aktive Praktizieren von stärkenden, raumerweiternden und Verbindungen schaffenden Handlungen, sich den Bedeutungszuschreibungen der Täter*innen zu widersetzen. Während die Täter*innen der angegriffenen Person signalisieren wollten, dass sie hilflos, wertlos, isoliert und defizitär sei, positioniert sich die Person durch ihr sich selbst und andere empowerndes Verhalten gezielt und machtvoll dagegen. Sie wandelt damit das Bild, welches gewalttätige Personen von ihr gezeichnet haben, hin zu ihrem eigenen. Sie zeigt und erlebt, dass sie sich entscheiden kann, sich selbst und anderen wohlwollend, wertschätzend, beschützend und liebevoll zu begegnen.

Wir empfehlen bei der Verwendung eines bestimmten Therapieverfahrens zu prüfen, ob und wie dieses für die therapeutische Praxis mit trans* und nichtbinären Personen respektvoll adaptiert werden kann. So müssen wir leider konstatieren, dass sich insbesondere in psychoanalytischen Texten noch oftmals normative Tendenzen bezogen auf alternative Sexualitäten und Genderidentitäten finden. Auch in der Schematherapie begegnen wir entsprechenden unreflektierten Normvorgaben sowie einer problematischen Überhöhung der Therapeut*innenposition, aus der heraus dann wiederum abwertend auf Klient*innen geschaut wird. All dies ist für einen Umgang mit minorisierten Klient*innen kontraproduktiv. So müssen wir die Vorgehensweisen aus allen therapeutischen Richtungen queeren und machtkritisch modifizieren. Entsprechend verzichten wir zum Beispiel beim schematherapeutischen Arbeiten ausdrücklich darauf, Therapeut*innen als „gesunde Erwachsene" in die Szenerien der Klient*innen einzubringen. Wir bevorzugen es, als „gesunde Erwachsene" eigene Anteile der Klient*innen einzuführen bzw. Figuren, die sich die Klient*innen selbst auswählen.

Schlüsselelement: Resilience Wheel

Singh (2018) publizierte eine Sammlung von Übungen zur Resilienzförderung bei trans* und nichtbinären Personen.

In dem von ihr entwickelten Resilience Wheel zeigte sie unterschiedliche Themenfelder auf, in denen trans* Personen Widerstandskräfte entdecken und entwickeln können. Sie wählt dabei den Ansatz, das queere Selbst der Person als Ausgangsbasis der resilienzfördernden Arbeit zu betrachten. Wir stellen in unserer Arbeit immer wieder fest, wie wertvoll ein solches Vorgehen ist. Das queere Selbst der Person ist ein Ort ganz eigener Stärke, den sie auch in Zeiten erhalten hat, in denen alle um sie herum dagegen waren. Hierauf kann sich die Person besinnen und dann je nach ihren Werten, Wünschen, Interessen und ihrem Willen entscheiden, in welchen weiteren Bereichen sie sich stärken möchte. An das Resilience Wheel können wir sowohl in der gruppen- als auch der einzeltherapeutischen Arbeit anknüpfen.

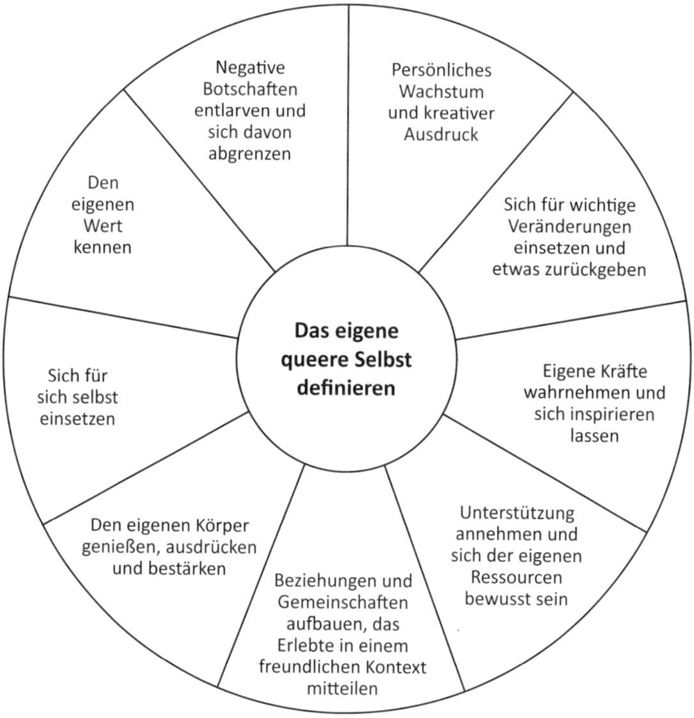

Abb. 5: Resilience Wheel nach Singh (2018, 7), Übersetzung und Überarbeitung: K. Teren, G.F. Wolf & M. Günther

Resilienzentwicklungsprozesse stellen die mit sehr viel Kraft erkämpften Antworten trans* und nichtbinärer Personen auf die erlebten Anfeindungen dar. In der therapeutischen Arbeit mit gewaltbetroffenen trans* und nichtbinären Personen werden wir immer wieder zu Zeug*innen davon, wie diese das Erlittene symbolisieren, sich mit anderen solidarisieren, sich selbst vertrauen, sich Raum nehmen und die Welt verändern.

Scheitern einer Therapie

Zum Schluss widmen wir uns dem Scheitern, genauer dem Scheitern der Behandlungsangebote, die wir als Therapeut*innen machen. Wir greifen dieses Thema mit Bedacht gerade in diesem Kapitel über Diskriminierungen und Gewalt auf. Ein Gewahrsein der Möglichkeiten des Scheiterns hilft uns, die therapeutische Hybris, die gerade im Umgang mit besonders vulnerablen Klient*innen gedeiht, abzulegen. Marginalisierung, Diskriminierung und Gewalt spielen oftmals eine erhebliche Rolle, wenn es uns in der Behandler*innenrolle nicht gelingt, einen tragfähigen Kontakt zu einer behandlungssuchenden Person aufzubauen oder wenn nicht klärbare Brüche in der Behandlungsbeziehung auftreten. Wenn eine Behandlung gescheitert ist, müssen wir uns damit konfrontieren, unserem Gegenüber dabei Schmerz zugefügt zu haben. Es kann zudem sein, dass Verletzungserfahrungen, die unser Gegenüber oder auch wir selbst mit anderen gemacht haben, zu einem Bruch des therapeutischen Kontaktes geführt haben. Im Umgang mit all diesen Situationen begegnen wir unangenehmen Empfindungen wie beispielsweise Hilflosigkeit, Demütigung und einer tiefen Scham, selbst etwas falsch gemacht zu haben. Die Fähigkeit, an der Wirkungskraft des eigenen therapeutischen Tuns zweifeln zu können, erweist sich hier letztlich als gute Ausgangsbasis. Sie ermöglicht es, antizipatorisch mit zu bedenken, dass all das, was wir einbringen können, auch durch unsere Klient*innen zurückgewiesen werden kann. Das darf sein und kann auch unsicherheitstolerant und offen angeschaut werden. Verarbeiten wir einen Therapieabbruch als Kränkung, schmälert dies unser Interesse, uns anzuschauen, was geschehen ist und daraus zu lernen. Wir möchten hier also für eine aufmerksame Nachdenklichkeit eintreten: darüber, was ein Scheitern einer Therapie für uns als Behandler*innen emotional bedeutet, wann und in welchen Situationen wir es bislang erlebt haben und auf was wir Scheitern und Gelingen einer Therapie jeweils attribuieren (Sachs 2020).

Insbesondere dann, wenn wir mit durch seelische und körperliche Gewalt schwer beeinträchtigten Personen arbeiten, kann es passieren, dass es uns trotz aller Bemühungen nicht gelingt, den Kontakt zu der Person so zu gestalten, dass sie mit uns zusammenarbeiten kann bzw. möchte. Es wäre vermessen von uns, davon auszugehen, wir könnten eine Psychotherapie immer so gestalten, dass sich die Anstrengung dafür gerade für eine bereits vielfach belastete Person tatsächlich lohnt.

Eine Therapie kann bereits zu Beginn, aber auch nach einem längeren Verlaufsprozess scheitern. Gerade im letzteren Fall können die Erfahrungen der Person mit dem Versagen eigener Kräfte in einer krisenhaften Lebenssituation unmittelbar in den therapeutischen Raum treten. Sie werden uns durch das Versagen des therapeutischen Arbeitsbündnisses von der Person szenisch mitgeteilt und so intensiv spürbar. Wir werden als Behandler*innen in diesem Prozess oft auch an selbst Erfahrenes erinnert: wie es sich angefühlt hat, verletzt, isoliert, verwirrt, voller Schmerz zu sein und hieraus zunächst keinen Ausweg zu wissen (Sachs 2020).

Personen, bei denen gewaltvolle interaktionelle Erfahrungen es hoch risikoreich gemacht haben, sich einer anderen Person anzuvertrauen, können es schwer haben, in einer Therapie deutlich zu machen, was für sie hilfreich, tragfähig, sicher genug und zielführend ist. Dies schmälert wiederum die Möglichkeiten der behandelnden Person, das Anliegen der Person gut zu verstehen und zu beantworten. So erfasst die behandelnde Person eventuell nicht die inneren Erfahrungen und Bedeutungszuschreibungen der behandlungssuchenden Person und kann ihr entsprechend auch darin nicht gut begegnen. Die Fähigkeiten von Behandler*innen, sich in das einzufühlen, was behandlungssuchende Personen brauchen, können weiter beeinträchtigt sein durch aus Behandler*innenperspektive widersprüchliches oder wütendes Verhalten von Klient*innen. Manchmal blockiert Behandler*innen ihr Erschrecken über die interaktionell sich ausdrückenden Folgen der Gewalt, die die behandlungssuchende Person erleben musste.

Therapien können an der Macht der Krankheitsdynamik scheitern sowie auch daran, dass Selbstkonfrontation und Veränderungsimpulse, die in der Therapie angestoßen werden, für eine Person nicht annehmbar sind. Dies kann beispielsweise dann geschehen, wenn Veränderungen erhebliche Konsequenzen für den Umgang der Person mit ihr wichtigen Beziehungspartner*innen haben (Sachs 2020; Schnarch 2020). Manchmal gelingt es in einer Therapie nicht, einen Zielkonsens und eine darauf fußende therapeutische Allianz herzustellen und zu halten. Es kann zudem sein, dass eine Therapie nicht das passende Setting für eine Weiterentwicklung der Person darstellt. Das unten stehende Fallbeispiel aus der Beratungsstelle gewaltfreileben in Frankfurt zeigt, wie strukturelle Hürden, die sich vor mehrfachbelasteten Personen aufrichten, psychosoziale Interventionen frustrierend verlaufen lassen.

Uns als Gesundheitsversorger*innen mit einem Scheitern ehrlich auseinanderzusetzen, erfordert therapeutische Demut, ein Ernst- und Zu-Herzen-Nehmen der Rückmeldungen unserer Klient*innen und sorgfältige Reflexion (Kapp 2023). Eine Inblicknahme eigener Krisenerfahrungen kann uns dabei unterstützen, uns bei einem Therapieabbruch durch den*die Klient*in nicht über ihn*sie zu stellen und zu denken, wir hätten doch besser gewusst, was für die Person gut gewesen wäre. Im Reflexionsprozess sind Intervisionen mit Kolleg*innen, die über Erfahrungen mit gescheiterten Therapieprozessen aus der Klient*innenposition verfügen und diese teilen können, besonders hilfreich.

Alle Faktoren, die ein Scheitern einer Therapie wahrscheinlicher machen können, können durch die spezifischen Lebenssituationen von trans* Personen auch spezifisch geprägt werden: Die Mentalisierungsfähigkeiten von Klient*innen und auch Therapeut*innen können durch die Konfrontation mit trans*feindlicher Gewalt beeinträchtigt sein, Ängste vor Stigmatisierung können klient*innen- und versorger*innenseitig den Raum für Entwicklung und Veränderung sehr stark verengen, trans*negative Einstellungen bei Therapeut*innen, aber auch internalisierte trans*negative Konzepte bei trans* Klient*innen können zu therapieschädigenden Projektionen führen. Trans* Klient*innen beenden auch Therapien aus Protest dagegen, dass ihnen dort die benötigten Indikationen nicht ausgestellt werden oder weil körpermodifizierende Behandlungen nicht gut abgestimmt werden auf ihre psychotherapeutischen Bedarfe. Gerade hier müssen Behandler*innen sorgfältig prüfen, ob sie paternalistisch und unethisch gehandelt haben, ob ihnen Wissen gefehlt hat, welches die behandlungssuchende Person von ihnen gebraucht hätte. Wir empfehlen Kolleg*innen, dies auch zum Anlass zu nehmen, darüber nachzudenken, ob der Kontext, in dem sie arbeiten und den sie entsprechend mitgestalten, für eine behandlungssuchende trans* Person tatsächlich sinnvoll und hilfreich ist. So bekommen wir in unserer therapeutischen Arbeit immer wieder mit, wie in einzelnen institutionellen Kontexten strukturelles Misstrauen gegenüber den Behandlungsanliegen von trans* Personen kultiviert wird und damit ein Scheitern der Behandlung von trans* Personen gebahnt wird.

Hinweise darauf, dass ein Scheitern einer angebotenen Therapie wahrscheinlicher ist, ergeben sich aus der Schwere der Belastungen und Beeinträchtigungen der behandlungssuchenden Person, dem Nichtgelingen eines vertrauensvollen Kontaktes im Verlauf der Therapie, Wut und Vermeidung auf einer oder beiden Seiten sowie aus dem Bericht der behandlungssuchenden Person, dass sie auch zuvor schon Therapien abgebrochen hat bzw. davon nicht profitieren konnte. Manchmal kann es sinnvoll sein, zu Beginn der Therapie mit dem*der Klient*in zu besprechen, wie damit umgegangen werden kann, wenn diese*r die Therapie bei uns abbrechen möchte. Hier kann z.B. vereinbart werden, dass vor einem Abbruch noch eine letzte Sitzung stattfindet, in der über den Abbruch gesprochen wird, damit dieser von beiden Seiten verstanden werden kann. Je nach Wunsch der behandlungssuchenden Person können die Möglichkeiten einer weiteren Gesundheitsversorgung besprochen werden. Auch wenn eine solche Vereinbarung nicht vorab getroffen wurde, bieten wir Klient*innen bei einem Therapie-

abbruch an, ihre Gründe anzuhören. Eine ehrliche Auseinandersetzung damit ist nicht immer leicht, weil sie unser Rollenverständnis infrage stellen und auch eigenes Ausgrenzungserleben reaktualisieren kann. Gerade bei trans*affirmativ arbeitenden Therapeut*innen kann ein Therapieabbruch eines*einer trans* Klient*in zu Traurigkeit, Enttäuschung, Scham oder Irritation führen und auch mit Erschütterungen des Selbstkonzepts einhergehen. Ein queerfreundlicher intervisorischer Rückhalt ist in solchen Situationen hilfreich und wichtig. Wir nutzen unser therapeutisches Einhorn und wenden jedem unserer Einhornhufe Aufmerksamkeit zu. Wir schauen, ob wir uns nicht irgendwo einen Stein eingetreten haben und unsere therapeutischen Kompetenzen weiterentwickeln sollten. Wir wissen, dass uns in unserer therapeutischen Weiterbildung oftmals nicht das korrekte, sondern hegemoniales Wissen zum Thema vermittelt wurde, dass unsere Sozialisation uns manche Lernerfahrungen nicht mitgegeben hat und dass wir aus einer privilegierten Perspektive oftmals weniger sehen als aus einer marginalisierten (APA 2017; Deutsches Zentrum für Integrations-und Migrationsforschung 2023; Haraway 1988; Roux/Qema 2023). So fragen wir uns in der Reflexion des Therapieverlaufs:
Sind in der Therapie, die nun abgebrochen wurde, vielleicht Aspekte meiner eigenen Sozialisation berührt worden? Sind diese auf eine Art in den Therapieprozess eingegangen, dass mich dies von dem Anliegen der behandlungssuchenden Person weggeführt hat? Habe ich aus meiner Perspektive etwas nicht gesehen, was für die behandlungssuchende Person wichtig ist? Habe ich vielleicht selbst zu viel geredet? War ich zu wenig responsiv? War ich so erschöpft, in eigene Gedanken verstrickt oder auf eine Art emotional involviert, dass ich mein Gegenüber nicht gut gesehen und verstanden habe, nicht gut unterstützen konnte?
Hatte ich das Wissen, was ich für die Behandlung brauchte? Habe ich mich diesbezüglich überschätzt? Wie und wo kann ich das, was mir fehlte, lernen? Konnte ich mir ein inneres Bild von meinem Gegenüber machen? Habe ich die Kräfte meines Gegenübers unterschätzt oder vielleicht auch überschätzt? Hatte ich eine tragfähige Therapiekonzeption? Habe ich die Kontextbedingungen, die in die therapeutische Arbeit und die therapeutische Beziehung eingeflossen sind, erfasst? Gibt es Loyalitäten, die ungünstig auf den Therapieverlauf eingewirkt haben (z.B. Loyalitäten gegenüber trans*negativen Institutionen oder Lehrpersonen, feindseligen Herkunftsfamilien oder anderen einflussreichen Personen im Leben einer behandlungssuchenden oder behandelnden Person)?

Wie war ich im Kontakt mit der behandlungssuchenden Person? Was hat die behandlungssuchende Person zu unserem Kontakt gesagt? Gab es Missverständnisse oder Konflikte und wie sind wir damit umgegangen? Habe ich nach Feedback gefragt und dieses berücksichtigt? Weiß ich, ob und was an meiner Arbeit nützlich und sinnvoll für die Person war? Welche strukturellen Bedingungen haben wie auf meine Arbeit eingewirkt?

BEISPIEL

Fallbeispiel aus der Beratungsstelle „gewaltfreileben" in Frankfurt:
„Antonia ist 41 Jahre alt und stammt aus Italien. Sie lebt seit zirka fünf Jahren auf der Straße. Sie kam nach Deutschland in der Hoffnung, hier in ihrer Trans*identität besser aufgehoben zu sein; auch hatte sie in ihrer Familie und in ihrer Herkunftsfamilie schwere Gewalt und Armut erlebt. Sie erzählt, dass sie um ihr Leben fürchtete. Die Hoffnung auf ein ‚besseres' und ‚neues' Leben führte sie letztlich nach Deutschland.
Antonia war in einer Einrichtung für Wohnsitzlose in Süddeutschland untergebracht und kam nach Frankfurt, weil sie hoffte, hier schneller mit Hormonen versorgt zu werden und geschlechtsangleichende Operationen zu erhalten. In ihrem Äußeren war Antonia das lange Leben auf der Straße anzusehen, sie machte einen ‚ungepflegten' Eindruck. Sie hatte lange, gelockte Haare und trug Ohrringe, ansonsten war ihr Erscheinungsbild eher männlich konnotiert, da sie beispielsweise nicht rasiert war. Der Grund, warum sie die Beratungsstelle aufsuchte, war die Hoffnung, hier Hormone zu erhalten.
Antonia war in einer Notunterkunft für Männer untergebracht und hatte dort sowohl körperliche als auch sexualisierte Gewalt erfahren. Sie erzählte, dass andere Mitbewohner von ihr Sex wollten und als sie sich weigerte, sie missbraucht hätten. Auch kam Antonia in die Beratung mit Hämatomen im Gesicht, die ihr von Bewohnern der Unterkunft zugefügt worden seien. Antonia sagte, dass sie sich nicht prostituiere, das sei die letzte Würde, die ihr geblieben sei. Ihr war es überaus wichtig, den Prozess der Transition beginnen zu können, und die Beraterin hatte den Eindruck, dass sie die Gewalterlebnisse ‚billigend' in Kauf nahm, sofern ihr mit ihrer Trans*geschlechtlichkeit geholfen werde. Antonia erzählte, dass das ‚Ding zwischen ihren Beinen' jucke und da nicht hin gehöre, sie wollte es unbedingt schnellstmöglich los werden.

Da Antonia nicht krankenversichert war, war es wichtig, herauszufinden ob und inwiefern es für sie Zugänge zum Hilfesystem gab. Antonia war zwischenzeitlich an die Wohnungslosenhilfe angebunden, allerdings war eine Unterbringung in einer gemischtgeschlechtlichen Einrichtung erst einmal nicht möglich.
Da Antonia eine EU Bürger*in ist und in den vergangenen Jahren weder einen festen Wohnsitz, eine Berufstätigkeit noch einen regelmäßigen Aufenthalt nachweisen konnte, hatte sie entsprechend dem FreizügG/EU keinen Anspruch auf irgendeine Form von staatlicher Unterstützung; eine medizinische Versorgung steht nur im Notfall an, d.h. eine Hormonbehandlung war zumindest auf legalem Weg nicht möglich.
Nachdem deutlich wurde, dass die Beratungsstelle gewaltfreileben sie weder mit Hormonen versorgen noch eine OP einleiten oder gar finanzieren würde, war Antonia verzweifelt. Ihr Leidensdruck war sehr groß, und sie nahm nach dem Eindruck der Beraterin sogar schwerwiegende Gewalt in Kauf, solange sie die Hoffnung hatte, hier endlich eine ‚richtige Frau' sein zu können. Da Antonia keinesfalls nach Italien zurückkehren würde, da sie dort um ihr Leben fürchtet, träumte sie davon, Arbeit in einem Warenlager und irgendwann eine Wohnung zu finden. Mit Unterstützung sozialpädagogischer Fachkräfte aus der Wohnungslosenhilfe konnte Antonia davon überzeugt werden, in ihre Unterbringung nach Süddeutschland zurückzukehren, da dort ihre Kleidung lagerte und die Fachkräfte zusagten, sie in ihrer Transition zu unterstützen.
Antonia war enttäuscht, dass sie in der Stadt die Transition nicht schneller bewerkstelligen konnte und kehrte in ihre Unterkunft in Süddeutschland zurück.
Der Beratungsprozess war für alle Beteiligten nicht zufriedenstellend, da sich ein fachlicher Austausch zwischen Wohnungslosenhilfe und der Beratungsstelle erst finden und gestalten musste und die engen rechtlichen Rahmenbedingungen gerade hinsichtlich des Aufenthaltsstatus und den damit verknüpften Sozialleistungen von keiner Seite als unterstützend oder hilfreich wahrgenommen wurden." (Ohms 2019, 34–35)

6 Trans* und nichtbinäre Personen in schwierigen Kontexten

6.1 Besondere Situation von sozioökonomisch marginalisierten trans* und nichtbinären Personen

BEISPIEL

Lena ist 25 Jahre und trans*weiblich. Sie lebt noch bei ihrer Mutter zusammen mit dem Bruder in einem kleinen Zimmer in einer Zweizimmerwohnung. Die Mutter ist schon viele Jahre ohne Arbeit und beeinträchtigt durch schädlichen Substanzgebrauch. Lena hat sich seit ihrem 13. Lebensjahr bewusst als trans* identifiziert. Da sie sich in der Schule schon feminin gekleidet hat, ist sie von Mitschüler*innen massiv gemobbt worden, als „schwul", „Schwuchtel" oder „Transe" beschimpft und wiederholt tätlich angegriffen worden. Lena berichtet: Durch den Stimmbruch und die tiefer werdende Stimme habe sie ungern gesprochen und sich nicht mehr am Unterricht beteiligt. Auch sei es ihr schwergefallen, sich zu konzentrieren, da sie ständig in Alarmbereitschaft hinsichtlich der Anfeindungen und Angriffe gewesen sei. Sie habe sich immer mehr zurückgezogen, um keine weitere Angriffsfläche zu bieten. Das Mobbing und die physische Gewalt in der Schule seien immer schlimmer geworden, so dass sie immer öfter nicht mehr zur Schule gegangen ist. Die Mutter sei mit ihren eigenen Problemen belastet gewesen und habe ihr eher noch die Schuld dafür gegeben: „Kein Wunder, wie du dich kleidest und benimmst." Lena hat sich mit der Situation sehr allein gefühlt und im Internet nach Kontakten gesucht. Dort habe sie sich einfach als Lena präsentieren können, ohne dass ihre Identität infrage gestellt worden sei. Im Internet habe sie sich dann auch über Möglichkeiten einer Transition informiert. Die Schule habe in der neunten Klasse Kontakt zur Mutter aufgenommen, da Lena nun so viele Fehlzeiten hatte und ihre Noten sehr stark abgefallen waren, so dass ihre Versetzung gefährdet gewesen sei. Die Mutter habe ihr gedroht, sie rauszuschmeißen, wenn sie nicht zu Schule gehe und den Abschluss schaffe. Lena hat die Schule nicht weiter besuchen können, da sie massive soziale Ängste entwickelt hatte und nicht mehr aus dem Haus gehen konnte. Dadurch hat Lena die Schule während der neunten Klasse ohne Abschluss beendet und ist weiter zu Hause geblieben. Da sie nur ein Taschengeld von 40 Euro im Monat von der Mutter erhalten habe, konnte sie sich keine neue Kleidung kaufen, um sich in ihrer weiblichen Identität ausdrücken zu können. Auch fiel es ihr schwer, sich regelmäßig zu waschen oder in den Spiegel zu sehen, da sich durch die Konfrontation mit ihrem Körper das genderdysphorische Erleben noch mehr verstärkt habe. Aktuell fällt es ihr sehr schwer, eine Perspektive für sich zu entwickeln. Sie kann keinen Weg sehen, wie sie die gewünschte Transition beginnen kann. Dafür müsste sie aus dem Haus gehen, Psychotherapeut*innen finden, die freie Termine haben, telefonieren (was sie wegen ihrer tiefen Stimme vermeidet) und Termine bei Ärzt*innen vereinbaren. Doch dazu ist sie allein nicht in der Lage. Die Mutter ist selbst so überfordert, dass es ständig Streit gibt.

Queerfeindliches Mobbing in der Schule führt nicht selten dazu, dass junge Menschen die Schule vorzeitig verlassen, soziale Ängste und Depressionen entwickeln und ihren Bildungsweg aufgrund der massiven Belastungen abbrechen müssen (Srabstein/Piazza 2008). Dadurch werden Zugänge zu Ausbildungen und beruflichen Entwicklungsmöglichkeiten erschwert. Eine Folge kann sein, dass trans* und nichtbinäre Personen geringere Chancen auf dem Arbeitsmarkt haben, schlechter bezahlte Jobs annehmen oder vom Bürgergeld leben müssen. Dies hat wiederum Einfluss auf die Möglichkeit, sich eine eigenständige Wohnmöglichkeit zu suchen, so dass sie eher von Wohnungs- oder Obdachlosigkeit bedroht sind. Trans* und nichtbinäre Personen, die sich aufgrund von materieller Armut und geringeren Bildungschancen weniger gut ausdrücken und kleiden können, nicht so häufig zum Frisör gehen oder Zuzahlungen für Zahnhygiene nicht aufbringen können, haben es auch schwerer, einen Psychotherapieplatz zu finden und dringend benötigte Versorgungsleistungen zu erhalten (Ohms 2019).

Anregung zur Selbstreflexion:
Sie haben einen freien Therapieplatz zur Verfügung und erhalten zwei neue Anfragen per Mail:

Mail A:
ich suche ein terapie Platz weil ich trans bin.
Grus K. Meyer

Mail B:
Sehr geehrte* Dr. Wiese,
mein Name ist Mona Sandor, ich bin 23 Jahre und identifiziere mich als trans*feminin und suche eine therapeutische Begleitung für meine Transition. Ich bin bei der XY Krankenkasse versichert.
Wenn Sie einen freien Therapieplatz haben, freue ich mich über ein Terminangebot.
Mit freundlichen Grüßen,
Mona Sandor

Wem geben Sie am ehesten einen Termin für ein Erstgespräch?

Intersektionale Überschneidungen von Diversifizierungsfaktoren wie Geschlecht, Alter, sozioökonomischem Status, ethnischer Zugehörigkeit und Herkunft, Be_hinderung etc. haben spezifische Auswirkungen darauf, ob und wie trans* und nichtbinäre Personen sich im Gesundheitssystem gegen Diskriminierungen behaupten können und trans*respektvolle, diskriminierungssensible Gesundheitsprofessionelle finden können (Johnson et al. 2016; Vermeir et al. 2018; Wolf 2018).

6.1.2 Prävalenzen von materieller Armut bei queeren Personen

Unter materieller Armut verstehen wir einen Mangel an Mitteln zur Befriedigung und Sicherung von Grundbedürfnissen (z.B. Nahrung, Kleidung, Unterkunft, Trockenheit/Wärme, Bildung, Arbeit, Gesundheitsversorgung), finanziellen Ressourcen (z.B. finanzielle Absicherung/Erbe/Immobilien) und Einkommen. Untersuchungen aus den USA zeigen einen Zusammenhang von Armut und einer Betroffenheit von Mehrfachdiskriminierung. So werden materiell arme Personen auch eher queerfeindlich oder rassistisch diskriminiert, und sie haben weniger Möglichkeiten, sich davor zu schützen. Nach US-amerikanischen Befunden leben LGBTQ+ Personen mit 22 % häufiger in Armut als heterosexuelle und cis Personen mit 16 % (Badgett et al. 2019). In einer Studie ebenfalls aus den USA zeigen trans* Personen im Vergleich zu cis Personen niedrigere Beschäftigungsquoten, höhere Armutsraten sowie höhere Raten an Ernährungsunsicherheit (Hernandez et al. 2023). Die Einkommen von LGBT Personen, die auch von Rassismus betroffen sind, sind deutlich geringer als die von weißen LGBT Personen oder cis Personen, die von Rassismus betroffen sind. Des Weiteren waren gleichgeschlechtliche Elternteile mit Kindern, insbesondere Frauen, signifikant stärker von materieller Armut betroffen als heterosexuelle Elternteile. Am stärksten von Armut und Arbeitslosigkeit betroffen waren Transgender (DeFilippis 2012). Aktuelle Untersuchungen aus den USA (N = 1.902 LGBTQ) zeigen für trans*, nichtbinäre und bisexuelle Personen lebenslang höhere Diskriminierungsraten (55 %) im Vergleich zu gleichgeschlechtlichen LGBQ (31 %). Ebenso gaben People of Color höhere Diskriminierungsraten (42 %) an als weiße LGBTQ Personen mit 27 % (Sears et al. 2024).

In der größten europaweiten Studie der europäischen Grundrechteagentur zur Situation von LGBTI mit 139.799 Personen (davon 19.669 trans* Personen) gaben 35 % der befragten trans* Personen Diskriminierung bei der Arbeitsplatzsuche und 36 % am Arbeitsplatz an. Trans* Personen berichteten die häufigsten Diskriminierungserfahrungen im Vergleich zu LGB Personen und gaben ebenso die höchsten Werte (55 %) an hinsichtlich der Diskriminierung in außerberuflichen Lebensbereichen wie in der Schule, bei der Wohnungssuche sowie beim Zugang zu Gesundheits- oder Sozialdienstleistungen (FRA 2020). 51 % der körperlichen und sexuellen Übergriffe gegen trans* und nichtbinäre Personen fanden in der Öffentlichkeit (Straße, Park, Parkplatz, öffentlicher Ort) statt. 46 % der trans* Personen gaben an, auch wegen ihrer sexuellen Orientierung belästigt worden zu sein (FRA 2020). Die Prävalenz von gewalttätigen Übergriffen ist nur geringfügig unterschiedlich hinsichtlich des Bildungsabschlusses: 13 % bei niedrigerem Schulabschluss zu 10 % mit höherem Schulabschluss. LGBTI mit niedrigem Bildungsniveau (14 %) sind weniger offen im Umgang mit ihrer Zugehörigkeit zu ihrer soziosexuellen oder geschlechtlichen Identität als Personen mit höherem Bildungsniveau (27 %) (FRA 2020).

Ähnliche Ergebnisse weisen Daten aus Deutschland auf: Trans* Personen erhalten ein geringeres Einkommen, da sie häufiger unter ihrer Qualifikation angestellt werden. Bei der Arbeitsvermittlung werden sie benachteiligt, sind häufiger von Kündigung, Arbeitslosigkeit und Armut (Franzen/Sauer 2010) sowie wahrscheinlich in der Folge auch von Wohnungs- und Obdachlosigkeit betroffen (Ohms 2019). Für Wohnungs- und Obdachlosigkeit gibt es verschiedene Gründe. Neben Arbeitslosigkeit werden vor allem gesundheitliche Beeinträchtigungen wie Substanzgebrauch, Schulden, aber auch Trennungen, Erkrankungen und Be_hinderungen, ein erschwerter Zugang zu Sozialleistungen (insbesondere bei Übergängen unterschiedlicher Hilfesysteme und Zuständigkeiten) und bei jungen Erwachsenen Konflikte im familiären Umfeld benannt (Ohms 2019). So können trans* und nichtbinären Personen materielle, soziale wie auch emotionale Ressourcen entzogen werden, indem sie angegriffen, enterbt oder aus der Wohnung geworfen werden und/oder ein Kontaktabbruch durch Familienangehörige erfolgt (Krell/Oldemeier 2017; Ohms 2019). Gerade bei jungen LGBTQ ist bei Wohnungslosigkeit das Risiko für psychische Erkrankungen, Drogen- und Subtanzgebrauch, Suizidalität, HIV und Gewaltwiderfahrnisse deutlich erhöht (Keuroghlian 2014). Gleichermaßen kann das Verlassen eines trans*feindlichen, gewaltvollen Umfeldes und ein Leben ohne Obdach oder festen Wohnsitz zunächst eine wichtige Bewältigungsstrategie sein, um die eigene geschlechtliche Identität eher leben zu können (Keuroghlian 2014; Ohms 2019).

6.1.3 Materielle Armut und die Auswirkungen auf trans*spezifische Anliegen

Trans* und nichtbinäre Personen, die von materieller Armut betroffen sind, haben einen deutlich erschwerten Zugang zu strukturellen, sozialen, gesundheitlichen und Community-Ressourcen. Intersektionale Überschneidungen von Marginalisierungen aufgrund von Geschlechtsidentität, sexueller Orientierung, sozioökonomischem Status (z.B. Bildungsbrüche, geringes Einkommen, Arbeitslosigkeit, Armut, Wohnungsunsicherheit) und weiteren Faktoren wie Migration und chronische Erkrankungen verstärken die Diskriminierungslast.

Durch frühe Bildungsbrüche infolge von Diskriminierungs- und Gewalterfahrungen in der Schule, fehlende Unterstützung aus dem unmittelbaren sozialen Umfeld bei Mobbing und weiterer Gewalt und dadurch, dass oft auch professionelle Hilfe (z.B. durch das Jugendamt) und kompensatorische Förderungen erst spät oder gar nicht zur Verfügung gestellt werden, müssen die davon betroffenen Personen häufig mit sehr geringen finanziellen Mitteln ihr weiteres Leben gestalten. Materielle Armut und niedriger formeller Bildungsabschluss verschränken wechselseitig das Armutspotenzial von trans* und nichtbinären Personen mit gebrochenen Bildungsbiografien und führen zu vielfachen gesundheitlichen Belastungen (Bariola et al. 2015; Wolf 2018).

Besteht der Wunsch nach äußeren Veränderungen hinsichtlich geschlechtsspezifischer Merkmale durch bestimmte Kleidungsstücke, Haarschnitt, Make-up, Accessoires etc., dann treten hier schon durch die damit verbundenen Kosten Hürden bezogen auf trans*spezifische Bedarfe auf.

Finanzielle Ressourcen spielen weiter eine große Rolle bei der Wahl, ob und wo eine Psychotherapie, körpermodifizierende Behandlungen, Operationen etc. durchgeführt werden können. Für einige ist es unmöglich, die Kosten für regelmäßige Termine bei Psychotherapeut*innen aufzubringen, wenn sie einen längeren Anfahrtsweg haben oder das Geld für eine Kinderbetreuung während der Therapiezeit fehlt. Ebenso können beispielsweise die Reisekosten (Fahrkarte/Übernachtung) für ein Vorgespräch bei Behandler*innen nicht aufgebracht werden, wenn qualifizierte Behandler*innen nicht wohnortnah praktizieren. Gleichermaßen ist der Zugang zu sozialen Ressourcen hier bedeutsam, inwieweit eine trans* oder nichtbinäre Person in ihrem sozialen Netzwerk Personen hat, die sie zu solchen wichtigen Terminen begleiten können oder sogar so mobil sind, dass sie die Person zu einer bestimmten Praxis oder Klinik fahren können. Die Einschränkungen der Möglichkeiten zeigen sich weiterhin bei allen Gesundheitsleistungen, für die das Gesundheitssystem nicht vollumfänglich die Kosten übernimmt. So werden beispielsweise Zuzahlungen verlangt für Haarersatzteile, Epilationen, Zahnersatz und Sehhilfen. Teilweise wird von den Krankenkassen hier eine Grundversorgung übernommen, aber nicht zwingend eine brauchbare, ästhetisch ansprechende und hochwertige Gesundheitsleistung. Schließlich beeinflusst der sozioökonomische Status auch die Möglichkeiten, für die eigene Gesundheit zu sorgen, die Komplikationen bei und nach Transitions- und anderen Operationen und entsprechend die Zufriedenheit mit den Operationsergebnissen (Bauer et al. 2015; Kattari/Hasche 2016; Sevelius et al. 2014; Tanner et al. 2014; Vermeir et al. 2018).

Wohnungslose jugendliche trans* Personen mit Transitionsbedarf, aber auch Jugendliche, die in familiären oder institutionellen Kontexten leben müssen, in denen trans*spezifische Bedarfe ignoriert werden, erhalten oftmals nicht die von ihnen benötigte spezifische Gesundheitsversorgung (Ohms 2019). Fehlende Zugänge zu Internet, spezifischen Beratungsstellen oder Community-Netzwerken können zu Beeinträchtigungen der Gesundheitskompetenz von behandlungssuchenden trans* und nichtbinären Personen führen. Durch den Mangel an Wissen und Informationen haben sie es schwerer, trans*kompetente Versorgungsangebote zu finden (Brown et al. 2016; Johnson et al. 2016). Dies erhöht das Risiko für gesundheitliche Belastungen und Suizidalität (Toomey et al. 2018). Gesundheitliche Risiken können auch dadurch entstehen, dass sich trans* Jugendliche ohne medizinische Begleitung Hormone besorgen und einnehmen (Keuroghlian 2014).

Für bürokratische Anforderungen und Formalitäten wie Anträge, Terminvereinbarungen, Anschreiben, Bescheinigungen sind nicht nur materielle, sondern auch kognitive und mentale Ressourcen notwendig. Wünschen trans* und nichtbinäre Personen medizinische Transitionsschritte, ist die Beschaffung der dafür notwendigen Stellungnahmen und Befundberichte, die der Medizinische Dienst der Krankenkassen zur Kostenübernahme körpermodifizierender Maßnahmen verlangt (MDS 2020), mit einem erheblichen organisatorischen Aufwand verbunden. Dazu gehören beispielsweise Befundberichte von Psychotherapeut*innen, Operateur*innen, Endokrinolog*innen und Gynäkolog*innen oder Urolog*innen. Teilweise werden diese Berichte von Gesundheitsversorger*innen als Privatleistung den Behandlungssuchenden in Rechnung gestellt, wenn es z. B. keine oder nur gering honorierte Abrechnungsmöglichkeiten über die Krankenkasse gibt. Kognitive Ressourcen sind notwendig, um das Prozedere bewältigen zu können.

Zudem sind die Kosten für Kopien, Briefpapier, Umschläge und Porto für Menschen mit geringen finanziellen Mitteln eine Belastung. Wird im Rahmen der rechtlichen Transition eine Veränderung der Vornamen und des Geschlechtseintrages gewünscht und umgesetzt, kommen hier neben den Kosten für die Beantragung weitere Gebühren durch die Ausstellung neuer Dokumente wie Personalausweis, Bankkarten, Führerschein, Reisepass, Zeugnisse etc. hinzu. Das Verfassen einer Mail oder eines Briefes oder das Ausfüllen von Anträgen und Formularen kann für manche Menschen eine so große Hürde sein, dass sie ein wichtiges Vorhaben lange Zeit nicht bewältigen und umsetzen können. Häufig sind diese Umstände und Dynamiken mit Schamgefühlen und Sorge vor weiteren Stigmatisierungen und Beschämungen verbunden. Hier sind mentale Ressourcen notwendig, um mit diesen Gefühlen und Belastungen umgehen zu können.

Trans* und nichtbinäre Personen in prekären Lebenslagen, die bedroht sind durch Arbeitslosigkeit, Wohnungs- und Obdachlosigkeit, Nahrungsunsicherheit oder Erkrankungen, sind gefordert, Entscheidungen zu priorisieren. Oft reichen die zur Verfügung stehenden Ressourcen nicht aus, um sich einerseits um die Existenzsicherung zu bemühen und sich andererseits um mögliche Transitionsanliegen zu kümmern. Wenn die Kraft für die Vorbereitung, Planung und Umsetzung gewünschter Transitionsschritte nicht aufgebracht werden kann, kann dies dazu führen, dass behandlungssuchende Personen ihre Vorhaben aufschieben (Remien et al. 2015) oder gar nicht mehr weiterverfolgen können (Sevelius et al. 2014).

Viele Menschen in sozioökonomisch schwierigen Bedingungen sind manchmal darauf angewiesen, zur Existenzsicherung regelmäßig bei Ämtern vorstellig zu werden. Sie müssen bestimmte Auflagen erfüllen, um ihre finanzielle Grundsicherung zu erhalten. In diesem Zusammenhang kommt es nach unserer Erfahrung wiederholt zu Diskriminierungen durch unfreundliches bis respektloses Verhalten von Mitarbeiter*innen der Behörde. In Formularen von Jugendämtern, Jugend- und Familienhilfen, Arbeitsagenturen, Jobcentern, Sozialämtern oder im Gesundheitssystem werden trans* und nichtbinäre Personen unsichtbar gemacht und/oder misgendert. Wenn sich eine trans* Person im Angleichungsprozess befindet oder ein Angleichungsprozess (noch) nicht stattgefunden hat, kann es sein, dass die Arbeitsagentur sie nicht in mit bestimmten Geschlechtsrollenerwartungen verknüpfte Arbeitsverhältnisse vermitteln kann oder will. Manchmal werden trans* oder nichtbinäre Personen auch deshalb nicht vermittelt, weil Sachbearbeiter*innen glauben, der Person damit zu „helfen", ohne sie jedoch zu fragen, ob dies für sie tatsächlich hilfreich ist. Für die trans* Person kann sich hieraus ein weiteres Hindernis entwickeln, überhaupt in den Arbeitsprozess zu kommen.

In der Öffentlichkeit – auf der Straße, in Parks, auf Parkplätzen, in öffentlichen Verkehrsmitteln, in Warteschlangen – sind durch materielle Armut betroffene trans* und nichtbinäre Personen einer größeren Gefahr von Diskriminierungen und Gewalt ausgesetzt. Bei manchen Personen sinkt die Hemmschwelle andere anzugreifen, wenn sie diese als arm wahrnehmen. Personen wiederum, die von anderen als obdachlos und suchtkrank wahrgenommen werden, wird weniger geholfen, weil ihnen zugeschrieben wird, selbst schuld an ihrem Schicksal zu sein. Zudem finden über die Hälfte der körperlichen und sexuellen Übergriffe in der Öffentlichkeit (FRA 2020) und an Orten statt, an denen sich auch eher Menschen ohne Wohnsitz und Obdach aufhalten. Menschen, die von Wohnungs- und Obdachlosigkeit betroffen sind, erfahren gesellschaftlich Ablehnung und sind negativen Vorannahmen ausgesetzt (Zick et al. 2016).

BEISPIEL

Beispiel: Liegt auf dem Fußweg bewegungslos eine Person mit gepflegtem körperlichen und äußeren Erscheinungsbild, z.B. mit Anzug und Aktentasche, so wird diese Person von anderen Passant*innen relativ schnell angesprochen und Hilfe angeboten bekommen. Liegt auf dem Fußweg bewegungslos eine Person mit stechendem, unangenehmem Körpergeruch, ungewaschenen Händen, zerzausten Haaren und verkrusteter Kleidung, werden die meisten Passant*innen vorbeigehen, ohne die Person anzusprechen, eher noch einen größeren Bogen um die Person machen.

Misogynie und patriarchale gesellschaftliche Strukturen tragen dazu bei, dass trans*weibliche Personen in der Öffentlichkeit einem höheren Risiko für sexistische Anfeindungen sowie sexualisierte und körperliche Angriffe ausgesetzt sind als trans*maskuline und cisgeschlechtliche LGBQ Personen, wobei sich das Gewaltpotenzial beispielsweise durch Obdachlosigkeit verschärfen kann (Ohms 2019).

Nicht zu unterschätzen sind auch Diskriminierungen und Stigmatisierungen innerhalb der queeren Communitys, die zwar seltener als in anderen Kontexten wie Bildungseinrichtungen, Gesundheitssystem und Öffentlichkeit vorkommen, dennoch für die davon betroffenen trans* und nichtbinären Personen besonders schmerzhaft sind (Timmermanns et al. 2022). Neben den gesellschaftlichen Normen sind trans* und nichtbinäre Communitys auch von subkulturellen Werten, Erwartungen und Regeln beeinflusst (Ohms 2019). Ein Abweichen von beispielsweise gesellschaftlichen cisnormativen und genderbinären Erwartungen kann mit Scham- und Schuldgefühlen einhergehen, die vor dem Hintergrund einer internalisierten Trans*negativität dazu führen können, dass es kompensatorisch leistungsorientierte oder körper- und style-bezogene Normen innerhalb der Communitys gibt, um einen vermeintlichen „Makel" auszugleichen. Im Rahmen solcher Wertvorstellungen können Bildungsbrüche und Arbeitslosigkeit als ein „Versagen" konstruiert und verurteilt werden, was wiederum zu Beschämungen durch andere führen und eigene Schamgefühle hervorrufen kann, die abgewehrt werden müssen, um das gesellschaftlich erwartete, aber auch selbstwertstabilisierende Bild „‚erfolgreiche[r]' Werdegänge zu repräsentieren" (Ohms 2019, 13). Entsprechen trans* und nichtbinäre Personen nicht diesen Erwartungen, können Schamgefühle dazu beitragen, sich nicht mit der „gescheiterten Biografie" zu zeigen. Dies erschwert es jedoch, sich Hilfe zu suchen und Unterstützung zu erhalten. Zudem sind Veranstaltungen oder Treffpunkte auch mit Kosten wie Eintrittsgelder oder Ausgaben für Getränke oder ein bestimmtes Out-fit verbunden. Da ein Teil der trans* und nichtbinären Personen im beruflichen Kontext häufig unter ihrer Qualifikation arbeitet oder in nicht adäquat bezahlten Arbeitssektoren, müssen diese oft sehr viel arbeiten und sind dann zu erschöpft, um die Community zu nutzen.

6.1.4 Bewältigungs- und Explorationsprozesse sozioökonomisch marginalisierter trans* und nichtbinärer Personen

Sozioökonomisch marginalisierte trans* und nichtbinäre Personen müssen sich in ihrer Biografie mit einer Vielzahl von Widrigkeiten, Ungerechtigkeiten, Benachteiligungen, Stigmatisierungen und Verachtung auseinandersetzen. Diese Erfahrungen können mit Enttäuschung, Wut und Verbitterung darüber einhergehen, nicht die Möglichkeiten wie vielleicht andere Gleichaltrige in der Schule gehabt zu haben und durch Mobbing und Gewalt in ihren schulischen und beruflichen Bildungschancen behindert worden zu sein. In der Verschränkung von Diskriminierungserfahrungen aufgrund materieller Armut aus Herkunftsfamilien sowie gendernonkonformen Ausdrucksweisen und der Benachteiligung hinsichtlich eines formalen Bildungsweges versuchen manche Kinder und Jugendliche, sich mit Rückzug oder psychotropen Substanzen in eine „sichere“ oder „andere“ Welt zu begeben, um sich vor weiteren Verletzungen zu schützen. Manchen jungen Menschen gelingt es, eine für sie wichtige Person zu finden, die sie in ihrer Situation begleitet und unterstützt. Viele junge Menschen beschreiben dennoch eine so große Belastung durch existenzielle Sorgen, dass es ihnen kaum gelingt, sich auf die schulischen Anforderungen zu konzentrieren. In der Folge kann auch die Auseinandersetzung mit einer sich entwickelnden geschlechtlichen Identität aus dem Blick geraten, da sie beispielsweise mit Konflikten in der Familie so stark belastet sind und frühzeitig die Schule verlassen müssen, um arbeiten zu gehen und Geld zu verdienen. Manche trans* und nichtbinäre Personen beschreiben auch ein Verbergen der geschlechtlichen Identität, um nicht noch mit einem anderen Thema Angriffsfläche für Diskriminierungen und Gewalt zu bieten oder der Familie nicht eine „weitere Belastung“ zuzumuten. So stellen sie ihre eigenen Anliegen hinter existenziellen Notlagen zurück.

Nichtnormative Lebensweisen wie eine trans*geschlechtliche oder nichtbinäre Identität, eine queere Sexualität, aber auch unabgeschlossene schulische oder berufliche Entwicklungen, Arbeitslosigkeit und Wohnungslosigkeit erfahren gesellschaftlich eine Bewertung, die sich auch in Interaktionen widerspiegelt. So erleben sozioökonomisch marginalisierte queere Personen Unverständnis, Druck, Entwertungen und Beschämungen vom sozialen Umfeld, von Einrichtungen und Ämtern. Der Leistungsgedanke unserer Gesellschaft vermittelt sich schon seit frühester Kindheit, und so müssen sich deprivilegierte trans* und nichtbinäre Personen teilweise bereits recht früh, wenn sie beispielsweise schon aus sozioökonomisch marginalisierten Familien kommen, mit Stigmatisierungen aufgrund von Klassismus und materieller Armut auseinandersetzen. Dies führt nicht selten zu Schuld- und Schamgefühlen, die sich im Laufe des Lebens weiter verstärken können, indem sie sich weniger wert fühlen, sich selbst die Schuld für ihre Lebenssituation geben und sich als „Versager*innen“ fühlen. Diese Annahmen werden durch gesellschaftliche und soziale Schuldzuschreibungen in Form von Aussagen wie „Du hättest dich einfach mehr anstrengen müssen“, „Jeder kann heute etwas aus sich machen“, „Niemand muss auf der Straße leben“ oder „Wer nicht arbeitet, ist faul“ verstärkt. Durch Sorge vor weiteren Stigmatisierungen und Anfeindungen verschweigen häufig sozioökonomisch marginalisierte trans* und nichtbinäre Personen ihre existenziellen Nöte und Belastungen und versuchen, dies zu verbergen, um weitere Diskriminierungen zu vermeiden. Dadurch gehen sie teilweise aus dem Kontakt, um in ihrer materiellen Armut nicht sichtbar zu werden oder mit daraus folgenden

Beeinträchtigungen wie einer unzureichenden gesundheitlichen Versorgung oder einem Substanzgebrauch. Das Verschweigenmüssen bringt Menschen wiederum in soziale Isolation und Einsamkeit. Die gesellschaftliche und soziale Tabuisierung von materieller Armut, Arbeitslosigkeit oder Wohnungslosigkeit trägt dazu bei, dass sozioökonomisch marginalisierte queere Personen seltener Hilfe und Unterstützung einfordern oder annehmen (Ohms 2019).

Das Leben als materiell armer Mensch ist anstrengend: Die prekäre Arbeit kostet Kraft, gefährdet oft die Gesundheit. Dadurch stehen auch weniger Ressourcen zur Verfügung, sich um queere soziale Beziehungen zu kümmern. Freizeit und Auszeiten können finanziell nicht getragen werden. Dies kann insbesondere bei körpermodifizierenden Maßnahmen und notwendigen Nachsorgezeiten eine wichtige Rolle spielen. So kann eine beruflich stark eingebundene Person zur Sicherung ihrer Existenz möglicherweise sich nicht hinreichend Zeit und Raum nehmen, um sich nach einer geschlechtsangleichenden Operation zu pflegen und zu erholen.

Ermutigend sehen wir, dass es trans* und nichtbinäre Behandlungssuchenden gelingt, mit den schweren Voraussetzungen und Bedingungen zu überleben, an sich und ihre Identität zu glauben und diesen Teufelskreis aus normativen Erwartungen, Beschämungen, Schuld- und Schamgefühlen sowie „dysfunktionalen“ Bewältigungsstrategien zu verlassen, um ihrer geschlechtlichen Identität ein sicheres „Zuhause“ geben zu können. Wir sehen, dass sozioökonomisch marginalisierte trans* und nichtbinäre Personen eine hohe Resilienz (z. B. in Form von Ausdauer, Weitermachen und Nichtaufgeben nach einer Krise) entwickeln, um mit Widrigkeiten umgehen zu können. So können sie auf Lebenszeiten zurückblicken, die sie stark belastet und gefordert haben und die sie überlebt haben, wie sie häufig auf sich allein gestellt teilweise lebensbedrohliche und existenziell herausfordernde Situationen gelöst haben (IOM 2011). Sie blicken auf Lebensphasen, die nicht den gesellschaftlichen Erwartungen privilegierter Personen entsprechen, und können stolz auf sich sein, in so einem Bedingungsgefüge sich mit den eigenen Werten und auch Verletzungen entwickeln zu können. Wir sehen insbesondere große emotionale und soziale Kompetenzen, die Bereitschaft, eigene Wege zu gehen und zu entdecken, und dabei eine enorme Kraft und Kreativität, mit dem umzugehen, was da ist.

BEISPIEL

Danilo identifiziert sich trans*maskulin. Er ist mit sieben Geschwistern bis zu seinem fünften Lebensjahr bei beiden Eltern aufgewachsen. Die Eltern hätten sich viel gestritten und häufig gewalttätig angegriffen. Beide seien durch den Gebrauch von Alkohol und Drogen schwer gesundheitlich beeinträchtigt gewesen. Die Familie hat Sozialhilfe bezogen, das Geld sei immer knapp gewesen, so dass es tagelang kein Essen gegeben habe und Danilo sich aus Mülleimern Essenreste gesucht habe. Eine Nachbarin hat daraufhin das Jugendamt informiert, woraufhin die Kinder in verschiedenen Kinderheimen untergebracht worden seien. Danilo habe sich hier sehr einsam gefühlt, da er besonders seinen großen Bruder (+3) vermisst habe, der ihn immer beschützt habe, wenn es zu Hause oder mit anderen Kindern aus der Nachbarschaft bedrohlich geworden sei. Er sei nach wenigen Monaten in eine Pflegefamilie vermittelt worden. In dieser Familie habe er vier Jahre gelebt und sich wohlgefühlt. Dann sei seine Pflegemutter plötzlich an Krebs erkrankt und verstorben. Daraufhin sei er wieder in einem Heim untergebracht und nach einem Jahr in eine neue Familie vermittelt worden. Dort habe er sich an sehr strenge Regeln halten und den strengen christlichen Werten und Ritualen der Familie folgen müssen. In der Pflegefamilie seien noch zwei ältere Pflegekinder gewesen. Die beiden Mädchen hätten ihn von Beginn an heimlich geärgert und über sein Aussehen und Verhalten gelästert. Danilo hat schon in seiner Kindheit immer die Sachen von seinem Bruder getragen und sich darin wohlgefühlt, aber nicht weiter darüber nachgedacht. Es sei einfach praktisch gewesen. Auch im Heim wurde seiner Kleidung nicht viel Bedeutung beigemessen. Erst mit dem Wunsch der ersten Pflegemutter, ihm feminine Kleidung anzuziehen, habe er einen Unwillen gespürt und sich durchsetzen können, weiter jungenhafte Kleidung tragen zu können. In der neuen Pflegefamilie habe es diesbezüglich deutliche Kritik gegeben, so dass er sich stereotyp weiblich habe kleiden müssen. Mit Beginn der Pubertät habe er gemerkt, dass die Entwicklung gar nicht das „Richtige“ sei. Er habe seinen Körper abgelehnt und zeitweise einen so starken Hass empfunden, dass er sich mit Rasierklingen selbst verletzt habe. Als ihn eine Schulsozialarbeiterin darauf angesprochen habe, habe er sich ihr anvertraut, dass er sich als Junge fühle und gern als Junge leben möchte. Daraufhin hat die Sozialarbeiterin gemeinsam mit Danilo und den Pflegeeltern gesprochen. Die Pflegeeltern wären sehr schockiert und ablehnend gewesen, das sei nicht „normal“. Zu Hause hätten sie dann noch mehr darauf geachtet, dass Danilo keine maskulinen Sachen trug, und ihm verboten, sich das „weiter einzubilden“. Außerdem hätten sie einen Therapieplatz organisiert, damit „dieser Unsinn ein Ende hat“. Zusätzlich habe Danilo regelmäßig in die Kirche zur Beichte gehen müssen, um Buße zu tun. Danilo habe es in der Pflegefamilie kaum mehr ausgehalten, permanent falsch angesprochen zu werden und in einer weiblichen Rolle aufzutreten. Er habe sich so vor sich selbst geekelt, dass er angefangen habe zu kiffen und Alkohol zu trinken, um nichts mehr zu spüren. Die Situation in der Pflegefamilie sei so unerträglich geworden, dass er abgehauen und in eine große Stadt gefahren sei, wo er einen Kumpel übers Internet kennengelernt habe. Die Schule habe er abgebrochen. Am Bahnhof traf er eine Gruppe Jugendliche, mit denen er zusammen abhing. Ab und zu schlief er bei seinem Kumpel auf dem Sofa, aber die meiste Zeit lebte er auf der Straße. Um seinen Substanzkonsum (Alkohol, Nikotin) zu finanzieren, habe er geklaut und gebettelt. Seinen Neuanfang in der Stadt habe er sich anders vorgestellt, aber wenigstens könne er hier als Danilo leben. Das Leben auf der Straße sei hart, er müsse dafür sorgen, einen sicheren Platz zu finden. Er habe stark abgenommen, doch dadurch sei er „kantiger" geworden und habe auch keine Periode mehr. Damit könne er ganz gut leben. So habe er fast zwei Jahre auf der Straße gelebt, bis er Matze, einen Streetworker, kennengelernt habe, der selbst ein trans* Mann sei. Die Begegnung habe ihn schwer bewegt und eine Sehnsucht in ihm ausgelöst, doch noch ein Leben in der passenden Identität leben zu können, ohne sich verstecken zu müssen. Er habe mit ihm viele Gespräche geführt und Informationen über mögliche Transitionsschritte erfahren. Das habe ihn so motiviert, dass er für sich beschlossen habe, keinen Alkohol mehr zu konsumieren und sich um eine Unterkunft und einen Schulabschluss zu kümmern. Matze habe ihm dabei geholfen und Kontakte zu Beratungsstellen und Einrichtungen vermittelt, so dass er in einer queeren Wohngruppe einen Platz gefunden habe. Dort habe er andere trans* und nichtbinäre Personen kennengelernt und sich sogar mit einer Person angefreundet. Er habe einen Therapieplatz gefunden, um mit einer Hormonbehandlung beginnen zu können und später auch eine Mastektomie zu beantragen. Plötzlich habe sich vieles einfacher angefühlt. Nun habe er auch wieder Kraft und Energie gehabt, sich um seinen Schulabschluss zu kümmern, und habe im Anschluss eine Ausbildung zum Tischler angefangen. Durch die Hormonbehandlung haben sich sein Erscheinungsbild und die Stimme verändert, so dass er auch von anderen in der männlichen Identität wahrgenommen werde. Das erfülle ihn jedes Mal mit Freude.

6.1.5 Therapeutische Arbeit mit sozioökonomisch marginalisierten trans* und nichtbinären Personen

Psychotherapeut*innen vergeben eher Therapieplätze an Behandlungssuchende, die ihnen ähnlich sind, beispielsweise hinsichtlich Hautfarbe, Sprache und Bildungsgrad (Becker 2021). So werden Menschen, die unter schwierigen sozioökonomischen Bedingungen leben, häufiger von Gesundheitsversorger*innen bei der Therapieplatzsuche abgelehnt. Zum einen können Psychotherapeut*innen die Vorannahmen haben, diese Personen seien weniger zuverlässig und für therapeutische Prozesse weniger geeignet, erwarteten seltener Behandlungserfolge und würden sich dafür auch weniger engagieren (Kim/Cardemil 2012). In diesen Annahmen zeigt sich der Unwille von Psychotherapeut*innen, ihr eigenes Behandlungskonzept an die Lebenssituationen und Bedarfe von sozioökonomisch marginalisierten Personen anzupassen (Appio et al. 2013; Muckenhuber 2022). Zum anderen können Kolleg*innen den Aufwand scheuen, diese Personen in ihren Anliegen zu unterstützen. Des Weiteren können Versorger*innen Hemmnisse haben, sich mit Personen zu konfrontieren, die unter deprivilegierten Bedingungen leben, weil sie eine Reflexion der eigenen Privilegien scheuen. Wir erleben in der Behandlungspraxis, dass materiell arme trans* und nichtbinäre Personen in ärztlichen Praxen und Kliniken manches Mal schlechter behandelt werden.

6.1.5.1 Die Arbeit an der therapeutischen Haltung zum Thema materielle Armut

Für die therapeutische Arbeit mit sozioökonomisch marginalisierten Personen sind wir als Psychotherapeut*innen aufgefordert, uns mit den eigenen Privilegien auseinanderzusetzen (Das Nair/Butler 2012; Kim/Cardemil 2012; Johnson 2023). Dazu gehört es auch, eigene Vorannahmen, Einstellungen und Gefühle gegenüber Personen zu reflektieren, die hinsichtlich materieller Ressourcen und formaler Bildungschancen benachteiligt sind, in prekären Situationen leben, Schulden haben, arbeitslos und/oder obdachlos sind. Eine kritische Reflexion der eigenen Zugehörigkeiten und Privilegien, der damit verbundenen Gefühle und der daraus resultierenden Annahmen ist hier grundlegend. Im therapeutischen Arbeiten achten wir darauf, dass unser Vorgehen für die Person und ihre Lebenssituation passend, nachvollziehbar und sinnvoll ist. Entsprechend beziehen wir die Rückmeldungen der Person bei der Konzeption und Durchführung der individuellen Behandlung maßgeblich mit ein. Wir achten und respektieren Willen und Selbstbestimmung der trans* und nichtbinären Personen und würdigen ihre Lebensleistung und Bewältigungsressourcen. Des Weiteren legen wir besonderen Wert darauf, dass Informationen verständlich vermittelt werden.

Bei Psychoedukationen verwenden wir nach Möglichkeit Begriffe aus dem Wortschatz der behandlungssuchenden Person und erläutern notwendige Fachbegriffe. Auch achten wir auf die Ausgestaltung unserer Praxisräume. Eine luxuriöse Einrichtung lenkt die Aufmerksamkeit auf therapieirrelevante Faktoren. Behandlungssuchende achten auf sichtbare Statusmerkmale wie Ausstattung der Praxis, Kleidung der Therapeut*innen und Bilder von Familienangehörigen, beruflichen Erfolgen oder materiell aufwendigen Hobbys. Eine therapeut*innenseitig demonstrierte Überlegenheit schafft eine Distanz zur behandlungssuchenden Person und beeinträchtigt die Qualität der Behandlungsbeziehung (Thompson et al. 2012). Für eine fachgerechte Beziehungsgestaltung ist es notwendig, dass wir als Psychotherapeut*innen sozioökonomisch marginalisierte Personen mit ihrer Würde sehen und sie entsprechend mit Respekt und Achtung behandeln, ihre Lebenssituationen und Problemlagen ernst nehmen und uns in ihre Themen eindenken sowie ihre Bewältigungsleistungen würdigen. Des Weiteren können im Eingangs- oder Wartebereich Broschüren und Flyer sichtbar ausgelegt werden, die Themen von Menschen in sozioökonomisch schwierigen Situationen ansprechen, z. B. Flyer von Schuldnerberatungen, Obdachlosenhilfen oder Bürgergeldberatungen.

Angesichts dessen, dass sozioökonomisch marginalisierte Personen vor besonderen Hürden stehen, wenn sie eine Psychotherapie in Anspruch nehmen möchten, sind wir als Gesundheitsversorger*innen aufgefordert, gerade trans* und nichtbinären Personen in prekären Lebenslagen Unterstützung anzubieten. So können wir uns als Psychotherapeut*innen dafür entscheiden, für mehrfach marginalisierte Behandlungssuchende bevorzugt einen Therapieplatz zur Verfügung zu stellen. Dafür planen wir therapeut*innenseitig mehr Ressourcen ein. Dies betrifft unter anderem die zeitliche und flexible Termingestaltung, das Verfassen von Stellungnahmen und Briefen, die Korrespondenz und den Austausch mit anderen Beteiligten des Unterstützungs- und Versorgungssystems, supportive Interventionen im therapeutischen Setting, Hilfestellung bei der Beantragung einer Soziotherapie, Weiterverweisung an themenspezifische Beratungsstellen und Projekte (z. B. Schuldnerberatung, Sozialberatungsstellen, Beratungsstellen für wohnungslose Personen). Wir halten es für ethisch geboten, all diese zusätzlichen Leistungen den Behandlungssuchenden nicht in Rechnung zu stellen. Mit den behandlungssuchenden Personen besprechen wir nach Einschätzung der Situation die Möglichkeiten und Grenzen, was wir als Therapeut*innen leisten können und welche weiteren notwendigen Hilfsangebote bzw. Versorgungsstrukturen einbezogen werden können.

Für die psychotherapeutische Begleitung eines Transitionsprozesses mit sozialen, somatischen und/oder rechtlichen Transitionsschritten sind wir Versorger*innen in der Verantwortung, die Behandlungssuchenden dahingehend zu unterstützen, möglichst gute Rahmenbedingungen für geplante Transitionsschritte zu schaffen. Dafür ist häufig die Zusammenarbeit mit verschiedenen Ämtern, Behörden, Einrichtungen und Kolleg*innen aus anderen Fachrichtungen unverzichtbar.

6.1.5.2 Zugänge zu Ressourcen schaffen und fördern

In einem ganzheitlichen Behandlungsansatz haben wir Psychotherapeut*innen die verschiedenen Einflussfaktoren auf mentaler, emotionaler, sozialer, physischer, ökonomischer und politischer/struktureller Ebene im Blick und berücksichtigen diese in unserer Arbeit, um Diskriminierungen und Benachteiligungen im Gesundheitssystem zu reduzieren.

Für sozioökonomisch marginalisierte Behandlungssuchende, die aus ländlichen Gegenden oder Flächenländern kommen, gestaltet sich der Zugang durch mögliche Einschränkungen in der Mobilität, einen unzureichenden Internetzugang und fehlende trans*spezifische Versorgungsangebote wohnortnah äußerst kritisch (Vermeir et al. 2018).

In Deutschland verfügen wir über ein relativ gut ausgebautes Netz an Hilfesystemen; insbesondere für Kinder und Jugendliche stehen Jugendhilfeeinrichtungen, Familienhilfe, Jugendämter und verschiedene Modelle zur Lösung bei Konfliktlagen zur Verfügung. Dennoch fallen gerade junge Erwachsene oft bei dem Übergang der verschiedenen Hilfsangebote durchs „Netz" und sind beispielsweise von Wohnungs- und Obdachlosigkeit betroffen (Ohms 2019). Aufgrund der zahlreichen Diskriminierungserfahrungen von trans* und nichtbinären Personen in den Versorgungsstrukturen ist es hilfreich, im Vorfeld einer Weiterverweisung abzuklären, ob eine Einrichtung Erfahrungen mit gendernonkonformen Personen hat und welche Konzepte es im Umgang mit geschlechtlicher Vielfalt gibt. In der Versorgungslandschaft etablieren sich zunehmend mehr trans*spezifische und queere Angebote von sozialen Trägern, Wohngruppen oder Schwerpunktpraxen. Wir geben uns Mühe, Behandlungssuchende gezielt an Einrichtungen, Praxen oder Kliniken weiterzuverweisen, in denen sie gut und respektvoll behandelt werden.

Sollten in dringend notwendigen Hilfesystemen bisher keine Konzepte für den Umgang und den Schutz von trans* und nichtbinären Personen vorliegen, können wir als Psychotherapeut*innen in Absprache mit den Klient*innen und den jeweiligen Verantwortlichen erarbeiten, wie trans*affirmative und diskriminierungssensible Angebote in den verschiedenen Einrichtungen, Institutionen und Versorgungsstrukturen geschaffen und bereitgestellt werden, damit eine individuelle und bedarfsgerechte Unterstützung ermöglicht werden kann.

Im Rahmen der interdisziplinären Arbeit in der Versorgung sozioökonomisch marginalisierter trans* und nichtbinärer Personen können ärztliche oder psychotherapeutische Stellungnahmen notwendig sein, um beispielsweise negative Konsequenzen mit Ämtern (z. B. Jobcenter) abzuwenden. Für Behandlungssuchende, die wenig formale Bildung erhalten haben, müssen wir manchmal Übersetzungshilfe leisten, wenn ein ärztliches oder bürokratisches Schreiben für die Person nicht nachvollziehbar ist.

Parallel arbeiten wir im therapeutischen Setting an spezifischen Themen wie der Bereitstellung von Wohnungssicherheit und Ernährungssicherheit. Bei einer ersten Wohnung kann ein Antrag auf Erstausstattung für die Wohnungseinrichtung gestellt werden. Die Gewährleistung einer regelmäßigen Gesundheitsversorgung ist bei begleitenden körperlichen und/oder psychischen Erkrankungen bedeutsam. Besteht ein Bedarf an körpermodifizierenden Transitionsmaßnahmen ist eine kompetente medizinische Begleitung essenziell. Entscheiden sich Behandlungssuchende für eine Hormonbehandlung, sind sie bei regelmäßiger Einnahme auf eine Anbindung an das Gesundheitssystem angewiesen, um eine fachgerechte medizinische Begleitung, regelmäßige Blutbildkontrollen und Verordnungen für die Hormonpräparate zu erhalten. Bei der Vor- und Nachbereitung körpermodifizierender Operationen sind Besonderheiten eines stationären Behandlungssettings zu berücksichtigen und Ressourcen sowie Wissen für eine gute Vorbereitung und Nachsorge bereitzustellen, um das Risiko für postoperative Komplikationen zu reduzieren. In diesem Zusammenhang können begleitende psychische Erkrankungen die Gesundheitskompetenzen beeinträchtigen. So arbeiten wir in der Psychotherapie mit den behandlungssuchenden Personen daran, dass sie ausreichende Stabilität erreichen sowie geeignete Unterstützung zur Bewältigung der geplanten Transitionsschritte erhalten.

Schlüsselelement: Antrag auf Anerkennung eines Mehrbedarfs

Im Rahmen der Transition können je nach zuständiger Behörde (Jobcenter, Sozialamt) Gelder für Kleidung, Hilfsmittel oder Zuzahlungen beantragt werden. Bei der Bekleidung ist es sinnvoll, einen Antrag gleich für die Sommer- und Winterbekleidung zu stellen. Die Kooperation mit Sozialarbeiter*innen, Einzelfallhelfer*innen etc. kann hierbei hilfreich sein.

An das Jobcenter /An das Sozialamt

Psychotherapeutische Stellungnahme zur Anerkennung eines Mehrbedarfs

Herr K., geboren am …, befindet sich seit Anfang Mai 2024 bei mir in psychotherapeutischer Behandlung im Rahmen seines Transitionsprozesses. Die Diagnose ist seit September 2023 gesichert und lautet nach ICD-11: Geschlechtsinkongruenz (HA60), nach ICD-10: F64.0. Hr. K. leidet sehr stark unter seinem bei Geburt zugewiesenen Geschlecht und den nicht passenden Geschlechtsmerkmalen, welche nicht mit seiner selbstbestimmten maskulinen Identität übereinstimmen. Des Weiteren bestehen seit mehreren Jahren eine Depression sowie eine Agoraphobie mit Panikstörung. Diese konnten im Rahmen der vorangegangenen stationären Behandlung deutlich reduziert werden, so dass es Herrn K. wieder möglich ist, das Haus zu verlassen und sich im öffentlichen Raum zu bewegen.

Zur Reduzierung seines genderdysphorischen Erlebens benötigt Herr K. Unterstützung bei der Umsetzung seiner Transitionsschritte u.a. im Ausdruck seines männlichen Identitätsgeschlechts. Dafür ist eine Bekleidung, die ihm das Auftreten im maskulinen Habitus ermöglicht, aus psychotherapeutischer Sicht dringend notwendig, damit Herr K. sich in der männlichen Identität ausprobieren und ausdrücken kann. Hierzu gehört bei deutlicher Ausprägung eines weiblichen Brustprofils auch die Angleichung an ein flaches Brustprofil mithilfe eines Binders (bzw. Kompressionswesten und -hemden) vor einer geplanten Operation. Der Bedarf trans*identer Menschen an Bekleidung weicht dementsprechend wegen der Erfordernisse des Transitionsprozesses deutlich vom Durchschnitt nicht-trans*identer Menschen ab, da sie für ein Leben in der männlichen Identität geschlechtsspezifische Kleidungsstücke sowie dafür notwendige Hilfsmittel (Binder etc.) zusätzlich zur bereits vorhandenen Bekleidung benötigen. Zudem sind professionelle Kompressionshemden, -westen bzw. Binder medizinisch sichere Produkte, wogegen bei deren Fehlen häufig Alltagsgegenstände wie elastische Binden, Frischhaltefolie etc. genutzt werden, die Folgeschäden verursachen können. Werden Binder (Kompressionshemden, -westen) häufig verwendet, was bis zu einer möglichen Operation der Fall ist, müssen diese regelmäßig erneuert werden.

Vor dem Hintergrund der erzielten Erfolge bezüglich der Angststörung (Erweiterung und wiedergewonnener Handlungsspielraum) ist es in besonderem Maße bedeutsam, dass Herr K. sich im öffentlichen Raum mit möglichst geringem Leidensdruck in Form eines nicht als weiblich sichtbaren bzw. wahrgenommenen Geschlechtsmerkmales (weibliches Brustprofil) bewegen kann, was ihm mithilfe von Kompressionswesten, Kompressionshemden und Bindern möglich wird.

Mit freundlichen Grüßen

6.2 Besondere Situation von trans* und nichtbinären Personen unter Haftbedingungen

6.2.1 Strukturelle Rahmenbedingungen für inhaftierte trans* und nichtbinäre Personen

Die geschlechtsspezifische Unterbringung von trans* und nichtbinären Personen im Strafvollzug unterliegt in jedem Bundesland anderen Voraussetzungen entsprechend dem jeweiligen Landesvollzugsgesetz. Die meisten Bundesländer berufen sich auf den Trennungsgrundsatz bezogen auf die Annahme von nur zwei Geschlechtern. Trotz der Einführung des dritten positiven Geschlechtseintrags und vier Möglichkeiten eines Personenstandes seit 2019 (§ 45b PStG) gibt es kaum Bemühungen zur Weiterentwicklung des Verständnisses eines entsprechenden rechtskonformen Trennungsgrundsatzes für den Strafvollzug (Bundesministerium der Justiz 2022). Die Erfahrungen und Erzählungen von trans* und nichtbinären Personen zeigen, dass sich die Praxis der Unterbringung in Haftanstalten in Deutschland offenbar manchmal am Geschlechtseintrag der inhaftierten Person orientiert und manchmal am vorhandenen Genital einer trans* oder nichtbinären Person. Dabei wird dann eine hetero- und cisnormative Penetrationsaffinität unterstellt. Trans*feminine Personen werden sehr häufig im Männervollzug untergebracht, solange sie keine geschlechtsangleichende Genitaloperation nachweisen können, auch unabhängig von ihrem rechtlichen Personenstand. Trans*maskuline Personen werden nach dem bisherigen Kenntnisstand im Frauenvollzug untergebracht, wobei uns bisher keine Erfahrungen bezüglich der Haft von trans*maskulinen Personen nach vollzogener Genitalangleichung zugänglich sind. Damit wird die Unterbringung willkürlich und weit entfernt von menschenrechtlichen Überlegungen geregelt (Yogyakarta Principles 2017).

Die Rechtfertigungsnarrative der zuständigen Leitungspersonen beziehen sich auf das (Nicht-)Zustandekommendürfen heteronormativer Penetration. Auch begegnen wir hier Behauptungen, dass insbesondere trans*feminine Personen sexualisierte Gewalt in den Frauenvollzug einbringen würden – die es dort ansonsten nicht gäbe (sic!) – und dass damit eine zusätzliche Überwachung notwendig wäre. Die Begegnung von zwei Inhaftierten mit „verschiedengeschlechtlichen" Genitalen im Haftraum (Umschluss) wäre unmöglich, es würden zusätzliche Unruhe und Irritation entstehen, auch könnten sich inhaftierte cis Frauen durch die Anwesenheit einer trans* Frau bedroht fühlen. Bei trans* Frauen im Männervollzug befürchten die Bediensteten vermehrt Sexarbeit, Irritation und Unruhe unter den cis Männern, das Entstehen von Abhängigkeitsverhältnissen und Gewalt gegenüber der trans* Person. Ausschließlich letztere Befürchtung reflektiert wenigstens das Schutzbedürfnis von trans* Frauen. Ansonsten handelt es sich um bekannte Scheinargumente, welche trans* Frauen generell unterstellen, sexualisierte Gewalt ausüben zu wollen.

Bisher hat nur das Land Berlin einen Leitfaden und einen Prüfbogen in Verwendung, welche die individuellen Wünsche sowie den rechtlichen und körperlichen Status von trans* und nichtbinären Personen in Haft erfassen, weitere Informationen und Schutzabwägungen einbeziehen und daraus eine Empfehlung für die Unterbringung ableiten (Berliner Justizvollzug 2021). Die Bundesländer Hamburg, Thüringen, Nordrhein-Westfalen und Bayern scheinen sich zumindest mit der Thematik auf gesetzlicher oder praktischer Ebene zu beschäftigen. Überlegungen zu einem zuverlässigen Zugang zu einer trans*spezifischen Gesundheitsversorgung werden dabei nicht einbezogen.

6.2.2 Lebenssituation inhaftierter trans* und nichtbinärer Personen

Trans*feindliche Narrative wie die psychopathologisierenden Unterstellungen, dass das Trans*sein eine Vermeidung wäre, eine Flucht aus Verantwortung, oder dass Sexualstraftäter Zugang zu Frauengefängnissen erwirken wollen, sind uns bekannt (Endres 2022). Die hieraus begründete Ablehnung trans*geschlechtlichen Lebens entfaltet im Strafvollzug eine besonders belastende Dynamik für inhaftierte trans* und nichtbinäre Personen, da in diesem Kontext jegliche Schritte der Lebensgestaltung und Selbstvalidierung kontrolliert und unterbunden werden können. Das Resultat unreflektierter trans*negativer Einstellungen bei Angehörigen des Strafvollzugspersonals ist die Ablehnung von durch inhaftierte trans* und nichtbinäre Personen geäußerten Bedürfnissen und Wünschen. Trans* und nichtbinäre Personen benennen das als eine „doppelte Bestrafung“.

Ein zentraler Aspekt für den Haftalltag von trans* und nichtbinären Personen ist die Bedrohung durch andere Inhaftierte. Im Männervollzug müssen trans* und nichtbinäre Personen immer mit gewalttätigen Angriffen (Endres 2022) rechnen. Wenn es nicht nur um das pure Schlagen, Treten und Würgen geht, dann geht es auch um die Erpressung zu sexuellen Dienstleistungen oder um das Herausgeben von Tabak, Kaffee etc. Wenn den Bediensteten Angriffe bekannt werden, kann dies ignoriert werden, oder die trans* und nichtbinären Personen werden mit dem Argument, sie damit zu „schützen“, isoliert. Dies kann dazu führen, dass sie gar keiner Arbeit nachgehen können oder nur ganz ausgewählten Tätigkeiten, bei denen sie mit wenigen Mitgefangenen zusammen sind. Die soziale Isolation führt zu einer höheren psychischen Belastung und zu einer höheren Abhängigkeit von der Einstellung und der Tagesform der Bediensteten.

Der familiäre Bezug ist für inhaftierte trans* und nichtbinäre Personen häufig kein stabilisierender Faktor, sondern eine weitere Belastung. Nicht selten wird die trans* oder nichtbinäre Person sowohl von ihrer Herkunftsfamilie als auch von früheren Beziehungspersonen aufgrund der geschlechtlichen Identität und auch der begangenen Straftat abgelehnt. Häufig kann das familiäre Klima in der Zeit des Aufwachsens als problematischer Bedingungsfaktor für die Delinquenz der trans* oder nichtbinären Person betrachtet werden. Damit sind wichtige sonst stabilisierende Faktoren wie regelmäßige Besuche und eine Unterstützungsbereitschaft bei Haftentlassung nicht gegeben. Vielmehr können Familienangehörige auf trans* und nichtbinäre Personen nach der Haftentlassung Druck und Gewalt ausüben.

Trans* und nichtbinäre Personen können im Strafvollzug eine gewisse „Unruhe“ auslösen, da ihnen nach einer Verlegung ein Vergleichen verschiedener Haftbedingungen im Männer- und Frauenvollzug möglich ist. Sie bemerken die unterschiedliche Entlohnung von Arbeiten, unterschiedliche Angebote und Preise in den Einkaufslisten und unterschiedliche Vorschriften zu Kleidung und persönlichen Gegenständen. Damit können sie manche der bisherigen Selbstverständlichkeiten in der Institution infrage stellen und eine vergleichbare Behandlung einfordern. Daraufhin müssen sie mit der Unterstellung querulatorischer Neigungen rechnen, was ihren Stand weiter untergräbt.

6.2.3 Die psychosoziale Begleitung von inhaftierten trans* und nichtbinären Personen

Die psychotherapeutische oder beratende Begleitung inhaftierter trans* und nichtbinärer Personen steht vor verschiedenen Herausforderungen. Neben den Fragen des regelmäßigen Zugangs und einer persönlichen sowie ungestörten Gesprächssituation ist eine wesentliche Aufgabe der therapeutischen Person, dafür zu sorgen, dass die trans*spezifischen Bedürfnisse der inhaftierten Person im Strafvollzug berücksichtigt werden. Hierbei ist die Kontaktgestaltung zum Vollzugspersonal wichtig, da die therapeutisch tätige Person Wissen zu trans*spezifischen Anliegen vermitteln und damit nach und nach auch Vorurteile bei Vollzugsbeamten abbauen kann, um für die trans* oder nichtbinäre Person in Haft einen zunehmend diskriminierungssensiblen Umgang zu ermöglichen. Häufig kann sich weder die trans* oder nichtbinäre Person noch die therapeutisch tätige Person auf spezifische Vorgaben oder trans*sensible Regularien berufen.

Das Nichteinbeziehen qualifizierter externer Fachkräfte bei der psychologischen und medizinischen Versorgung von inhaftierten Personen stellt ein Problem für viele Menschen dar, die in Haft besondere gesundheitliche Bedarfe haben. Trans* und nichtbinäre Personen leiden massiv unter dem fehlenden Zugang zu einer fachgerechten und an den Bedarfen der trans* oder nichtbinären Person orientierten Gesundheitsversorgung und erleben auch die unmittelbaren Konsequenzen der mangelhaften Qualifizierung des medizinischen Personals in der Haftanstalt. Erforderliche medizinische Transitionsschritte werden damit blockiert. Eine fachkundige Trans*gesundheitsversorgung ist uns bisher aus keiner deutschen Haftinstitution bekannt.

BEISPIEL

Eine trans*feminine Person befindet sich im Strafvollzug mit der Perspektive auf einen noch mehrjährigen Vollzug. Sie ist in einem westdeutschen Bundesland inhaftiert und wendet sich an eine Berliner Beratungsstelle mit der Bitte um Unterstützung. Im telefonischen Kontakt wird deutlich, dass im dortigen Vollzug jegliche Anerkennung der geschlechtlichen Identität zu fehlen scheint. Trotz ihres Coming-outs gegenüber den verschiedenen Diensten wird weder die korrekte Ansprache, der Zugang zu geschlechtsspezifischer Bekleidung und Hygieneartikeln, eine fachgerechte psychotherapeutische Unterstützung noch die Einleitung rechtlicher oder medizinischer geschlechtsangleichender Maßnahmen angeboten oder ermöglicht. Das trans*geschlechtliche Coming-out wird seitens des Personals als Versuch, den „Norm-Vollzug“ zu unterwandern, und als „Widerstand“ missdeutet. Eine begonnene soziotherapeutische Maßnahme wird durch die trans* Person abgebrochen, da auch dort ihr Wunsch nach der richtigen Ansprache und dem Mitthematisieren ihrer geschlechtlichen Identität ignoriert wird. Ihr wird zudem unterstellt, dass sie ihre Trans*geschlechtlichkeit in den Mittelpunkt stellen wolle, um sich einer Tataufarbeitung zu entziehen. Angesichts dieser Haft-Realität wird von der Beratungsstelle eine Verlegung in den Vollzug eines anderen Bundeslandes angeregt. Solch eine Verlegung wird üblicherweise mit mehr räumlicher Nähe zu wichtigen Bezugspersonen wie der Familie und damit der Verbesserung der Wiedereingliederungsperspektive begründet. In diesem Falle beruht die Begründung auf dem Vorhandensein trans*sensibler psychosozialer und sozialpädagogischer Angebote, welche an dem neuen Haftort die soziale Eingliederung nach Haftende adäquat unterstützen können. Zudem gibt es dort eine vielfältige queere und Trans*-Community und etwas mehr gesellschaftliche Akzeptanz im öffentlichen Raum. Trotz anfänglicher Verweigerung dieses Anliegens vonseiten der Einrichtungsleitung ist eine Verlegung nach einem Dreivierteljahr möglich, wobei wohl auch eine engagierte Landespolitikerin im Justizministerium insistieren musste. Zur aufnehmenden Vollzugeinrichtung konnte aus Gründen des Persönlichkeitsschutzes vonseiten der Beratungsstelle erst nach der Verlegung der trans* Frau Kontakt aufgenommen werden. Irritationen bei einigen Vollzugsbediensteten in der neuen Haftanstalt bei Ankunft der inhaftierten trans* Frau ließen sich leider trotz Aufklärungsbemühungen nicht verhindern. Während des Kontaktaufbaus der Mitarbeitenden der Beratungsstelle mit den Vollzugsdiensten wurde deutlich, dass hier zwar vonseiten einiger Mitarbeitenden eine angemessene Ansprache im Identitätsgeschlecht möglich war, dies jedoch deren individueller Bereitschaft unterlag. Weitere Schritte der Anerkennung der Geschlechtsidentität wie der Zugang zu geschlechtergerechter Kleidung, Einkaufsmöglichkeiten sowie medizinischen geschlechtsangleichenden Maßnahmen, insbesondere ein Beginn einer Hormontherapie, waren aus Sicht der Einrichtung nicht möglich. Eine verbreitete Begründung der Ablehnung wurde auch hier bemüht: Die Transitionsbehandlung wurde als aufschiebbar eingeordnet, da ja ein „gesunder Körper“ vorhanden sei. Zudem berief man sich auch auf das Nichtvorhandensein einer Diagnose der Trans*geschlechtlichkeit. Nur solch eine Anerkennung könne zu einer weiteren Unterstützung führen. Die praktische Barriere lag im weiteren Verlauf darin, dass sich das medizinische und psychologische Personal weigerte, eine Diagnose zu stellen mit der Begründung, dafür nicht ausgebildet zu sein. Das in solch einem

Fall notwendige Hinzuziehen externer Versorger*innen wurde mit der Begründung der Aufschiebbarkeit und den daher nicht zu rechtfertigenden zusätzlichen Kosten nicht umgesetzt. Zur Lösung dieses Problems unterstützte die Beratungsstelle die trans* Frau bei der Beantragung einer Vornamens- und Personenstandsänderung entsprechend dem bis Ende Oktober 2024 noch gültigen „Transsexuellengesetz" (TSG) (Bundesministerium der Justiz 2023). Da der Zugang zur rechtlichen Geschlechtsangleichung auch inhaftierten Personen nicht verwehrt werden konnte, entstand in diesem Fall durch die zweifache Begutachtung im Rahmen des TSG-Verfahrens eine doppelte und damit gesicherte Diagnosestellung des „Transsexualismus". Diese auf den gerichtlich angeforderten Gutachten dokumentierte Diagnose konnte nun wiederum genutzt werden, den Beginn einer medizinischen Behandlung zu rechtfertigen. Für die somatische Indikationsstellung konnte ein niedergelassener Facharzt gewonnen werden, der im Rahmen eines Konsils für den entsprechenden Wissenstransfer hin zum medizinischen Dienst des Strafvollzugs sorgte. Mit der Rechtskraft der Personenstandsänderung wurde zudem eine Verlegung der trans* Frau in den Frauenvollzug beantragt, welchem auch stattgegeben wurde. Grundlage hierfür war ein Leitfaden für den Umgang mit LSBTI Personen in der Haft (Berliner Justizvollzug 2021). Dieser Leitfaden regt zu einer individuellen Entscheidung für eine angemessene Unterbringung an. Dabei werden der rechtliche Personenstand, das äußere Erscheinungsbild, der Wunsch der inhaftierten Person und Überlegungen zum Gewaltschutz einbezogen. Die Unterbringung im neuen Vollzug hatte erhebliche Effekte für das Wohlbefinden und die soziale Integration der trans* Frau. Die spürbare Anerkennung der weiblichen Identität wirkte nach und nach stabilisierend auf die inhaftierte trans* Frau. Das Miteinander mit den anderen inhaftierten Frauen ermöglichte einerseits eine geschützte Lebenspraxis als Frau sowie das Entstehen von sozialen Beziehungen und Freund*innenschaften. Es kam andererseits auch zu Mobbing mit der Unterstellung sexualisierten Verhaltens der trans* Frau vonseiten einzelner anderer inhaftierter Frauen. Die Mitarbeitenden des Vollzugs verhielten sich dabei recht differenziert, indem das Mobbing als solches eingeordnet und sanktioniert wurde. Jedoch wurde die trans* Frau auch aufgefordert, Kleidung zu tragen, die ihre Körperlichkeit mehr verhüllen sollte. Die darin enthaltene sexistische Zuschreibung und Sexualisierung des Körpers der trans* Frau wurden leider nicht reflektiert. (Das hier enthaltene vorurteilsbehaftete Narrativ lautet: Menschen mit einem Penis stehen immer unter dem Verdacht, mit diesem penetrative Gewalt ausüben zu wollen oder Frauen als wenig selbstbestimmungsfähige Subjekte suggestiv verführen zu wollen.) Die ausschließlich gegenüber der trans* Frau ausgesprochene Kleidungsvorschrift führte zu einer spürbaren emotionalen Verletzung der trans* Frau. Sie nahm die damit kommunizierte deutliche Invalidierung ihrer geschlechtlichen Identität und ihrer persönlichen Integrität schmerzvoll wahr. Hinzu kam die durch Mitarbeitende des psychologischen Dienstes der Haftanstalt vorgebrachte unfachliche Deutung der trans*geschlechtlichen Identität als Vermeidung der Verantwortungsübernahme für die Tat, da diese ja in der männlichen Rolle „als Mann" verübt worden sei. Zum Ende der Haftzeit konnte im Gespräch mit dem zuständigen Personal reflektiert werden, dass in den Jahren des Vollzugs im Grunde keine adäquate Begleitung im Sinne einer Tataufarbeitung, Resozialisation oder Entlassungsvorbereitung geleistet wurde, sondern weitgehend nur eine Verwahrung. Nach Einschätzung der beratend tätigen Therapeutin gab es zudem zu wenig Schutz vor sexualisierter Gewalt und anderen gewaltvollen Übergriffen. Wenn es Schutz gab, führte dieser zu einer weitreichenden sozialen Isolation. Alle die Geschlechtsidentität affirmierenden Schritte mussten von der inhaftierten trans* Person selbst angestoßen und mit großem Nachdruck über Jahre hinweg verfolgt werden. Beispielsweise kamen allein auf Initiative der inhaftierten Person anlässlich eines mehrstündigen begleiteten Ausgangs Termine bei Friseur, Make-up-Artist und Fotografin zustande. So konnte in Vorbereitung der Entlassung ein angemessenes Ausweisbild entstehen, welches dann nach dem Inkrafttreten der Vornamens- und Personenstandsänderung auf dem neuen Personalausweis eingefügt werden konnte. Mit diesem Ausweisdokument konnte die trans* Frau einige Diskriminierungen vermeiden.

Reflexion der psychosozialen Begleitung zum Fallbeispiel

Das weitgehende Aufsichgestelltsein bei der Umsetzung trans*spezifischer Bedürfnisse in der Haft bei der Beschaffung von Kosmetika, Rasierern, Kleidung, der Initiierung des Verfahrens für die Vornamens- und Personenstandsänderung, des Kämpfens um die geschlechtsangleichende Hormontherapie, um die Veränderung des Haftortes und die Unterbringung entsprechend dem Identitätsgeschlecht, bei der die Auseinandersetzung mit pathologisierenden Unterstellungen, dem Reagieren auf Missverständnisse und Diskriminierung erfolgte, bildeten eine permanente Belastung für die inhaftierte trans* Frau. All dies forderte über Jahre unablässig ihre Aufmerksamkeit. Bei jedem Schritt oder Vorhaben musste sie sich auf Ablehnung oder unberechenbare Reaktionen einstellen, weil es keine transparenten Regularien für sie gab und individuelle Vereinbarungen immer unberechenbar blieben. Damit wurde viel Energie bei der trans* Frau gebunden. Zudem wurde ihr Vertrauensverhältnis zu den Bediensteten durch deren Unterstellungen massiv belastet. Aus der Perspektive des sozialen und psychologischen Dienstes erschien ihr Engagement wie eine Fixierung mit der Funktion, die Auseinandersetzung mit der Tat zu verhindern und sich als etwas „Besonderes" zu positionieren, damit auch eine „besondere Behandlung" erwirken zu wollen. Erst im Miterleben der körperlichen Veränderungen der inhaftierten trans* Frau im Zuge der geschlechtsangleichenden Maßnahmen, ihrer psychischen Stabilisierung und ihrem „Ankommen" in der selbstbestimmten Geschlechtsidentität konnte sich aufseiten der Bediensteten ein anfängliches Verständnis für die Existentialität des Transitionsprozesses etablieren. Solch ein „Lernen am Einzelfall" ist vermutlich noch immer weitgehend die alleinige Realität in den Vollzugseinrichtungen, um einen trans*kompetenten Wissenserwerb voranzubringen.

Die psychosoziale Begleitung in diesem Fall diente mehreren Aufgaben. Mit der affirmativen Ansprache und Kontaktgestaltung konnte die geschlechtliche Identität der inhaftierten trans* Person validiert werden. In den Gesprächen ging es um das Vermitteln von Lebensmodellen und trans*geschlechtlicher Vielfalt, insbesondere in sozialer und körperlicher Hinsicht. Hinzu kam die Perspektiventwicklung für die Zeit nach Haftende, für ein „neues Leben in einem neuen Geschlecht" auf sozialer, körperlicher und beruflicher Ebene. Von großer Bedeutung war die Unterstützung beim Zugang zu rechtlichen und medizinischen geschlechtsangleichenden Maßnahmen sowie die entsprechende Aufklärung und Reflexion. Die regelmäßigen Besuche in den Haftanstalten wurden zudem von der beratend tätigen Therapeutin genutzt, um zum Personal Kontakte herzustellen und dabei Vorurteile ein wenig zu verflüssigen. In diesem Zusammenhang verwies sie immer wieder auf die rechtlichen Rahmenbedingungen im Strafvollzug, die auch für trans* Personen gelten, um auf eine Gleichbehandlung hinzuwirken.

Die Stärkung der individuellen Perspektive und der Bedürfnisse der trans*femininen Person sowie deren Einbettung in die faktischen Haftbedingungen stand im Mittelpunkt der Begleitung, jedoch auch die Aufrechterhaltung der Mitwirkung der trans* Frau an den Aufgaben im Haftalltag trotz des Erlebens massiver Ungerechtigkeiten. Gleichzeitig erfolgte eine Stärkung und Unterstützung der trans* Frau bei Beschwerden und bei der Meldung von Diskriminierung durch Mitinhaftierte und Vollzugsbedienstete. Ein Teil der gemeinsamen Arbeit konnte dazu verwendet werden, die geschlechtliche Identität in die Auseinandersetzung mit der Straftat zu integrieren, also für die Mit-Transition der Täter*innenpersönlichkeit. Teilaspekt der geführten Gespräche war die Betrachtung der Verantwortung für das eigene Handeln angesichts der selbst erfahrenen Gewalt, wobei auch Verständnis für den biografisch späten Zeitpunkt des Coming-outs entstand.

6.2.4 Überlegungen für die psychosoziale Arbeit mit inhaftierten trans* und nichtbinären Personen

Die Arbeit im Strafvollzug ist auch für externe psychosoziale Fachkräfte eine Belastung, die mit einem zusätzlichen Zeitaufwand verbunden ist, die Mit-Adressierung des Personals beinhalten muss und haftinterne Abläufe und Zusammenhänge sowie ungeschriebene Gesetze verstanden werden müssen. Trans*spezifische Anliegen werden von der Haftanstalt selten auf Anhieb ernst genommen. Trans*geschlechtliche und nichtbinäre Therapeut*innen erleben vermutlich auch erst einmal Ignoranz und Ablehnung. Eine gute Zusammenarbeit zwischen einer Trans*beratungsstelle und der Strafvollzugsinstitution hängt immer an Einzelkontakten und engagierten Mitarbeiter*innen.

Die Arbeit mit Täter*innen erfordert von der psychosozialen Fachkraft die Bereitschaft, sich mit Gewalttaten und einem Leugnen von Tatverantwortung auseinanderzusetzen.

Bei der Beschäftigung mit trans* und nichtbinären Personen und ihren Straftaten wird aus unserer Perspektive zudem deutlich, dass die Straftaten immer mit der Ablehnung der Person, dem Verächtlichmachen und dem gewaltvollen Bekämpfen der trans*geschlechtlichen Identität, häufig seit der frühen Kindheit, korrespondieren. Dies lässt Mitgefühl entstehen.

Vor dem Hintergrund massiver Ungerechtigkeiten und mit Blick auf die häufig vorhandene soziale Isolation inhaftierter trans* und nichtbinärer Personen besteht für die therapeutisch oder beratend tätige Person die Gefahr, sich als Retter*in zu verstehen und die eigene Bedeutung zu überschätzen. Daher ist eine gute und sichere Reflexionsmöglichkeit von sehr großer Bedeutung. Das Etablieren eines Besuchsdienstes aus der Community heraus kann helfen, die gemeinsame Arbeit etwas zu entlasten.

Der Entzug von Bürger*innenrechten ist Teil der Bestrafung von Vergehen und Verbrechen. Dabei sollte jedoch der grundsätzliche Respekt vor dem Geschlecht und der geschlechtlichen Identität der tatausübenden Personen gegeben sein. Keine inhaftierte cis Person wird genötigt, Bekleidung zu tragen oder eine Ansprache über sich ergehen zu lassen, die nicht ihrer Geschlechtsidentität entspricht. Dies kann im Sinne der Gleichbehandlung auch trans* oder nichtbinären Personen nicht zugemutet werden. Des Weiteren ist die Verweigerung von transitionsspezifischen Gesundheitsleistungen nicht angemessen. Die Begründung der Aufschiebbarkeit kurativer Behandlungen greift hier nicht, da das elementare Recht auf geschlechtliche Selbstbestimmung berührt ist. Die Unterstützung und Gewährung einer Transition ist kein Zugeständnis, sondern sorgt nur dafür, dass eine trans* oder nichtbinäre Person das gleiche Maß an Bestrafung erlebt wie andere Inhaftierte auch. Der Schutz vor Gewalt in Haft muss so gestaltet werden, dass nicht soziale Isolation die Folge ist. Genauso wie es für andere Inhaftierte spezifische Unterbringungsformen gibt, kann dies im Grunde auch für diesen Personenkreis erfolgen.

Die Entlassungsvorbereitung muss die besonderen Bedarfe aus dem Transitionsanliegen einbeziehen. So können (begleitete) Ausgänge genutzt werden, um eine Epilationsbehandlung zu beginnen, aber auch, um Kontakte in die Community wie z.B. eine Selbsthilfegruppe herzustellen. In Anbetracht des Diskriminierungsrisikos auf dem Arbeits- und Wohnungsmarkt bedarf es ebenfalls einer guten Unterstützung. Der Übergang in das Gesundheitsversorgungssystem der gesetzlichen Krankenkassen muss vorbereitet und begleitet werden. Begonnene Behandlungen werden häufig nicht ohne Weiteres fortgeführt. Eine gelingende Transition kann sicherlich auch ein wichtiger Teil der Rückfallprophylaxe sein.

7 Substanzgebrauch, Sucht und Ess/stress bei trans* und nichtbinären Personen

7.1 Die Arbeit an der therapeutischen Haltung zum Thema Substanzgebrauch

Unsere Entscheidung, mit dem Begriff „Substanzgebrauch" zu arbeiten, drückt unsere grundlegende Perspektive dem Thema gegenüber aus: Wir sehen in jedem Substanzgebrauch zunächst einmal ein prinzipiell sinnvolles und geplantes Handeln. Mit dieser Betrachtungsweise begegnen wir der substanzgebrauchenden Person. Wir zeigen Interesse daran, welche Ziele sie mit dem Substanzgebrauch erreichen möchte. Das Bemühen, den für jede Person individuellen Sinn des Substanzgebrauchs vor dem Hintergrund ihrer biografischen Erfahrungen zu verstehen, eröffnet einen entstigmatisierenden Zugang. Über diesen versuchen wir, Substanzgebrauch in seiner für jede Person individuellen Funktionalität zu begreifen und nach passenden Alternativen zu suchen, die tragfähiger und gesundheitserhaltender wirken. Dies bedeutet nicht nur, den schädlichen Substanzgebrauch zu stoppen. Vielmehr soll in der Behandlung eine Auseinandersetzung mit der Lebensrealität der behandlungssuchenden Person, ihren Bedürfnissen und den Möglichkeiten, diese zu erfüllen, stattfinden. Zukunft, Zufriedenheit, Selbstexploration und Expansion ohne schädlichen Substanzgebrauch sollen vorstellbar werden. Die Aussicht, nicht auf schädliche Art zu konsumieren, muss für die Person unter Betrachtung dessen, was ihr persönlich wichtig ist, lohnenswert werden.

Zahlreiche Substanzen können mit der Intention genutzt werden, einen Ausweg aus Dilemmata zu bieten, die eine Person zunächst nicht anders lösen kann. So kann Substanzgebrauch beispielsweise der Regulation von Gefühlen und Körpererleben dienen, Müdigkeit und Erschöpfung ausblenden helfen und Schmerz dämpfen. Er kann auch das Ziel haben, ein Handeln zu erleichtern oder einem Handlungsdruck auszuweichen. Er kann Funktionen im sozialen Kontakt einnehmen, zum Beispiel die Zugehörigkeit zu einer Gruppe sichern, in einer Partner*innenschaft Nähe und Distanz regulieren oder das Überdauern in einem gewaltvollen sozialen Kontext ermöglichen.

Unser Verständnis von „Substanz" bezieht sich sowohl auf legalisierte psychotrope Substanzen wie Alkohol und Nikotin als auch auf illegalisierte psychotrope Substanzen wie beispielsweise (um nur zwei zu nennen) Kokain und Crystal Meth. Die Konsummuster in unserer Gesellschaft sind unter anderem geprägt von Zuschreibungen an bestimmte Substanzen, von Vorstellungen zu Geschlecht und Klasse, und sie wandeln sich. Bei den psychotropen Substanzen gibt es, neben den allseits bekannten, auch immer wieder neue Stoffe, die in Gebrauch kommen. Medikamente werden jenseits der medizinischen Indikation genutzt, manches Mal werden industrielle Gebrauchsstoffe wegen ihrer psychotropen Wirkungen eingesetzt, z. B. Lösungsmittel. Preise, Zugänglichkeit und Effekte psychotroper Substanzen sind sehr unterschiedlich. Die Wirkungsweisen dieser Substanzen hängen zudem vom Konsumkontext ab sowie ganz wesentlich von der inneren und äußeren Situation der konsumierenden Person.

Wenn der Substanzgebrauch zu einem Schaden für die Person führt, sprechen wir von schädlichem Substanzgebrauch. Der Schaden kann die körperliche und psychische Gesundheit der konsumierenden Person betreffen, ihre Zukunftsaussichten, ihre soziale Eingebundenheit und auch ihre sozioökonomische Situation. Oft sind auch andere Personen vom schädlichen Substanzgebrauch einer Person betroffen: durch Gewalt und Vernachlässigung durch die konsumierende Person, durch Unfälle, die die konsumierende Person im intoxikierten Zustand verursacht, oder dadurch, dass sie ökonomisch für die konsumierende Person aufkommen bzw. sorgen.

Eine Suchterkrankung ist eine Form des schädlichen Substanzgebrauchs, die aus innerer und äußerer Not der Person entsteht und durch eine spezifische leidvolle Dynamik aufrechterhalten wird (Voigtel 2022). Eine suchtkranke Person erlebt den Druck, die Substanz zu konsumieren, als so drängend, dass sie sich nicht mehr wirksam dagegen entscheiden kann. Im Entzug können spezifische Entzugserscheinungen auftreten, die durch einen erneuten Konsum gelindert werden können. Auch das Kauf- und gewinnorientierte Spielverhalten können wir im weiteren Sinne zu den Verhaltensweisen zählen, die eine Suchtdynamik einnehmen können.

In diesem Kapitel sprechen wir auch über Schwierigkeiten, das Essen zu regulieren und so damit umzugehen, dass es die Person nährt. Alternativ zu dem in der klinischen Arbeit üblichen Begriff der „Essstörung" schlagen wir die Verwendung der Begriffe „Ess/stress" oder „Essbewältigungsreaktion" als Oberbegriff für anorektische, bulimische und binge-eating Verhaltensweisen und Erkrankungen vor. Der Begriff „Ess/stress" orientiert sich an der von Helen Malson und Maree Burns vorgeschlagenen Begrifflichkeit „Eating Dis/orders“, die auf die soziologischen Aspekte von Leid um Essen verweist (Malson/Burns 2009). Mit dieser Begriffswahl möchten wir einen entstigmatisierenden Zugang zu diesen für die betroffenen Personen oft sehr schambehafteten Symptomatiken anbieten. Wir möchten bewusst machen, dass selbstschädigende Umgangsweisen bei der Aufnahme oder Restriktion von Essen prinzipiell zunächst mit der Intention der Bewältigung einer Not entwickelt werden. Die daraus resultierenden körperlichen, psychischen und sozialen Dynamiken führen zu erheblichen Belastungen („Stress“) der betroffenen Person und manchmal auch ihres nahen sozialen Umfeldes. Wenn wir über Ess/stress sprechen, bedenken wir die soziokulturellen Diskurse um Essen und gegenderte Körper. Wir verstehen Ess/stress als eine spezifische Form des Substanzgebrauchs, der sich allerdings hinsichtlich der psychischen und sozialen Auswirkungen vom Gebrauch psychotroper Substanzen unterscheidet. So beeinträchtigt Ess/stress das Bewusstsein und die Reflexionsfähigkeiten der betroffenen Person nicht und es gibt, anders als beim Gebrauch psychotroper Substanzen, hier nicht die Möglichkeit des Ausstiegs über eine Abstinenzentscheidung. Phänomene wie die beengende Ausrichtung des Lebens auf das leidvolle Essverhalten und die Wahrnehmung von Kontrollverlust verbinden Ess/stress wiederum mit anderen Formen schädlichen Substanzgebrauchs.

Die Konsumdaten bezüglich psychotroper Substanzen zeigen, dass das Nutzen dieser Substanzen in der Allgemeinbevölkerung so weit verbreitet ist, dass wir hier von einem durchaus üblichen Verhalten sprechen können (Deutsche Hauptstelle für Suchtfragen e. V. 2022; Rauschert et al. 2022). Sehr viele Menschen nutzen auch Essen zum Umgang mit Leiden und für die Selbstwertregulation. Ess/stress sehen wir vermehrt bei Personen, deren Körper besonders kritischer Aufmerksamkeit ausgesetzt sind, also bei Frauen, transgender Personen und schwulen Männern (Burns et al. 2009; Günther et al. 2021; Legenbauer 2006; Riddle/Safer 2022).

Wir versuchen, in unserer therapeutischen Arbeit zu Substanzgebrauch auf eine wertende kategoriale Spaltung zwischen Personen, welche ihren Konsum im Griff haben, und denjenigen, denen die Kontrolle entglitten ist, zu verzichten. Wir sehen hier eher ein Kontinuum der Umgangsweisen mit Substanzen (Wolf 2017). Wir sprechen jede substanzgebrauchende Person als ein mit Bedacht und Vernunft handelndes Gegenüber an. Auch Personen, die suchtkrank sind, haben immer wieder Zeiten, in denen sie bewusste Entscheidungen für oder auch gegen Substanzgebrauch treffen. Im Behandlungsprozess achten wir auf diese Entscheidungsmomente und bieten an, über diese gemeinsam nachzudenken.

Im gesamtgesellschaftlichen Kontext, in vielen Institutionen des Gesundheitssystems und leider auch mancherorts in der sogenannten Suchtkrankenhilfe verschränken sich Vorbehalte gegen trans* Personen mit problematischen Annahmen bezogen auf suchtbetroffene Personen (Parent et al. 2019; Wolf 2018). Daraus resultieren für trans* Personen, die eine Suchttherapie benötigen, erhebliche Versorgungshürden. Gesamtgesellschaftliche Stigmatisierungsprozesse, die suchtkranke Personen als „unkontrolliert", „ausgeliefert", „verelendet" und „unmoralisch" etikettieren und trans* Personen pathologisieren, ihnen Entscheidungskraft absprechen und sie besondern, bahnen abwertende und distanzierende Gegenübertragungsprozesse bei Gesundheitsversorger*innen. Studienbefunde zeigen entsprechend, dass trans* Personen Behandlungen bei schädlichem Substanzgebrauch und Sucht vermeiden (Parent et al. 2019). Der Versuch, sich vor weiteren Stigmatisierungserfahrungen zu schützen, stellt einen wichtigen Grund für dieses Ausweichverhalten dar. Wenn eine trans* Person das Gesundheitssystem in Anspruch nehmen möchte, um an ihrem Substanzgebrauch zu arbeiten, kann sie zudem Gesundheitsversorger*innen begegnen, die ihr spiegeln, dass die vielfältigen spezifischen Behandlungsbedarfe der Person nun doch zu komplex sind und nicht alle berücksichtigt werden können. Von den behandlungssuchenden trans* Personen wird dann erwartet, sich in die vorhandenen Angebote einzufügen. Um dem Bedürfnis der Behandler*innen entgegenzukommen, nicht noch zusätzliches Wissen erwerben zu müssen und die Kontrolle zu behalten, werden trans* Personen dahingehend manipuliert, nur entsprechend passende Aspekte von sich zu zeigen. So wird Druck ausgeübt, entweder den Substanzgebrauch zu verschweigen oder in der Behandlung schädlichen Substanzgebrauchs den Transitionsbedarf in den Hintergrund zu stellen. Suchtkranke trans* Personen werden durch fehlende Wahlmöglichkeiten dazu gebracht, sich in starre und manchmal trans*negative Strukturen institutioneller Behandlungsangebote einzuzwängen, in denen komplexe Lebensrealitäten nicht berücksichtigt werden. Die Behandlung substanzgebrauchender trans* Personen muss sich aber dem Bedarf und der Lebenswelt der behandlungssuchenden Person stellen, um tatsächlich wirksam sein zu können. In vielen Fällen muss sie nicht nur trans*respektvoll und kompetent gegenüber dem Substanzgebrauch gestaltet werden, sondern angesichts der hohen Gewaltbelastung substanzgebrauchender trans* Personen zudem traumasensibel (Wolf 2018).

BEISPIEL

Eli ist in einer Großstadt bei ihren Eltern in einer kleinen Mietwohnung aufgewachsen. Die Eltern studierten beide. Der Vater misshandelte Eli als Kind vielfach körperlich. Am schlimmsten war es allerdings für Eli, wenn er sie und ihre Mutter anschrie. Wenn Eli oder ihre Mutter wegen der Gewalt weinten, wurde er besonders wütend. Er schrie dann so lange, bis beide mit dem Weinen aufhörten. Eli sagt: „Seither kann ich nicht mehr weinen."

Als Kind flüchtete sie sich in Fantasiewelten. In diesen konnte sie durch einen Zauberspruch ihren Körper in den eines Mädchens verwandeln. Wenn im Kindergarten die Erzieher*innen sie aufforderten, mit den Jungs zu spielen, störte sie diese so lange und so kreativ, bis sie alleine spielen durfte.

In der Schule gelang es ihr, sich vor dem Sportunterricht durch Wutanfälle zu schützen. Die Lehrer*innen sprachen sie an und versuchten, sie zum Schulsport zu motivieren. Eli wollte gern mit den Mädchen Sport treiben. Dies erlaubten ihr die Lehrer*innen jedoch nicht. Da Eli aber sonst in der Schule gut mitkam, ließen die Lehrer*innen sie ansonsten in Ruhe. Eli vermutet, die Lehrer*innen hätten sich auch nicht mit ihrem Vater anlegen wollen.

Über die Entwicklungen in der Pubertät wurde sie im Biologieunterricht nur oberflächlich aufgeklärt. Sie hoffte, die Pubertät würde bei ihr nicht eintreten, weil bei ihr sowieso alles anders sei. Als die Pubertätsentwicklung dann doch begann, war dies für Eli ein Schock. Sie reagierte auf das Tieferwerden ihrer Stimme und den Bartwuchs mit Verzweiflung und fühlte sich von ihrem Körper verraten. Zu Hause stand sehr viel Alkohol herum. Die Mutter kaufte immer wieder Alkohol nach. So fiel es nicht auf, dass Eli ebenfalls begann, Alkohol zu konsumieren. Sie merkte dabei, dass sie sich durch das Trinken warm und geborgen fühlte. Auch hatte sie weniger Angst.

Damit in der Schule nicht auffiel, dass sie schon morgens nach Alkohol roch, setzte sie sich auf einen der hinteren Plätze. Da die anderen Schüler*innen sie bereits „seltsam" fanden und sich von ihr abgrenzen wollten, versuchte niemand, sie besser in die Klasse zu integrieren. Eli brachte ihre letzten Schuljahre mit viel Alkohol rum. Sie versuchte, so wenig Zeit wie möglich bei ihren Eltern zu sein. Nach der Schule traf sie sich zusammen mit anderen Jugendlichen auf der Straße, die ebenfalls nicht zu Hause sein konnten und ebenfalls viel tranken.

Es gelang ihr, die Schule mit MSA-Abschluss zu verlassen. Danach setzte sie alles daran, aus ihrem Elternhaus ausziehen zu können. Als sie erfuhr, dass ein Bekannter von ihr eine WG in einer anderen Stadt gründete, zog sie dorthin. Das Geld war knapp. Eli hielt sich zunächst mit Gelegenheitsjobs über Wasser. Eli trank weiter, fühlte sich jedoch zunehmend unwohl mit den Alkoholwirkungen. So entschied sie sich, Unterstützung in einer Beratungsstelle zu suchen.

Um die Versorgungsbarrieren abzubauen und die Auswirkungen gesellschaftlicher Stigmatisierungsprozesse nicht zu vertiefen, vermeiden wir in der Behandlung moralisierende Aussagen über die Entscheidungen konsumierender Klient*innen (Fawcett 2022). So unterstellen wir beispielsweise nicht, dass eine Person bezogen auf ihren Substanzgebrauch „lügt". Wir trauen vielmehr unserer Wahrnehmung und sehen die spezifischen Hürden, die es trans* Personen schwer machen können, mit Gesundheitsversorger*innen offen über gesundheitsschädigenden Substanzgebrauch zu sprechen. Diese Hürden sind u. a. Scham über das Erleben von Kontrollverlust, die Angst, bei einem offenen Benennen von Substanzgebrauch keine Unterstützung im Transitionsprozess zu erhalten, sowie die Angst, die gesundheitsversorgende Person würde eine*n abwerten, mangelnde Motivation unterstellen, zurückweisen oder resignieren, wenn sie darüber erführe (Wolf 2018; Wolf et al. 2010).

Wir beachten im Rahmen des Minoritäten-Stress-Paradigmas (Bell/Peterson 1992; Meyer 2003) die Kontextbedingungen, unter denen trans* Personen Substanzen in einem schädigenden Ausmaß konsumieren. Wir bieten Solidarität und Interesse an. Wir bemühen uns, Substanzgebrauch respektvoll und offen anzusprechen. Wir machen dabei deutlich, dass wir schädlichen Substanzgebrauch als wichtiges Thema betrachten. Wir begründen dies transparent mit unserem Wissen, dass schädlicher Substanzgebrauch Leiden verursachen kann, sehr viel kostbare Lebenszeit verbrauchen kann, die Person in ihrem Zugang zu sich selbst und zu anderen beeinträchtigt und ihre Zukunftschancen schmälern kann. Wir sprechen darüber, dass wir uns wünschen und dafür arbeiten, dass trans* Personen gute Zukunftsperspektiven haben. Wir thematisieren auch, dass wir die Behandlung von schädlichem Substanzgebrauch bei vorliegendem Transitionswunsch so gestalten möchten, dass die Person ihre Ziele in der Transition bestmöglich erreichen kann. So thematisieren wir auch, welche Risiken Substanzgebrauch bei bestimmten körpermodifizierenden Behandlungen schafft (z. B. Rauchen als Risikofaktor für Thrombosen und Embolien bei geschlechtsangleichender Hormontherapie, Suchterkrankung als Risikofaktor für Schwierigkeiten im selfcare postoperativ ...) und wie diese Risiken vermindert werden können.

Angesichts der Vorbehalte, mit denen suchtkranken Personen in unserer Gesellschaft begegnet wird (Wolf 2017), beginnen wir die Arbeit zum Thema mit dem aufmerksamen Blick auf uns selbst (Heigl-Evers et al. 1997; Körkel 1995; Meulenbelt et al. 1998).

Anregung zur Selbstreflexion:
So fragen wir uns, welche Umgangsweisen mit Substanzgebrauch wir selbst im Laufe unserer Biografie in unseren sozialen Kontexten erlebt haben. Wir reflektieren den eigenen Substanzgebrauch und seine Entwicklungen. Wir konfrontieren uns damit, ob, wo und wann dieser eine Form eingenommen hat, dass wir rückblickend Scham darüber empfinden und unsere Erfahrungen lieber verschweigen möchten. Haben wir auf eine uns selbst oder andere schädigende Weise konsumiert, können wir behandlungssuchenden Personen zu dieser Thematik mit dem Wissen begegnen, wie sich schädlicher Substanzgebrauch aus der Innenperspektive anfühlt. Wir denken darüber nach, welche Bilder substanzkonsumierender Personen uns im Laufe unseres Lebens in unseren Herkunftsfamilien, Bildungsorten und in unserer beruflichen Sozialisation vermittelt worden sind. Wir fragen uns, ob und woran wir erkennen, dass eine Person Schwierigkeiten mit ihrem Substanzgebrauch bekommt. Wir denken darüber nach, wie sich suchtkranke oder abstinent lebende Personen in unserer Nähe fühlen. Kennen wir Personen, die im Laufe ihres Lebens in einem schädlichen Ausmaß psychotrope Substanzen konsumiert haben oder die aktuell suchtkrank sind? Wie nah sind uns diese Personen? Was bekommen wir von ihnen mit? Was halten wir von ihnen? Und wie beeinflusst dies alles unsere therapeutische Arbeit?

Als Behandler*innen rechnen wir damit, dass wir uns irren können, wenn wir zunächst denken, ein*e Klient*in habe kein Problem mit Substanzgebrauch. So behalten wir die Contenance, wenn uns eine Person nach vielen Sitzungen erstmals von solchen Problemen erzählt. Wir achten darauf, dass wir unsere eigene therapeutische Rolle und das, was wir im Rahmen unseres Behandlungssettings tun können, nicht überschätzen. So werten wir es nicht als Versagen, wenn eine Person sich in der Zeit, in der sie bei uns in Therapie ist, dafür entscheidet, weiter zu konsumieren bzw. rückfällig wird (Körkel 1995; Vollmer 1997). Der Verzicht auf ein raumgreifendes Gekränktsein ermöglicht es uns, in solchen Situationen besser auf die Bedarfe der behandlungssuchenden Person zu schauen. Vielleicht braucht die Person eine sorgfältigere Reflexion ihres Konsums, als wir sie bislang angeboten haben? Dann können wir hier unser Angebot anpassen. Vielleicht braucht sie aber auch Rückhalt bei der Suche nach einem tragfähigeren Behandlungssetting?

BEISPIEL

Fleur Meier arbeitet als Psychotherapeut*in in einem Medizinischen Versorgungszentrum. Fleur Meier ist nichtbinär. Fleur konsumiert ab und zu ein Glas Wein oder ein Bier im sozialen Kontext und hat im Freund*innenkreis niemanden, die*der von sich selbst sagen würde, Probleme mit Alkohol zu haben. Seit einem Jahr begleitet Fleur eine nichtbinäre Person, Petra Schulz, im Transitionsprozess. Zu Beginn der Therapie hat Fleur Meier einen Screening-Fragebogen an Petra Schulz weitergegeben mit der Bitte, diesen auszufüllen. In dem Bogen wurde unter anderem nach Alkoholgebrauch gefragt. Petra Schulz hatte darin zwar angegeben, dass sie Alkohol trinkt, jedoch alle Fragen bezogen auf schädlichen Gebrauch verneint. Da Petra Schulz nicht den Vorstellungen entsprach, die Fleur Meier sich über Personen mit schädlichem Substanzgebrauch gemacht hat, hat Fleur Meier das Thema Substanzgebrauch nicht weiter exploriert.

In der Psychotherapie spricht Petra Schulz mehrfach Konflikte mit ihrer Partnerin an sowie schwierige Situationen am Arbeitsplatz. In beiden Konstellationen fällt es Petra Schulz sehr schwer, Zugang zu ihren Gefühlen zu finden und konfliktklärende Gespräche zu führen. Fleur Meier arbeitet anhand von Übungen zur sozialen Kompetenz mit Petra Schulz daran, in Konflikten die eigene Position zu vertreten und auch die Position ihres Gegenübers zu erfragen. Nachdem Petra Schulz mit Unterstützung von Fleur Meier die Bewilligung der Kostenübernahme für die Epilation und einen Brustaufbau durch die Krankenkasse erhalten hat, fragt Petra Schulz vorsichtig, ob es in Ordnung wäre, in der Therapie darüber zu sprechen, dass sie kifft. Fleur Meier bejaht. Nun berichtet Petra Schulz, dass sie sich regelmäßig am Wochenende von allen zurückzöge und kiffe, bis sie „breit“ sei und dann irgendwann einschlafe. Den Sonntag nutze sie, um sich zu erholen und um am Montag wieder ihrer Arbeit nachgehen zu können. Sie habe sich erst keine Gedanken über das Kiffen gemacht und halte es für „normal“, da viele ihrer Freund*innen ebenfalls

Gras rauchten. Unterdessen sei sie aber etwas beunruhigt. Sie habe den Eindruck, ihr Gedächtnis sei schlechter geworden, und sie könne sich nicht mehr gut konzentrieren.

Fleur Meier ist überrascht über diese Schilderung, bemerkt Selbstvorwürfe und einen Ärger, den they als Gegenübertragungsreaktion darauf identifiziert, dass they den Substanzgebrauch der Klient*in nicht bemerkt hat. They sagt dann: „Danke, dass Sie den Mut haben, mir das mitzuteilen. Ich bin überrascht und frage mich, ob ich hier etwas für Sie recht Wichtiges übersehen habe. Wollen wir uns heute die Zeit nehmen und da mal genau hinschauen, was Sie sich für Gedanken um das Kiffen und seine Auswirkungen bei Ihnen machen?"

7.2 Prävalenzen, Hintergründe, Verläufe und Erscheinungsformen von schädlichem Substanzgebrauch bei trans* und nichtbinären Personen

Menschen mit Gewalterfahrungen tragen ein erhöhtes Risiko, an einer Sucht zu erkranken (Fawcett 2022; Najavits 2017). Auch trans*, queere und nichtbinäre Personen setzen psychotrope Substanzen ein, um mit den Folgen chronischer Gewalt, Ausgrenzung und Diskriminierung umgehen zu können (Timmermanns et al. 2022; Wolf 2018). Schädlicher Substanzgebrauch ist funktional, um Belastungserleben auszublenden sowie seelischen und körperlichen Schmerz zu lindern. Angesichts der hohen Suizidalität insbesondere bei jungen gendernonkonformen Personen (Murjan/Bouman 2017, Plöderl/Fartacek 2009, Plöderl 2016) können wir davon ausgehen, dass der Gebrauch von Substanzen in einzelnen Fällen auch ein lebensrettendes, weil drucklinderndes Verhaltensmuster darstellen kann (Mereish 2019).

Auf der Basis der Studiendaten von Heylens et al. (2014) können wir davon ausgehen, dass in Deutschland 8 % der trans* Personen, die Transitionsbehandlungen in Anspruch nehmen, psychische Störungen durch den Gebrauch psychotroper Substanzen aufweisen. 11 % der trans* Personen berichten, dass sie Substanzgebrauchsstörungen im Verlauf ihrer Biografie erlebt haben. Eine aktuelle „Essstörung" gaben in dieser Untersuchung 2 % der befragten trans* Personen an, 4 % beschrieben eine „Essstörung" in ihrer Biografie. Die Studie von

Timmermanns et al.(2022) belegt einen erhöhten Gebrauch von illegalisierten Substanzen bei queeren Personen in Deutschland. Es gibt Hinweise darauf, dass ein schädlicher Substanzgebrauch bei trans*weiblichen Personen häufiger ist als bei trans*männlichen Personen. Trans*weibliche Personen sind wahrscheinlich im Vergleich zu trans*maskulinen Personen auch in einem noch höheren Ausmaß von trans*feindlicher Gewalt betroffen (Parent et al. 2019).

Oftmals ist der schädliche Substanzgebrauch vorübergehend und tritt in den Phasen des Lebens von trans* Personen auf, in denen alternative gesündere Auswege kaum möglich erscheinen. So sehen wir einen hohen Substanzgebrauch gerade bei denjenigen trans* und gendernonkonformen Jugendlichen, die in gewalttätigen Schulen und Elternhäusern leben müssen oder obdachlos sind (IOM 2011; Parent et al. 2019). Jugendhilfeeinrichtungen sind leider in Deutschland noch nicht hinreichend darin geschult, die Notlagen von trans* und genderdiversen Jugendlichen zu erkennen und hier kompetente Angebote zu machen. An vielen Orten in Deutschland ist es für trans* Jugendliche gefährlich sich zu zeigen.

BEISPIEL

Kim wächst in einer mittelgroßen Stadt in Brandenburg auf. Ihr ist schon im Jugendalter bewusst, dass sie trans*weiblich ist. Sie outet sich allerdings nicht, um nicht bedroht zu werden. Die Eltern sind vor Ort angesehen. Viele der Familienangehörigen konsumieren in ausgeprägtem Ausmaß Alkohol. Bei einem Onkel und der Großmutter von Kim hat dies bereits zu beruflichen und sozialen Verlusten geführt. Es gibt vor Ort einen einzigen Jugendclub. In diesem Jugendclub werden Jugendliche nur aufgenommen, wenn sie einen rechten Habitus annehmen. Kim versucht sich anzupassen. Sie bekommt mehrmals mit, dass sich Jugendliche in dem Club zusammentun, um junge Punks zu „klatschen“, d.h. zusammenzuschlagen. Die Partnerin, die Kim sich zum eigenen Schutz gesucht hat, unterstützt solche Aktionen und findet sie „cool“. Kim betrinkt sich, weil sie Angst hat. Auch möchte sie dem sozialen Druck widerstehen, bei den Angriffen mitzumachen. Die anderen Jugendlichen machen sich lustig über Kim, wenn Kim wieder mal schwer betrunken ist. Sie versuchen jedoch nicht, sie in diesem Zustand zu überreden, bei den Angriffen mitzumachen.

Substanzgebrauch kann im biografischen Verlauf bei trans* Personen neben der Linderung von Gewaltfolgen noch weitere spezifische Funktionen einnehmen. Eine trans* Person, die selbst Substanzen konsumiert, passt sich damit dem Konsumverhalten an, welches an vielen queeren Orten gängig ist. Sie kann sich damit als zugehörig erleben. Durch die Substanzwirkung können Ängste betäubt und so Explorationen der eigenen Sexualität und des geschlechtlichen Ausdrucks möglich werden, die sonst vermieden worden wären. Zudem kann genderdysphorisches Leiden vorübergehend ausgeblendet werden (Budge et al. 2013; Sevelius 2013). In manchen Fällen verschränkt sich der Substanzgebrauch mit spezifischen Dynamiken im Transitionsprozess: Über einen sehr bedeutsamen inneren Prozess, wie z. B. die eigene Genderentwicklung, nicht sprechen zu können, kann massive innere Spannungen auslösen, die in eine Suche nach autonom verfügbaren und rasch wirksamen Möglichkeiten der Emotionsregulation münden. Eine ungewollte körperliche Entwicklung wie zum Beispiel eine in die „falsche" Richtung gehende Pubertät kann Gegenregulationsversuche über vermehrte Nahrungsaufnahme oder Restriktion von Nahrung antreiben. Hieraus kann sich eine belastende Essbewältigungsreaktion entwickeln (Parent et al. 2019; Shelton 2017; Wolf/Dew 2012). Die innere Dynamik einer Essbewältigungsreaktion kann belastendes Körpererleben dämpfen (z. B. durch das dumpfe Gefühl nach dem Erbrechen bei einer bulimischen Erkrankung). Eine Anorexie kann dazu führen, dass der Körper androgyner wirkt und Hunger und Frieren so starke Signale senden, dass andere Körperempfindungen defokussiert werden können. Scham und Ekelerleben bei der von einer Essbewältigungsreaktion betroffenen Person können bewirken, dass sie sich von anderen zurückzieht und so nicht mehr mit geschlechtszuschreibenden Außenblicken konfrontiert wird.

Auf der anderen Seite erarbeiten sich trans* Personen im Laufe ihres Lebens auch spezifische Ressourcen, die gesundheitsunterstützende Dynamiken in Gang setzen können. So können die Fähigkeiten, die eine Person in der sozialen Transition erwirbt, bei einem Zur-Sprache-Bringen einer Suchterkrankung und beim Umgestalten schwieriger Lebenssituationen hilfreich sein. Trans* Personen zeigen oft erhebliche Kräfte darin, ungünstige soziale Zusammenhänge zu verlassen und an einem anderen Ort ganz neu anzufangen. Dies kann auch Entscheidungen erleichtern, soziale Kontexte zu verlassen, in denen ein starker Konsumdruck herrscht. Es gibt auch zunehmend Orte in queeren Communitys, an denen Abstinenzprozesse unterstützt werden.

In der psychotherapeutischen Versorgung sehen wir trans* Personen, die aktuell zwar in einem schädlichen Ausmaß Substanzen konsumieren, aber ansonsten einen Beruf haben, Beziehungen pflegen und Transitionen meistern. Wir sehen trans* Personen, bei denen der schädliche Substanzgebrauch bereits so ausgeprägt ist, dass ihnen die Gestaltung ihrer Beziehungen, das Verfolgen ihrer Ziele im Transitionsprozess und auch die wirtschaftliche Existenzsicherung nicht mehr gelingen. Wir sehen trans* Personen, die in ihrer Jugendzeit sehr heftig konsumiert haben und sich dann mit zunehmenden Möglichkeiten, offen zu leben, von schädlichem Substanzgebrauch lösen konnten oder eine Essstörung überwunden haben. Wir können davon ausgehen, dass trans* Personen aus Angst vor Stigmatisierungen im Gesundheitssystem oftmals versuchen, seelisches Leiden ohne Inanspruchnahme einer Therapie zu bewältigen. So begegnen wir in der Versorgung immer wieder auch trans* Personen, denen autonom gestaltete Heilungsprozesse (sogenannte Spontanremissionen) einer Substanzgebrauchsstörung gelungen sind (Blomqvist 2006; Sobell 2006).

7.3 Das Modell zur Konzeptualisierung von Substanzgebrauch bei queeren Personen von Greenwood und Gruskin

2007 haben Greenwood und Gruskin ein Modell entworfen, welches eine Strukturierungshilfe für Bedingungsfaktoren des Konsums psychotroper Substanzen bei queeren Personen anbietet. In dem Modell werden die aus der Forschung bekannten sozialen, innerpsychischen und gesellschaftlichen Bedingungsfaktoren von schädlichem Gebrauch psychotroper Substanzen mit queerspezifischen Faktoren verzahnt. Die Bedingungsfaktoren greifen wie Puzzleteile ineinander. Das Modell haben wir für diese Publikation trans*spezifisch überarbeitet.

Schlüsselelement: Trans*sensibles Faktorenmodell zur Erfassung der spezifischen Bedingungen von Substanzgebrauch

Soz. Umfeld

Biografische soziale Erfahrungen

- z.B. Modelllernen, Gewalterfahrungen, Marginalisierungen
- Aktuelles soziales Bezugssystem

Transspezifika

Minoritäten-Stress und genderdysphorisches Erleben

- Community (z.B. Treffpunkte, Community-diskurse um Substanzgebrauch)
- Coming-out-, Inviting-In und Transitionsprozesse, spezifische Risiken von Substanzgebrauch im körpermodifizierenden Transitionsprozess

„Individuelle" Faktoren

- Gefühle im Zusammenhang mit Substanzgebrauch, Substanzwirkung, Konsummotive, Konsumsituationen, psychische und physische Gesundheit
- Einstellungen gegenüber sich selbst und zum Thema Sucht und Substanzgebrauch

Gesellschaftspolitisches Umfeld

- Diskurse um Konsum und Sucht, Stigmatisierung Suchtbetroffener
- Transfeindlichkeit
- Verfügbarkeit eines Suchtmittels
- Werbung und Gegeninformationen
- Umgangsweisen und Diskurse um
- Substanzgebrauch

Abb. 6: Conceptual Model of LGBT Tobacco and Alcohol Use (Greenwood/Gruskin 2007, 574), Übersetzung und trans*spezifische Überarbeitung: K. Teren, G.F. Wolf & M. Günther

Ein Faktorenmodell kann die spezifische Genese einer Substanzgebrauchsstörung selbstverständlich nicht erklären (Voigtel 2022). Das Modell von Greenwood und Gruskin (2007) eignet sich jedoch dafür, in der psychotherapeutischen Behandlungsplanung gemeinsam mit der behandlungssuchenden Person die jeweiligen Einflussfaktoren und deren Zusammenwirken sichtbar und besprechbar zu machen. Eine Sichtbarmachung der Einflüsse des gesellschaftspolitischen Umfeldes auf Konsum relativiert demütigende und unfaire individualisierende Zuschreibungen (wie zum Beispiel die Behauptung, Substanzabhängigkeit sei ein Ausdruck von „Willensschwäche"). So können Scham und Schulderleben gelindert werden. Anhand der Darstellung können konkrete Ansatzpunkte für die therapeutische Arbeit gesucht werden. Dabei adaptieren wir die Therapie an den Stand der Auseinandersetzung der Person mit ihrem Substanzgebrauch (Krebs et al. 2019). Manchmal geht es darum, zunächst eine innere Auseinandersetzung mit dem Thema anzustoßen. Oftmals befinden sich Personen bereits in einer leidvollen Ambivalenzspannung, in der sie sowohl die negativen Konsequenzen schädlichen Substanzgebrauchs wahrnehmen als auch Ängste in Bezug auf eine Reduktion des Substanzgebrauchs haben. Manchmal hat sich eine Person auch schon zum Ausstieg entschlossen und benötigt Rückhalt und spezifische Skills bei der Umsetzung ihrer Entscheidung. All diese Prozesse können therapeutisch mittels *motivational interviewing* (Miller/Rollnick 2023) begleitet und unterstützt werden. Aus einer ressourcenorientierten Perspektive richten wir den Blick besonders auf die Bereiche, in denen die Person handlungsmächtig ist. So kann eine trans* Person zum Beispiel bereits erprobte Fähigkeiten zum Verlassen schädigender Kontexte dafür einsetzen, um sich von Kontexten zu distanzieren, in denen ein hoher Konsumdruck besteht.

Wir prüfen in jedem Fall sorgfältig, ob ein körperbezogenes genderdysphorisches Erleben vorliegt und ob gegebenenfalls die zeitnahe Einleitung einer körpermodifizierenden Behandlung (z. B. einer geschlechtsangleichenden Hormontherapie) auch deshalb indiziert ist, um Suchtdruck zu lindern (Sevelius 2013).

7.4 Therapieansätze bei schädlichem Substanzgebrauch

Eine Behandlung schädlichen Substanzgebrauchs bei trans* Personen braucht eine Versorgungslandschaft aus diversitykompetenten und diskriminierungssensiblen, vernetzten, niedrigschwellig erreichbaren und vielfältigen Angeboten aus Sucht-, Sozial- und Schuldner*innenberatungsstellen, Entgiftungsstationen, Rehabilitationseinrichtungen, Selbsthilfegruppen sowie ambulanten suchtmedizinischen und psychotherapeutischen Praxen. Angesichts der Beschämungen und Übergriffe, die suchtbetroffene trans* und nichtbinäre Personen erleben, achten wir in der Behandler*innenrolle sorgfältig darauf, die Würde und die Bewältigungskräfte der behandlungssuchenden Personen zu sehen. Demütigungen im Behandlungssetting richten Schaden an – in der Suchtbehandlung von trans* Personen auch deswegen, weil sie die Teufelskreise aus negativem Selbstkonzept, internalisierter Trans*feindlichkeit und kompensatorischem Substanzgebrauch verstärken können (Fawcett 2022; Wolf 2017; Wolf 2018).

Beeinträchtigt ein schädlicher Substanzgebrauch eine Person in ihren Selbstfürsorgemöglichkeiten, kann dies dazu führen, dass sich das Outcome von körpermodifizierenden Behandlungen verschlechtert. Insbesondere nach genitalangleichenden Operationen ist eine zeitaufwendige und sorgfältige Nachsorge entscheidend für einen guten Verlauf. Deswegen sehen die fachlichen Leitlinien vor, dass Personen sich vor geschlechtsangleichenden Operationen so weit stabilisieren sollten, dass sie ihre transitionsbezogenen Entscheidungen tragfähig treffen und sich vor und nach Transitionsoperationen auch versorgen können (Coleman et al. 2022). Wie diese „Stabilität" aussieht und wie sie erreicht werden kann, muss mit jeder behandlungssuchenden Person in Bezug auf ihre individuelle Situation sorgfältig besprochen werden. Im Falle einer suchterkrankten Person kann es z. B. so sein, dass sie ihre transitionsbezogenen Entscheidungen getroffen hat und diese über eine lange Zeit stabil sind. Das Primat der Sucht, das darin besteht, Beschaffung und Konsum von Substanzen über nahezu alle weiteren Belange zu stellen, kann es jedoch der Person massiv erschweren, eine operationsbezogene Stabilität zu erreichen. Aufgrund der aktiven Suchtdynamik kann es ihr schwerfallen, sich selbstfürsorglich auf die Operation vorzubereiten, die Zeit während der Krankenhausbehandlung zu überstehen und sich postoperativ so um ihren Körper zu kümmern, dass dieser so gut wie möglich heilen kann. Nach geschlechtsangleichenden Operationen ist es für einen guten Verlauf notwendig, dass sich die Person zur ärztlichen Nachsorge vorstellt. Eine Neovagina muss durch die Person bougiert werden, damit sie nicht zuwächst. Manchmal sind medizinische Behandlungen von Komplikationen erforderlich, manchmal auch Korrekturoperationen. Einige geschlechtsangleichende Operationen verlaufen mehrschrittig (z. B. ein Penoidaufbau). Der gesamte Prozess aus Operationen und zwischenzeitlichen Heilungsphasen kann sich über viele Monate erstrecken. All dies muss die Person bewältigen können. Ein Substanzgebrauch sollte so weit reguliert sein, dass eine Person die von ihr benötigten Körpermodifikationsbehandlungen gut überstehen und integrieren kann. Zur Sicherung der prä- und postoperativen Stabilität kann auch die Einbindung eines ambulanten Pflegedienstes oder die Verlängerung des Aufenthaltes im Krankenhaus sinnvoll sein.

Grundlegend für eine nachhaltige Behandlung einer Substanzgebrauchsstörung und von Ess/stress ist die Sicherung der existenziellen Situation der Person: ihrer Gesundheitsversorgung, einer sicheren Wohn- und Aufenthaltssituation, des finanziellen Auskommens und der sozialen Einbindung. Wir erleben es als hilfreich in der therapeutischen Arbeit zu Substanzgebrauch mit trans* Klient*innen prinzipiell davon auszugehen, dass wir ein langfristig angelegtes therapeutisches Angebot machen müssen. Grund dafür ist, dass wir hier nicht selten lang andauernde Verläufe sehen, in denen es trans* Personen schließlich gelingt, nach Jahren der therapeutischen Begleitung die konsequente Entscheidung zu treffen, schädlichen Substanzgebrauch zu beenden. Diese langzeitlichen Behandlungsprozesse beinhalten in der Regel auch die Auseinandersetzung mit Rückfällen sowie die Unterstützung der Klient*innen bei der Umgestaltung des Lebens mit dem Ziel, die Entscheidung für Abstinenz bzw. risikoreduzierten Gebrauch halten zu können.

Neben den therapeutischen Selbstverständlichkeiten wie Transparenz, Feedbackorientierung und respektvollem Umgang mit der Person und ihren Entscheidungen kommen in der Behandlung bei schädlichem Substanzgebrauch einige Besonderheiten hinzu.

So empfehlen wir, mit substanzgebrauchenden trans* und nichtbinären Klient*innen bei der Erstellung des Therapieplans zu vereinbaren, den Substanzgebrauch regelmäßig im Verlauf der Therapie gemeinsam anzuschauen. Ziel dieser Vereinbarung ist, den Substanzgebrauch als routiniert besprechbar zu markieren. Beide Seiten erwarten dann, dass das Thema immer wieder in der Therapie aufgegriffen wird. Sie verpflichten sich dazu und bereiten sich darauf vor. Ein solcher offener Umgang schützt davor, schädlichen Substanzgebrauch beschämt zu verschweigen und dies im Nachgang als „liberale“ Haltung zu rationalisieren. Als Erklärungsrahmen für den Substanzgebrauch nutzen wir das Minoritäten-Stress-Modell (Parent et al. 2019).

Schlüsselelement: Psychoedukation zum Minoritäten-Stress-Modell

Wir bieten Ihnen hier für die Psychoedukation eine von uns entwickelte vereinfachte Version des Minoritäten-Stress-Modells an. Diese eignet sich für die Arbeit zu allen psychischen Beeinträchtigungen bei minorisierten Personen, macht den gewaltvollen Kontext der Entwicklung von Symptomatiken sichtbar und ermöglicht eine Differenzierung zwischen distaler und proximaler Stressreaktion. Die proximale Stressreaktion steht dann im Fokus der konkreten psychotherapeutischen Arbeit.

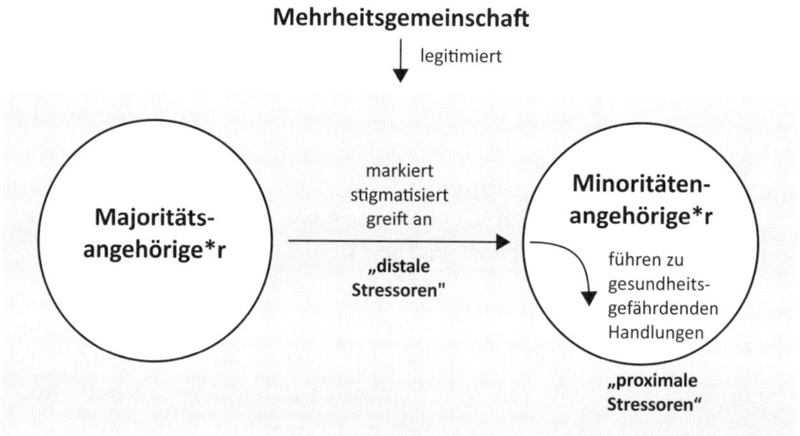

Abb. 7: Für die Psychoedukation vereinfachte Version des Minoritäten-Stress-Modells (angelehnt an die Originalversion von Meyer 2003, ü. a.: Günther et al. 2021)

BEISPIEL

Beispiel für ein Gespräch über das Minoritäten-Stress-Modell zwischen Therapeut*in und Klient*in:

Therapeut*in: „Sie haben mir erzählt, dass Sie in der letzten Woche fast jeden Abend drei Bier getrunken haben und sich ziemlich Gedanken darüber machen. Wenn wir das in Hinblick auf Ihre gesamte Biografie betrachten, ist hier beachtenswert, dass Sie ja als jugendliche Person sehr viel mehr getrunken und auch weitere Substanzen konsumiert haben, um mit den Belastungen in dieser Zeit umzugehen. Da haben Sie mit der Dosisreduktion schon sehr viel geschafft. Ich bin auch sehr beeindruckt, wie offen Sie unterdessen Ihren Substanzgebrauch ansprechen können."

Klient*in: „Ja. Es ist mir wichtig, daran zu arbeiten. Ich war doch sehr überrascht, als Sie mir rückgemeldet haben, dass drei Bier pro Tag schon einen schädlichen Substanzgebrauch darstellen. Aber ich habe schon gemerkt, dass ich mich danach auch nicht mehr gut spüren kann."

Therapeut*in: „Ich würde Ihnen gern mal das Minoritäten-Stress-Modell aufzeichnen. Mir ist dieses Modell auch deshalb wichtig, weil wir daraus einen transparenten Behandlungsplan entwickeln können. Wäre das okay, dass wir hier erst mal einen kleinen theoretischen Exkurs machen?"

Klient*in: „Ja."

Therapeut*in: „Das sogenannte Minoritäten-Stress-Modell basiert auf Überlegungen zu der Frage, wie Belastungen durch Rassismus Gesundheit und Substanzgebrauch schwarzer Personen beeinflussen können. Es wurde später auf die kontextuellen Bedingungen von Gesundheit bei anderen gesellschaftlich stigmatisierten Personen übertragen, wie zum Beispiel Lesben, Schwulen und trans* Personen. Die Dynamiken von Diskriminierung, Stigmatisierung und vorurteilsgeprägter Gewalt beschreibt das Modell so, dass die Personen, die diese Gewalt und Diskriminierung ausüben, sich in ihren Handlungen durch die Gesellschaft berechtigt fühlen. Die von einer gewalttätigen Person ausgeübte Diskriminierung, Stigmatisierung, Mobbing und Gewalt werden in dem Modell als ‚distale Stressoren' bezeichnet. Das bedeutet, dass diese Stressoren von außen kommen und sich auf die Person richten, die einer Minorität angehört. Auch beispielsweise das Nicht-zur-Verfügung-Stellen von Worten und Modellen, wie man als trans* und nichtbinäre Person leben kann, stellt eine Form der Diskriminierung, also einen ‚distalen Stressor' dar. Verschärfend bei Gewaltformen wie Sexismus, Rassismus oder Trans*feindlichkeit kommt hinzu, dass die davon betroffenen Personen diese Erfahrungen immer wieder in ihrem Leben machen müssen. Die Feindseligkeit gegenüber trans*, nichtbinären und gendernonkonformen Personen wird darüber hinaus häufig an Orten ausgeübt, die man nicht so

> einfach mal verlassen kann. So findet trans*feindliche Gewalt insbesondere in Herkunftsfamilien und Schulen statt.
>
> Weil die angegriffene Person wahrnimmt, dass sich die angreifende Person auf den Rückhalt der Gesellschaft verlassen kann, kann sie sich oftmals nicht wirkungsvoll zur Wehr setzen. Wenn sie es dennoch versucht, machen ihr die Gesellschaft und die angreifende Person deutlich, dass ihr niemand helfen wird. So kann die minorisierte Person den sogenannten ‚proximalen Stress', also den inneren Stress, den der Angriff in ihr aufbaut, nicht durch wirksames Handeln abbauen und sich damit vor weiteren Angriffen schützen, sondern sie muss Wege der Bewältigung und des Selbstschutzes suchen, die möglichst keine weiteren Angriffe provozieren. So erklären wir uns, dass sich minorisierte Personen nach Angriffen oftmals zurückziehen, Ängste entwickeln, sich niemandem anvertrauen und über ihre Erfahrungen schweigen, sich nicht mehr trauen, Raum einzunehmen, depressiv werden, die eigene Trans*geschlechtlichkeit negativ sehen, überwachsam und misstrauisch werden oder auch Substanzen gebrauchen, um mit dem Druck umzugehen."

An jeder Stelle der Psychoedukation zum Minoritäten-Stress-Modell kann Raum zum Erzählen der persönlichen Erfahrungen der behandlungssuchenden Person angeboten werden. Zur Überleitung in eine Behandlungsplanung bei schädlichem Substanzgebrauch kann anknüpfend an die Erörterung der proximalen Stressreaktion die Funktionalität des jeweiligen Substanzgebrauchs in der biografischen Entwicklung der Person exploriert werden. Hieran können dann auch individuelle Ansatzpunkte für einen Kompetenzaufbau formuliert werden (z. B. lernen, Freund*innen in Belastungssituationen anzusprechen, sich einer queerfreundlichen Sportgruppe anschließen, auf Selbstentwertungsprozesse achten und mittels inneren Dialogs gegensteuern, Ressourcenarbeit und Selbstmitgefühl).

Vielen trans* Personen gelingt es im Rahmen einer ambulanten Therapie, die dem schädlichen Substanzgebrauch zugrunde liegenden Verhaltensmuster so weit zu verändern, dass sie auch ihren Substanzgebrauch nachhaltig reduzieren können. Wenn sie gleichzeitig bedarfsgerechte Unterstützung im Transitionsprozess erleben, können die damit geschaffenen Perspektiven für die Arbeit am schädlichen Substanzgebrauch motivierend wirken (Wolf 2018). Mit Fortschritten in der Transition kann es mehr Sinn machen, sich selbst gut zu spüren und für sich zu sorgen.

Ein ambulantes Angebot lässt sich zudem besser mit dem queeren Streben nach Autonomie vereinbaren als eine stationäre Behandlung. Ein Umlernen der dem Substanzgebrauch zugrunde liegenden Verhaltensmuster im ambulanten Setting braucht Zeit und Geduld. Die in den Psychotherapierichtlinien formulierte Vorgabe, nach zehn Sitzungen ambulanter Psychotherapie abstinent zu sein (Rüger et al. 2012), erweist sich leider häufig als realitätsfern. Erneute Konsumepisoden (lapses entsprechend Marlatt/Gordon 1985) sind nach unserer Erfahrung häufig. Es gelingt jedoch oftmals auch im stationären Setting, mit intensivem Arbeiten ausgeprägte Rückfallprozesse zu verhindern und Rückfälle hinsichtlich der Dauer zu verkürzen.

Eine Suchterkrankung kann eine so drängende Dynamik erzeugen, dass Klient*innen das Erreichen der substanzinduzierten Wirkungen prioritär setzen und damit Selbstschutz, Transitionen und der Erhalt von sozialen Beziehungen sekundär werden. Die Sucht dient dann auch der Vermeidung von Bindungen und Verantwortlichkeiten, die als bedrohlich wahrgenommen werden (Voigtel 2022). In der psychotherapeutischen Arbeit mit suchtkranken Personen müssen wir die demoralisierenden Wirkungen von längeren Episoden intensiven Konsums im Blick behalten. Zu erleben, unter Substanzgebrauch die Kontrolle zu verlieren und damit alleine zu sein, kann für marginalisierte Personen eine besonders ängstigende Erfahrung darstellen. Sie sind sehr viel mehr als privilegierte Personen darauf angewiesen, ihre Steuerungsfähigkeit zu behalten, um sich vor Übergriffen zu schützen. Ein länger andauernder Rückfall kann zu tiefer Verzweiflung bis hin zur Suizidalität führen. Hat die Person bereits früher suizidale Krisen erlebt, kann sich die Erinnerung daran mit der gegenwärtigen Krisenreaktion vermischen und diese verschärfen.

Dies müssen wir sehr ernst nehmen. Zu einer klaren Rahmensetzung in der ambulanten Therapie gehört, deutlich zu machen, dass wir bei Selbst- und/oder Fremdgefährdungssituationen auf der Seite des Lebens und der Zukunft der Person stehen. So werden wir auch die Möglichkeiten nutzen, die wir haben, um die Situation der Person sicherer zu gestalten. Eine existenzielle Gefährdung der Person, die wir in unserem therapeutischen Setting und mit unseren therapeutischen Angeboten nicht abwenden können, hat die klare Konsequenz, dass wir eine Settingveränderung thematisieren. Wir sprechen mit der Person offen über unsere Gefährdungseinschätzung. Dabei machen wir deutlich, dass das, was wir anbieten können, leider nach unserem Eindruck nicht reicht, um die Gefährdung abzuwenden. Wir hören uns die Perspektive der Person dazu an und versuchen, einen Konsens für das weitere Vorgehen zu erarbeiten. Dies kann für beide Seiten mühsam sein, besonders aber für die behandlungssuchende Person. Diese muss sich hier mit der angstauslösenden Thematik auseinandersetzen, einerseits im ambulanten Setting nicht genügend Halt zu finden und andererseits in einem engeren stationären Rahmen stärker kontrolliert und so auch vorübergehend in ihren Freiheiten eingeschränkt zu werden. Gerade beim süchtigen Konsum von Substanzen, die zu einem körperlichen Entzugssyndrom führen (z. B. Alkohol, Benzodiazepine), kann eine stationäre Entgiftung medizinisch notwendig sein (Fawcett 2022). In der Arbeit mit suchtkranken trans* Personen stehen wir hier leider vor der schwierigen Situation, dass diese oftmals nicht in eine Klinik möchten, da sie Angst haben, dort in einem besonders vulnerablen Zustand ohne Rückzugsmöglichkeiten und ohne Kontakt zu Freund*innen trans*feindlich angegriffen zu werden. Diese Angst ist nachvollziehbar. Wir reagieren als Behandler*innen so darauf, dass wir einen kontinuierlichen Behandlungsprozess anbieten. In dessen Verlauf kann je nach Bedarf das Gesundheitsversorgungsnetz der Person durch die Hinzunahme weiterer Stellen tragfähiger gestaltet werden. So können wir beispielsweise eine Person, die bei uns in ambulanter Behandlung ist, informieren über und in Kontakt bringen mit queeren Selbsthilfegruppen, trans*kompetenten Suchtberatungsstellen, Akut- oder Tageskliniken, entsprechend geschulten Betreuungspersonen und anderen Angeboten. Damit kann eine multiprofessionelle Versorgungsstruktur mit kurzen Abständen zwischen den Kontakten geschaffen werden, die der Person mehr Halt geben bei der Umsetzung ihrer Entscheidungen für einen weniger riskanten Substanzgebrauch. Benötigt eine Person beispielsweise Termine in einer psychiatrischen Institutsambulanz und besteht gleichzeitig die Notwendigkeit, ambulante Psychotherapie weiterhin in Anspruch nehmen zu können, ist es zur Sicherung der Kostenübernahme für die Psychotherapie erforderlich, die parallele Inanspruchnahme gegenüber der Krankenkasse spezifisch zu begründen und hier eine Einzelfallentscheidung zu erwirken.

Wenn wir eine Person an eine stationäre Entzugs- und Entwöhnungsbehandlung verweisen, ist es für die Person sehr hilfreich, wenn wir wissen, ob in der jeweiligen Institution bereits Kompetenzen für die Behandlung von trans* Klient*innen aufgebaut werden konnten. Wir können vor einer Überweisung auch bei der Institution entsprechend nachfragen. Nach einer Schweigepflichtsentbindung durch die*den Klient*in können wir uns als Ansprechpartner*innen für die im stationären Setting arbeitenden Kolleg*innen zur Verfügung stellen. Im Falle von Diskriminierungen können wir für den*die Klient*in erreichbar sein. Wir können anbieten, den*die Klient*in zeitnah wieder aufzunehmen, sollte die Person die stationäre Institution wegen Diskriminierung oder Fehlbehandlung (z. B. Druck, die geschlechtsangleichende Hormontherapie abzusetzen) wieder verlassen müssen. Manchmal brauchen Klient*innen auch unseren organisatorischen Rückhalt, um zur Entgiftung in der weiter weg gelegenen diversitykompetenten Akutstation aufgenommen zu werden und dafür nicht in das nächstgelegene Krankenhaus gehen zu müssen.

Für die Aufnahme in eine stationäre Rehabilitationsbehandlung benötigt eine Person in Deutschland einen sogenannten Sozialbericht, den die Mitarbeitenden von Drogenberatungsstellen erstellen. Die Antragstellung für die Rehabilitationsbehandlung erfolgt bei den gesetzlichen Rentenversicherungsträgern (Fawcett 2022). Hier können wir mit den Kolleg*innen aus den Drogenberatungsstellen zusammenarbeiten, damit die transitionsspezifischen Bedarfe des*der Klient*in im Sozialbericht berücksichtigt werden.

Für trans* Personen, die mit einer Suchterkrankung oder Ess/stress ringen, ist oftmals ein langfristig angelegtes multiprofessionelles Behandlungsangebot notwendig. Für ein Umlernen der Denk- und Verhaltensmuster, die zum Konsum führen, braucht es ein konkretes, wiederholtes und manches Mal auch mühsames Üben neuer Denk- und Verhaltensweisen. Dafür benötigt die Person viele Monate. Diese sogenannte Entwöhnungsbehandlung kann stationär im Rahmen einer Rehabilitationsbehandlung mit anschließender ambulanter Psychotherapie zur Vertiefung der neu erlernten Verhaltensweisen stattfinden. Sie kann auch durchgängig ambulant angeboten werden. Eine Entwöhnungsbehandlung umfasst folgende Elemente (Fawcett 2022; Burns et al. 2009):

- Distanzierung von den Substanzgebrauch aufrechterhaltenden Kontexten und Beziehungen bzw. das Erlernen von Verhaltensmöglichkeiten, um in Kontexten, in denen zuvor konsumiert wurde, nun nicht mehr zu konsumieren: Hier können mit der Person beispielsweise soziale Kompetenzen erarbeitet werden, die sie benötigt, um ihr angebotene Substanzen abzulehnen. Die Person kann sich auch entschließen, ihre sozialen Kontexte so zu gestalten, dass sie darin eine Abstinenzentscheidung besser umsetzen kann. So kann sie z.B. Kontexte verlassen, sobald andere darin konsumieren. Sie kann Freund*innen über ihren Entschluss, nicht mehr zu konsumieren, informieren und diese um Rückhalt bitten. Wenn die Person nicht abstinent leben will, kann im Sinne von harm reduction daran gearbeitet werden, dass die Person unschädlichere Konsummuster erlernt. So kann sie z.B. Drogen vor dem Gebrauch auf deren Bestandteile überprüfen lassen (drug checking), den Gebrauch einer Vielzahl von psychotropen Substanzen auf weniger Substanzen umstellen, die Konsumdosen reduzieren, kontrolliertes Trinken von Alkohol erlernen und konsumfreie Zeiten planen und gestalten.
- Erlernen von Umgangsweisen mit Gefühlen, sowohl positiven als auch negativen: Dies bedeutet, Gefühle in ihrer Bedeutung verstehen und nutzen zu können sowie Gefühle zu regulieren und um andere Gefühlsqualitäten zu erweitern (Greenberg 2006). In der Entwöhnungsbehandlung wird konkret darauf geachtet, welche Emotionen wie zur Suchtdynamik beitragen, diese antreiben und aufrechterhalten (z.B. Schamerleben, Angst, Einsamkeit

oder auch sexuelles Begehren) und ob es auch Emotionsqualitäten und Empfindungen gibt, die dazu führen, dass die Person weniger konsumiert oder leichter abstinent leben kann, wie z.B. Freude über Anerkennung, Entspannung oder Ausgepowertsein nach körperlichen Aktivitäten, Gefühle des Verbundenseins und die Erfahrung von Trost.

- Bearbeiten von Problemen, psychischen Belastungen und Aufgaben, welche zuvor durch den Substanzgebrauch vermieden worden sind: Dies kann für trans* Personen u.a. bedeuten, Schritte in der sozialen, rechtlichen und auch körpermodifizierenden Transition zu gehen, ihre Lebenssituation zu stabilisieren bzw. Unterstützung dabei anzunehmen und sich von Personen, Kontexten und Verhaltensweisen zu lösen, die all dies bislang verhindert haben. Psychotherapie kann indiziert sein für die Behandlung einer Traumafolgestörung, von Ängsten oder einer depressiven Erkrankung, für die Arbeit an problematischen Beziehungsmustern sowie den Aufbau spezifischer sozialer Kompetenzen, deren Mangel rückfallauslösend wirkt (z.B. Grenzsetzungsfähigkeiten). Bei gewaltbetroffenen trans* Personen, die durch Substanzgebrauch Traumafolgen kompensieren bzw. unter Substanzeinfluss erneute traumatisierende Erfahrungen machen mussten, muss die Traumabehandlung mit der Behandlung des schädlichen Substanzgebrauchs und ggf. der Transitionsbegleitung in ein therapeutisches Gesamtkonzept gefasst werden (Najavits 2017). Die Behandlung von Essbewältigungsreaktionen umfasst zudem das Erlernen von gesundheitserhaltenden Möglichkeiten zu essen.
- Arbeit an inneren Schemata, die rückfallauslösende Dynamiken antreiben können: Diese können ein generalisiertes Hilflosigkeitserleben beinhalten, Scham und Schulderleben, internalisierte Entwertungsprozesse, Verhaltensmuster, mit denen sich die Person von anderen isoliert, oder Attribuierungsprozesse, die suchterhaltend wirken (z.B. die Zuschreibung, dass die Substanz das wirksamste Mittel zur Bewältigung einer bedrängenden emotionalen Lage sei oder dass die Person sich nur in der Nähe konsumierender Personen vertraut fühlen kann). Wenn der Person Vorstellungen fehlen, wie sie die eigene Zukunft gestalten möchte, kann in der Therapie ein Raum zur Verfügung gestellt werden, über das, was die Person für sich wünscht, nachzudenken. Manchmal können auch konkrete Schritte begleitet werden, die die Person bei der Gestaltung ihrer Zukunft gehen möchte (z.B. berufliche Kompetenzen zu erlernen, sich gemeinnützig zu engagieren …).
- Rückfallprävention: Spezifisch rückfallauslösend sind bei trans* Personen oft Ängste, Hilflosigkeitserleben, Einsamkeit und Wut bei erneuten Diskriminierungs- und Gewaltvorfällen (Wolf 2018). Hier kann die Person in der Therapie jeweils passende Handlungsmöglichkeiten entwickeln, die sie bei

einem Wiederauftreten des Verlangens, die Substanz zu konsumieren, einsetzen kann. Bei Essbewältigungsreaktionen setzt die Rückfallprävention an den Teufelskreisen aus belastenden Gefühlen, Nahrungsrestriktion mit konsekutiver Zunahme des Essdrucks, Essanfällen, Einsamkeit, Depressivität und Perspektivverengung sowie genderdysphorischem Erleben an. Hier kann beispielsweise so vorgegangen werden, dass zunächst mit dem*der Klient*in ein konkretes Modell der individuellen Rückfalldynamiken erarbeitet wird. Anschließend kann die*der Klient*in entscheiden, an welchen Bedingungsfaktoren sie*er zuerst arbeiten möchte. Dies kann durchaus der Faktor sein, der am leichtesten zu bearbeiten ist. Mit der Veränderung eines Faktors verschiebt sich oft die gesamte Dynamik, und die anderen Faktoren werden zugänglicher für ein Weiterarbeiten.

BEISPIEL

Fallbeispiele mit möglichen Verläufen:
Pia Meier ist trans*weiblich, 32 Jahre alt und befindet sich im körpermodifizierenden Transitionsprozess. In der Jugendzeit und im jungen Erwachsenenalter hat sie über fünf Jahre illegalisierte Substanzen gebraucht. Einmal ist sie im intoxikierten Zustand vergewaltigt worden. In dieser Zeit wurde sie von ihrem Partner unterstützt, mit dem sie insgesamt drei Jahre zusammen war. Beide haben in ihrer gemeinsamen Zeit viel konsumiert. Der Partner bedeutete ihr sehr viel. Sie hat damals sehr gelitten, als er die Beziehung zu ihr beendete.
Vor fünf Jahren gelang es ihr, eigenständig aus dem Substanzgebrauch auszusteigen. Sie zog in eine andere Stadt und holte sich dort Unterstützung für ihren Transitionsprozess. Unterdessen lebt sie überall offen weiblich. Sie ist in Begleittherapie, hat sich eine Kostenübernahme für die Nadelepilation erkämpft und bereitet sich auf die genitalangleichende Operation vor, die ebenfalls bewilligt wurde. Sie hat sich ein Netzwerk aus unterstützenden Freund*innen aufgebaut und arbeitet halbtags in einer Kindertagesstätte als Erzieherin.
Dann erreicht sie der Anruf eines ehemaligen Partners. Der ehemalige Partner sagt, er sei in der Stadt, es ginge ihm nicht gut, und er wolle gern eine Zeitlang bei ihr wohnen. Sie nimmt ihn auf und vereinbart mit ihm, dass er keine psychotropen Substanzen mit in ihre Wohnung bringt. Beim Zusammenwohnen stellt sie dann jedoch fest, dass er viel Alkohol trinkt und dies auch in ihrer Wohnung tut. Als sie versucht, mit ihm darüber zu reden, wehrt er sie ab. Sie möchte, dass er geht, er möchte aber bleiben. Sie sieht das Leid, in dem er steckt, und fühlt sich ihm auch loyal verbunden. Sie bemerkt jedoch auch, dass sie wütend ist auf ihn. Seit er

bei ihr wohnt, träumt sie häufig davon, wie es war, als sie selbst noch konsumierte. Pia Meier erkennt dies als Anzeichen, dass ihre eigene Rückfallwahrscheinlichkeit ansteigt. Sie möchte sober (in der queeren Community gebräuchlicher Begriff für „abstinent") bleiben und entscheidet sich, zur Stabilisierung ihrer Abstinenzfähigkeiten eine Kurzzeittherapie bei einer trans*erfahrenen Psychotherapeutin in Anspruch zu nehmen. Dort bringt sie ihre Anspannung und Sorge zur Sprache und erarbeitet Strategien, wie sie ihren Entschluss, nicht mehr zu konsumieren, durchhalten kann. Sie entscheidet sich dafür, ihrem ehemaligen Partner eine Frist zu setzen, bis zu der er ausziehen muss, wenn er weiter in der Wohnung Alkohol konsumiert. Er trinkt weiter. Nachdem die Frist verstrichen ist und er in der Zwischenzeit auch weiter in der Wohnung Alkohol getrunken hat, gibt sie ihm ein Blatt mit psychosozialen Anlaufstellen in die Hand. Mit Unterstützung durch Freund*innen setzt sie durch, dass er auszieht und ihr den Schlüssel zurückgibt. Er geht mit viel Wut. In der Therapie verarbeitet Pia Meier die ambivalenten Gefühle, die diese Erfahrung in ihr auslösen. Sie sieht, dass sie zu ihrem eigenen Schutz gehandelt hat. Gleichzeitig ist sie tieftraurig über die Entscheidung ihres ehemaligen Partners, weiter zu trinken. Sie denkt, dass Alkohol den Kontakt zwischen ihr und ihrem ehemaligen Partner zerstört hat.

Jayden Guth ist trans*maskulin, 29 Jahre alt und stellt sich zur psychotherapeutischen Transitionsbegleitung vor. Er hat vor zwei Jahren die Vornamens- und Personenstandsänderung noch nach dem TSG („Transsexuellengesetz") gemacht und nimmt seither Testosteron. Er möchte in der Psychotherapie zwölf Sitzungen absolvieren und dann den Antrag auf bilaterale Mastektomie mit Aufbau eines maskulinen Brustprofils stellen. Im anamnestischen Gespräch erzählt er, dass er die Pubertätsentwicklung traumatisch erlebt hat. Als er damals bemerkte, dass diese einsetzte, habe er versucht, sie zu stoppen, indem er seine Nahrungsaufnahme sehr eingeschränkt habe. Gleichzeitig habe er viel Sport betrieben. Er habe sehr stark an Gewicht verloren, was ihn zunächst erleichtert habe, da sein Körper nun weniger weiblich gewirkt habe. Schließlich habe er aber dem Hunger nicht mehr widerstehen können und wieder gegessen. Das Essen habe er dann erbrochen, weil er Angst vor einer Gewichtszunahme gehabt habe. So habe sich aus einer Anorexie eine bulimische Erkrankung entwickelt, mit der er sich fünf Jahre lang herumgequält habe. Durch einen Kontextwechsel und den Einzug in eine queere WG sei es ihm gelungen, die Häufigkeit der Essanfälle sehr stark zu reduzieren. Seine Freund*innen hätten ihn im Coming-out unterstützt. Seit drei Jahren lebe er nun ohne eine Essstörung. Sein Gewicht ist unauffällig. Die Therapeutin fragt Jayden Guth, ob er sich wünsche, dass in der Begleittherapie auch sein Umgang mit Essen ab und zu aufgegriffen wird. Jayden Guth sagt, dass er dies zum Glück nicht mehr benötige. Er werde sich von sich aus melden, falls ihm sein Essverhalten doch noch mal Sorgen bereiten würde.

Herr Diaz, ein 39-jähriger Trans*mann, beginnt seine ambulante Psychotherapie mit dem Wunsch, eine Transitionsbehandlung wieder aufnehmen zu können. Diese hatte er vor vier Jahren nach einer psychotischen Episode, die wahrscheinlich durch Gebrauch verschiedener psychotroper Substanzen ausgelöst wurde, unterbrochen. Zu Therapiebeginn konsumiert er täglich Cannabis. Am Wochenende nimmt er Speed und andere Substanzen in queeren Clubs. Er sagt, dass ihm die Substanzen, die er im Clubkontext konsumiert, helfen, sich leistungsfähig und gut zu fühlen. Das Kiffen wiederum unterstütze ihn dabei, runterzukommen und Erinnerungen an die in der Herkunftsfamilie erlittene Gewalt zu „vergessen“. Er lebt zusammen mit einer Partnerin, die sehr viel Alkohol trinkt. Eine stationäre Suchtbehandlung lehnt er kategorisch ab. Beim letzten stationären Aufenthalt hatte sich das Behandlungsteam geweigert, ihn männlich anzusprechen.
Zu Beginn der insgesamt fünf Jahre umfassenden ambulanten Psychotherapie stellt der behandelnde Psychotherapeut Herrn Diaz die Indikation für die Testosteronbehandlung aus. Der Psychotherapeut einigt sich mit Herrn Diaz darauf, dass Herr Diaz seinen Substanzgebrauch beobachtet und protokolliert und dass sie regelmäßig am Substanzgebrauch arbeiten. Dementsprechend greift der Psychotherapeut das Thema im Verlauf der Behandlung immer wieder auf. Die traumatherapeutische Behandlung erfolgt nach einem halben Jahr mittels Exposition an die belastenden Erinnerungen und kognitiven Methoden zur Arbeit am Selbstkonzept (Cognitive Processing Therapy: König et al. 2012). Herr Diaz schafft es, dafür mit dem Kiffen aufzuhören. Am Wochenende geht er weiterhin in Clubs und konsumiert dort Alkohol, jedoch keine weiteren psychotropen Substanzen mehr. Im dritten Jahr der Psychotherapie gelingt es ihm, seinen Wohnort zu wechseln. Er engagiert sich ehrenamtlich in einem sozialen Projekt. Als er im vierten Jahr geschlechtsangleichende Operationen beantragt, beschließt er, den Substanzgebrauch komplett zu beenden (Abstinenzentscheidung). Er nimmt Kontakt zu einer Selbsthilfegruppe auf und sucht sich dort eine Person aus, an die er sich im Falle von Suchtdruck wenden kann. Er lässt sich zudem durch eine Sucht-

beratungsstelle begleiten und geht täglich zum Sport. Clubbesuche vermeidet er. Es gelingt ihm, ein Jahr lang clean zu bleiben. Er entscheidet sich jeden Tag neu, heute nicht zu konsumieren. Es gelingt ihm, clean zu bleiben. Drei Monate nach Durchführung der geschlechtsangleichenden Operation beendet er die ambulante Psychotherapie. Auf die Frage des behandelnden Psychotherapeuten, was ihm am meisten geholfen hat, sagt er: „Dass Sie geglaubt haben, dass ich es schaffen kann."

8 Postoperative Komplikationen nach körpermodifizierenden Maßnahmen

8.1 Begleitung von trans* und nichtbinären Personen mit Wunsch nach körpermodifizierenden Operationen

Eine trans*geschlechtliche oder nichtbinäre Person muss nicht zwingend den Wunsch nach körpermodifizierenden Maßnahmen haben. Für einige stellen Körpermodifikationen jedoch wichtige Schritte dar, um sich mit sich selbst stimmiger bzw. wohler zu fühlen und/oder um ein genderdysphorisches Erleben zu lindern und die Lebensqualität zu verbessern. Körpermodifizierende Transitionsbehandlungen können zudem bedeutsam sein, um von anderen in der selbstbestimmten Identität entsprechend wahrgenommen und anerkannt zu werden. Zudem können körpermodifizierende Maßnahmen dazu beitragen, dass trans* und nichtbinäre Personen in der Öffentlichkeit weniger Stigmatisierung ausgesetzt sind (Coleman et al. 2022). Studienergebnisse belegen, dass körpermodifizierende Maßnahmen die Lebensqualität und Lebenszufriedenheit steigern, die Geschlechtsdysphorie lindern und zu einer Verbesserung auf psychosozialer Ebene beitragen (Barone et al. 2017; Breidenstein et al. 2019; Defreyne et al. 2017; Elfering et al. 2021; Horbach et al. 2015; Manrique et al. 2018; Murad et al. 2010). Auch bei komplexen chirurgischen Eingriffen mit einer relativ hohen Komplikationsrate wie beim Penoidaufbau sind die Zufriedenheitsraten in bisherigen Studien hoch (McNichols et al. 2020; Remington et al. 2018). Postoperative Komplikationen sowie Unzufriedenheit mit den Operationsergebnissen haben allerdings Einfluss auf die Lebensqualität und das Wohlbefinden. Eine ausgeprägte Unzufriedenheit mit einem Operationsergebnis und auch ein deutliches Leiden, wenn sich Komplikationen nicht gut medizinisch lindern lassen, können dazu führen, dass eine Person eine De-Transitionsentscheidung trifft (Turban et al. 2021). Somit sind bei der Entscheidungsfindung bezogen auf operative geschlechtsangleichende Maßnahmen gleichermaßen Überlegungen hinsichtlich der fachlichen Qualität und der Erfahrungen der Operateur*innen als auch der operativen Technik sowie der Komplikationsrate und -schwere zu berücksichtigen und von Psychotherapeut*innen in die Vorbereitungs- und Aufklärungsgespräche mit einer behandlungssuchenden trans* und nichtbinären Person einzubeziehen.

Trans* und nichtbinäre Personen können mit dem Anliegen in die psychotherapeutische Praxis kommen, für sich zu reflektieren, welche körpermodifizierenden medizinischen Transitionsschritte sie benötigen, um sich in ihrer geschlechtlichen Identität passender und stimmiger zu fühlen, wie sie sich in der eigenen Geschlechtlichkeit ausdrücken sowie ihr Leben und ihre Beziehungen gestalten können. In Entscheidungsprozessen bezogen auf Transitionsanliegen erkennen wir als Behandler*innen die Selbstbestimmungskompetenz der trans* und nichtbinären Person mit dem Wunsch nach körpermodifizierenden Maßnahmen an. Wir unterstützen die behandlungssuchende Person in ihrer Entscheidungsfindung, welche geschlechtsangleichenden Maßnahmen zu welchem Zeitpunkt sinnvoll und notwendig sind. Dies ist ein ganz individueller, an den eigenen Zielen und Bedarfen der behandlungssuchenden Person orientierter Weg. Behandler*innenseitig vermitteln wir, dass es keinen „typischen" Transitionsverlauf gibt und dass Transitionsschritte auch nicht in einer festgelegten Reihenfolge stattfinden müssen. Fehlannahmen bezüglich fixer Transitionsverlaufsprozesse resultieren unter anderem aus der überholten MDS-Richtlinie von 2009 zur Begutachtung geschlechtsangleichender Maßnahmen (MDS 2009) und dem abgeschafften TSG („Transsexuellengesetz" - Gesetz über die Änderung der Vornamen und die Feststellung der Geschlechtszugehörigkeit) (Bundesministerium der Justiz 2023). Für die chirurgischen Behandlungen wurden unterdessen evidenz- und konsensbasierte Empfehlungen für spezifische Operationsabläufe im Rahmen der AWMF-Leitlinie „S2k-Leitlinie: Geschlechtsangleichende chirurgische Maßnahmen bei Geschlechtsinkongruenz und Geschlechtsdysphorie" erarbeitet, an denen sich sowohl Operateur*innen als auch Behandlungssuchende orientieren können (DGU, DGPRÄC 2025). Dadurch haben Gesundheitsprofessionelle wie auch behandlungssuchende trans* und nichtbinäre Personen die Möglichkeit, sich über den aktuellen Stand der Therapieempfehlungen zu informieren und mögliche Behandlungsfehler besser einordnen zu können, um die betroffene trans* oder nichtbinäre Person zu unterstützen, sich adäquate medizinische, soziale und rechtliche Hilfestellung zu suchen.

Für eine gute, reflektierte und informierte Entscheidung im Transitionsprozess unterstützen wir als Psychotherapeut*innen die behandlungssuchende trans* oder nichtbinäre Person dahingehend, alle dafür notwendigen Informationen zu erhalten. Des Weiteren klären wir im Gespräch, welche Ressourcen die trans* oder nichtbinäre Person für die Vorbereitung und Durchführung einzelner Transitionsvorhaben benötigt und wie sie diese erhalten kann. Dies betrifft soziale Transitionsschritte wie Coming-out-/Inviting-in-Prozesse, aber auch rechtliche Schritte hinsichtlich einer Vornamens- und Personenstandsänderung sowie medizinische Maßnahmen wie Hormonbehandlungen oder Operationen.

Im Rahmen der Aufklärung und Vorbereitung einzelner Transitionsschritte verfügen wir als Psychotherapeut*innen zum einen über Kenntnisse hinsichtlich der strukturellen Bedingungen und Voraussetzungen und über Wissen zu notwendigen Abläufen und Formalitäten, z. B. für die Beantragung der Kostenübernahme körpermodifizierender Maßnahmen bei den Krankenversicherungen. In Deutschland regelt aktuell die „Begutachtungsanleitung. Richtlinie des GKV-Spitzenverbandes nach §282 SGB V. Geschlechtsangleichende Maßnahmen bei Transsexualismus (ICD-10, F64.0)" den Zugang zu medizinischen Transitionsmaßnahmen (MDS 2020). Zum anderen benötigen wir fachliche Informationen zu sozialen, rechtlichen und körpermodifizierenden Maßnahmen, um im Rahmen der Psychoedukation behandlungssuchende trans* und nichtbinäre Personen zu verschiedenen Transitionsanliegen aufklären zu können. In diesem Zusammenhang besprechen wir als Psychotherapeut*innen mit den Behandlungssuchenden beispielsweise bezüglich körpermodifizierender Behandlungen Vor- und Nachteile, Risiken, Folgen, Erwartungen, Hoffnungen, Zweifel, Sorgen, Zeitmanagement, Unterstützungsmöglichkeiten, Nachsorgemanagement, Sexualität und weitere relevante Themen (Günther et al. 2021).

Schlüsselelement: Aufklärungsinhalte bei Wunsch nach körpermodifizierenden Maßnahmen

- Wirkungen und Nebenwirkungen von körpermodifizierenden Eingriffen (Dies ersetzt kein medizinisches Aufklärungsgespräch!)
- Exploration von Erwartungen hinsichtlich der körpermodifizierenden Maßnahmen
- Aufklärung zu Möglichkeiten und Grenzen körpermodifizierender Eingriffe, mögliche Alternativen besprechen
- Informationen zu irreversiblen und reversiblen Veränderungen
- Umgang mit Komplikationen, Funktionseinschränkungen, schlechten Operationsergebnissen
- Wie kann das Gesundheitssystem für eine gute Versorgung genutzt werden?
- Persönliche und soziale Ressourcen explorieren (hinsichtlich Selbstfürsorge, Gesundheitskompetenz, sozialer Unterstützung)
- Informationen zur Organisation der Nachsorge, insbesondere bei wohnortfernen Operateur*innen bzw. einem intensiven und aufwendigen Nachsorgeschema (z. B. Bougieren nach feminisierender Genitalangleichung)

- Umgang mit verändertem Körperbild und Körpererleben: Auswirkungen auf die Sensibilität, Funktionalität, Reproduktion, gelebte und/oder zukünftige Sexualität
- Auswirkungen bezogen auf das soziale Umfeld (Freund*innen, Familie, Beziehungen, Arbeit, Sport etc.)
- Wie kann mit der Möglichkeit eines eventuell später auftretenden De-Transitionswunsches umgegangen werden?
- Wie kann mit einer möglichen Fehlentscheidung umgegangen werden?

Literaturempfehlungen zur Aufklärung:

Cocchetti, C., Ristori, J., Romani, A., Maggi, M., Fisher, A. D. (2020): Hormonal Treatment Strategies Tailored to Non-Binary Transgender Individuals. Journal of Clinical Medicine. 9(6), 1609; doi: 10.3390/jcm9061609

Ferrando, C. A. (Ed.) (2020): Comprehensive Care of the transgender Patient. Elsevier, Philadelphia

Trombetta, C., Liguori, G., Bertolotto, M. (Eds.) (2015): Management of Gender Dysphoria. A Multidisciplinary Approach. Springer, Milan/Heidelberg/New York/Dordrecht/London

Coleman, E., Radix, A. E., Bouman, W. P. et al. (2022). Standards of Care for the Health of Transgender and Gender Diverse People, Version 8, International Journal of Transgender Health, 23:sup1, S1–S259, doi: 10.1080/26895269.2022.2100644

Im Rahmen der partizipativen Entscheidungsfindung sind umfassende Informationen und Aufklärung wichtige Voraussetzungen, damit behandlungssuchende trans* und nichtbinäre Personen ihre Entscheidung selbstbestimmt, kompetent und mit allen Konsequenzen sorgfältig abwägen können. Hierbei bieten wir als Psychotherapeut*innen Behandlungssuchenden einen ergebnisoffenen Raum an, in dem die trans* oder nichtbinäre Person ihre Unsicherheiten, Zweifel und Sorgen im Entscheidungsprozess ausdrücken und reflektieren kann. Wir laden alle Gefühle, Gedanken, Fragen und Wünsche in den therapeutischen Raum ein, so dass diese Anteile, die sich in diesem Prozess zu Wort melden, gehört werden können, unabhängig davon, ob dies Aussagen oder Gefühle sind, die der Person eher willkommen oder eher unbeliebt sind. In dieser Auseinandersetzung können trans* und nichtbinäre Personen eigene Bedürfnisse unter Beachtung der in ihren Lebenskontexten bestehenden geschlechtsbezogenen Erwartungen explorieren und reflektieren.

In Anbetracht der hohen Diskriminierungsraten im Gesundheitssystem (FRA 2020; Skuban-Eiseler 2023) ist oftmals eine gründliche Planung und Vorbereitung von Gesprächen mit medizinischen Behandler*innen, Operateur*innen, Mitarbeiter*innen von Krankenversicherungen, sozialmedizinischen Gutachter*innen, Arbeitgeber*innen, aber auch Angehörigen notwendig. Dies betrifft die Entscheidungsphase ebenso wie die Zeit während der Klinikaufenthalte und die Nachsorgephase nach einer geschlechtsangleichenden Operation. Folgende Aspekte sind dabei hilfreich:

- Sammeln und Aufschreiben wichtiger Fragen für das jeweils anstehende Gespräch
- Kann eine Begleitperson im Gespräch hilfreich und unterstützend sein?
- Vorbereitung auf körperliche Untersuchungen, insbesondere bei Personen mit traumatischen Erfahrungen
- Vorbereitung auf Klinikaufenthalte (An- und Abreise, Abläufe, Struktur, Zimmer, Personal, Intimsphäre, Essen, Besuch)
- Strategien im Umgang mit Komplikationen, Schmerzen, Ängsten, verändertem Körperbild
- Stärkung der kommunikativen Kompetenzen mit Behandler*innen
- Stärkung der Selbstfürsorge- und Selbstbehauptungskompetenzen
- Schutz vor Diskriminierungen, Unterstützung bei der Bewältigung von Diskriminierungserfahrungen
- Bereitstellung sozialer Unterstützungsmöglichkeiten (Bezugspersonen, Freund*innen, Beziehungspersonen, Familienangehörige)
- Nutzung erweiterter professioneller Angebote (körpertherapeutische Angebote, Physiotherapie, Ergotherapie, Peer-Support, Einzelfallhilfe, Selbsthilfeangebote etc.)
- Vorbereitung der Nachsorge (Wer ist wann zuständig? Notfallplan bei Komplikationen mit Ansprechpersonen, Organisation von Hilfestellungen bei postoperativen Einschränkungen)

Die Entscheidung für oder gegen körpermodifizierende Maßnahmen wird von der behandlungssuchenden trans* oder nichtbinären Person auch in Anbetracht der Sorge vor möglichen Komplikationen erwogen. Auch Angehörige, Partner*innen und Freund*innen haben oftmals eigene Gedanken und Befürchtungen, wenn eine trans* oder nichtbinäre Person eine körpermodifizierende Behandlung plant. Gespräche über Körper und Körpermodifikationen sind nah und können auch Grenzen verletzen. Um hier für behandlungssuchende Personen einen guten Raum zur Verfügung zu stellen, der nicht durch unsere eigenen unreflektierten Prozesse gestört wird, setzen wir uns als Psychotherapeut*innen im Vorfeld intensiv mit eigenen Vorannahmen und Bedenken hinsichtlich körpermodifizierender Eingriffe (bei uns selbst wie auch bei unserem Gegenüber) und persönlichen körperbezogenen biografischen Themen (z. B. unerfüllter Kinderwunsch, Mamma-Ablatio bei Brustkrebs) auseinander. Wir reflektieren unsere eigenen Körpererfahrungen im Rahmen der Selbsterfahrung, um anschließend Behandlungssuchende in ihren Entscheidungsprozessen unaufgeregt, wertschätzend und ergebnisoffen begleiten und unterstützen zu können. Damit trans* und nichtbinäre Personen offen über ihre Befürchtungen sprechen können, ist es notwendig, dass wir transparent kommunizieren, dass wir die Person in ihren Transitionsanliegen unterstützen und mögliche Bedenken der Person nicht dahingehend missdeuten, dass sie eine körpermodifizierende Behandlung nicht selbstbestimmt entscheiden kann.

Da es trotz einer umfassenden Vorbereitung – wie bei allen operativen Eingriffen – während der geplanten Operation und/oder postoperativ zu Komplikationen und unerwünschten Ergebnissen kommen kann, ist die Vorbereitung auf mögliche peri- und postoperative Komplikationen unerlässlich. Hierbei geht es nicht darum, die trans* oder nichtbinäre Person „abzuschrecken" oder zu verunsichern, sondern darum, auf Möglichkeiten vorzubereiten und die Stressbewältigungskompetenzen zu verbessern. Studienergebnisse zeigen, dass psychosozialer Stress und depressive Symptome prädisponierende Faktoren für die Entwicklung präoperativer Ängste sind, die wiederum den peri- und postoperativen Verlauf negativ beeinflussen, häufiger zu intra- und postoperativen Komplikationen sowie zu überdauernden postoperativen Schmerzen beitragen können (Alvarez-Garcia/Simsek Yaban 2020; Mavrogiorgou et al. 2023). In diesem Zusammenhang hat das Wissen der behandlungssuchenden Person, was sie im Rahmen einer Operation erwartet, eine wesentliche Bedeutung zur Reduktion und im Umgang mit Ängsten und Ungewissheiten. Wir unterstützen die Person dabei, verschiedene Situationen zu antizipieren, und explorieren hilfreiche Bewältigungsstrategien (z. B. „Was wäre wenn?"). Dabei besprechen wir, welche Ressourcen die Person nutzen bzw. welche sie bei Bedarf aktivieren kann (z. B. Strategien zur Spannungsreduktion, imaginative Techniken, Umgang mit intrusivem Erleben und Hyperarousal bei traumatisierten Personen, Ablenkung, Gespräche) und wie sie für sich Hilfe und Unterstützung in Anspruch nehmen kann. Wir reflektieren die Rahmenbedingungen und Nachsorgemöglichkeiten eines operativen Eingriffes. Insbesondere wenn dieser wohnortfern stattfinden soll, überlegen wir gemeinsam, an wen sich die Person für die Nachsorge bzw. bei Komplikationen wenden kann und welche Klinik im Notfall wohnortnah aufgesucht werden kann, die sich bestenfalls mit geschlechtsangleichenden Maßnahmen auskennt. Des Weiteren kann es im Hinblick auf die Selbstfürsorgekompetenz hilfreich sein, mit der Person zu eruieren, welche Auswirkungen eine längere Arbeitsunfähigkeit und körperliche Einschränkungen auf die Lebensgestaltung und Alltagsbewältigung haben und wie diese Auswirkungen gut kompensiert werden können. Hier kann gemeinsam mit der trans* oder nichtbinären Person bedacht werden, ob möglicherweise noch zusätzliche Ressourcen notwendig sind und wie diese bereitgestellt werden können. Des Weiteren unterstützen wir die trans* und nichtbinären Personen, sich sorgfältig bezüglich der medizinischen Therapieverfahren und Operationstechniken (z. B. Schnittführung) und deren Auswirkungen auf das Ergebnis (z. B. Narben, Sensibilität und Funktionsfähigkeit) zu informieren sowie sich auch nach den Erfahrungen und fachlichen Kompetenzen der Behandler*innen und deren Komplikationsmanagement zu erkundigen. Wenn sich trans* und nichtbinäre Personen nach sorgfältiger Abwägung für eine körpermodifizierende Maßnahme und ein Behandlungsteam entschieden haben, stärken wir die behandlungssuchende Person darin, dass sie auf sich achtet und ihrem Körper vertraut. Das Vertrauen in die eigene Handlungskompetenz und das Vertrauen in die Behandler*innen verbessern die Adhärenz. Dies geht mit einem besseren Gesundheitsverhalten sowie höherer Lebensqualität und Zufriedenheit mit der medizinischen Behandlung einher (Härter/Dirmaier 2018). Adhärenz bezogen auf spezifische Nachsorgemaßnahmen und selbstfürsorgliches Verhalten sind unterstützend, um eine Operation mit den jeweiligen Anforderungen gut bewältigen zu können. Dies kann z. B. bedeuten, dass die Person nach einer feminisierenden Genitaloperation regelmäßig nach einem bestimmten Schema bougiert, wenn sie möchte, dass die Neovagina offen bleibt, und um postoperative Komplikationen zu reduzieren (Van Trotsenburg et al. 2022). Ebenso haben die Qualität der präoperativen ärztlichen Aufklärung und Informationsvermittlung sowie die Entscheidungssicherheit der behandlungssuchenden Person Einfluss auf die Zufriedenheit mit dem Behandlungsergebnis und die Lebensqualität (Hempowicz et al. 2013). Durch eine individualisierte, an die Bedürfnisse der Person angepasste Informationsvermittlung können präoperative Ängste und damit das Stresserleben reduziert werden. Gleichermaßen können sich behandlungssuchende Personen auf die geplanten Operationen besser vorbereiten, Selbstwirksamkeit erfahren, bei möglichen Komplikationen gesundheitskompetent für sich sorgen sowie im Kontakt mit Behandler*innen für sich eintreten.

8.2 Zufriedenheitsraten nach körpermodifizierenden Operationen

Die aktuellen Studien weisen insgesamt auf eine hohe Zufriedenheit bei trans* Personen mit chirurgischen körpermodifizierenden Maßnahmen hin (Barone et al. 2017; Frey et al. 2016; Jolly et al. 2021; Manrique et al. 2018; Wolter et al. 2018). Bisherige Untersuchungen nehmen dabei vor allem Bezug auf geschlechtsangleichende Operationen in einem binär orientierten medizinischen Versorgungskontext.

8.2.1 Zufriedenheit nach feminisierenden körpermodifizierenden Operationen

Bei der Anlage einer Vaginalplastik (Neovagina) liegt die Zufriedenheit mit dem funktionellen Ergebnis bei 75 – 96 % und mit dem optischen Ergebnis bei 79 – 98 % (Manrique et al. 2018; LeBreton et al. 2017). Zudem konnten nach der Operation eine deutliche Verbesserung der Lebensqualität (Zavlin et al. 2018) sowie ein Anstieg der psychosozialen Ressourcen (persönliche, soziale und strukturelle Ressourcen) festgestellt werden (Tagay et al. 2018; Breidenstein et al. 2019). Auch ein Brustaufbau ist mit einer hohen Zufriedenheit verbunden, insbesondere hinsichtlich des ästhetischen Erscheinungsbildes sowie des psychosozialen und sexuellen Wohlbefindens (Weigert et al. 2013). Ebenfalls hohe Zufriedenheitsraten werden nach gesichtsfeminisierenden Operationen angegeben (Bellinga et al. 2017; Capitán et al. 2014; Spiegel 2011; Van Boerum et al. 2019) sowie eine Verbesserung der Lebensqualität (Ainsworth/Spiegel 2010; Morrison et al. 2020; Raffaini et al. 2016).

8.2.2 Zufriedenheit nach maskulinisierenden körpermodifizierenden Operationen

Bei der Anlage eines flachen (ggf. maskulinen) Brustprofils durch eine Mastektomie („top surgery") ist die Zufriedenheit mit den Operationsergebnissen nach aktueller Studienlage sehr hoch (McEvenue et al. 2017; van de Grift et al. 2018; Wolter et al. 2018). Bei einer Metoidioplastik (Klitorispenoid) zeigten Studien hohe Zufriedenheitsraten hinsichtlich der Ästhetik (87 %) sowie der sexuellen Zufriedenheit (erogene Sensibilität mit 100 %) und Erektionsfähigkeit (51 % berichteten, mit dem eregierten Klitpen penetrativen Sex haben zu können), Urinieren im Stehen war bei 89 % möglich (Frey et al. 2016; Jolly et al. 2021). Nach Operationen zur Penoidbildung zeigten 70 % der Behandlungssuchenden eine Zufriedenheit mit dem ästhetischen Erscheinungsbild, die erogene Sensibilität lag bei 69 % und die Möglichkeit zu penetrativem Sex bei 43 %; die Fähigkeit zum Urinieren im Stehen wurde mit 70 % angegeben (Frey et al. 2016). Bei einem Penoidaufbau ohne Harnröhrenverlängerung waren 63 % der Befragten zufrieden mit dem Penoid und 65 % mit dem Neoscrotum (Hoden); 89 % waren mit der sexuellen Funktion und dem Urinieren zufrieden bzw. sehr zufrieden, und 80 % gaben eine Steigerung des Selbstwertgefühls nach der Operation an (Pigot et al. 2020).

8.3 Prävalenzen postoperativer Komplikationen

Wir haben uns entschieden, in den folgenden Kapiteln Studienergebnisse und klinische Erfahrungen zu postoperativen Komplikationen bezogen auf körpermodifizierende Operationen etwas ausführlicher darzustellen, weil behandlungssuchende trans* und nichtbinäre Personen oft danach fragen. Postoperative Komplikationen können das funktionelle und ästhetische Ergebnis sowie die Sexualität beeinträchtigen und zusätzliche medikamentöse und/oder chirurgische sowie interdisziplinäre Interventionen erfordern (DGU, DGPRÄC 2025).

8.3.1 Postoperative Komplikationen nach feminisierenden Operationen

Studienergebnisse eines systematischen Reviews mit N = 1.684 trans*weiblichen Personen weisen bei genitalangleichenden Operationen auf eine Gesamtkomplikationsrate von 32,5% hin sowie eine Re-Operationsrate von 21,7% aus nicht-ästhetischen Gründen. Die Verengung der Harnröhrenmündung wurde mit 14,4% als häufigste Komplikation angegeben (Dreher et al. 2017). In einer Meta-Analyse mit N=3.716 lag die Auftretenswahrscheinlichkeit von Stenosen/Striks bei 14%, von Prolapse bei 4%, von Fisteln bei 2% und von Nekrosen bei 1% (Manrique et al. 2018). Bei der Konstruktion einer Neovagina kann es zur Verengung oder Verkürzung des Vaginalkanals kommen, welche durch unzureichendes Bougieren sowie durch Entzündungen, Vernarbungen oder Nekrosen im Operationsbereich auftreten können. Eine Verletzung des Rektums bei der Anlage einer Neovagina tritt mit 4% selten auf (Horbach et al. 2015), wobei zu einer besseren Wundheilung die Anlage eines künstlichen Darmausganges notwendig sein kann. In diesem Zusammenhang können Fisteln entstehen, die in der Regel eine chirurgische Intervention erfordern. Auch ein Prolaps der Neovagina muss chirurgisch behandelt werden. Des Weiteren können Nekrosen an der Neoklitoris zu einem Sensibilitätsverlust führen (Krege et al. 2001). Eine postoperative Harninkontinenz geht mit einer reduzierten Lebenszufriedenheit nach der genitalangleichenden Operation einher (Weinforth et al. 2019).

Bei Operationen zu einem Brustaufbau oder einer Brustvergrößerung zeigen Ergebnisse eines systematischen Reviews und einer Meta-Analyse mit N = 1.864 trans*weiblichen Personen aus insgesamt 14 Studien folgende Komplikationsraten: Hämatome oder Serom (0,6%), Asymmetrie oder Fehlstellungen des Implantats (3,9%), Kapselkontrakturen (3,6%), Infektionen (0,1%) sowie Blutungen, Haut- oder systemische Komplikationen (Liu et al. 2024).

8.3.2 Postoperative Komplikationen nach maskulinisierenden Operationen

Nach einer Mastektomie sind Hämatome und Nachblutungen mit 4 – 10 % Auftretenswahrscheinlichkeit die häufigsten akuten Komplikationen (Colebunders et al. 2016). Des Weiteren kann es zu auffälliger Narbenbildung, Taubheitsgefühlen, Verlust der Sensibilität der Brustwarzen und/oder Brusthaut, Verlust der Stillfähigkeit, chronischen Schmerzen, Lymphstau und Schwellungen/Ödemen, Bildung von postoperativem Serom mit mehrfacher Punktionsnotwendigkeit, Absterben der Brustwarzen sowie Hautlappen (z. B. die sogenannten „dog ears"), die Korrekturoperationen erfordern, kommen. Bei einer Hysterektomie und bilateralen Adnektomie treten postoperative Komplikationen bei 5,4 % der durchgeführten Operationen auf. Dazu gehören Blutungen, Hämatombildungen, Bluttransfusionen, tiefe Venenthrombose, Lungenembolie, Harnwegsinfekte, intraabdominale Infekte, Sepsis, Pneumonie und Wunddehiszenz (Kaiser et al. 2011). Im Rahmen einer Kolpektomie treten am häufigsten postoperativ Nachblutungen (1,8 – 14,7 %) sowie Restharnbildung (16,7 %) und Harnwegsinfekte (5,6 %) auf (Groenman et al. 2017; Nikkels et al. 2019), selten hingegen sind Organverletzungen (0,7 – 4,1 %) (Nikkels et al. 2019) sowie Wundinfektionen mit 1,4 % und das Kompartmentsyndrom mit 1,8 % (Kaiser et al. 2011). Im Rahmen der Kolpokleisis (Verschluss der Scheide) können Zysten entstehen. Bei der Metoidioplastik (Klitorispenoid) treten Harnröhrenfisteln zwischen 5,1 % und 14,9 % sowie Harnröhrenverengungen zwischen 2,1 % und 9,1 % (23,5 % bei Al-Tamimi et al. 2019) in Abhängigkeit von der Operationstechnik auf. Bei dem Wunsch nach Erhalt der Scheide ist das Risiko von Harnwegsfisteln (ohne Kolpektomie 48 – 56 % und mit Kolpektomie 14 – 21 %) und Harnröhrenverengungen (44 % zu 27 %) erhöht (Al-Tamimi et al. 2018; DGU, DGPRÄC 2025 i. pr.). Die Komplikationsrate ist abhängig von der Operationstechnik. So schwankt die Auftretenswahrscheinlichkeit von Fisteln zwischen 5 % und 37 % und die von Harnröhrenverengungen zwischen 2 % und 35 % (Jolly et al. 2021). Insgesamt ist die Komplikationsrate für alle Komplikationen bei einer Metoidioplastik mit 43 % geringer als bei einer Penoidbildung aus freiem Radialislappen mit 88 % (Frey et al. 2016). Nach Penoidaufbau ohne Harnröhrenverlängerung traten chirurgische bzw. urologische Komplikationen bei 13 % bzw. bei 12 % der Behandlungssuchenden auf (Pigot et al. 2020).

Bei der Penoidbildung (aus dem Radialislappen) mit Harnröhrenkonstruktion können Durchblutungsstörungen, Blutungen und Hämatome, Harnwegsfisteln, Hypospadie, Harnröhrenverengungen, Störungen des Harnstrahls, Harnröhrendivertikel, Harnsteinbildung, Schwellungen, (Lymph-)Ödeme, Sensibilitätsstörungen, Veränderung der Orgasmusfähigkeit und des sexuellen Erlebens sowie

Wundheilungsstörungen, Infektionen, Narbenbildungen und -kontrakturen auftreten (DGU, DGPRÄC 2025 i. pr.). Im Zusammenhang mit unzureichender Entfernung der Behaarung an den Hautarealen der neugebildeten Harnröhre kann es zur Harnsteinbildung kommen. In seltenen Fällen kann es durch Thrombosen, Infektionen und Durchblutungsstörungen zu einem (Teil-)Verlust des Penoids kommen. Studienergebnisse weisen auf eine Auftretenswahrscheinlichkeit von urethralen Einengungen zwischen 31,3% und 32,4% und Fisteln zwischen 16,2% und 21,9% als häufigste postoperative Komplikationen, partielle Lappennekrosen zwischen 12,5% und 16,1%, Totalverluste und Wundinfektionen mit jeweils 6,2% hin (Papadopulos et al. 2008; Schaff/Papadopulos 2009).

Die postoperativen Komplikationen bei der Implantation einer Penisprothese (hydraulisch oder semiflexibel) zeigten sich in Form von Fehllagen mit 14,6%, kompletter Dysfunktionen mit 13%, Infektionen mit 11,8%, Prothesenleckagen mit 9,2% und Protrusionen/Erosionen mit 8,1% (Hoebeke et al. 2010). Ein Prothesenverlust wird linear mit 8 – 9% pro Jahr angegeben (Hoebeke et al. 2010), so dass davon ausgegangen werden kann, dass in jedem postoperativen Jahr 10% der Prothesen entfernt werden müssen (Sohn 2015). Weitere Komplikationen können Schmerzen, Probleme beim Urinieren, Perforationen, Kapselfibrosen und Sensibilitätsstörungen sein (DGU, DGPRÄC 2025 i. pr.).

Bei einigen operativen geschlechtsangleichenden Maßnahmen können schwerwiegende Komplikationen auftreten, die beispielsweise zum Verlust neu gebildeter Strukturen führen. Manchmal können durch die Komplikationen die ursprünglich angestrebten Funktionen nur in begrenztem Maß erreicht werden. Insgesamt kann infolge der Komplikationen nicht immer ein funktionales und gleichermaßen ästhetisch zufriedenstellendes Ergebnis gewährleistet werden.

8.4 Auswirkungen postoperativer Komplikationen auf die Gesundheit

BEISPIEL

Matteo ist heute 26 Jahre und hat sich viele Jahre mit der Entscheidung für körpermodifizierende Maßnahmen auseinandergesetzt. Für ihn war schon im Alter von 16 Jahren klar, dass er alle möglichen operativen Schritte zur Angleichung an ein männliches Erscheinungsbild gehen möchte. Daraufhin hat er eine psychotherapeutische Begleitung bei einer Kinder- und Jugendlichen-Psychotherapeutin aufgenommen. Mit 15 Jahren hat er aufgrund des starken dysphorischen Erlebens hinsichtlich der Periode mit Pubertätsblockern und Hormontherapie begonnen.

Dies hat zu einer ersten Entlastung geführt, wobei er zunehmend unter seinen großen Brüsten gelitten habe, die sich nur schmerzhaft und nicht zufriedenstellend mit dem Binder komprimieren ließen. Daraufhin hat er mit 18 Jahren eine Mastektomie durchführen lassen. Er hat sich für eine Klinik entschieden, über die er von anderen trans*maskulinen Personen sehr gute Erfahrungsberichte gelesen hatte. Auch hat ihn das professionelle Vorgespräch überzeugt und ihm ein gutes Gefühl vermittelt, dort in „guten Händen“ zu sein. Die Operation ist gut verlaufen, er hat keine großen Schmerzen verspürt, und der Heilungsverlauf ist ebenfalls erwartungsgemäß erfolgt. Mit dem Ergebnis ist er sehr zufrieden. Er konnte schon bald wieder Sport treiben und sich endlich mit freiem Oberkörper bewegen.
Nach Beendigung seiner Ausbildung hat er sich für den Penoidaufbau entschieden und eine Klinik 600 Kilometer entfernt von seinem Heimatort ausgesucht, da er viel Positives über die Operateur*innen gehört hatte. Zudem war er nach dem Vorgespräch und den Erfahrungen der ersten Operation zuversichtlich gewesen. Er hat sich gut aufgeklärt gefühlt. Auch waren ihm die aufwendigen Operationsschritte bewusst und die Möglichkeiten an Komplikationen, doch das zu erwartende Ergebnis war für ihn, seine Lebensqualität und Sexualität sehr wichtig. Die ersten Operationsschritte sind problemlos verlaufen. Nach dem Penoidaufbau und dem Anschluss der Harnröhre sei es nach sieben Wochen zu Hause zu einem Harnröhrenverschluss gekommen, so dass er nicht mehr Wasserlassen konnte und unter starken Schmerzen gelitten hat. Er ist in die Notaufnahme einer nahe gelegenen Klinik gefahren. Dort wurde er nach der Untersuchung von der Ärztin mit der Äußerung, dass sie sich nicht mit den Gegebenheiten eines Penoidaufbaus auskenne und er sich an erfahrene Behandler*innen wenden solle, entlassen. In seiner Not ist er in die nächstgrößere Stadt gefahren und wurde dort in einer Urologischen Klinik behandelt. Im weiteren Verlauf hat es fortlaufend Verzögerungen der nächsten geplanten Operationsschritte zum Einbau der Penisepithese gegeben. Immer wieder musste er zu Kontrolluntersuchungen in die Klinik fahren. Das war mit einem großen organisatorischen Aufwand, aber auch mit einer emotionalen Belastung verbunden. Jedes Mal war er sehr angespannt und voller Sorge, ob es diesmal funktioniert, und anschließend sehr enttäuscht und traurig. Nach 14 Monaten konnte endlich die Prothese eingebaut werden. Doch hat er anschließend starke Schmerzen gehabt und ein Fremdkörpergefühl, was es ihm unmöglich gemacht hat, die Prothese für sexuelle Praktiken zu nutzen, aber auch das Urinieren ist extrem unangenehm gewesen. Durch die Schmerzen konnte er sich nur

schwer auf andere Dinge konzentrieren und fühlte sich in allen Lebensbereichen massiv eingeschränkt. Seine Beziehung zu seinem Freund hat darunter gelitten, da er überhaupt keine Berührung in dem intimen Bereich ertragen konnte. Die Schmerzen hinderten ihn bei ganz alltäglichen Aktivitäten, so dass ihm das Gehen und Sitzen schwerfiel und er dadurch weder arbeiten noch Sport treiben konnte. Er fühlte sich sehr verzweifelt und hoffnungslos. Nach mehrfachen Gesprächen mit den Operateur*innen hat er sich für die Entfernung der Penisprothese entschieden.

Treten postoperativ Komplikationen auf, gelingt es Menschen besser, mit diesen umzugehen, wenn sie vorher darüber umfassend aufgeklärt worden sind (Helo/Moulton 2017). Trotz alledem bleibt es für die betroffene Person eine enorme Belastungssituation, die sich auf physischer, psychischer und sozialer Ebene manifestieren kann. Um die vielfältigen Folgen postoperativer Komplikationen bewältigen zu können, müssen trans* und nichtbinäre Personen persönliche, soziale, strukturelle und materielle Ressourcen bereitstellen, die bestenfalls schon präoperativ bedacht wurden.

Postoperative Komplikationen nach geschlechtsangleichenden Operationen haben – je nach Art und Schwere – Auswirkungen auf das körperliche und mentale Wohlbefinden, das Körpererleben, das Körperbild, den Selbstwert, die körperliche Funktionsfähigkeit, die Sexualität sowie auf Beziehungen und Interaktionen. Dadurch können trans* und nichtbinäre Personen zusätzliche Diskriminierungen und Beschämung erfahren, wenn ihr Körper nicht normativen Vorstellungen entspricht. Infolge körperlicher Einschränkungen erleben einige trans* Personen auch Schuldgefühle und erfahren gleichermaßen Schuldzuweisungen aus dem sozialen Umfeld und ein Infrage-stellen hinsichtlich der durchgeführten medizinischen Transitionsschritte. Häufig leiden Personen mit postoperativen Komplikationen unter Schmerzen, Funktionseinschränkungen und Sorgen bezüglich des weiteren Verlaufs. Bei lang anhaltenden Komplikationen und schlechten Ergebnissen können Personen sehr verzweifelt sein, gequält von Scham- und Schuldgefühlen, sowie eine große Trauer und Verbitterung erleben. Reagiert das soziale Umfeld mit Vorwürfen und Ausgrenzung, haben es trans* und nichtbinäre Personen mit postoperativen Komplikationen sehr schwer, über ihre Nöte und Verzweiflung zu sprechen und dafür ein offenes und verständnisvolles Gegenüber zu finden. Teilweise können die Belastungen durch die postoperativen Komplikationen oder die Unzufriedenheit mit den Ergebnissen so groß sein, dass trans* oder nichtbinäre Personen sich für De-Transitionsschritte entscheiden (Turban et al. 2021) oder auch suizidal werden.

8.4.1 Psychische Belastungen infolge postoperativer Komplikationen

Sind trans* und nichtbinäre Personen mit postoperativen Komplikationen konfrontiert, fühlen sich viele zunächst beunruhigt und besorgt. Bei jeglichen Komplikationen empfehlen wir, dass die Person Kontakt zu den Operateur*innen aufnimmt, damit sie eine erste Einschätzung zur Dringlichkeit und Aufklärung hinsichtlich weiterer Behandlungsoptionen erhält. Bei leichten Komplikationen kann dies schon zu einer Entlastung beitragen. Ist die postoperative Komplikation jedoch durch belastende und/oder schmerzhafte Beeinträchtigungen körperlicher Funktionen, z. B. Harnverhalt oder Entzündungen, geprägt, kann die betroffene Person nachvollziehbar mit Angst darauf reagieren. Die trans* und nichtbinäre Person ist jetzt gefordert, zeitnah zusammen mit den ärztlichen Behandler*innen eine Lösung für die Wiederherstellung der körperlichen Funktion zu finden. Die Person muss einen Umgang mit den Schmerzen und Sensibilitätsveränderungen finden und sich mit Befürchtungen und Ungewissheiten auseinandersetzen, welche Auswirkungen die Komplikationen auf geplante Folgebehandlungen, z. B. bei einem mehrschrittigen Prozedere zum Penoidaufbau, haben. Gleichermaßen muss sie sich mit den möglichen Auswirkungen auf das Körpererleben, das Körperbild, die Sexualität und die zukünftige Lebensgestaltung in der geschlechtlichen Identität auseinandersetzen. Tragen postoperative Komplikationen dauerhaft zu einer körperlichen Funktionseinschränkung und/oder zu einem unerwünschten Ergebnis bei, kann dies dazu führen, dass die trans* oder nichtbinäre Person sich sehr unglücklich, unzufrieden und traurig fühlt. Viele trans* und nichtbinäre Personen haben einen langen Weg hinter sich und zahlreiche Hürden überwunden, um diese medizinischen Transitionsschritte umsetzen zu können. Umso mehr fühlen sie sich schmerzhaft betrogen und verletzt, wenn das Ergebnis durch postoperative Komplikationen nicht den gewünschten Vorstellungen, Bildern, Hoffnungen und Sehnsüchten entspricht und diese nun auch nicht mehr in dieser Form zu verwirklichen sind. In diesem Zusammenhang erleben einige Personen, die sich beispielsweise intensiv gegenüber ihrem Umfeld mit ihren trans*spezifischen Bedarfen haben durchsetzen müssen und nun selbst enttäuscht sind, eine zusätzliche Belastung, dies gegenüber anderen zu kommunizieren und zu zeigen. Manche trans* und nichtbinäre Personen glauben, gegenüber unterstützenden Personen dankbar und zufrieden sein zu müssen und ihre Enttäuschung nicht zeigen zu dürfen. Es kann auch manches Mal ein Druck seitens anderer trans* und nichtbinärer Personen wahrgenommen werden, nicht über komplikationsreich verlaufene Transitionsbehandlungen zu sprechen. Durch die Tabuisierung von Unzufriedenheit mit geschlechtsangleichenden Maßnahmen ziehen sich einige betroffene Personen sozial zurück und fühlen sich entsprechend allein und einsam mit der Belastung und Bewältigung der Situation. Oft verspüren die betroffenen Personen auch Wut und Ärger über schlechte Operationsergebnisse. Dies kann dazu führen, dass die Person für sich prüft, ob beispielsweise Behandlungsfehler vorliegen, ob sie rechtliche Schritte einleiten möchte und welche Ressourcen (physisch, mental, finanziell, strukturell) dafür zur Verfügung stehen.

8.4.2 Körperliche Funktionseinschränkungen nach Operationen

Postoperative Komplikationen gehen häufig mit Beeinträchtigungen in der körperlichen Funktionsfähigkeit einher. Dies können Spannungsgefühle und Schmerzen durch Hämatome, Flüssigkeitsansammlungen, Narbenbildung und Entzündungen sein. Die körperlichen Funktionseinschränkungen sind des Weiteren durch die jeweiligen Operationsareale bestimmt. So können im Genitalbereich Einschränkungen beim Wasserlassen und Stuhlgang auftreten, Verletzungen des Darmtraktes können einen künstlichen Darmausgang vorübergehend notwendig machen. In diesem Zusammenhang haben körperliche Einschränkungen auch Auswirkungen auf die Sexualität, die durch unzureichende Funktion oder Schmerzen beeinflusst sein kann. Bei Operationen am Kopf können Beschwerden beim Atmen und Schlucken auftreten, die eine Nahrungsaufnahme erschweren. Bei transplantierten Körperteilen (z. B. Brustwarzen, Hautlappen, Rekonstruktion des Penoids) können Komplikationen und ein Absterben von Gewebe auftreten, die zu einem (Teil-)Verlust des Transplantats führen. Die körperlichen Einschränkungen haben in unterschiedlichem Ausmaß kurz oder langfristig Auswirkungen auf die Alltagsgestaltung und -bewältigung. Sie erfordern teilweise besondere Zuwendung, medizinische Versorgung und Selbstpflege und stellen für viele Behandlungssuchende eine enorme Belastung dar, indem die trans* oder nichtbinäre Person zusätzliche Ressourcen mobilisieren muss, um mit den körperlichen Einschränkungen umzugehen und ihr Leben zu bewältigen. Häufig sind die betroffenen Personen in ihrer Belastbarkeit und Arbeitsfähigkeit eingeschränkt, was zu längeren Ausfallzeiten im Beruf und in weiteren sozialen Kontexten und Verpflichtungen wie Elternschaft oder ehrenamtlichen Tätigkeiten in einem queeren Sportverein etc. führen kann. Manche sind so sehr körperlich eingeschränkt, dass sie auf Hilfe von anderen angewiesen sind.

8.4.3 Auswirkungen postoperativer Komplikationen auf Körpererleben, Körperbild und Sexualität

Ein unzufriedenstellendes Ergebnis, Funktionseinschränkungen und Schmerzen infolge postoperativer Komplikationen beeinflussen, wie sich die trans* oder nichtbinäre Person in ihrem eigenen Körper fühlt, wahrnimmt und sieht. Nach einer sorgfältigen Entscheidung hat sie sich für eine körpermodifizierende Operation entschieden, um beispielsweise ein dysphorisches Erleben bezogen auf einen bestimmten Körperbereich zu lindern. Gleichermaßen aber auch mit dem Ziel, den eigenen Körper dahingehend anpassen zu lassen, um sich in dem eigenen Körper nun endlich wohler und stimmiger zu fühlen. Vielleicht auch mit der Sehnsucht, nun mit dem „richtigen" Körper endlich eine andere Form oder Qualität von Sexualität ausprobieren oder leben zu können. Wenn diese Hoffnung durch postoperative Komplikationen behindert wird, ist es für viele eine große Belastung, mit einem versehrten Körper weiterzuleben. Andere wiederum erleben trotz möglicher Einschränkungen eine Zufriedenheit darüber, dass „alte" oder „nicht passende" Körpermerkmale „weg" sind; auch wenn die „neuen" nicht dem Wunschbild entsprechen, sind sie aber immer noch besser als der Körper davor.

Postoperative Komplikationen können in mehrfacher Hinsicht die Sexualität trans* und nichtbinärer Personen beeinflussen. War es der trans* oder nichtbinären Person möglich, präoperativ eine lustvolle und erfüllte Sexualität mit sich und/oder mit anderen Personen zu erleben, und war die körpermodifizierende Operation mit der Vision verbunden, die bisherigen sexuellen Erfahrungen zu erweitern und mit einer anderen Körperlichkeit fortführen zu können, kann es infolge der Komplikationen erschwert sein, eine erfüllte Sexualität entsprechend den vorherigen Erwartungen zu erleben. Zum einen können anhaltende Schmerzen die trans* und nichtbinäre Person darin einschränken, sich lustvoll mit sich selbst und/oder anderen zu erleben, sich mit veränderten Körperbereichen neu zu entdecken und auszuprobieren. Zum anderen können Funktionseinschränkungen wie Harninkontinenz, Sensibilitätsstörungen erogener Zonen, fehlende Erektion oder Verengung der Neovagina die Appetenz, Libido und Orgasmusfähigkeit stören und eine gelingende Sexualität sowie das Einlassen auf sexuelle Kontakte verhindern. Schamgefühle und Ängste vor Verletzungen, Schmerzen oder (Selbst-)Stigmatisierungen können dazu führen, dass sich die betroffene Person sozial zurückzieht und sich weniger mit sich selbst und anderen verbunden fühlen kann. Häufig erfährt die Person aus dem sozialen Umfeld Schuldvorwürfe und -zuweisungen, die eine Entfremdung und Isolation weiter verstärken können. Die Annäherung an einen versehrten Körper, der nicht gesellschaftlichen Normvorstellungen entspricht, erfordert von der trans* und nichtbinären Person viel Geduld, Zuwendung, Unterstützung und Anerkennung seitens des sozialen Umfeldes und insbesondere auch der Gesundheitsversorger*innen.

8.4.4 Auswirkungen postoperativer Komplikationen auf soziale Interaktionen

Im Zusammenhang mit den oben genannten Auswirkungen postoperativer Komplikationen auf verschiedene Lebensbereiche beeinflussen die Beeinträchtigungen und Folgen das Selbsterleben und den Selbstwert der betroffenen trans* oder nichtbinären Person. Schon vor der Entscheidung und Durchführung einer körpermodifizierenden Behandlung bringen viele trans* und nichtbinäre Personen enorme Ressourcen auf, um mit ihrer geschlechtlichen Identität und möglicherweise nicht kongruent erlebten Körperlichkeit ihr Leben zu gestalten und sich in sozialen Interaktionen zu positionieren. Dabei müssen trans* und nichtbinäre Personen aufgrund ihrer marginalisierten gesellschaftlichen Stellung zahlreiche Diskriminierungs-, Stigmatisierungs- und Ausgrenzungserfahrungen bewältigen und kompensieren. Mit einer körpermodifizierenden Operation verbinden manche trans* und nichtbinäre Personen auch die Hoffnung, sich selbst einerseits in und mit dem eigenen Körper besser annehmen zu können und andererseits von anderen mehr Anerkennung in ihrer geschlechtlichen Identität zu erfahren. Wenn trans* und nichtbinäre Personen von anderen in ihrer geschlechtlichen Identität wahrgenommen und gelesen werden, stärkt dies wiederum das Selbstwertgefühl der trans* und nichtbinären Person. Gibt es nun im Rahmen postoperativer Komplikationen zusätzliche Abweichungen körperlicher Normvorstellungen, kann dies nicht nur das Selbsterleben der Person beeinflussen, sondern auch die Reaktionen des sozialen Umfeldes, welches mit Irritationen, Ablehnung und Stigmatisierungen zur weiteren Verunsicherung der trans* oder nichtbinären Person beitragen kann. Um die Verletzungen und negativen Konsequenzen bewältigen zu können, kann sich die trans* und nichtbinäre Person zurückziehen. Damit sind jedoch gleichermaßen die Möglichkeiten und Zugänge, sich Unterstützung zu suchen, erschwert.

8.5 Psychotherapeutische Interventionen bei postoperativen Komplikationen

8.5.1 Umgang mit wiederkehrenden oder anhaltenden postoperativen Schmerzsyndromen und Sensibilitätsstörungen

Schmerzen sind ein komplexes Geschehen, welches durch somatische, aber auch psychologische, soziale und kulturelle Faktoren mitbeeinflusst ist. Wenn postoperative Schmerzen nicht ausreichend durch medizinische und physiotherapeutische, physikalische oder ergotherapeutische Verfahren gelindert werden können, haben überdauernde Schmerzen Auswirkungen auf die Lebensgestaltung und das psychische Wohlbefinden, so dass psychologische Interventionen zur Bewältigung der Beeinträchtigungen durch die Schmerzen, aber auch zur Veränderung der Schmerzwahrnehmung und -verarbeitung beitragen können. Im Rahmen der psychotherapeutischen Begleitung werden Einflussfaktoren auf die Schmerzwahrnehmung und -verarbeitung exploriert. Dabei können sowohl schmerzverstärkende als auch schmerzlindernde Faktoren sowie dysfunktionale Verhaltensmuster identifiziert werden. Der Ansatz der psychotherapeutischen Interventionen versteht sich dabei unterstützend zu medizinischen und weiteren Behandlungsfeldern der Schmerztherapie. Die betroffene trans* oder nichtbinäre Person ist von Behandler*innen mit ihrer Schmerzschilderung ernst zu nehmen. Wir als Psychotherapeut*innen unterstützen die behandlungssuchende Person bei Bedarf darin, wie sie eine angemessene medizinische Versorgung hinsichtlich der postoperativen Komplikationen und Schmerzen erhalten kann und welche Ressourcen dafür notwendig sind. Parallel bieten wir schmerzpsychotherapeutische Interventionen zur Verbesserung der Lebensqualität an (Kapitel 9.3.3 „Trans*- und nichtbinaritätssensible spezielle Schmerzpsychotherapie").

Schlüsselelement: Psychotherapeutische Interventionen bei postoperativen Schmerzen und Sensibilitätsstörungen

Zur Bewältigung von Schmerzen und Sensibilitätsstörungen sowie deren Folgen und Belastungen haben sich folgende Methoden aus dem Bereich der Schmerzpsychotherapie (Teren 2021) bewährt und als hilfreich erwiesen:

- Verfahren der Aufmerksamkeitslenkung:
  - Äußere Ablenkung (Lesen, Musik, Freund*innen treffen etc.)

- Innere mentale Ablenkung (Auszeit oder angenehme Aktivitäten planen, Konzentrieren auf angenehme, reale Erinnerungen, konzentriertes Reimen, Zeichnen etc.)
- Aufmerksamkeitsfokussierung (z.B. bewusste Lenkung der Aufmerksamkeit auf schmerzhafte oder unangenehme Körperzonen, um sich gleichzeitig von dieser Wahrnehmung zu distanzieren, z.B. durch detaillierte Beschreibung der Körperreaktionen mit Selbstsuggestion von Unempfindlichkeit, Taubheit etc.)
- Achtsamkeitsbasierte Verfahren (z.B. Mindfulness Based Stress Reduction) zur Förderung einer akzeptierenden und wertfreien Haltung gegenüber dem Körper (Kabat-Zinn 1982)

- Entspannung, Imagination, Suggestion:
  - Entspannungsverfahren (z.B. Progressive Muskelentspannung, Autogenes Training)
  - Fantasiereisen und imaginative Techniken (innere Ablenkung und intensive Entspannung durch gezielte Vorstellungsübungen)
  - Heilende Vorstellung (Imagination und Aktivierung körpereigener Selbstheilungskräfte)
  - Hypnotische Verfahren (zeitbegrenzte Einengung der Aufmerksamkeit, wodurch eine Veränderung des Bewusstseins, des Gedächtnisses, der Selbstkontrolle und der Schmerz- bzw. Sensibilitätsempfindung hervorgerufen wird)
  - Biofeedback (Rückmeldung körperlicher Signale zur Verbesserung der Selbstkontrolle)
- Selbstmanagementmethoden:
  - Stressbewältigungsverfahren, Problemlösestrategien, soziales und emotionales Kompetenztraining
  - Akzeptanz- und Commitment-Therapie und Contextual Cognitiv Behavioral Therapy for Chronic Pain (Dahl et al. 2005; McCracken 2005)
  - Verhaltensbezogene Verfahren (Selbstbeobachtung, Aktivitäts- und Verstärkerpläne)
  - Kognitive Verfahren (Modifikation dysfunktionaler Kognitionen, Aufmerksamkeitslenkung)
- Körperorientierte Verfahren zur Verbesserung des Körperbildes und der Körperwahrnehmung:
  - Sexological Bodywork (Begleitung von neuen Erfahrungen mit dem eigenen Körper, der Sinneswahrnehmung und Sexualität, wodurch z.B. angenehme Sinneserfahrungen entdeckt oder vertieft werden können außerhalb der/neben den schmerzhaften Körperbereichen)
  - …

Aufseiten der Psychotherapeut*innen liegt die große Herausforderung einerseits in der Vermittlung von Zuversicht und Hoffnung und andererseits einer realistischen Einschätzung hinsichtlich möglicher psychotherapeutischer Therapieziele hinsichtlich postoperativer Schmerzen. Wir können als Behandler*innen unsere Unterstützung bei der Bewältigung der Folgen einer postoperativen Schmerzsymptomatik anbieten. Dabei stärken wir die Selbstmanagementkompetenzen der betroffenen trans* und nichtbinären Personen, damit sie mithilfe ihrer gesunden Anteile und Ressourcen ihre Handlungsfähigkeit und die Selbstkontrolle über den Schmerz steigern können und so ihr Leben trotz möglicher Schmerzen selbstbestimmt gestalten können.

8.5.2 Unzufriedenheit mit dem Ergebnis – eingeschränkte Funktionsfähigkeit

Mögliche Enttäuschungen nach körpermodifizierenden Maßnahmen können sich einerseits durch ein optisch oder ästhetisch nicht erwünschtes Ergebnis wie asymmetrisch oder falsch platzierte Brustwarzen nach einer Mastektomie ergeben. Andererseits können Behandlungssuchende mit dem Behandlungsergebnis unzufrieden sein, wenn die Funktionsfähigkeit unzureichend oder nicht vorhanden ist, wenn z. B. ein Urinieren durch das Penoid nicht möglich ist, die Neovagina keine penetrativen Sexpraktiken ermöglicht oder eine anhaltende Sensibilitätsstörung in erogenen Bereichen besteht. Postoperative Komplikationen, die wie bei einem Harnverschluss oder einer Sepsis zwingend notwendige medizinische Maßnahmen erfordern, müssen schnellstens erkannt und behandelt werden. In diesen Fällen sind trans* und nichtbinäre Personen behandler*innenseitig darin zu unterstützen, Symptome, die auf schwerwiegende Komplikationen hinweisen, entsprechend einschätzen zu können, Kontakt zu den jeweiligen Behandler*innen aufzunehmen bzw. die schon vorab besprochenen Schritte, z. B. Vorstellung auf Station oder in der Notaufnahme einer Klinik mit trans*spezifischen Erfahrungen, umzusetzen. Eine interdisziplinäre Vernetzung und Kooperation seitens der Behandler*innen ist dabei sehr hilfreich. Bei Komplikationen, die nicht sofort eine medizinische Intervention erfordern, geht es zunächst um die Klärung der Anliegen der trans* oder nichtbinären Person hinsichtlich der postoperativen Komplikation bzw. der unzureichenden Qualität der Behandlung. Wir besprechen mit der betroffenen Person, ob es beispielsweise chirurgische Optionen hinsichtlich der aufgetretenen Komplikationen gibt, und wenn ja, ob und wann sie diese für eine Korrektur in Anspruch nehmen wollen würde oder mit dem bestehenden Ist-Zustand leben lernen will.

Für viele trans* und nichtbinäre Personen betreffen die körpermodifizierenden Maßnahmen Bereiche, die nicht selten schambesetzt sind. Zum einen betrifft dies häufig Körperbereiche, die von einigen dysphorisch erlebt wurden oder auch noch werden, zum anderen sind es teilweise sehr intime und persönliche Körperbereiche. Beides kann dazu beitragen, dass die trans* oder nichtbinäre Person sehr viel Mut und Überwindung aufbringen muss, um über diese verletzlichen, vielleicht dysphorisch erlebten und nun verletzten und versehrten Körperlichkeiten zu sprechen. Zusätzlich kann die Person so durch die postoperativen Komplikationen, z. B. durch Schmerzen, beeinträchtigt sein, dass sie enorme Ressourcen und Kraft benötigt, um sich in diesem Zustand fürsorglich um sich kümmern zu können. Auch kann das Einfluss auf Entscheidungen haben, inwieweit die trans* oder nichtbinäre Person in der Lage ist, in die Auseinandersetzung zu gehen, und welche Hürden sie durch weitere Marginalisierungsfaktoren (z. B. chronische Erkrankung, materielle Armut) zu bewältigen hat. Auch das soziale Umfeld spielt hierbei eine entscheidende Rolle hinsichtlich der Unterstützung im Umgang mit postoperativen Komplikationen. Gab es beispielsweise im Vorfeld einer durchgeführten Operation eher skeptische Einschätzungen („Warum machst du das denn überhaupt?", „Du musst dich doch nicht operieren lassen, um ... zu sein!") bezüglich der geplanten körpermodifizierenden Maßnahme, dann kann die betroffene Person daraufhin Reaktionen erfahren wie: „Siehst du, habe ich dir doch gleich gesagt!", „Nun hast du die Quittung." In solchen Interaktionen finden trans* und nichtbinäre Personen eher wenig Unterstützung. Größtenteils antizipieren sie schon sehr gut und überlegen sehr genau, wer mit ihren Anliegen respektvoll, offen und verständnisvoll umgehen kann und mit wem sie über ihre Situation sprechen können.

In diesem Kontext stellen sich für trans* und nichtbinäre Personen auch Fragen hinsichtlich einer lebbaren Sexualität mit nicht normativen und möglicherweise versehrten Genitalien oder Körperbereichen. Wir besprechen als Psychotherapeut*innen, ob die trans* oder nichtbinäre Person ein diesbezügliches Anliegen hat, und können mit trans*spezifischen psychoedukativen Elementen deutlich machen, dass wir die verschiedenen Aspekte berücksichtigen. Damit signalisieren wir als Psychotherapeut*innen aktiv, über das Thema Sexualität sprechen zu können, da Sexualität auch im therapeutischen Kontext immer noch tabuisiert und schambesetzt ist. Insbesondere bei körperlichen Beschwerden, z. B. auch bei postoperativen Komplikationen, kann es die Annahme geben, dass es „jetzt erst einmal Wichtigeres gibt" als die Sexualität. Mit diskriminierungssensiblen Fragen therapeut*innenseitig, die auf trans* und nichtbinäre Lebenswelten und Sexualität eingehen, können wir die Person einladen, über Möglichkeiten zu reflektieren: Wie kann eine gewünschte Sexualität gelebt werden? Gibt es alternative Sexualitäten? Gibt es Sexualität jenseits von Genitalien?

Wie steht die Person dazu? Wie kann die Zeit und Sexualität bis zum Korrektureingriff gestaltet werden? Sind Alternativen auch probierbar und lebbar? Bei diesen Überlegungen bieten wir als Psychotherapeut*innen eine kontextsensible Betrachtung normativer Vorstellungen von geschlechtlichen Merkmalen, sexuellen Praktiken und erfüllter Sexualität an, um erfahrene (Selbst-)Stigmatisierungen einzubetten und in der Reflexion einen wohlwollenden und akzeptierenden Umgang mit sich selbst und den eigenen körperlichen Anteilen zu entwickeln. In diesem Zusammenhang kann das Angebot für eine Vernetzung mit anderen trans* oder nichtbinären Personen hilfreich sein, die ähnliche Erfahrungen gemacht haben.

Wenn wir als Psychotherapeut*innen über Sexualitäten sprechen, haben wir uns kritisch mit hetero- wie auch trans*normativen Vorannahmen und Pathologisierungen im Rahmen der Selbstreflexion auseinandergesetzt. Nur dadurch können wir trans* und nichtbinären Personen eine wertschätzende und offene therapeutische Beziehung anbieten, über sehr intime und teilweise schambesetzte Aspekte in Verbindung mit Sexualität, sexuellen Praktiken, Vorlieben und Genitalien zu sprechen. Gleichermaßen betrachten wir als Psychotherapeut*innen Lebensrealitäten von polyamoren, kinky/bdsm, romantischen und/oder asexuellen Beziehungen als gleichwertige und gesunde Lebensweisen (Fielding 2021).

Schlüsselelement: Umgang mit (Selbst-)Stigmatisierungen

Stigmatisierungen haben negative Auswirkungen sowohl auf die psychische als auch auf die körperliche Gesundheit, indem sie bei den betroffenen Personen Gefühle von Scham, Minderwertigkeit und Ohnmacht hervorrufen, Selbstvertrauen und Selbstwirksamkeitserleben reduzieren und Selbstkonzepte von „Schwäche" und „Inkompetenz" prägen (Bischkopf/Tatschner 2022, 261). Die negativen Selbstkonzepte erschweren es Personen wiederum, sich Hilfe und Unterstützung zu holen und Initiative für die Umsetzung von Lebensplänen aufbringen zu können (Bischkopf/Tatschner 2022). Die therapeutische Arbeit an (Selbst-)Stigmatisierungen ist nicht ohne Berücksichtigung der stigmatisierenden gesellschaftlichen und sozialen Kontextbedingungen und deren Ausgrenzungsmechanismen möglich. Wir unterstützen trans* und nichtbinäre Personen darin, dass sie sich aus den destruktiven Abwärtsspiralen der (Selbst-)Stigmatisierung herausbewegen und alternative, positive Entwicklungen aktiv gestalten können (Fredrickson 2011). Dazu hat sich beispielsweise die Strategie der „Positiven Tagesbilanz“ bewährt, indem die trans* oder nichtbinäre Person drei positive Dinge des Tages erinnert und sich dazu fragt: „Wie habe ich dazu beigetragen?“ (Blickhan 2018, 92). Eine weitere Strategie ist der Aufbau von Scham-Resilienz, indem trans* und nichtbinäre Personen ermutigt werden, ihre Verletzlichkeit zu teilen und sich verbunden zu fühlen. Dafür braucht es soziale Ressourcen, um diesen hilfreichen Ansatz auch nutzen zu können. Aufgrund von Ausgrenzungserfahrungen kann es eine zusätzliche Herausforderung sein, soziale Ressourcen erst mal aufzubauen, um diese Möglichkeit nutzen zu können. In der Bearbeitung von (Selbst-)Stigmatisierungen können wir gemeinsam mit der trans* oder nichtbinären Person reflektieren, welche Narrationen die Person annehmen will und welche sie auch ablehnen kann. In diesem Auseinandersetzungsprozess kann die Person überprüfen, welche Narrative für sie passend sind und welche nicht. In der therapeutischen Arbeit erfahren wir, dass internalisiert negative Anteile sehr hartnäckig und beständig sein können. In diesem Zusammenhang kann es hilfreich sein, Strategien zu erarbeiten, wie die trans* oder nichtbinäre Person sich von diesen destruktiven und negativen Anteilen distanzieren kann. Dazu eignen sich Techniken der Emotionsfokussierten Therapie (Bischkopf 2013). Gleichermaßen unterstützen wir die Person darin, wie sie mit sich selbst in einen freundlicheren und liebevolleren inneren Dialog kommen kann. Unterstützend dabei sind vor allem Ansätze aus der Achtsamkeitsbasierten Therapie, die sich in den Konzepten der Mindfulness Based Stress Reduction (Kabat-Zinn 1982), Akzeptanz-Commitment-Therapie (Eifert 2022), Mindfulness Based Cognitive Therapy (Segal et al. 2015) oder der Dialektisch-Behavioralen Therapie (Linehan 2008) finden sowie in der Fokussierung auf das Selbstmitgefühl. Im Rahmen der Mindful Self-Compassion (Germer/Neff 2021) werden trans* und nichtbinäre Personen angeleitet, einen freundlichen und selbstmitfühlenden Umgang mit sich selbst zu praktizieren, insbesondere in Situationen, in denen sie sich selbst negativ bewerten oder von anderen negativ bewertet oder respektlos behandelt werden.

8.6 Lebenszeit und Bewältigungsprozesse

Infolge postoperativer Komplikationen müssen sich trans* und nichtbinäre Personen mit einer Blockade ihrer bisherigen Lebensplanung auseinandersetzen und mögliche Schwellenkonstrukte (z. B. „Wenn ich das habe, dann kann ich mich endlich auf eine intime Beziehung einlassen.“) verabschieden. Vor den geschilderten Hintergründen erfordert der Bewältigungsprozess Zeit für Trauer und Abschied, damit die trans* oder nichtbinäre Person ihre Anliegen würdevoll betrachten und den Aufwand, den sie geleistet hat, wertschätzen kann, insbesondere in der Auseinandersetzung mit Scham- und Schuldgefühlen. Wir unterstützen in der therapeutischen Begleitung die Person dabei, die Bandbreite an Gefühlen (Wut, Scham, Angst, Verzweiflung, Hoffnung) als hilfreiche und notwendige Anteile in der Auseinandersetzung und Bewältigung dieser Enttäuschung zulassen zu können, um eine Neuorientierung und Umgestaltung bisheriger Lebenspläne zu ermöglichen. Hierbei können queerfreundliche Angebote wie körpertherapeutische Ansätze (z. B. Sexological Bodywork) zusätzlich hilfreich und unterstützend sein, sich in geschützten Kontexten mit seinem Körper vertraut zu machen, Erwartungen zu hinterfragen, neue Erfahrungen zu sammeln sowie das Potenzial des Körpers wahrzunehmen und zu entdecken.

BEISPIEL

Julia ist 37 Jahre und hat im Rahmen ihrer Transition die genitalangleichende Operation mit Anlage einer Vaginalplastik sorgfältig geplant. Sie hat sich vorher viele Ergebnisse und Erfahrungsberichte von anderen trans*weiblichen Personen angesehen und sich für eine wohnortferne Klinik entschieden. Durch ihre begleitende Psychotherapeutin ist sie über die Wirkungen und Nebenwirkungen sowie mögliche Komplikationen aufgeklärt worden. Auch hat sie sich gut auf das Nachsorge-Prozedere vorbereitet. Insgesamt freut sich Julia auf das Ergebnis und auf die zukünftigen Möglichkeiten, mit Partner*innen Sex haben zu können. Die Operation selbst ist sehr gut verlaufen, ohne schwerwiegende Komplikationen. Im weiteren Heilungsprozess fällt ihr das regelmäßige Bougieren zunehmend schwerer, da sie dabei große Schmerzen hat und immer wieder leichte Blutungen auftreten. Ohne Schmerzmittel kann sie das Bougieren nicht mehr durchführen und ist aufgrund der Schmerzen auch in ihrem Alltag (Gehen und Sitzen) beeinträchtigt. Sie hat per Mail Kontakt zum Operateur aufgenommen und ihre Beschwerden geschildert. Er bittet Julia, zu einem Kontrolltermin zu kommen. Während der Untersuchung wird eine Entzündung festgestellt sowie eine Verengung des Vaginalkanals. Julia ist verzweifelt, sie hat alles wie vereinbart berücksichtigt und regelmäßig bougiert und sehr auf die Hygiene geachtet. Sie hat Angst, dass der Vaginalkanal sich verkürzt und zu eng wird, so dass sie später keinen penetrativen Sex haben kann. Sie hat weiter massive Schmerzen und nimmt hochpotente Schmerzmittel. Zusätzlich hat sie Probleme beim Wasserlassen bekommen, der Strahl ist nicht zielgerichtet, und sie hat das Gefühl, ständig Wasser lassen zu müssen, aber dann kommt kaum Urin. Manchmal ist sie so verzweifelt, dass sie sich fragt, ob sie mit der Operation die richtige Entscheidung getroffen hat. Sie wünscht sich nur noch Ruhe vor den Schmerzen und kann selbst im Schlaf nicht zur Ruhe kommen. Nach wenigen Wochen gelingt es Julia, sich mithilfe verschiedener Strategien, die sie mit ihrer Psychotherapeutin erarbeitet hat, mehr zu entspannen und einen selbstmitfühlenden Umgang mit sich selbst zu entwickeln. Die Schmerzen sind weiter da, aber sie bestimmen nicht mehr das ganze Sein von Julia. Neben den Schmerzen machen sich vermehrt Ängste bemerkbar. Wird sie mit ihrem Partner penetrativen Sex ohne Angst vor Verletzung haben können? Auch ist ihre Sensibilität irritiert. An bestimmten kleinen Stellen hat sie ein ganz intensives Gefühl, kann es aber gar nicht richtig steuern, andere Stellen fühlen sich hingegen taub an. Noch fühlt sich alles fremd an, auch wenn sie mit dem optischen Ergebnis schon sehr zufrieden ist. Wegen des nicht gerichteten Urinstrahls muss sie sich noch einer kleinen Korrekturoperation unterziehen. Auch dadurch erhofft sich Julia eine Entlastung, wenn sie entspannter auf Toilette gehen kann. Nach den anhaltenden Schmerzen hat sich Julia selbstfürsorglich eine Massage in einer queersensiblen Praxis gegönnt und die achtsamen und sanften Körperberührungen als sehr wohltuend empfunden. Das will sie jetzt fortführen, um ihrem Körper nach den Strapazen etwas Gutes zu tun.

9 Trans* und nichtbinäre Personen mit chronischen somatischen Erkrankungen

9.1 Besondere Situation von trans* und nichtbinären Personen mit chronischen somatischen Erkrankungen

BEISPIEL

Johann ist 34 Jahre, trans*maskulin und an Brustkrebs erkrankt. Johann hat sich lange nicht in ärztliche Behandlung begeben, obwohl er den Knoten in der Brust schon vor zwei Jahren bemerkt hat. Seine bisherigen Erfahrungen im Gesundheitssystem haben ihn abgeschreckt. Oft habe er sich nicht ernst genommen gefühlt in seinen Anliegen. Zudem seien die Untersuchungen in der gynäkologischen Praxis für ihn besonders belastend gewesen. Johann lebt als maskuline trans* Person ohne somatische oder rechtliche Transitionsschritte. Dadurch wird er wiederkehrend in seinem bei Geburt zugewiesenen Geschlecht angesprochen und wahrgenommen, obwohl er sich ganz klar in der männlichen Identität vorstellt und deutlich macht, dementsprechend behandelt zu werden. Es kostet ihn sehr viel Kraft, immer wieder falsche Ansprachen zu korrigieren, Bemerkungen zu seinem Erscheinungsbild und Körper abzufangen sowie neugierige und teilweise unangemessene Fragen gestellt zu bekommen. Als er aufgrund massiver Schmerzen doch zur Ärztin geht, werden Metastasen in Knochen, Leber und Gehirn festgestellt, so dass eine palliative Behandlung mit Chemotherapie vorgeschlagen wird. Von der Ärztin bekommt er Vorwürfe, warum er sich nicht früher in Behandlung begeben habe, wo noch ein kurativer Ansatz erfolgversprechend für eine Heilung gewesen sei. Johann ist selbst schockiert und verzweifelt, sich jetzt mit dem Sterben und einem frühzeitigen Tod auseinandersetzen zu müssen. Er willigt in die Behandlungsempfehlungen einer palliativen Chemotherapie ein und wünscht sich eine trans*respektvolle Behandlung. Auch hier zeigt sich die Ärztin wenig sensibel mit der Äußerung, dass es doch jetzt wohl „um den Kampf um sein Leben gehe und nicht um sein Geschlecht". Wieder muss Johann darum kämpfen, dass dieser Aspekt wichtig für sein Wohlbefinden und seine Gesundheit ist und ein wertvoller Beitrag zur Verbesserung seiner Lebensqualität sein kann. Darauf reagiert die Ärztin wiederum damit, dass ja „von Heilung nicht mehr ausgegangen werden kann". Johann weint und fühlt sich sehr allein. Er erhält eine Überweisung für eine Klinik und bittet eine Freundin, vorher mit der Station Kontakt aufzunehmen, um einen trans*sensiblen Umgang vorzubereiten. Johann hat Glück, da die Stationsärztin dem Thema gegenüber sehr aufgeschlossen ist und sich seiner persönlich annimmt. Johann hat mit den starken Nebenwirkungen der Therapie zu kämpfen, und es geht ihm zunehmend schlechter, er fühlt sich sehr geschwächt. Die Behandlung zeigt nicht die gewünschte Wirkung, und Johann sucht nach psychologischer Unterstützung, um sich mit den Ängsten und den bevorstehenden Abschieden auseinanderzusetzen. Die Suche gestaltet sich schwierig, da er eine Psychotherapeutin sucht, die sein Trans*sein respektiert und auch Erfahrungen in der Sterbebegleitung hat. Außerdem kann er aufgrund seines körperlichen Zustandes keine regelmäßigen Termine zusichern und wünscht sich auch eine Begleitung bis zum Tod.

Chronische körperliche Erkrankungen zeichnen sich häufig durch einen langfristigen, progredienten Verlauf aus. Davon betroffene Personen müssen sich mit körperlichen Veränderungen, Funktionseinschränkungen und teilweise komplexen Behandlungen auseinandersetzen, die auch Veränderungen für die Lebensgestaltung bedeuten sowie Einschränkungen in beruflichen und sozialen Kontexten, aber auch im persönlichen Bereich mit sich bringen, viel Lebenszeit und Kraft kosten und die Lebensqualität beeinflussen. Daraus kann ein Bedarf an psychotherapeutischer Unterstützung zur Bewältigung der Krankheitsfolgen und zur Verbesserung der Lebensqualität resultieren (Koch et al. 2011).

Trans* und nichtbinäre Personen sind teilweise auf eine lebenslange Anbindung an das Gesundheitssystem angewiesen, beispielsweise bei einer Hormonbehandlung oder durch eine chronische Erkrankung, die eine regelmäßige medizinische Versorgung erfordert. Wiederkehrende Stigmatisierungen, Diskriminierungen und Mikroaggressionen stellen eine enorme zusätzliche Belastung dar und können sich durch den erlebten Stress auch negativ auf die gesundheitliche Situation auswirken (Timmermanns et al. 2022). Bei manchen chronischen somatischen oder psychischen Erkrankungen können Menschen nicht mehr ohne schwerwiegende Folgen entscheiden, ob sie Behandlungen aufsuchen oder in Anspruch nehmen. Eine Nichtbehandlung würde in vielen Fällen zur Verschlechterung des Gesundheitszustandes bis hin zum vorzeitigen Tod führen. So sind sie in besonderem Maße darauf angewiesen, zeitnah eine angemessene Gesundheitsversorgung zu finden.

9.2 Diskriminierungen im Gesundheitssystem und deren Auswirkungen

Diskriminierungen im Gesundheitssystem sind gegenüber schwer kranken Personen besonders problematisch, da diese zum einen gegen die medizinethischen Prinzipien Wohlwollen, Nichtschaden, Selbstbestimmung und Gerechtigkeit (Beauchamp/Childress 2013) verstoßen. Zum anderen ist hier die Beziehung zwischen gesundheitsprofessionellen Behandler*innen und Behandlungssuchenden durch die spezifische Vulnerabilität der Patient*innen sowie durch die besondere Hierarchie, durch Macht- und Abhängigkeitsstrukturen gekennzeichnet. So kann es zum Beispiel für schwer kranke Personen kaum möglich sein, im Falle von Diskriminierungen einen Behandler*innenwechsel vorzunehmen, da kaum geeignete und erreichbare Alternativen zu den aktuellen Behandler*innen vorhanden sind.

9.2.1 Auswirkungen von Diskriminierungen auf die allgemeine Gesundheitsversorgung

In der größten europaweiten Umfrage von LGBT* Personen zu ihren Erfahrungen mit Diskriminierung, hassmotivierter Gewalt und Belästigung berichteten trans* Personen mit 19 % die häufigsten Diskriminierungserfahrungen im Gesundheitssystem (FRA 2014). Dazu gehörten beispielsweise unangemessene Neugierde, Nichtberücksichtigung spezifischer Bedürfnisse, erschwerter Zugang zur Gesundheitsversorgung, ungleiche Behandlung (Skuban-Eiseler et al. 2023; White Hughto et al. 2016) sowie Druck bzw. Zwang, sich medizinischen oder psychologischen Tests zu unterziehen (FRA 2014). Auch die aktuellen Umfrageergebnisse mit fast 140.000 queeren Personen zeigen weiterhin hohe Diskriminierungsraten im Gesundheitssystem von LGBTI (16 %); dabei fühlten sich vor allem Personen, die einen „sehr schlechten" (52 %) und „schlechten" (36 %) Gesundheitszustand angeben, im Gesundheitswesen diskriminiert im Vergleich zu Personen, die ihren Gesundheitszustand als „gut" (14 %) und „sehr gut" (11 %) bewerteten (FRA 2020). Aufgrund der negativen Erfahrungen mit Gesundheitsprofessionellen vermeiden viele trans* und nichtbinäre Personen für sie notwendige Behandlungen (Burgwal/Motmans 2021; FRA 2020; Gaiswinkler et al. 2023; Johnson et al. 2016; Shelton 2017), was wiederum das Risiko erhöht, dass Erkrankungen (z. B. onkologische) nicht frühzeitig erkannt und behandelt werden können (IOM 2011; Radix/Eisfeld 2014; Medina-Martínez et al. 2021).

Intersektionale Faktoren wie sozioökonomischer Status, Be_hinderung, ethnische Zugehörigkeit und Herkunft beeinflussen zusätzlich das Ausmaß an gesundheitsbezogenen Belastungen (Bariola et al. 2015; Wolf 2018; APA 2017; Zeeman et al. 2019). Ebenso wirken sich ein Mangel an sozialer Unterstützung, Ablehnung durch die Familie und Verlust der sozialen Gemeinschaft auf den Zugang zu und die Inanspruchnahme von Gesundheitsleistungen aus (Johnson et al. 2016; Sevelius et al. 2014).

> Ein trans*maskuliner Patient wird bei einem Termin von der Augenärztin gefragt, ob er denn jetzt auf „Frauen stehe“, da er ja nun männlich sei.

In diesem Beispiel demonstriert die Ärztin gleich mehrere Aspekte einer ungünstigen Haltung und Beziehungsgestaltung:

- Es erfolgt eine Grundannahme einer männlichen Identität anhand äußerer Merkmale.
- Es erfolgt eine Grundannahme von Heterosexualität.
- Es erfolgt eine Verknüpfung von Geschlechtsidentität und sexueller Orientierung.
- Es wird nach einem nicht relevanten Aspekt (sexuelle Orientierung) für einen Augenarzt-Termin gefragt.
- Die Ärztin stellt Fragen aus persönlicher Neugier und nicht aus medizinischer Notwendigkeit.
- Die Ärztin nutzt ihre privilegierte Machtposition in diesem Abhängigkeitsverhältnis, um solche Fragen zu stellen.

Chronische Erkrankungen zeichnen sich dadurch aus, dass sie wiederkehrend in Schüben kommen oder es ein andauernder Krankheitsprozess ist, der entweder schleichend oder rasant mit zunehmenden Funktionseinschränkungen sowie körperlichen und mentalen Beeinträchtigungen und Belastungen einhergehen kann. Die krankheitsbedingten Verlaufsformen sind durch vulnerable Situationen und Phasen gekennzeichnet, die spezifische Anforderungen an die Betroffenen stellen. Dies betrifft beispielsweise die Zeiten der Diagnosestellung, der Behandlungen, der Nachsorge und Rehabilitation, Neuauftreten/Schub/Rezidiv der Erkrankung oder eine Verschlechterung der Symptomatik (Weis/Heckl 2005). Auch für das soziale Umfeld ist die Begleitung einer erkrankten Person eine große Herausforderung. Über einen längeren und unabsehbaren Zeitraum für eine nahe Person Unterstützung und Hilfestellungen auf emotionaler, mentaler und pragmatischer Ebene anzubieten, braucht viel Energie und verändert die Beziehung. Oft müssen sowohl die erkrankte Person als auch diejenigen, die Rückhalt und Unterstützung anbieten, ihre Prioritäten neu setzen sowie ihre Alltagsstruktur und den Umgang mit Bedürfnissen anpassen.

BEISPIEL

Zum Gespräch kommt Kira, 43 Jahre, nichtbinär. Kira erzählt von der trans*femininen Freundin Mara, 54 Jahre, welche an einem metastasierten Lungenkarzinom erkrankt ist. Sie arbeiten beide in einem queeren Kollektiv, und Mara unterstützt das Projekt im Bereich der Buchhaltung. Im fortschreitenden Verlauf der Erkrankung und Behandlung sei Mara zunehmend durch extreme Schwäche, Kurzatmigkeit und Rückenschmerzen in ihrer Alltagsbewältigung deutlich eingeschränkt. Maras Familienangehörige haben den Kontakt zu ihr nach ihrem Trans*comingout abgebrochen. Kira übernimmt seit einem Jahr mit den Freund*innen und Kolleg*innen die Unterstützung. Zu Beginn der Erkrankung sei es vorrangig um die Entlastung im Arbeitskontext gegangen, so dass im Kollektiv gemeinsam beschlossen wurde, Mara die freie Gestaltung ihrer Arbeitsstunden zu lassen. Kira hat dafür die Koordination geleistet, welche Aufgaben von anderen übernommen werden können, und selbst einen Großteil der Buchhaltung erledigt. Doch seit vier Monaten benötige Mara auch Hilfe in der Haushaltsführung, z.B. beim Einkaufen, Waschen, Putzen, Kochen sowie bei bürokratischen Angelegenheiten (Anträge, Post, Terminvereinbarungen etc.) und Begleitung zu Terminen bei ihrer Ärztin oder in die Notaufnahme. Durch die Entlastung habe Mara noch Kraft gehabt, sich mit Freund*innen zu treffen oder ins Kino zu gehen. Kira hat auf Wunsch von Mara zusammen mit Freund*innen einen Plan aufgestellt, welche Aufgaben anstehen und von wem an welchem Tag übernommen werden können. Dies hat die erste Zeit auch gut funktioniert. Doch nun haben sich zwei Freund*innen für eine Elternschaft entschieden und haben weniger Ressourcen, um Mara zu unterstützen. Kira hat die Aufgaben und Zeiten der Freund*innen übernommen und dafür das Singen in dem queeren Chor aufgegeben. Auch schafft Kira es jetzt nur noch einmal statt dreimal in der Woche zum Fitness-Training. Der Gesundheitszustand von Mara hat sich in den letzten zwei Wochen so verschlechtert, dass sie nicht mehr allein zu Hause sein kann, da sie zu schwach ist und häufig Angst hat. Kira hat in Absprache mit Mara zusätzliche Unterstützung durch die SAPV (Spezialisierte ambulante Palliativversorgung) organisiert. Kira merkt, dass sie selbst immer erschöpfter wird, schlecht schläft und sich schwer auf die Arbeit konzentrieren kann. Regelmäßig bespricht Kira mit den unterstützenden Freund*innen und Kolleg*innen die nächsten Tage. Mara ist inzwischen zu schwach und hat Kira alles übertragen. Kira fühlt sich selbst manchmal damit überfordert, die Abläufe zu organisieren und Entscheidungen treffen zu müssen. Auch die Freund*innen signalisieren die Anstrengung, die Wünsche von Mara umzusetzen. Kira fehlt der Ausgleich durch den Sport und das Singen. Außerdem fühlt sich Kira oft durch die eigene Traurigkeit und den Schmerz hilflos und „betäubt". Es hilft Kira, mit den Freund*innen darüber sprechen und auch zusammen weinen zu können. Manchmal spürt Kira auch eine Wut auf die Freund*innen, die sich jetzt für die Elternschaft entschieden haben und neues Leben in die Welt setzen, wo eine beste Freund*in am Sterben ist. Kira weiß, dass diese Gedanken unfair sind und dass die Lebenspläne der Freund*innen auch eine Berechtigung haben, und sie freut sich auch für die beiden und auf das neue Wesen in der queeren Familie. Es ist für Kira manchmal schwer auszuhalten, die unterschiedlichen Gefühle zu spüren und weiter zu funktionieren. Doch ist Kira auch stolz auf den queeren Freundeskreis, mit dem es gelingt, Mara zu begleiten und sich gegenseitig zu unterstützen. In der Therapie wünscht sich Kira, über Themen sprechen zu können, die sie nur schwer mit den Freund*innen besprechen kann. Außerdem hat Kira das Gefühl, jetzt auch professionelle Unterstützung zu brauchen, um mit den verschiedenen Belastungen und Gefühlen einen Umgang zu finden.

Trans* und nichtbinäre Personen, die durch eine chronische körperliche Erkrankung beeinträchtigt sind – und auch ihre Bezugspersonen – müssen einen erheblichen Mehraufwand aufbringen, damit die erkrankte Person so teilhaben kann, wie es ihr wichtig ist. So kann die Belastbarkeit der erkrankten Person eingeschränkt sein oder zusätzliche Hilfestellungen erfordern, um beispielsweise ein Schwimmbad oder eine queere Veranstaltung zu besuchen, einen Ausflug zu realisieren oder an einer queeren Sexparty teilnehmen zu können. Hierbei spielen wiederum intersektionale Faktoren eine große Rolle, ob die Person über soziale, mentale und finanzielle Ressourcen verfügt, um sich dementsprechende Unterstützung organisieren zu können und diese auch zu erhalten.

Die Suche nach psychotherapeutischer Unterstützung kann sich für trans* und nichtbinäre Personen mit einer chronischen Erkrankung noch schwerer gestalten, als sie es ohnehin schon ist. Benötigt die Person ein spezialisiertes Angebot oder eine bestimmte räumliche Ausstattung der Praxis (z. B. einen barrierefreien Zugang), kann dies dazu führen, dass durch das begrenzte Angebot noch längere Wartezeiten auf einen Therapieplatz die Folge sind. Spezialisierte Psychotherapeut*innen wie Psychoonkolog*innen oder Spezielle Schmerzpsychotherapeut*innen sind zwar teilweise bereit, flexible Termine anzubieten und Terminverschiebungen zu tolerieren, z. B. bei Nebenwirkungen einer Chemotherapie oder kurzfristigen und ungeplanten Klinikaufenthalten. Doch gibt es darunter nur wenige, die sich auch mit trans*spezifischen Bedarfen auskennen oder bereit sind, trans* oder nichtbinäre Personen mit schweren Erkrankungen langfristig zu begleiten. Eine weitere Herausforderung stellt sich hinsichtlich der Gewährleistung einer kontinuierlichen psychotherapeutischen Weiterbegleitung angesichts der Notwendigkeit, dass die Person eine Vielzahl weiterer ambulanter und stationärer Behandlungen in unterschiedlichen Behandlungssettings in Anspruch nehmen muss. So finden in der Praxis zum Beispiel ambulante psychotherapeutische und stationäre somatische Therapieangebote häufig parallel statt.

BEISPIEL

Lu ist 46 Jahre, nichtbinär und an ALS (Amyotrophe Lateralsklerose) erkrankt. Der Verlauf hat sich fortlaufend verschlechtert, so dass Lu die letzten zwei Jahre wiederholt ins Krankenhaus musste, da Lu alleinlebend die Situation zu Hause nicht bewältigen konnte. Ihre Eltern sind beide über 70, selbst durch körperliche Gebrechen eingeschränkt und leben in einer anderen Stadt. Seit der Erstdiagnose vor acht Jahren haben sich die wenigen Freunde mehr und mehr zurückgezogen, so dass Lu nur noch eine Freund*in hat, mit der Lu regelmäßig telefoniert und die Lu im Notfall um Hilfe bitten kann. Doch Lu überlegt sich sehr genau, wann Lu die Möglichkeit beanspruchen will. Vor vier Jahren hat Lu sich um einen Psychotherapieplatz bemüht, da die Belastungen durch die Erkrankung und das Fortschreiten Lu Angst gemacht haben. Zudem habe Lu sich ständig erklären müssen und um eine korrekte Ansprache ohne Pronomen mit dem Namen Lu kämpfen müssen. Es hat 16 Monate gedauert, bis Lu endlich einen Psychotherapeuten gefunden hat, wo Lu gut mit dem Rollstuhl hinkommen kann. Er hat zwar nur ein bestimmtes Zeitfenster, jeden Dienstag 11 Uhr, zur Verfügung gehabt, aber da Lu schon zu dieser Zeit erwerbsunfähig gewesen ist, hat es für Lu keine Rolle gespielt. Zudem hat Lu sich bei dem Therapeuten gut aufgehoben und verstanden gefühlt. Durch die wiederholten Klinikaufenthalte und die Funktionseinschränkungen hat Lu den Dienstag-Termin mehrfach kurzfristig absagen müssen. Bei längeren Klinikaufenthalten hat Lu zeitweise drei Wochen keine therapeutische Unterstützung erhalten. In der Klinik hat es kein therapeutisches Angebot gegeben, und der Psychotherapeut hat Lu nicht in der Klinik besuchen können, da er dafür keine freien Ressourcen zur Verfügung hatte. Auch hätte er den Termin nicht abrechnen können. So hätte er diesen Lu privat in Rechnung stellen müssen, zusätzlich zu den Fahrzeiten und -kosten. Für die ausgefallenen Sitzungen hat er Lu regelmäßig ein Ausfallhonorar berechnet. Einerseits hat Lu das verstanden, andererseits konnte Lu die Situation nicht beeinflussen und war dem Fortschreiten der Erkrankung ausgeliefert. Zudem hat Lu aufgrund der Erwerbsminderung weniger Geld zur Verfügung, so dass Lu sich dafür entschieden hat, das Thema in der Therapie anzusprechen. Der Therapeut hat daraufhin die Psychotherapie beendet mit den Worten, dass er keine gemeinsame Basis für eine weitere Therapie sähe und die Rahmenbedingungen nicht bereitstellen könne, die Lu brauche.

9.2.2 Auswirkungen chronischer körperlicher Erkrankungen auf trans*spezifische Anliegen

In der Versorgungslandschaft für trans* und nichtbinäre Personen mit chronischen somatischen Erkrankungen manifestieren sich verschiedene Problemfelder auf struktureller wie auch fachlicher Ebene:

- Wünschen trans* und nichtbinäre Personen körpermodifizierende Maßnahmen zur Angleichung an ihre selbstbestimmte geschlechtliche Identität, dann sind sie immer noch gezwungen, mindestens eine Kurzzeittherapie für die Kostenübernahme von Operationen zu absolvieren, um die vom Medizinischen Dienst der Krankenkassen geforderten Bedingungen zu erfüllen und einen entsprechenden psychotherapeutischen Behandler*innenbericht zu erhalten. Das heißt, dass Behandlungssuchende nicht nur einen Psychotherapieplatz finden müssen, sondern auch noch einen, wo die behandelnde Person bereit ist, die Indikationsstellungen und Befundberichte auszustellen.
- Außerdem sind die Planung und Durchführung von geschlechtsangleichenden Operationen komplizierter, weil die fragile organische Situation mitberücksichtigt werden muss (z.B. muss bei Mastektomien darauf geachtet werden, dass nicht in tumoröses Gewebe geschnitten wird, bei Schlaganfallgefährdung besteht ein besonderes Risiko bei mehrfachen, lang andauernden

Operationen wie einem Penoidaufbau, und die postoperative Nachsorge ist komplexer).

- Haben trans* und nichtbinäre Personen eine somatische chronische Erkrankung, sind damit häufig auch ungeplante Klinikaufenthalte, kurzfristige Ausfälle von Therapiesitzungen, geplante Rehabilitationszeiten, unvorhersehbare Symptomexazerbation sowie Terminverschiebungen wegen medizinisch notwendiger Untersuchungen verbunden. Dies verlangt zum einen flexible Terminvereinbarungen von Psychotherapeut*innen, zum anderen eine akzeptierende Haltung gegenüber dem Ausfall von Terminen und die Bereitschaft, dafür eine klare und für die behandlungssuchende Person tragbare Vereinbarung zu treffen.
- Gerade in akuten oder andauernden sowie wiederholten Belastungssituationen wie einer Symptomverschlechterung oder einem ungeplanten Klinikaufenthalt bedarf es supportiver Interventionen im Rahmen eines Krisenmanagements und/oder einer Ressourcenaktivierung zur emotionalen und mentalen Stabilisierung. Nicht jede somatische Klinik kann intern hinreichende psychologische Unterstützung anbieten, so dass sich hier eine Versorgungslücke ergibt. Die onkologische Versorgung ist in Deutschland relativ gut aufgestellt. So gibt es in den zertifizierten onkologischen Zentren psychoonkologische Ansprechpersonen. Dennoch ist hier das Einlassen der onkologisch erkrankten trans* Person auf einen Therapeut*innenwechsel notwendig. Dieser Wechsel kann unterschiedlich gut gelingen. Vorerfahrungen in der Klinik mit psychoonkologischen Diensten sowie Erfahrungen mit trans*feindlichen Diskriminierungen beeinflussen nachvollziehbarerweise das weitere Inanspruchnahmeverhalten und die Bereitschaft von Klient*innen, sich auf eine neue psychotherapeutische Beziehung einzulassen. Ebenso tragen behandler*innenseitige Vorbehalte gegenüber trans* und nichtbinären Personen sowie Wissensdefizite zu trans*spezifischen Bedarfen zu Diskriminierungen von Behandlungssuchenden bei, so dass dadurch eine vertrauensvolle Zusammenarbeit behindert wird. Für eine interdisziplinäre Arbeit zur Koordination und Optimierung der Behandlung ist eine grundsätzlich trans*respektvolle Haltung sowie eine Bereitschaft zur Kommunikation und Kooperation der jeweiligen Versorger*innen nach entbundener Schweigepflicht notwendig.
- In der Praxis haben wir bereits erlebt, dass trans* und nichtbinäre Personen während eines notwendigen (psycho-) somatischen stationären Aufenthaltes keine Weiterversorgung der laufenden Hormonbehandlung seitens der Klinik erhalten haben, obwohl für ein Unterbrechen oder Aussetzen der Hormontherapie keinerlei medizinische Gründe vorlagen.

- Wenn eine Person stationär in Behandlung ist, kann in diesem Zeitraum in der Regel nicht gleichzeitig eine ambulante Psychotherapiesitzung abgerechnet werden. Somit ist offiziell eine Fortführung der therapeutischen Begleitung in solch einer Krisensituation im regulären Abrechnungssystem nicht möglich, obwohl gerade hier eine Konstanz wichtig wäre. Dies gilt beispielsweise auch, wenn eine Person auf einer Palliativstation behandelt wird oder im Hospiz lebt. Häufig gibt es hier verschiedene psychologische und beratende Angebote, die jedoch auch nicht immer funktionieren (z. B. durch Urlaub, Erkrankung, Personalmangel). Dieses Dilemma der Kostenübernahme kann im Einzelfall mit der Krankenversicherung über einen Sonderantrag gelöst werden, indem die Situation und Notwendigkeit einer psychotherapeutischen Weiterbehandlung therapeut*innenseitig gut begründet wird.

9.2.3 Therapeutische Empfehlungen

Durch spezifische chronische Erkrankungen und deren somatische Auswirkungen können sich Einschränkungen hinsichtlich notwendiger und gewünschter körpermodifizierender Maßnahmen ergeben. So kann z. B. bei einer hochgradigen Thrombosegefahr manchmal eine Hormonbehandlung nicht eingeleitet werden. Dies kann zu einer anhaltenden Geschlechtsdysphorie beitragen. Als Psychotherapeut*innen können wir in einem solchen Fall zum Beispiel eine trans*weibliche Person darin unterstützen, Brust-Epithesen zu erhalten und von der Krankenversicherung bezahlt zu bekommen. Des Weiteren können wir Kontakt zu spezialisierten Versorger*innen aufnehmen und mit dem*der Behandlungssuchenden überlegen, ob eine niedrig dosierte Darreichungsform vertretbar sein kann. Befinden sich trans* oder nichtbinäre Personen in palliativer Behandlung und bringen Risikofaktoren mit, die eine Kontraindikation für eine Hormonbehandlung bedeuten, kann es sinnvoll und hilfreich sein, mit Versorger*innen zu überlegen, inwieweit der Nutzen mögliche (Langzeit-) Nebenwirkungen bei einer begrenzten Lebenszeit übersteigt und ob die Risikoeinschätzung in diesem Zusammenhang eine untergeordnete Relevanz haben könnte. Das sind ethische Fragen, die mit allen Beteiligten gut abgewogen werden sollten.

Bei einigen körpermodifizierenden Operationen sind spezifische psychische und körperliche Erkrankungen (z. B. Diabetes mellitus, Blutgerinnungsstörungen, Anämie, Adipositas, schädlicher Substanzgebrauch) relevante Risikofaktoren für die Auftretenswahrscheinlichkeit von intra- und postoperativen Komplikationen (Böhmer et al. 2014). Diese Aspekte thematisieren wir als Psychotherapeut*innen mit den Behandlungssuchenden bei der Aufklärung und

Operationsvorbereitung. Ziel ist, sie in ihrer Gesundheitskompetenz zu stärken, so dass sie auf die somatischen Behandler*innen zugehen und mit ihnen wiederum besprechen können, was hier der beste Umgang wäre. Hierfür braucht es ein medizinisches Gegenüber, welches bereit ist, Raum für einen solchen Aushandlungsprozess zu geben und die behandlungssuchende Person anzuhören. Gleichermaßen unterstützen wir als psychotherapeutische Behandler*innen trans* und nichtbinäre Personen dabei, möglichst gut mit den langwierigen und komplexen Anforderungen vor und nach einer geschlechtsangleichenden Operation umzugehen. Hierfür hat sich in der klinischen Praxis eine interdisziplinäre Kooperation mit den somatischen Behandler*innen als sehr hilfreich erwiesen. In den somatischen Kliniken können verschiedene Versorger*innen – wie Seelsorger*innen, Sozialarbeiter*innen, Ergotherapeut*innen, Physiotherapeut*innen, ehrenamtlich Tätige, Mitarbeitende von Beratungsstellen, Einzelfallhilfe, Psychotherapeut*innen, Stationsteams etc. sowie Klinikleitungen, die eventuell konsiliarische Dienste finanzieren – ein breites Spektrum an gesundheitsunterstützenden Dienstleistungen anbieten.

Durch eine chronische somatische Erkrankung wird die interdisziplinäre Zusammenarbeit noch bedeutsamer, als sie schon in der „regulären" Begleitung von trans* und nichtbinären Personen mit dem Wunsch nach körpermodifizierenden Maßnahmen ist. Neben der Besonderheit der Verzahnung psychotherapeutischer und trans* spezifischer somatischer (z. B. chirurgischer, dermatologischer, epithetischer und endokrinologischer) Behandlung spielen nun noch weitere somatische Fachdisziplinen eine wesentliche Rolle. Zum einen sind wir als Gesundheitsprofessionelle gefordert, eine trans*respektvolle und diskriminierungssensible Behandlung in (psycho-)somatischen Kontexten zu gewährleisten, wobei in vielen somatischen Behandlungsfeldern bisher nur wenige Berührungspunkte und Erfahrungen in der Behandlung von trans* und nichtbinären Personen existieren. Zum anderen sind insbesondere trans*spezifische Versorger*innen wie Operateur*innen, Endokrinolog*innen und Gynäkolog*innen bei Bedarf an körpermodifizierenden Maßnahmen gefordert, sich mit den spezifischen Aspekten einer schweren somatischen Erkrankung auseinanderzusetzen, indem sie Optionen ausloten, wie Transitionsanliegen unter Berücksichtigung der jeweiligen Risikofaktoren umgesetzt oder alternative Lösungen gefunden werden können.

Die Kommunikation mit anderen Versorger*innen ist mit einem hohen Ausmaß an zeitlichen Ressourcen verbunden und sollte bei der Behandlungsplanung und Antragstellung bei der Kostenübernahme der Psychotherapie mit bedacht und einkalkuliert werden. So können beispielsweise zusätzliche kurze Therapiegespräche, die Koordination zusätzlicher Maßnahmen oder konsiliarische Erörterungen etc. eingeplant werden, die zwischenzeitlich notwendig sein können.

In dem multidisziplinären Behandlungssetting nutzen wir das Wissen um die Versorgungsstrukturen sowie – transparent und im Dienst der Behandlungssuchenden – unsere privilegierte Position als Behandler*innen, um die interdisziplinäre Zusammenarbeit zu fördern, z. B. mit Begleitschreiben, Kooperationsangeboten, dem Austausch in Gesprächen oder der Teilnahme an Fallkonferenzen wie Tumorkonferenzen und interdisziplinären Schmerzkonferenzen.

Schlüsselelement: Beispiel für ein/einen Begleitschreiben/Überweisungsbrief:

Sehr geehrter Herr Prof. Dr. Müller,
Maxim Reiche (noch rechtsgültiger Name: Miriam Reiche) befindet sich seit Juni 2023 bei mir in psychotherapeutischer Behandlung hinsichtlich der Bewältigung der psychosozialen Belastungssituation im Rahmen eines metastasierten Blasenkarzinoms. Maxim Reiche identifiziert sich als trans*maskulin. Die trans*geschlechtliche Identität ist diagnostisch gesichert. Aufgrund der bisherigen negativen Erfahrungen mit vorherigen Behandler*innen hat er große Sorgen, nicht in seiner selbstbestimmten männlichen Identität respektvoll behandelt zu werden. Deshalb hat er mich um Unterstützung diesbezüglich gebeten.
Grundsätzlich gehe ich davon aus, dass Sie sich als Gesundheitsprofessioneller um eine respektvolle Behandlung bemühen. Dennoch zeigen Studienergebnisse und die klinischen Erfahrungen ein hohes Ausmaß an Diskriminierungen von trans* Personen im Gesundheitswesen. Entsprechend der internationalen und nationalen Behandlungsempfehlungen sind trans* Personen in ihrer Identität zu respektieren und vor Diskriminierung zu schützen (WMA 2015; Coleman et al. 2022; DGfS 2018).
Dazu gehört es, dass Maxim Reiche mit maskulinen Pronomen (er) und Namen (Maxim) bzw. der Anrede „Herr Reiche" angesprochen wird, gerade vor dem Umstand, dass die formalen Unterlagen (Ausweis und Krankenversicherungskarte) unpassende Merkmale ausweisen. Die männliche Ansprache und Form sollte ebenfalls in der Dokumentation berücksichtigt werden.
Hinsichtlich der Zimmerbelegung wünscht Herr Reiche, in ein Zimmer mit anderen männlichen Personen aufgenommen zu werden oder wenn möglich ein Einzelzimmer (zum Schutz der Persönlichkeitsrechte und um ein Zwangsouting zu vermeiden) sowie die sanitären Anlagen für Männer zu nutzen. Ich bitte darum, diese Wünsche umzusetzen. Des Weiteren ist Herr Reiche nicht von anderen zu „outen", sondern er selbst bestimmt, wem er

sich mitteilt. Dies wäre insbesondere stationsintern und bei peripheren Untersuchungen (z. B. Radiologie) wichtig und in der Patientenakte zu vermerken, dass eine männliche Ansprache erfolgt.
Herr Reiche befindet sich in laufender Hormonbehandlung mit Testosteron. Diese sollte während der stationären Behandlung fortgeführt werden, da die geschlechtsangleichende Hormontherapie zur Linderung des geschlechtsdysphorischen Erlebens indiziert und notwendig ist. Der Ansprechpartner für die geschlechtsangleichende Hormontherapie ist der behandelnde Endokrinologe Dr. med. Christos (Schweigepflichtentbindung beiliegend).
Eine trans*respektvolle Behandlung ist eine Grundvoraussetzung für eine vertrauensvolle Beziehung und trägt zur Compliance hinsichtlich der somatischen Behandlung bei, reduziert Stresserleben und hat Einfluss auf das Outcome (Komplikationen, Behandlungserfolg) (IOM 2011).
Für Rückfragen und weitere Informationen stehe ich gern zu Verfügung. Dies gilt gleichermaßen für einen fachlichen Austausch im Rahmen einer interdisziplinären Kooperation, um für Herrn Reiche eine bestmögliche Begleitung und Unterstützung im Rahmen der somatischen Behandlung zu ermöglichen.
Eine entsprechende Schweigepflichtentbindung des Klienten ist beigefügt.
Mit kollegialen Grüßen …

Gibt es die Wahlmöglichkeit hinsichtlich eines stationären Klinikaufenthaltes, beispielsweise bei Reha-Kliniken oder onkologischen Zentren, können wir im Vorfeld mit der Klinik bzw. Station Kontakt aufnehmen und nach Konzepten in Bezug auf die Behandlung von trans* und nichtbinären Personen in den Klinikstrukturen fragen, um so eine möglichst diskriminierungssensible Behandlungsoption zu finden.

Dilemma: Entscheidung bei der Wahl trans*sensibler somatischer Fachspezialist*innen

Bei Entscheidungen für erforderliche medizinische Maßnahmen bewegen sich trans* und nichtbinäre Personen mit chronischen somatischen Erkrankungen in dem Spannungsfeld, spezialisierte Behandlungen hinsichtlich der körperlichen Erkrankung in Anspruch zu nehmen und gleichermaßen eine möglichst trans*sensible Gesundheitsversorgung zu erhalten. Aufgrund der Erfahrungen hinsichtlich der Versorgungsstrukturen kann es notwendig sein, dass die trans* oder nichtbinäre Person Kompromisse eingehen muss, wenn es nur wenige Fachärzt*innen gibt, die eine hochspezialisierte

Behandlung anbieten, und ein Behandler*innenwechsel nicht ohne Weiteres möglich ist. Gelingt eine trans*sensible Kooperation nicht, bleibt immer ein Abwägen gemeinsam mit der trans* oder nichtbinären Person, wie eine gute Versorgung gewährleistet und die Diskriminierungslast reduziert werden kann. Gegebenenfalls ist es hier auch sinnvoll, dass wir als psychotherapeutische Versorger*innen auf die medizinisch tätigen Kolleg*innen zugehen und ein Gespräch über die Bedarfe der trans* oder nichtbinären Person anbieten.

9.3 Therapeutische Themen und Interventionen in der psychotherapeutischen Arbeit mit chronisch kranken trans* und nichtbinären Personen

9.3.1 Diskriminierungssensible Haltung als Grundvoraussetzung

Sind trans* und nichtbinäre Personen aufgrund von chronischen somatischen Erkrankungen auf eine kontinuierliche Gesundheitsversorgung angewiesen, so ist es für sie von besonderer Bedeutung, wie sie sich im Gesundheitssystem vor Diskriminierungen schützen und mit Ungleichbehandlung umgehen können. Dafür ist das Erkennen trans*feindlicher und pathologisierender Mechanismen grundlegend sowie die Bestärkung von Klient*innen, diese nicht hinnehmen zu müssen. Trans* und nichtbinäre Personen, die kompensatorisch im Laufe einer Vielzahl von Diskriminierungen eine internalisierte Trans*negativität entwickelt haben, tendieren teilweise dazu, erfahrene Stigmatisierungen und Diskriminierungen zu bagatellisieren und zu normalisieren. Dies kann einerseits zum Schutz dienen und ist aus dem Anpassungsprozess im Sinne einer Überlebensstrategie in einer ciszentristisch dominierten trans*feindlichen Umgebung verständlich und nachvollziehbar. Eine Bagatellisierung kann aber andererseits dazu führen, dass Angriffe nicht antizipiert, abgewehrt und mit anderen nachbesprochen werden. Kommunikative Fähigkeiten und Selbstbehauptungskompetenzen sind notwendig, damit trans* und nichtbinäre Personen für ihre eigenen Rechte einstehen können und ungerechte sowie trans*feindliche Behandlungen als solche markieren und sich dagegen zur Wehr setzen können.

Wir alle stehen als Kolleg*innen vor der Herausforderung, Diskriminierungen im Gesundheitssystem entgegenzutreten. Als Behandler*innen haben wir es hier leichter als diejenigen, die eine Gesundheitsversorgung aufgrund einer Erkrankung benötigen. Häufig begegnen uns engagierte Kolleg*innen in institutionellen Kontexten, die sich selbst in einer hierarchisch deprivilegierten Position befinden, z. B. als Psychotherapeut*innen/Ärzt*innen in Ausbildung, und sich gegenüber pathologisierenden und diskriminierenden Strukturen, aber auch veralteten medizinischen Konzepten positionieren und behaupten wollen. Hier ist der Austausch mit trans*affirmativen und queerfreundlichen Kolleg*innen eine überaus wertvolle Ressource, um sich gegen Psychopathologisierung, Stigmatisierung und Diskriminierungen einzusetzen.

Manche Forderungen von Psychotherapeut*innen wie „Die behandlungssuchende Person muss sich selbst melden, um ihren Leidensdruck und Psychotherapiebedarf deutlich zu machen. Erst dann kann ein Erstgesprächstermin vereinbart werden.“ sind eher von Behandlungssuchenden umsetzbar, die sich in einer privilegierten Position befinden. Für Menschen, die durch eine chronische Erkrankung beeinträchtigt sind, sind das zusätzliche Hürden und Zugangsbarrieren für eine für sie notwendige Behandlung. Aus diesem Grund ist es zu würdigen, wenn es der trans* oder nichtbinären Person gelingt, sich Entlastung zu suchen und soziale Ressourcen zu nutzen, indem beispielsweise Freund*innen oder Familienangehörige nach Absprache Aufgaben für sie übernehmen. Dies können Terminvereinbarungen, Recherchen zu geeigneten Praxen, die Kommunikation mit Ämtern etc. sein. Solche schon bestehenden und hilfreichen Strukturen sind durch Gesundheitsprofessionelle anzuerkennen, aufrechtzuerhalten und zu stärken. Die Erfahrungen zeigen, dass ein Unterstützer*innen-Netzwerk für verschiedene Aufgaben und Zeiten eine große Entlastung sein kann, gerade wenn es über einen längeren Zeitraum notwendig ist. Wenn das Netzwerk bestenfalls aus vielen verschiedenen Personen besteht, hat dies den Vorteil, unterschiedliche Bedarfe abdecken zu können, da selten in einer Person alle nötigen und gewünschten Qualitäten und Kompetenzen vereint sind. So können einige Personen ganz pragmatische Aufgaben (Einkauf, Hausarbeit, Kochen …) übernehmen, andere eher emotionale, physische und mentale Unterstützung (Gespräche, körperliche Nähe, Massagen etc.) leisten, andere Aktivitäten anbieten oder begleiten und wiederum andere formale/bürokratische Anforderungen (z. B. Anträge, Praxistermine, Briefverkehr) klären. Für einige Betroffene kann es hilfreich sein, eine oder zwei Personen zu haben, die die Koordination der einzelnen Aufgabenbereiche für das Hilfesystem übernehmen. Häufig reagieren auch nahe Bezugspersonen in solchen Anforderungssituationen mit starker Überlastung, so dass eine Unterstützung in diesem Sinne gleichermaßen eine Entlastung für die Angehörigen sein kann. Das Prinzip der Verteilung auf

„mehrere Schultern" lässt sich ebenso auf die Aktivierung und Inanspruchnahme verschiedener professioneller und Community-basierter Hilfesysteme übertragen, um eine der Komplexität und den individuellen Bedarfen angepasste Gesundheitsversorgung zu gewährleisten.

In Anbetracht der komplexen Situation und daraus resultierender verschiedener Bedarfe von trans* und nichtbinären Personen bei fortschreitenden krankheitsbedingten Einschränkungen und reduzierter Belastbarkeit ist seitens der Psychotherapeut*innen wie auch vom Hilfesystem ein hohes Maß an flexiblen Strategien gefragt. Dazu gehört auch, dass wir als Behandler*innen das therapeutische Setting und die Interventionen an den Zielen und Ressourcen der behandlungssuchenden Person orientieren und entsprechend anpassen. So können wir den therapeutischen Prozess dahingehend gestalten, dass die Bearbeitung von Konfliktthemen in den Hintergrund tritt und mehr supportive Strategien und Interventionen in den Vordergrund rücken. Grundsätzlich ist der therapeutische Ansatz in der Begleitung körperlich schwer erkrankter Personen supportiv (Weis/Heckl 2005). Die Symptome und psychosozialen Belastungen im Rahmen einer diagnostizierten bzw. fortschreitenden schweren somatischen Erkrankung sind nicht Ausdruck neurotischer Konfliktlagen, sondern Folge einer massiven Belastungssituation durch die Erkrankung und die damit einhergehenden Veränderungen sowie die Lebenserwartungen. Somit sind sie als reaktive Symptomatik im Sinne einer Anpassungsleistung zu verstehen. Ansätze, die körperliche Erkrankungen allein durch Psychotherapie heilen wollen, entsprechen nicht den wissenschaftlichen Standards. Die aktuelle Studienlage zu Krebserkrankungen weist beispielsweise darauf hin, dass psychotherapeutische Interventionen Einfluss auf das Wohlbefinden haben, aber nicht den Krankheitsverlauf einer Tumorerkrankung beeinflussen (Schulz-Kindermann 2021).

9.3.2 Bedarfsgerechte therapeutische Angebote

Im Rahmen der Auseinandersetzung mit der somatischen Erkrankung und der aktuellen Lebenssituation können auch biografische oder bestehende Konflikte aktiviert werden. Für manche Behandlungssuchende kann es noch mal wichtig werden, wenn die Ressourcen dafür da sind, sich einem wichtigen Lebensthema zuzuwenden und dafür den therapeutischen Raum zu nutzen. Hier klären wir als Psychotherapeut*innen die Anliegen und den Bedarf der trans* oder nichtbinären Person hinsichtlich der Konfliktbearbeitung. Wünscht die trans* oder nichtbinäre Person eine Auseinandersetzung, besprechen wir gemeinsam, welche Ressourcen notwendig sind und wie diese bereitgestellt werden können, um sich mit den Themen zu befassen. Je nach Anliegen der Behandlungssuchenden können folgende Schwerpunkte in der psychotherapeutischen Arbeit bedeutsam sein:

- Umgang mit den krankheits- und behandlungsbedingten Folgen, Belastungen und Einschränkungen,
- Umgang mit Ängsten, Schmerzen, Sensibilitätsstörungen und Nebenwirkungen,
- Unterstützung in der Selbstfürsorge und im Selbstmanagement,
- Verbesserung bzw. Erhalt des Wohlbefindens und der Lebensqualität, Auseinandersetzung mit Sinnfragen,
- Akzeptanz der Erkrankung und daraus resultierender Einschränkungen und Belastungen,
- Unterstützung bei trans*spezifischen und nichtbinären Bedarfen,
- Umgang mit Konfliktthemen,
- Trauer und Sterbebegleitung,
- Einbeziehung naher Bezugspersonen.

Die Konfrontation und Bekanntgabe einer schwerwiegenden Diagnose oder das Wiederauftreten (Rezidiv) einer schon bekannten Erkrankung kann spezifische Bewältigungsstrategien hervorrufen. Insbesondere zu Beginn können Betroffene wie auch nahe Bezugspersonen sich in einem „Schock"-Zustand befinden, Derealisierungs- und Depersonalisierungsphänomene erleben und die Erkrankung bzw. deren Folgen verdrängen. Diese Reaktionen sind in der therapeutischen Begegnung als notwendige und hilfreiche Bewältigungsstrategien zu normalisieren. So ist die Fähigkeit, die Erkrankung zunächst zu „verdrängen", eine überlebenswichtige Kompetenz in bestimmten Krankheitsphasen, um eine mentale Stabilisierung aufrechtzuerhalten und möglicherweise in einen Funktionsmodus überzugehen, um anstehende Anforderungen (z. B. Kinderbetreuung) bewältigen zu können. Im Rahmen der Psychoedukation können diese Mechanismen, die für viele Betroffene selbst verwirrend sein können, erklärt und eingeordnet werden. In diesem Zusammenhang kann es notwendig sein, bestimmte Vorannahmen und Mythen zu Erkrankungen und Bewältigungsverhalten zu reflektieren, z. B. „Krebs wird durch ungelöste Konflikte ausgelöst" oder „Verdrängung ist schädlich" oder „Um gesund zu werden, muss man positiv denken". Im therapeutischen Prozess werden bestehende krankheitsbezogene Konzepte der Klient*innen durch die Vermittlung aktueller Forschungsergebnisse erweitert und modifiziert (Schulz-Kindermann 2021).

9.3.3 Trans*- und nichtbinariätssensible spezielle Schmerzpsychotherapie

Ein wesentlicher Aspekt in der Begleitung chronisch somatisch erkrankter trans* und nichtbinärer Personen ist die Stärkung der Kompetenz im Umgang mit der Erkrankung und den Symptomen, Einschränkungen und Belastungen. Hierfür bieten wir u.a. psychoedukative Elemente an, die jeweils auf die spezifischen Symptome, Behandlungen und Folgen der somatischen Erkrankung abgestimmt sind.

Häufig sind chronische Erkrankungen mit wiederkehrenden oder andauernden Schmerzen verbunden, so dass Methoden der speziellen Schmerzpsychotherapie in der Begleitung von chronisch erkrankten trans* und nichtbinären Personen hilfreich sind. Ein wesentliches Element in der Schmerzpsychotherapie ist die Psychoedukation zur Entstehung und zur Aufrechterhaltung von Schmerzen und deren Beeinflussung sowie die Entpathologisierung von Schmerzen als spezifische Empfindungsqualität und spezifisches Verhaltensmuster. Die Prozesse bei der Schmerzwahrnehmung und -verarbeitung sind keine pathologischen Mechanismen, sondern ganz allgemeine Lernvorgänge und Abläufe, die das Verhalten beeinflussen und steuern. Außerhalb des medizinischen Krankheitsparadigmas wäre auffälliges Schmerzverhalten nicht „gestört“ im Sinne einer pathologischen Funktionsabweichung, sondern als eine mehr oder weniger gelungene individuelle Anpassungsleistung zu betrachten. Daraus lässt sich gemeinsam mit den Betroffenen nach effektiveren und situationsangemessenen Bewältigungsmöglichkeiten suchen mit dem Ziel, das Verhaltensrepertoire zu erweitern.

Menschen mit anhaltenden Schmerzen erleben häufig, dass sie nicht ernst genommen werden und ihnen gesagt wird: „Das kann gar nicht so wehtun“ oder „Sie haben nichts“ oder „Wir können keine Ursache finden“ oder „Das ist psychisch!“. Deshalb sind Menschen zu Recht skeptisch und bemüht, ihr Leid doch deutlich zu machen, dass da „etwas Körperliches ist“ und sie „nicht verrückt“ sind oder sich „das einbilden“. Vor diesem Hintergrund ist es wichtig, dass wir als Behandler*innen die Schmerzen nicht infrage stellen.

> *„Schmerz ist das, was die Person beschreibt, die ihn erlebt, und er existiert immer dann, wenn sie es sagt […] Die Glaubwürdigkeit des Patienten steht nicht zur Diskussion […] Schmerz ist, was immer der Betroffene als Schmerz erfährt und beschreibt, wann immer er es erlebt und durch verbales und nonverbales Verhalten ausdrückt.“ (McCaffery et al. 1997, 12)*

Es geht vielmehr darum, die Belastungen, die infolge der Schmerzen entstehen, zu lindern. Viele Menschen mit Schmerzen fühlen sich diesen oft hilflos ausgeliefert, durch die Schmerzen in ihrer Alltagsgestaltung eingeschränkt und in sozialen Beziehungen belastet. So werden beispielsweise Aktivitäten aufgrund der Schmerzen aufgegeben oder vermieden, z. B. aus Angst vor einem Auftreten der Schmerzen oder deren Verstärkung oder aufgrund körperlicher Funktionseinschränkungen durch die Schmerzen. Manchmal werden von Personen bestimmte Tätigkeiten trotz der Schmerzen fortgeführt, um z. B. weiter zu funktionieren, einer Arbeit nachzugehen oder andere Verpflichtungen zu erfüllen. Schmerzen können begleitet sein von Schlafstörungen, aber auch von Appetitlosigkeit, Gereiztheit und Stimmungsschwankungen. Ein Leben mit Schmerzen kann sehr anstrengend sein.

Schlüsselelement: Psychoedukation: Entstehung und Aufrechterhaltung chronischer Schmerzen

Schmerzen sind ein multidimensionales Geschehen, bei dem körperliche, psychologische (kognitive, emotionale, behaviorale), soziale und kulturelle Faktoren eine Rolle spielen. Der Signalcharakter der Schmerzen führt zu einer erhöhten Aufmerksamkeit und Einengung der Wahrnehmung, wobei eine Bewertung des Schmerzes im Sinne einer Gefahr oder Bedrohung vor dem Hintergrund der postoperativen Komplikationen zu Angst, Wut, Hilflosigkeit, Kontrollverlust und Verzweiflung führen kann. Dies hat einerseits eine erhöhte vegetative Erregung zur Folge, andererseits Konsequenzen für das jeweilige Verhalten, was sich in Vermeidung, Rückzug, aber auch Überforderung äußern kann. Dies wiederum hat körperliche Auswirkungen, wie Schlafstörungen oder muskuläre Verspannungen, was wieder Schmerzen nach sich ziehen kann. Die Fokussierung auf den Schmerz kann zur Einengung der Lebensperspektive (z. B. Schmerzmanagement durch Termine bei Gesundheitsversorger*innen, Behandlungen, Medikamenteneinnahme) und langfristig zu Veränderungen im Lebensalltag führen wie Arbeitsunfähigkeit, Entfremdung. Soziale Beziehungen sind häufig stark belastet durch Rücksichtnahme und Schonung sowie Einschränkungen bei Alltagsaktivitäten, gemeinsamen Aktivitäten und Sexualität. Spezifische Beziehungsdynamiken können ein Ungleichgewicht verstärken oder komplementär koalieren, indem z. B. Hilfebedürftigkeit der schmerzbetroffenen Person zur Dominanz der anderen Person wird. Teilweise kommt es zu dysfunktionalen Verhaltensmustern von Überforderung und Überaktivität in schmerzärmeren oder -freien Phasen und Inaktivität (vermutlich durch Überlastung verstärkt) in Schmerzphasen. Dieses Muster kann zusätzlich durch ungünstige Überzeugung

(z. B. „Nur wenn es mir ganz schlecht geht, darf ich mich ausruhen“) aufrechterhalten werden. Bei mangelnder Schmerzreduktion verstärken sich Hilflosigkeit gegenüber dem Schmerz, aber auch die Angst vor wiederkehrenden Schmerzen. Anfänglicher Widerstand weicht häufig zunehmender Hoffnungslosigkeit und Resignation. Die körperlichen Beeinträchtigungen schwächen das Selbstbild, Grübeleien rauben den Schlaf und führen zur Erschöpfung. Rückzug und Vermeidung verstärken das Schmerzerleben. Die Schmerzspirale wird durch Selbstzweifel und verminderte Selbstkontrolle weiter aufrechterhalten, indem die beteiligten Elemente sich wechselseitig verstärken. In der Schmerzpsychotherapie unterstützen wir als Psychotherapeut*innen, dass die Person Schmerzauslöser und Bedingungen erkennt, die zur Schmerzverstärkung führen (wie physikalische oder physiologische Bedingungen oder psychosoziale Stressoren, wie z. B. auch Minoritäten-Stress) sowie Strategien erlernt, wie sie Schmerzen beeinflussen kann (z. B. durch Aufmerksamkeitslenkung, Entspannung, Pacing). Zudem können funktionale Zusammenhänge zur Aufrechterhaltung der Schmerzsymptomatik führen. Deren Erkennen kann dazu beitragen, dass die Person alternative Bewältigungsstrategien aufbauen kann, um so die Symptomlast zu verringern (Glier 2002).

Im Rahmen des Symptommanagements hat sich der Ansatz von Pacing bewährt, indem wir die erkrankte Person unterstützen, sich im Rahmen ihrer Belastungsgrenzen durch die Erkrankung zu bewegen, um eine Symptomverschlechterung durch körperliche oder mentale Überbeanspruchung zu verhindern (Deutsche Gesellschaft für ME/CFS e. V. 2022; Goudsmit et al. 2012; NICE 2021).

9.3.4 Therapeutische Interventionen bei Symptomverschlechterungen, Rezidiven und psychischen Belastungen

Wenn es trans* und nichtbinären Personen, die wir begleiten, hinsichtlich ihrer körperlichen Symptomatik zunehmend schlechter geht, verschiebt sich durch das Leiden und die veränderte Zukunftsperspektive der Fokus der Psychotherapie. Wir erarbeiten mit der erkrankten trans* oder nichtbinären Person Strategien im Umgang mit Katastrophisierungen, fördern die Selbstwahrnehmung hinsichtlich möglicher „Warnsignale“, die auf eine Verschlechterung der Erkrankung hinweisen könnten, stärken die Kompetenz bezogen auf eine realistische Bewertung von „Warnzeichen“ und erhöhen die Selbstberuhigungskompetenzen. Hierbei achten wir auch darauf, dass Ängste, Verzweiflung und Unruhe auch eine Brücke bilden können, über die vergangene Krisenerfahrungen reaktiviert werden können. Hier kann es Sinn machen, zwischen „damals" und „heute" bewusst zu trennen und sich auch zu vergegenwärtigen, wie vergangene Belastungen schließlich bewältigt wurden und welche Krisenkompetenz eine trans* und nichtbinäre Person bereits entwickelt hat. Diese Kompetenz kann nun Halt bieten (IOM 2011). Eine chronische somatische Erkrankung erfordert regelmäßige Kontakte zum Gesundheitssystem und kann mit einer dauerhaften Einnahme von Medikamenten, wiederholten Untersuchungen und Behandlungen einhergehen. Dies verlangt von den betroffenen Personen eine hohe Compliance, Selbstdisziplin, Frustrationstoleranz (z.B. bei Nebenwirkungen, Rückfällen, Symptomverschlechterungen) und Bewältigungskompetenz (Trachsel/Maercker 2016). Häufig wird der wiederkehrende Kontakt zum Gesundheitssystem mit Erinnerungen verknüpft, schwer krank zu sein, eine begrenzte Lebenserwartung zu haben, auf Hilfe angewiesen zu sein und unangenehme Behandlungen mit Nebenwirkungen durchstehen zu müssen sowie sich trans*negativen und diskriminierenden Erfahrungen mit Gesundheitsversorger*innen auszusetzen. Als Therapeut*innen fragen wir aktiv nach bisherigen Diskriminierungs- und Stigmatisierungserfahrungen sowie dem Umgang damit. Wir würdigen die Kompetenz der trans* und nichtbinären Person, wie es ihr gelungen ist, mit den Widrigkeiten umzugehen und das Wertvollste in sich zu beschützen. Bei Bedarf werden die bisherigen Strategien weiter ausgebaut, indem mögliche Diskriminierungssituationen antizipiert und hilfreiche Strategien entwickelt werden, um diese zu bewältigen bzw. sich davor zu schützen. Gleichermaßen stärken wir die kommunikativen Kompetenzen der Behandlungssuchenden, damit sie in Gesprächen mit Behandler*innen eigene Bedürfnisse und Anliegen ansprechen können und ihre Rechte als Patient*innen vertreten können. Dafür können in Rollenspielen Gesprächssituationen vorbereitet und geübt werden. Des Weiteren klären wir Behandlungssuchende darüber auf, dass sie eine Person ihres Vertrauens zu Gesprächen mit Behandler*innen mitnehmen können. Sofern sinnvoll, suchen wir in Abstimmung mit der erkrankten trans* oder nichtbinären Person auch den Kontakt zu Behandler*innen, die sich disrespektvoll geäußert haben, und versuchen hier für eine trans*kompetentere Versorgung einzutreten.

Infolge einer schweren körperlichen Erkrankung und Belastungssituation können reaktive psychische Symptome von klinischer Relevanz auftreten. Häufig handelt es sich dabei um Ängste (z.B. Progredienzangst), Panik, Depressionen, posttraumatische Belastungsreaktionen, Reaktivierung traumaassoziierter Erinnerungen, Anpassungsreaktionen, Erschöpfung, Fatigue und psychosomatische Beschwerden (Trachsel/Maercker 2016). Hier sollten wir als Psychotherapeut*innen den trans* und nichtbinären Personen mögliche Behandlungsoptionen zur Linderung dieser Symptomatiken anbieten.

9.3.5 Therapeutische Interventionen in einer palliativen Situation

Im fortschreitenden Verlauf einer palliativen Situation kann es notwendig sein, dass wir als Psychotherapeut*innen bereit sind, das klassische therapeutische Setting in der Praxis zu verlassen, und uns auf Telefonate und Videosprechstunden einlassen. Manchmal können auch Gespräche während eines Spazierganges hilfreich sein und etwas in Bewegung setzen. Des Weiteren sollte therapeutischerseits eine Bereitschaft vorhanden sein, mit Angehörigen, nahen Bezugspersonen, Freund*innen oder der Wahlfamilie zu sprechen und bei Bedarf gemeinsame Gespräche anzubieten. Wenn die Klient*innen in einer Klinik oder im Hospiz sind, kann es wichtig sein, dass die behandelnde psychotherapeutische Person den Kontakt aufrechterhält und anbietet, den therapeutischen Prozess fortzusetzen. In diesem Zusammenhang können auch Hausbesuche vereinbart werden, wenn dies von der behandlungssuchenden Person gewünscht wird und sie nicht mehr mobil oder zu erschöpft ist, um in die Praxis zu kommen.

Schlüsselelement: Umgang mit Tod und Sterben

In der Sterbebegleitung sind zentrale Themen: Wie, wo und mit wem wollen und können trans* oder nichtbinäre Personen ihre letzte Lebensphase verbringen? Häufig erleben schwer kranke Personen in ihrem Umfeld eher Zurückhaltung, Hilflosigkeit, Sprachlosigkeit und Ängste, über diese Themen zu sprechen. Umso wichtiger ist es, dass wir als Therapeut*innen deutlich signalisieren, dass wir dafür einen Reflexionsraum anbieten. Dabei berücksichtigen wir, dass es in queeren Communitys oft schon Erfahrungen und Umgangsweisen mit Tod und Sterben gibt, z. B. über die AIDS-Hilfen. Es kann sinnvoll sein zu fragen, welche Erfahrungen es hier gibt und diese zu würdigen und in den Begleitprozess miteinzubeziehen. Zudem gibt es auch queere Beerdigungsinstitute, die Gespräche über das Sterben für Betroffene und Angehörige vermitteln können. Wir laden die Person ein, sich mit diesen Fragen und möglichen Sorgen, Befürchtungen und Wünschen auseinanderzusetzen. In diesem Prozess geht es um ein explizites Sprechen über das Lebensende und die Vorbereitung auf das Sterben und den Tod. Über die Exploration der persönlichen Vorstellungen, Bilder und Gefühle dazu ist die Psychoedukation zum Prozess des Sterbens hilfreich, damit die Person, aber auch nahe Bezugspersonen wissen, was passiert und was sie erwarten können. Wesentliche Aspekte sind der Umgang mit Schmerzen und Ängsten, aber auch mit Atemnot und anderen Symptomen. Eine adäquate Symptomkontrolle ist ein wesentliches Ziel in der palliativen Versorgung. In Anerkennung der Autonomie und Selbstbestimmung informieren wir als Behandler*innen die Person aktiv über alle Abläufe und Aktionen, so dass sie die Kontrolle über die Abläufe behalten kann. Wir respektieren die Privatsphäre der Person und achten auf einen würdevollen Umgang, was auch Zeit und Raum für Abschiede beinhaltet.

In der Auseinandersetzung mit dem Lebensende spielen existenzielle Themen wie das Wissen um die Endlichkeit und die Fragen nach der Zeit, die noch bleibt und wie diese gestaltet werden kann, eine wesentliche Rolle. Häufig leiden schwer kranke Personen unter Erschöpfung und Schwäche, so dass sie ihre Kräfte gut einteilen und genau überlegen müssen, was sie mit den zur Verfügung stehenden Ressourcen bewältigen können. Auch aus diesem Grund ist es empfehlenswert, solche Gespräche frühzeitig anzubieten, damit schwer kranke Personen noch Zeit und Kraft haben, sich auf das Lebensende vorzubereiten. Ein weiteres existenzielles Thema betrifft die soziale Eingebundenheit und Geborgenheit von trans* und nichtbinären Personen. Grundsätzlich ist die soziale Unterstützung ein wichtiger Aspekt im Sterbeprozess für das Belastungserleben und die Lebensqualität. Studienergebnisse weisen auf eine hohe Einsamkeit und Isolation von trans* und nichtbinären Personen hin (Kasprowski et al. 2021). Aufgrund von trans*feindlichen Diskriminierungen in Herkunftsfamilien, in Beziehungen und Partner*innenschaften, die zu sozialen Brüchen geführt haben, müssen trans* und nichtbinäre Personen enorme Ressourcen aufbringen und mobilisieren, um sich ein queerfreundliches und stabiles soziales Netz – möglicherweise eine Wahlfamilie – aufzubauen. Vor dem Tod stellt sich die Sinnfrage zum eigenen Leben, die auch mit existenziellen Ängsten einhergehen kann. In diesem Zusammenhang können sich trans* und nichtbinäre Personen mit einer möglicherweise nicht gelebten Lebenszeit in der selbstbestimmten geschlechtlichen Identität auseinandersetzen, mit „verlorenen Jahren“ (Günther et al. 2021) und mit einem Bedauern über unterlassene Vorhaben, unerfüllte Wünsche, nicht Stattgefundenes (wie eine in der „richtigen“ Geschlechtsidentität erlebte Pubertät) oder Fehlentscheidungen. Ein anhaltendes Bedauern oder ein Bedauern über Ungelebtes in mehreren Lebensbereichen kann zu Verbitterung führen (Trachsel/Maercker 2016). Vor diesem Hintergrund kann eine nicht gelebte trans*geschlechtliche oder nichtbinäre Identität ein Gefühl von falschem Leben in allen Lebensbereichen hinterlassen, da die geschlechtliche Identität keine Existenz im äußeren Leben gefunden hat und die Lebenszeit jetzt durch die Erkrankung dafür begrenzt sowie durch körperliche Einschränkungen zusätzlich be_hindert ist. Damit können auch Schuldgefühle einhergehen, sich nicht schon früher für eine Transition entschieden zu haben. Je nach Ressourcen und verbleibender Zeit können wir als Therapeut*innen anbieten, den noch vorhandenen Spielraum zu nutzen, damit die trans* oder nichtbinäre

Person einen für sich sinngebenden Lebensstil entwickeln kann, und zu besprechen, welche trans*spezifischen oder nichtbinären Anliegen und Wünsche noch umsetzbar sind.

9.4 Lebenszeit, Bewältigungs- und Explorationsprozesse

Infolge einer chronischen somatischen Erkrankung mit einem palliativen Verlauf können andere Lebensthemen in den Hintergrund geraten und andere wiederum eine besondere Dringlichkeit erfahren. Dadurch können sich Lebenspläne und Ziele einer trans* oder nichtbinären Person in ihrer Priorität ändern; von manchen Vorhaben müssen sich die Personen verabschieden, wenn sie nicht mehr die Zeit und die Ressourcen aufbringen können, diese zu verwirklichen. In diesem Zusammenhang sind trans* und nichtbinäre Personen gefordert, Entscheidungen zu treffen in dem Spannungsfeld der trans*spezifischen oder nichtbinären Bedarfe sowie der krankheitsbedingten Belastungen und Einschränkungen. So kann es beispielsweise aufgrund der Vermeidung der Inanspruchnahme von Gesundheitsdienstleistungen zur Früherkennung passieren, dass eine schwere somatische Erkrankung erst mit der Entscheidung für eine medizinische Transition und der damit verbundenen Notwendigkeit somatischer Untersuchungen erkannt und diagnostiziert wird. Dies kann in Anbetracht der vorgesehenen Lebensplanung hinsichtlich einer nun endlich lebbaren geschlechtlichen Identität und möglicherweise erfahrenen Gendereuphorie („Jetzt lebe ich endlich das Richtige!") zu einer massiven Enttäuschung angesichts einer Erkrankung mit nun (wieder) folgenden Einschränkungen und Begrenzungen führen. Nicht selten erleben trans* und nichtbinäre Personen dann Schuldgefühle, sich vielleicht nicht schon früher für eine Transition entschieden zu haben, aber auch eine tiefe Ungerechtigkeit des Lebens. Manchmal verhält es sich auch genau andersherum: Mit der Mitteilung einer schwerwiegenden chronischen, möglicherweise nicht heilbaren und lebensbegrenzenden Erkrankung gelingt es der trans* oder nichtbinären Person, ihre bis dahin verborgene geschlechtliche Identität auszuleben und den Mut zu haben, sich in dieser zu zeigen und für sie notwendige Transitionsschritte umzusetzen. In Anbetracht einer Begrenzung der Lebenszeit, zum Beispiel durch eine onkologische oder Autoimmun-Erkrankung, können Ressourcen und Kräfte mobilisiert werden, wodurch es der trans* bzw. nichtbinären Person gelingen kann, bisherige Ängste, Zweifel und Sorgen zu überwinden und neue Prioritäten zu setzen.

Ein zentrales Element in der Begleitung schwer chronisch erkrankter Menschen ist ein Leben und Sterben in Würde. Um Menschen die Verbindung zu ihrer Würde bewusst zu machen bzw. die Verbindung wieder herzustellen, hat sich der Ansatz der Dignity Therapy (Würdetherapie) als hilfreich erwiesen (Chochinov et al. 2005). Studienergebnisse belegen eine signifikante Abnahme von depressiven und ängstlichen Symptomen sowie eine Verbesserung des Empfindens von Lebenssinn durch diese Intervention (Oh/Shin 2014).

Schlüsselelement: Lebensrückblick und Dignity Therapy

Bei Menschen, die sich mit einer begrenzten Lebenserwartung und dem nahenden Lebensende auseinandersetzen, können im therapeutischen Prozess mithilfe eines angeleiteten Lebensrückblicks Erinnerungen und Erfahrungen in bestimmten Lebensphasen exploriert und festgehalten werden (Trachsel/Maercker 2016). Für trans* und nichtbinäre Personen können Erinnerungen an bestimmte Lebensphasen oder trans*feindliche und diskriminierende Erfahrungen sehr schmerzhaft sein. Bei einem sogenannten „End-of-Life Review" (Ando et al. 2010) ist es wichtig, die Fragen zu Kindheit, Jugend, Erwachsenenalter und der Integration dahingehend zu modifizieren bzw. trans*- und diskriminierungssensibel anzupassen, so dass die Erfahrungen entsprechend kontextualisiert werden können.

Das Konzept der Dignity Therapy (Chochinov et al. 2005) fokussiert weniger auf einzelne Lebensphasen und fragt eher übergreifend nach Erfahrungen, Wünschen und dem, was weitergegeben werden soll. Dahinter steht die Intention, durch gezielte thematische Fragen zu Generativität, Selbstkontinuität, Rollen-Identität, Stolz und Hoffnung die Würde der betreffenden Person deutlich zu machen (Schulz-Kindermann 2021).

Fragen im Rahmen der Dignity Therapy [trans*sensible Formulierungen]:

- „Erzählen Sie mir ein wenig über Ihre Lebensgeschichte, besonders die Teile, an die Sie sich am besten erinnern oder die Sie für die wichtigsten halten.
- Gibt es bestimmte Dinge, die Ihre Familie [eventuell ersetzen durch: wichtige Personen] über Sie erfahren oder an die sie sich erinnern soll[en]?
- Gibt es bestimmte Dinge, die Sie Ihren Angehörigen [nahen Bezugspersonen] noch sagen möchten, erstmals oder noch einmal?
- Was sind Ihre Hoffnungen und Wünsche für Ihre Liebsten?
- Was haben Sie über das Leben gelernt, das Sie anderen mitgeben möchten? Welchen Rat oder welche Lebensweisheiten möchten Sie gern weitergeben?

- Gibt es Worte/Botschaften, die Sie gerne Ihrer Familie [eventuell ersetzen durch: nahen Personen] mitgeben wollen, oder sogar Anweisungen, die diesen helfen, sich auf die Zukunft vorzubereiten?
- Gibt es andere Dinge, die Ihnen während des Gesprächs eingefallen sind und die Sie in das bleibende Dokument einfügen wollen?“ [Wenn es den Wunsch gibt, ein bleibendes Dokument zu erstellen.] (Trachsel/Maercker 2016, 65, trans*sensible Formulierungen ergänzt durch Autor*innen)

BEISPIEL

Milan ist trans*männlich, 47 Jahre und an Lungenkrebs erkrankt. Die Erkrankung ist in den letzten Monaten rasant fortgeschritten, so dass Milan sehr geschwächt ist und die meiste Zeit zu Hause auf dem Balkon verbringt. Milan lebt mit seinem Partner zusammen und hat einen großen queeren Freundeskreis. Er hat in einer queeren Bar gearbeitet und war dort die „Seele des Ladens“. Milan wünscht sich, seine letzte Lebensphase zu Hause zu verbringen und Zeit mit seinen Liebsten zu haben. Sein Partner und seine Freund*innen haben mit ihm zusammen überlegt, wie sie ihm diesen Wunsch ermöglichen können. Er selbst hat sich schon als junger Erwachsener mit Sterben und Tod auseinandergesetzt, so dass er keine Angst hat, darüber zu sprechen. Das hilft ihm, sich auf „seine letzte Reise“ vorzubereiten. Als es ihm noch gut ging, ist er auch gern in andere Länder gereist. Er versucht sich daran zu orientieren, wie er sich auf diese Reisen vorbereitet hat und wie er mit der Ungewissheit umgegangen ist. Milan ist froh darüber, dass seine Freund*innen ihn und seinen Partner dabei begleiten. Das entlastet ihn, da er spürt, wie sehr sein Partner unter der Situation leidet. So weiß Milan, dass andere auch für seinen Partner da sind und auch nach seinem Tod da sein werden. Milan hat sich nach der Diagnosestellung selbst psychoonkologische Unterstützung gesucht, um sich in dem Abschiedsprozess begleiten zu lassen und um mit den eigenen Ängsten, die das Sterben betreffen, umgehen zu lernen. Einmal in der Woche telefoniert Milan mit der Psychoonkologin, da er es nicht mehr in die Praxis schafft. Bei Bedarf kommt sie zum Hausbesuch vorbei, z.B. wenn es um gemeinsame Themen von Milan und seinem Partner geht. Mit seinem Partner und seinen Freund*innen zusammen hat Milan ein Abschiedsprojekt begonnen, indem eine Freund*in einen Film aus einzelnen Videoaufnahmen zusammenstellt. In den Videoaufnahmen können Milan und jede weitere nahe Person Erinnerungen teilen und Wünsche aussprechen. Wenn sie sich die Filmausschnitte ansehen, gibt es viele Tränen. Manche Erinnerungen sind so lustig, aber es sind ganz oft auch Abschiedsschmerz und viel Traurigkeit dabei. Es tut Milan gut, zusammen lachen und weinen zu können. Milan hat sich ein queeres Beerdigungsinstitut ausgesucht, und eine Freund*in wird die Rede bei seiner Beerdigung und Trauerfeier halten. So kann er bei der Gestaltung der Trauerfeier noch mit dabei sein. Er hat ein tröstliches Bild in sich, dass er nach seinem Tod als Wind durch die Trauergemeinschaft huscht, hier und da an einer Haarsträhne pustet oder über eine Wange streicht und manche Träne trocknet und so seine Freund*innen und seinen Partner weiter begleitet, so wie sie ihn jetzt begleiten. Manchmal übt er schon ein bisschen und pustet seinen Freund*innen in die Haare. Bis ihm die Luft ausgeht. Dann kommt der Wind.

10 De-Transitionen im psychotherapeutischen Kontext

10.1 De-Transitionsentscheidungen im Spannungsfeld der Trans*gesundheitsversorgung

Wenn wir trans* Personen begleiten, die sich für eine De-Transition entscheiden, dann sind wir als Gesundheitsprofessionelle gefordert, De-Transitionsentscheidungen und vorangegangene Transitionsentscheidungen dahingehend zu betrachten, unter welchen gesellschaftlichen und medizinhistorischen Rahmenbedingungen diese getroffen wurden und werden. So können diese Entscheidungen in biografischen wie auch strukturellen Zusammenhängen betrachtet und dementsprechend kontextualisiert werden. Dazu gehören jahrzehntelange Diskriminierungs-, Stigmatisierungs- und Psychopathologisierungsmechanismen, die zu menschenrechtsverletzenden Diagnosen und Zugangsbarrieren für medizinische und rechtliche Transitionsschritte geführt haben. Vor diesem Hintergrund konnten viele Transitionsentscheidungen nicht nach individuellen Bedarfen getroffen werden, sondern wurden unter dem Druck binärer und trans*normativer Konstrukte gefällt (Skuban-Eiseler et al. 2023; Rauchfleisch 2023), um beispielsweise rechtliche Anerkennung und medizinische Versorgung zu erhalten. Zweifel, Unsicherheiten oder Fragen wurden häufig missinterpretiert und selten als gesunde und hilfreiche Anteile eines Entscheidungsprozesses gewertet.

BEISPIEL

Irina Claaß ist 56 Jahre und identifiziert sich trans*weiblich. Sie hat ihre Transition vor 25 Jahren begonnen. Sie schildert ihren damaligen Transitionsprozess als sehr belastend, da es nur wenig Zugang zu Informationen gegeben habe. Die Haltung ihrer damaligen Psychotherapeutin sei dahingehend unterstützend gewesen, indem sie entsprechende „Gutachten“ für „notwendige“ medizinische Behandlungen erhalten habe. Doch habe sie selbst sich gar nicht in ihrer eigenen Erlebenswelt zeigen können, um genau diesen Prozess nicht zu gefährden, sondern sich als unzweifelhaft weiblich präsentiert mit allen Operationswünschen. In ihrem Inneren habe sie jedoch große Bedenken hinsichtlich der Genitaloperation gehabt und keinen so starken Leidensdruck diesbezüglich verspürt, da sie eine erfüllte weibliche Sexualität leben konnte und sie selbst dies nicht im Widerspruch zu ihrer weiblichen Identität empfunden habe. Zudem habe sie einen großen Kinderwunsch mit ihrer Partnerin gehabt. Doch all diese Anteile hätte sie damals nicht zum Ausdruck bringen können, da ihr dies von verschiedenen Gutachter*innen nachteilig ausgelegt und ihre Trans*identität angezweifelt worden wäre. Um jedoch eine rechtliche Anerkennung ihrer weiblichen Identität (weiblichen Vornamen und Personenstand) zu erhalten, habe sie sich diesem schmerzhaften Prozess unterzogen. Heute leide sie sehr darunter, keine eigenen Kinder zu haben und um diese Erfahrung betrogen worden zu sein. Die Trauer darüber, sich damals mit einem Leben für die eigene weibliche Identität gegen eigene Kinder entscheiden zu müssen, ist mit viel Wut, Ohnmacht und Schmerz verbunden.

Ähnliche Erfahrungen beschreibt Udo Rauchfleisch (2023) aus seiner therapeutischen Perspektive nach 52 Jahren Arbeit mit trans*identen Menschen. Er illustriert sehr anschaulich, welchen Einfluss historische Konzepte und damit einhergehende Pathologisierungen damals auf Entscheidungen im Gesundheitssystem und die Selbstbestimmung von trans* und insbesondere nichtbinären Personen hinsichtlich gewünschter Transitionsmaßnahmen hatten. Gleichermaßen blieben nichtnormative Lebensweisen und -konzepte außerhalb genderbinärer, hetero- und cis-normativer Vorannahmen unbeachtet.

> *„Aufgrund meiner heutigen Kenntnisse und Erfahrungen mit transidenten Personen vermute ich, dass wir in den 1970er- und 1980er-Jahren etliche dieser Patient:innen auf den Weg einer totalen Transition gedrängt haben, obwohl sie vielleicht, wie heute nicht wenige transidente Personen, nur ein paar Schritte auf diesem Weg gehen wollten, zum Beispiel nur Hormone oder nur gewisse leichte körperliche Veränderungen haben wollten. Mit der Vergabe der Diagnose Transsexualismus haben wir damals jedoch die gesamte körperliche Transition als selbstverständlich angenommen und gefordert. Wer diesen Weg nicht zu gehen bereit war – und es gab vereinzelt Personen, die uns wegen Teilschritten in der Transition aufsuchten –, wurde von der interdisziplinären Arbeitsgruppe, die wir 1993 im Universitätsspital Basel mit Vertreter:innen von Endokrinologie, Plastischer Chirurgie, Urologie, Gynäkologie, Psychiatrie/Psychologie und später HNO gebildet haben, abgelehnt.“ (Rauchfleisch 2023, 44)*

Die Einordnung trans*geschlechtlicher Lebensweisen erfolgte bis einschließlich der ICD-10 als „Psychische Störung“ im Kapitel der Persönlichkeits- und Verhaltensstörungen unter F64.0 als „Transsexualismus“. Nur darüber, also durch eine Psychopathologisierung, war ein Zugang zu Maßnahmen für trans* Personen mit medizinischem Transitionsbedarf möglich. Die Diagnosekriterien in der ICD-10 sind zudem verknüpft mit dem „Wunsch nach hormoneller und chirurgischer Behandlung, um den eigenen Körper dem bevorzugten Geschlecht soweit wie möglich anzugleichen“ (Dilling et al. 2014, 294). Dies entspricht zum einen nicht den Lebensrealitäten und Bedarfen trans*geschlechtlicher und nichtbinärer Personen. Zum anderen erzeugte es jahrzehntelang die Annahme und den Druck, dass trans* Personen sich geschlechtsangleichenden medizinischen Maßnahmen unterziehen „müssen“, um in ihrer Trans*identität anerkannt zu werden. In deren Folge haben sich viele trans* Personen Operationen unterziehen müssen, die sie selbst nicht gewünscht haben oder von denen sie internalisiert glaubten, es zu wollen, um die Vorstellungen diagnostischer Konstrukte seitens der Versorger*innen zu erfüllen und eine Anerkennung ihrer geschlechtlichen Identität zu erhalten. Auch waren diese Schritte notwendig, um eine rechtliche Anerkennung über das TSG („Transsexuellengesetz“ – Gesetz über die Änderung der Vornamen und die Feststellung der Geschlechtszugehörigkeit in besonderen Fällen) zu erhalten für die sogenannte „große Lösung“, wenn eine Person sowohl Vornamen als auch Personenstand ändern wollte (Bundesministerium der Justiz 2023). Der Zwang zur Fortpflanzungsunfähigkeit sowie zur operativen Angleichung der äußeren Geschlechtsmerkmale hat dazu geführt, dass sich viele trans* Personen unter Druck gesetzt fühlten, diese durchführen lassen zu müssen. Erst 2011 ist die Notwendigkeit, sich sterilisieren und operieren zu lassen, um eine Personenstandsänderung im Rahmen des TSG beantragen zu können, als verfassungswidrig anerkannt worden.

Mit der neuen ICD-11 ist ein Paradigmenwechsel vollzogen worden, indem die „Diagnose“ des „Transsexualismus“ gestrichen und als Einordnung unter dem Kapitel „Psychische und Verhaltensstörung“ entfernt wurde. In der praktischen Umsetzung ist dieser Paradigmenwechsel leider noch nicht angekommen. Es gibt seitens des Medizinischen Dienstes der Krankenkassen noch keine Anpassung an die aktuelle diagnostische Einordnung. Entscheidungen für Kostenübernahmen medizinischer Transitionsmaßnahmen werden weiterhin auf der Grundlage der bestehenden „Begutachtungsanleitung Richtlinie des GKV-Spitzenverbandes nach §282 SGB V: Geschlechtsangleichende Maßnahmen bei Transsexualismus (ICD-10, F64.0)“ von 2020 getroffen (MDS 2020).

All diese Faktoren erschweren die Umsetzung selbstbestimmter Entscheidungen hinsichtlich individueller Bedarfe in einem Transitionsprozess und sind in der Begegnung mit de-trans* Personen zu berücksichtigen.

10.2 Begrifflichkeiten und Prävalenzen

Es ist notwendig, zwischen den Begriffen De-Transitionen und Regret zu unterscheiden, um die Komplexität von (De-)Transitionsentscheidungen begrifflich fassen zu können und eine respektvolle Haltung gegenüber selbstbestimmten Entscheidungen deutlich zu machen.

Mit De-Transitionen sind erneute bzw. weitere Transitionen gemeint, welche einer vorherigen Transition entweder auf sozialer, medizinischer oder rechtlicher Ebene folgen. Eine De-Transition kann ein temporäres oder dauerhaftes Unterbrechen/Stoppen bisheriger oder einzelner Transitionsschritte (z. B. einer Hormoneinnahme) bedeuten oder ein Rückgängigmachen bisheriger oder einzelner Transitionsschritte (z. B. einer Vornamens- und Personenstandsänderung) oder eine Veränderung in der Genderpräsentation, indem eine de-trans* Person sich beispielsweise eher nichtbinär ausdrückt zu einem vorherigen binären Geschlechtsausdruck. All dies kann erfolgen unter Beibehalten der bisherigen selbstbestimmten Identität (z. B. kann eine trans*feminine Person ihre Transitionsschritte wie eine Epilation oder eine Stimmtherapie stoppen und sich eher maskulin in der Geschlechterpräsentation ausdrücken, sich aber weiterhin weiblich identifizieren) oder infolge einer neuen Identitätsentwicklung (z. B. stoppt eine trans*maskuline Person die Hormontherapie, da sie sich eher nichtbinär identifiziert) oder mit dem Wunsch nach Identifikation mit dem bei Geburt zugewiesenen Geschlecht. De-Transitionsentscheidungen können mit oder ohne einen Bedarf an körpermodifizierenden Veränderungen zur Angleichung an das aktuell empfundene Identitätsgeschlecht stattfinden (z. B. wünscht eine de-transitionierende Person die Änderung des Vornamens und Personenstandes, aber keinen Brustaufbau nach erfolgter Mastektomie).

Nur eine de-transitionierende Person kann für sich selbst einzelne oder erfolgte Transitionsschritte als einen Irrtum, eine Fehlentscheidung oder ein Bereuen im Sinne eines „regrets“ (englisch für „Bedauern“) bewerten. Regret bedeutet das Bedauern oder Bereuen von erfolgten sozialen, rechtlichen oder medizinischen Transitionsschritten. Dabei handelt es sich immer um eine ganz persönliche und individuelle Einschätzung, so dass Verallgemeinerungen und Instrumentalisierungen nicht angemessen sind und vielen de-trans* Personen nicht gerecht werden. Ein Regret kann vor oder nach medizinischen Transitionsschritten stattfinden.

De-Transitionen sind nicht gleichbedeutend mit einem Bedauern der von der Person entschiedenen Transitionsschritte und gehen häufig nicht mit einem Regret einher. In der Umfrage von Turban et al. (2021) gaben von 27.715 trans* Personen 2.242 De-Transitionsentscheidungen an (8 %), wohingegen die Regret-Raten (<1 %) deutlich niedriger sind.

Die aktuelle Studienlage weist auf eine sehr geringe Häufigkeit von Regret hin. Bustos et al. (2021) untersuchten in einer Meta-Analyse die Häufigkeit von Regret nach operativen geschlechtsangleichenden Behandlungen: Es wurden 27 Studien mit insgesamt N = 7.928 trans* Personen aus 14 Ländern einbezogen. Dabei waren 33% maskulinisierende Eingriffe und 67% feminisierende Eingriffe. Die Studien berichten insgesamt über eine Regret-Rate von 1% nach operativen geschlechtsangleichenden Behandlungen (bei maskulinisierenden Eingriffen liegt die Rate bei <1%, bei feminisierenden Eingriffen bei etwa 1%). In einer Langzeitstudie der Gender Identity Clinic in Amsterdam (1972–2015) mit N = 6.793 drückten 0,3% der trans*männlichen und 0,6% der trans*weiblichen Personen Bedauern über ihre Transition aus (Wiepjes et al. 2018). Trotz der geringen Fallzahl (N = 14) an Regret ist die Studie aufgrund des Langzeitdesigns ökologisch valide. Von den 14 Personen mit Regret haben 13 Personen die Hormontherapie zwischen 1978–1997 begonnen, und nur eine Person von 14 nach 2000. Wiepjes führt hier die Verbesserung interdisziplinärer Indikationsstellungen als Hypothese an. Unseres Erachtens sind iatrogene Faktoren wie binäre Geschlechtervorstellungen und Behandlungen, um in der Identität anerkannt zu werden (aber nicht selbst gewünscht oder benötigt), ebenfalls ein wichtiger Faktor. Auf ähnliche Zahlen kommt eine Umfrage unter 154 Chirurg*innen, die 2016 an einem WPATH-Kongress teilgenommen hatten, mit einer Regret-Rate zwischen 0,2% und 0,3% nach operativen geschlechtsangleichenden Maßnahmen (Narayan et al. 2021).

Des Weiteren weisen wir darauf hin, dass es auch bei vielen anderen Operationen (z. B. abdominellen und Thorax-Operationen, Operationen bei Krebserkrankungen, plastisch-chirurgischen Eingriffen) „regrets" gibt (Martinez et al. 2015; Shreffler et al. 2016; Wilson et al. 2017a). In einem systematischen Review, welches 73 Studien einschloss, gaben 14,4% der Patient*innen ein Bedauern darüber an, dass sie eine elektive chirurgische Behandlung haben durchführen lassen (Wilson et al. 2017b). Ein aktuelles systematisches Review zum Vergleich dazu zeigte, dass die Rate für ein Bedauern einer körpermodifizierenden Behandlung bei trans* Personen mit 1% deutlich niedriger ausfällt als bei cis Personen, die sich plastisch-chirurgischen Eingriffen unterzogen haben: So lag bei cis Personen die Regret-Rate bei Brustrekonstruktion bei 0–47,1%, bei Brustvergrößerung bei 5,1–9,1%, bei der Körperkonturierung zwischen 10,8 und 33,3%, bei einer Prostatektomie gaben 30% Bedauern an, und bis zu 19,5% bereuten nach einer bariatrischen Operation den Eingriff (Thornton et al. 2024).

10.3 Einflussfaktoren bei De-Transitionsentscheidungen

In der bisher größten Untersuchung zu De-Transitionen in den USA zeigte sich Diskriminierung als der wichtigste Faktor, der zu De-Transitionsentscheidungen führt. In dieser Studie von Turban et al. (2021) mit N = 27.715, davon De-Trans* N = 2.242, wurden vor allem externe Gründe (z. B. familiärer Druck, soziale Stigmatisierungen, fehlendes unterstützendes Schul- und Arbeitsumfeld, sexuelle Übergriffe) mit 82,5% für eine De-Transition angegeben im Vergleich zu internen Gründen (Fluidität und Unsicherheiten hinsichtlich der Geschlechtsidentität, psychologische Faktoren) mit 15,9%. Die Aussage, „es war zu hart für mich", wurde trotz 33% der Antworten nicht in die Kategorisierung hineingenommen, da darin externe wie auch interne Faktoren eine Rolle spielen. Diese Erfahrungen bedeuten jedoch nicht zwingend ein Bedauern über die Transitionsentscheidung. Hierbei ist zu berücksichtigen, dass externe Faktoren wie Stigmatisierung im Sinne des Minoritäten-Stress-Modells auch zu internen Faktoren wie Depressionen und Selbstzweifeln hinsichtlich der Geschlechtsidentität sowie internalisierter Trans*negativität führen können.

De-Transitionen werden häufiger berichtet bei Personen, die bei Geburt dem männlichen Geschlecht zugewiesen wurden, sowie bei nichtbinären und bisexuellen Personen (Turban et al. 2021). Aus anderen Studien ist bekannt, dass insbesondere diese Personen einer stärkeren Diskriminierung und Stigmatisierung (größerem sozialen Druck) ausgesetzt sind, so dass auch hier wiederum von möglicherweise höherem Minoritäten-Stress und internalisierten Selbstzweifeln ausgegangen werden kann.

Weitere Einflussfaktoren für De-Transitionsentscheidungen können Enttäuschung bzw. Unzufriedenheit in Bezug auf das Behandlungsergebnis nach körpermodifizierenden Maßnahmen sein, gesundheitliche Probleme einschließlich Komplikationen nach Operationen und unerwünschten Nebenwirkungen sowie ein bestehender Kinderwunsch, bei dem es der Person wichtig ist, selbst auch biologisch mit den Kindern verbunden zu sein (Expósito-Campos 2021). In der Studie von Wiepjes et al. (2018) wurde festgestellt, dass häufig nicht die körperlichen Auswirkungen der operativen Angleichung bedauert werden, sondern die Stigmatisierungen, welche die Betroffenen nach den operativen Angleichungen von ihren Familien und dem sozialen Umfeld erfahren haben.

Die Geschlechtsidentität ist für einige trans* Personen ein ganz individuelles und persönliches Erleben, welches sich auch unabhängig von sozialem Druck ändern kann. Vor diesem Hintergrund können De-Transitionsentscheidungen bei Änderung der geschlechtlichen Identifizierung getroffen werden. Die Person kann sich dabei weiterhin als trans* identifizieren, jedoch ihre geschlechtliche Selbstwahrnehmung von z. B. binär-orientiert trans* zu nichtbinär trans* bewegen (graham 2017). Auch kann eine Zufriedenheit mit dem bereits Erreichten mit Aufgabe des Wunsches nach weiteren Behandlungsmaßnahmen einhergehen, z. B. kann bei trans*maskulinen Personen eine Reduktion (Microdosing) oder ein Beenden der Hormoneinnahme nach erreichter Maskulinisierung erfolgen (graham 2017).

Wenn die persönlichen Bedarfe von trans* Personen nicht gesehen werden und diese mit den Gendernormen der Gesundheitsprofessionellen konform gehen sollen, bedingt diese Dynamik ein Viertel von „regrets" (Wiepjes et al. 2018). Schwere psychiatrische Begleiterkrankungen sind Prädiktoren von Regret und schlechterem Outcome nach geschlechtsangleichender körpermodifizierender Behandlung (Gijs et al. 2013; Murad et al. 2010). Es ist davon auszugehen, dass Personen teilweise ihre psychischen Beeinträchtigungen nicht kommunizieren, um Versorgungszugang zu erhalten, und gleichermaßen Entscheidungen getroffen wurden unter Umständen, in denen die Personen bestimmte Einflussfaktoren nicht gut in den Blick nehmen konnten (Dissoziationen, mangelnde Selbstfürsorgemöglichkeiten, sozial schwer belastende Umstände, die die Aufmerksamkeit der Person massiv einfordern). Dadurch kann der Zugang zu notwendigen Ressourcen, wie praktischer, aber auch psychosozialer Unterstützung, um eine Operation und deren Nachsorge bewältigen zu können, nicht umfänglich vorbereitet und bereitgestellt werden.

De-Transitionen können temporär sein, indem nach einer De-Transition eine erneute Transition unter günstigeren Bedingungen folgt, z. B. nach dem Verlassen eines diskriminierenden Umfelds oder dem Wegfall von sozialem Druck, zu de-transitionieren (Narayan et al. 2021; Turban/Keuroghlian 2018).

BEISPIEL

Fallbeispiel zur Bedeutung des sozialen Umfeldes und der Unterstützung: Eine trans*feminine Person (67 Jahre) hat nach langem Verbergen und jahrzehntelangen Zweifeln den Mut gefunden, sich zu offenbaren, und ihre Sorgen vor negativen Konsequenzen eines Outings im beruflichen und sozialen Umfeld ablegen können, da sie nun zum Ende ihrer Erwerbstätigkeit eine materiell abgesicherte Existenz geschaffen hat. Sie wurde zudem von ihrer Frau in dem Transitionsprozess sehr unterstützt. Wenige Monate nach dem „äußeren" Trans*coming-out ist ihre Frau verstorben. Die veränderten Lebensumstände haben sie noch mal überlegen lassen, ob sie ihren Weg ohne den Rückhalt ihrer Frau schaffen kann, so dass sie auch über eine De-Transition nachgedacht hat: Sie hatte Sorgen, allein als Trans*frau zu leben, isoliert, einsam und damit unglücklich auf der einen Seite, aber trotzdem mit sich stimmig, auf der anderen Seite vermutete sie, in der Rolle als Mann gesellschaftlich leichter integriert zu sein, auf bekannte Muster zurückgreifen zu können, aber dann ein unglückliches Leben zu führen, wie sie es die letzten Jahre gemacht hat. Beide Optionen schienen mit Unglück assoziiert, wobei sie letztlich sich mit Zuspruch ihrer Kinder für ein Leben in ihrer selbstbestimmten Identität entschieden hat und damit sehr zufrieden ist.

10.4 Therapeutische Haltung – Umgang mit Ambivalenzen, Unsicherheiten und Zweifeln

Sich mit einer De-Transitionsentscheidung zu offenbaren, kann sowohl für die betreffende Person als auch für das soziale Umfeld, z. B. für Eltern, die eine jugendliche trans* Person in der Transition unterstützt haben, eine besondere Herausforderung darstellen. De-transitionierende Personen sind häufig mit verschiedenen Vorurteilen und Gefühlen konfrontiert, die sie persönlich wie auch in einem sozialen und gesellschaftlich-politischen Rahmen bewältigen müssen. Teilweise spielen Scham- und Schuldgefühle, Sorge vor Einsamkeit und Isolation, Misstrauen, aber auch Vorwürfe, Ängste und Unsicherheiten aufseiten des sozialen Umfeldes eine große Rolle, die wiederum zu Ausgrenzungen, Diskriminierung und Stigmatisierung führen können. De-transitionierende Personen berichten oft, dass sie keine hilfreiche Unterstützung im sozialen Umfeld bei der De-Transition erhalten haben und auch Community-basierte und psychotherapeutische Unterstützung deutlich schwerer zu finden ist und teilweise mit negativen Erfahrungen einhergeht (Vandenbussche 2021). Deshalb ist ein*e Psychotherapeut*in mit einer wertfreien und empathischen Haltung für eine solche Entscheidung absolut wichtig. Häufig überschätzen Psychotherapeut*innen ihre Rolle in der Begleitung von Transitionsprozessen, so dass sie eine De-Transitionsentscheidung einer Person als eigenen „Fehler“ oder ein „Versagen“ werten. Wenn Personen Transitionsentscheidungen bedauern, kann dies mit starken Emotionen wie Scham, Schulderleben, Misstrauen und Ärger verbunden sein, die sich in einer Übertragungs-Gegenübertragungsdynamik zwischen behandlungssuchender Person und Psychotherapeut*in aufschaukeln können, wenn letztere diese Empfindungen nicht gut verstehen und halten kann (Heylens/Elaut 2023; MacKinnon et al. 2020).

BEISPIEL

In der Psychotherapeutischen Praxis von Chris Moor meldet sich 18 Monate nach Beendigung der Therapie eine ehemalige Klient*in mit dem Wunsch nach De-Transition. Der Therapeut reagiert freundlich und aufgeschlossen und vereinbart einen Gesprächstermin. In der Folge bemerkt der Therapeut zunehmend Gedanken hinsichtlich des damaligen Transitionsprozesses und spürt eine Unsicherheit verbunden mit Fragen, ob er damals etwas übersehen habe und etwas falsch gemacht haben könnte.

Diese Fragen begegnen uns wiederkehrend in Fortbildungen und Supervisionen, so dass wir einen Reflexionsprozess im Sinne der Selbsterfahrung auf therapeutischer Seite für die Kontaktaufnahme und Beziehungsgestaltung als einen wesentlichen Grundbaustein in der Arbeit mit de-transitionierenden Personen ansehen. In der folgenden Matrix stellen wir vier Ebenen vor, die Einfluss auf die Beziehungsgestaltung in Entscheidungsprozessen seitens der Behandler*innen haben (Abb. 8). Dazu gehören persönliche Aspekte, die ich als Gesundheitsversorger*in mitbringe, wie die Zugehörigkeit zu einer Majorität oder Minorität, die verfügbaren Privilegien und Ressourcen, die Bereitschaft zur Selbstreflexion, das Zulassen von Unsicherheiten und Zweifeln sowie eine bestenfalls respektvolle und diskriminierungssensible Haltung. Demgegenüber stehen die strukturellen Rahmenbedingungen, in denen Entscheidungsprozesse und Interaktionen stattfinden, wie vorhandene Versorgungsstrukturen, Vorgaben durch Medizinische Dienste, Krankenkassen, Behandler*innen, politische Diskurse etc. Des Weiteren können Gesundheitsprofessionelle verschiedene Rollen einnehmen hinsichtlich ihrer Profession und ihres aktivistischen und/oder berufspolitischen Engagements. Bezüglich der professionellen Rollenfunktion sind wir den (medizin-) ethischen Prinzipen (Nichtschaden, Wohlwollen, Autonomie und Gerechtigkeit) verpflichtet und angehalten, nach den aktuellen fachlichen Standards tätig zu sein. In einer trans*respektvollen Beziehungsgestaltung sind wir als Gesundheitsversorger*innen bereit, selbstbestimmte Entscheidungen zu unterstützen und die dafür notwendigen Informationen zur Verfügung zu stellen bzw. zugänglich zu machen. Gleichermaßen reflektieren wir als Therapeut*innen das Dilemma zwischen möglichen Fremdaufträgen (z. B. seitens des Medizinischen Dienstes) und notwendigen Berichten, welches wir transparent machen und wobei wir unsere eigene Rolle in dem Gesundheitssystem kritisch reflektieren und markieren. Der Übergang zur aktivistischen Rolle kann fließend sein, indem wir uns aus unserer bewussten privilegierten Position als Gesundheitsprofessionelle (möglicherweise zusätzlich weiß und cis) für die Rechte von de-trans*, trans* und nichtbinären Personen einsetzen, uns aktiv gegen Diskriminierung und Pathologisierung positionieren und für die Anerkennung der Selbstbestimmung einsetzen. Der Fokus liegt hier auf der Selbstreflexion seitens der Therapeut*innen, um trans* und nichtbinären Behandlungssuchenden eine respektvolle und offene Beziehung anbieten zu können, so dass trans* und nichtbinäre Personen in selbstbestimmten, informierten und ergebnisoffenen Entscheidungsprozessen begleitet werden können. Für die Haltungsreflexion seitens der Psychotherapeut*innen spielen auch Aspekte der Behandlungssuchenden wie Zugehörigkeiten, Bedarfe, bisherige Erfahrungen und Interaktionsangebote eine wichtige Rolle (Wolf et al. 2023b).

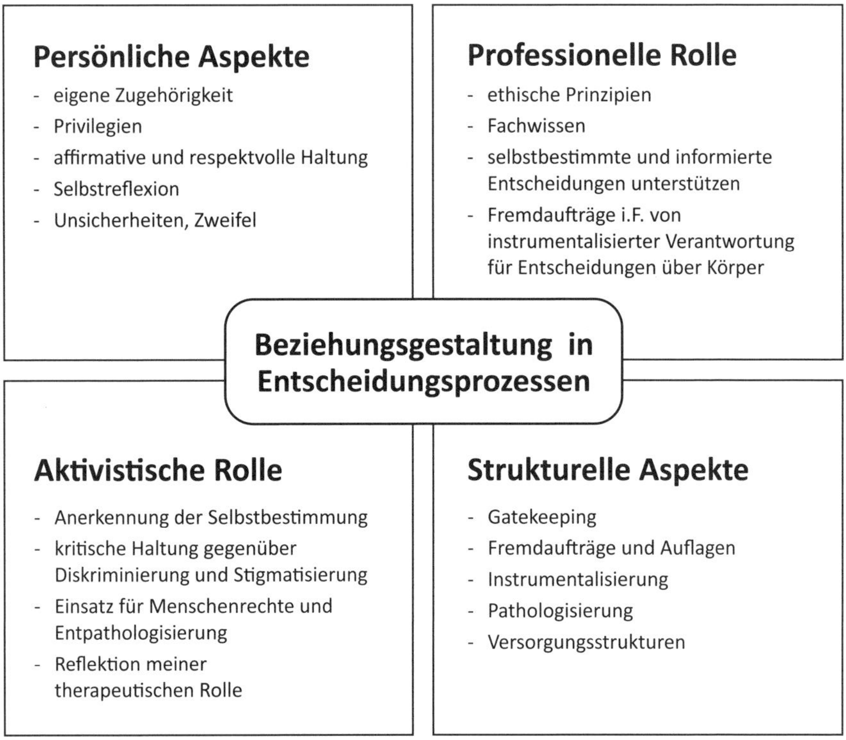

Abb. 8: Matrix zur Selbstreflexion seitens der Versorger*innen im Verhandeln von Ungewissheiten

Reflexionsprozess des Therapeuten im Spannungsfeld der verschiedenen Aspekte bei der De-Transitionsentscheidung einer Klient*in:

- Hätte ich als Therapeut etwas anders machen können, um möglichen Fehlern oder blinden Flecken auf die Spur zu kommen? Diese Frage ist relevant für alle vier Felder. Vor allem mit dem Anliegen, trans* Personen weiterhin in ihren Bedarfen und Entscheidungsprozessen gut zu unterstützen, ohne Versorgungsbarrieren aufzubauen (persönlich, professionell, aktivistisch, strukturell).
- Kann es sein, dass die von mir wahrgenommenen Versorgungsbarrieren (strukturell) dazu führen, dass ich besonders intensiv versuche, möglichst unterstützend zu sein, um auch das Gerechtigkeitsdefizit (aktivistisch) auszugleichen? Und welchen Einfluss hat dieses Engagement von mir auf die Entscheidungs- und Abwägungsprozesse meiner Klient*innen?
- Die Frage, ob ich als Therapeut einen „Fehler" gemacht habe, unterstellt gleichermaßen, dass ich eine Entscheidung getroffen hätte (professionell/strukturell: gatekeeping) und damit der trans* Person „abspreche", eine selbstbestimmte Entscheidung mit all ihren Konsequenzen treffen zu können (strukturell: Pathologisierung).
- Zudem ist es eine Vorannahme, dass es eine „Fehlentscheidung" gewesen sei, was ja gar nicht sein muss (professionell, aktivistisch, persönlich, strukturell).
- Ein weiterer Impuls ist das nun möglicherweise „genauere" Hinhören und Erfragen, welches mir in einer dahingehenden Sensibilisierung auffällt (persönlich: Unsicherheit, Zweifel), und gleichermaßen der Wunsch, Behandlungssuchende zu unterstützen (professionell) und nicht als Gatekeeper wahrgenommen zu werden (aktivistisch), was ich jedoch per se durch meine Position als Gesundheitsprofessioneller (professionell, strukturell) bin, wenn ich Indikationen ausstelle.
- Daran schließt sich die Sorge an, welche Bedeutungen die De-Transitionsentscheidung für die (politische) Gesundheitsversorgungssituation hat (aktivistisch, persönlich, strukturell). Um einer weiteren Instrumentalisierung entgegenzuwirken, erfordert es auf berufspolitischer Seite das Engagement, für mehr Aufklärung und Sensibilisierung und Unvoreingenommenheit zu sorgen (aktivistisch, professionell, persönlich, strukturell), und auf der psychotherapeutischen Seite eine Offenheit, mit der ich de-transitionierenden Personen begegnen möchte, um sie in ihren spezifischen Bedarfen zu unterstützen (professionell), ohne sie und mich vorzuverurteilen (ohne Genaues über die De-Trans*entscheidung und deren Gründe zu wissen!). Dennoch gibt es einen Anteil in mir, der hofft, dass die Person nicht sagt, dass die De-Transitionsentscheidung mit einem

nicht berücksichtigten Trauma zusammenhängt (persönlich, strukturell). Ein anderer Teil bemüht sich zu verstehen, was dies für Konsequenzen haben könnte, die hilfreich für weitere Transitionsbegleitungen (strukturell, aktivistisch, professionell, persönlich) sind.

- Als Therapeut versuche ich, mir meine Vorurteile und Instrumentalisierungen bewusst zu machen (persönlich, aktivistisch), um respektvoll und offen zu bleiben und Raum für die vielfältigen und komplexen Prozesse und Einflussfaktoren der Entscheidungen bereitzustellen (professionell).
- Ich muss mir immer wieder klarmachen, wie gravierend die strukturellen Einflussfaktoren (Stigmatisierung, Pathologisierung etc.) sind, die mein Denken und meine Haltung beeinflussen, und dass es immer wieder eine bewusste und intensive Auseinandersetzung damit braucht, um diese Faktoren zu erkennen und dagegen anzugehen, sich zu positionieren (persönlich, aktivistisch) und umzulernen (professionell, strukturell).
- Manchmal werde ich auch ärgerlich, dass ich mich immer wieder mit dieser Gemengelage auseinandersetzen muss (persönlich), weil die Unverhältnismäßigkeit in dem Diskurs zu einem Spannungsfeld führt, welches den Blick für die spezifischen Bedarfe verstellt und den Zugang zu notwendigen Versorgungsangeboten für trans* und de-trans* Personen erschwert (aktivistisch, strukturell, professionell).
- Kann ich die Stärken und Ressourcen sehen, die hinter einer De-Transitionsentscheidung der Person stehen (professionell, persönlich, aktivistisch)?

Vor dem Hintergrund der Auseinandersetzung mit dem Thema De-Transition begegnen uns häufig Schrecken und die Annahme, eine „Fehlentscheidung“ getroffen zu haben. Im Verhandeln der Ungewissheiten und Zweifel, Ängste und Ambivalenzen hin zu einer informierten Entscheidung sind Respekt und Wertschätzung gegenüber selbstbestimmten Entscheidungen sowie verschiedene Wege und Irrwege im Leben wesentliche Voraussetzungen für eine vertrauensvolle Beziehung.

BEISPIEL

Die 55-jährige de-transitionierende Person berichtet, dass die Transition damals absolut notwendig war und es niemanden und nichts gegeben hätte, um sie davon abzubringen. Zunächst habe sie sich als trans*maskulin identifiziert. Das zunehmende genderdysphorische Erleben ging mit starkem Leidensdruck und ausgeprägten Wünschen nach sozialen, körperlichen und rechtlichen Transitionsschritten einher, die zu einer

Maskulinisierung ihres Erscheinungsbildes führten. In Anbetracht des starken genderdysphorischen Erlebens sowie des erschwerten Zugangs zur Selbstwahrnehmung resultierte die innerlich notwendige Entscheidung, eine Transition zur trans*männlichen Identität durchzuführen. Im Rahmen weiterer körpermodifizierender Schritte konnte sie ihr Unbehagen besser einordnen und mithilfe selbstreflexiver Auseinandersetzung ihre geschlechtliche Identität infrage stellen und hinsichtlich der Lebbarkeit im sozialen Kontext überprüfen. Daraufhin stoppte sie die maskulinisierende Hormonbehandlung und identifiziert sich in einer weiblichen Identität mit nichtbinären Anteilen, die jedoch für sie im Rahmen einer nichtbinären Geschlechtsidentität nicht lebbar waren. Dieser Schritt gelang ihr erst aus einem „männlichen" Identitätsstandpunkt heraus, wodurch eigene und soziale Vergleichsprozesse möglich wurden, die eine Reflexion und Integration verschiedener Anteile ihrer Identität erlaubten, sich als „weiblich" und „Frau" zu identifizieren, aber nicht als „männlich". Nur dadurch habe sie erfahren, was sie jetzt für sich brauche. Rückblickend sei sie nicht unglücklich über den Weg der Transition, da es zur damaligen Zeit notwendig gewesen sei, um sich bezüglich der Identitätsfragen klarer zu werden. Somit habe der Weg seinen Wert, indem sie jetzt eine Basis in der weiblichen Identität gefunden habe und sich darüber klar geworden sei, dass sie keine körpermodifizierenden Maßnahmen wünsche und nun besser mit ihrer Weiblichkeit umgehen könne. Vor allem habe sie eine Antwort auf ihre Frage gefunden, in welchem Geschlecht sie gut durchs Leben komme. Ihre jetzige Entscheidung sei eine Form der Transition, aber kein Weg zurück, sondern ein Anknüpfen an ihren bisherigen Weg.

Wenn wir Geschlecht und Identität als etwas Veränderliches verstehen, wird es uns gelingen, das Thema De-Transition zu entmystifizieren und zu entdämonisieren. De-Transitionen können als eine ganz individuelle gesunde Entwicklung betrachtet werden, ohne daraus per se einen „Fehler" zu konstruieren.

10.5 Empfehlungen für die therapeutische Arbeit mit de-transitionierenden Personen

Für die therapeutische Arbeit mit Personen, die De-Transitionsentscheidungen treffen, braucht es eine offene und respektvolle Haltung, in der sich Identitäten frei von normativen Annahmen entwickeln können und Kontextbedingungen mitberücksichtigt werden. Für getroffene Transitionsentscheidungen gibt es keine hundertprozentige Sicherheit und Garantie, dass sie ein Leben lang von Dauer und „passend" sind, da diese von zahlreichen Faktoren beeinflusst werden und abhängen. Dennoch können wir von Wahrscheinlichkeiten ausgehen und sorgsam Einflussfaktoren in den Blick nehmen. Nur wenige, die sich für eine De-Transition entscheiden, bereuen die Transition. Für manche war es ein wichtiges Stadium ihres Lebens, welches sie erfahren wollten, aber in welchem sie nun nicht mehr bleiben möchten (graham 2017).

Ein Bedauern braucht Anerkennung, Trost, Halt und Unterstützung bei einer Neuorientierung. Hierbei kann es hilfreich sein, Umstände, die zu der damaligen Entscheidung geführt haben, zu reflektieren und zu würdigen. Dazu gehört es auch zu prüfen, ob damals eine andere Entscheidung hätte getroffen werden können. In Anbetracht der zahlreichen Einflussfaktoren kann es entlastend sein, getroffene Entscheidungen zu kontextualisieren und unter den jeweiligen Umständen als eine wichtige Lösungs- und Bewältigungsstrategie anzuerkennen. Des Weiteren kann es hilfreich sein, die Person darin zu unterstützen, wie sie für sich mit der getroffenen Entscheidung weiter umgehen kann, welche Maßnahmen notwendig sind, was sie für ihre Identitätsentwicklung braucht und welche Ressourcen zur Verfügung stehen oder aufgebaut werden können. Dabei können der Umgang mit Gefühlen und Vorwürfen, der Schutz vor Instrumentalisierung und Diskriminierung, die Erweiterung von Genderkonzepten sowie der Umgang mit fortbestehender Geschlechtsdysphorie wichtige Themen sein. Bei der Umsetzung von De-Transitionsentscheidungen achten wir als Behandler*innen darauf, dass die Person in den Entscheidungsprozessen wirklich klar ist, d. h. beispielsweise nicht dissoziiert, keine Substanzen konsumiert und ausgeprägte internalisierte trans*negative Einstellungen modifiziert hat.

BEISPIEL

Eine junge de-transitionierende Person (24 Jahre), die insbesondere unter dysphorischem Erleben hinsichtlich der weiblichen Brüste gelitten habe, hat sich während der fortschreitenden Pubertät psychotherapeutische Begleitung gesucht, um die Transition zu beginnen. Zuerst habe sie auch maskulinisierende Hormone gewünscht, welche sie jedoch auf Zurückhaltung der Eltern und des Therapeuten nicht gleich erhalten habe, so dass sie mit Pubertätsblockern begonnen habe. Damit sei sie ganz zufrieden gewesen. Ihr größter Leidensdruck sei das Vorhandensein der weiblichen Brüste gewesen. Aufgrund des genderdysphorischen Erlebens habe sie dringend eine Mastektomie angestrebt. Da ihre Eltern große Bedenken hinsichtlich aller körperlichen Veränderungen hatten, habe sie bis zu ihrem 18. Lebensjahr gewartet. In der Therapie habe sie mit dem Therapeuten auch über einen sexuellen Missbrauch gesprochen, aber auf keine Verbindungen zu ihrer Trans*identität geschlossen. Ihr selbst sei das Thema unangenehm und peinlich gewesen, so dass sie dies auch nicht mit dem Therapeuten habe besprechen wollen. Der Therapeut habe ihr daraufhin Kontaktdaten von spezialisierten Beratungsangeboten gegeben. Doch diese habe sie aufgrund der Ambivalenz nicht aufgesucht. Den Antrag bei der Krankenkasse für die Kostenübernahme der angestrebten Mastektomie wollte der Kinder- und Jugendlichen-Psychotherapeut nicht mehr stellen, da das Stundenkontingent schon fast zu Ende ging und eine Weiterbegleitung nicht mehr möglich gewesen sei. Dadurch habe sie sich einen neuen Therapeuten gesucht, was zwei Jahre gedauert hat. Mit viel Unterstützung der Eltern habe sie die zwei Jahre überbrücken und nun mit dem neuen Therapeuten die Mastektomie beantragen können. Von dem sexuellen Missbrauch habe sie nicht mehr erzählt. Sie habe sich auf die Mastektomie gefreut, endlich einen flachen Oberkörper zu haben und die Brüste loszuwerden. Im Krankenhaus nach der OP habe sie Bedenken bekommen. Sie habe sich mit ihrem eigenen Körper weiter unwohl gefühlt und zunächst nicht gewusst, was los ist. Sie habe sich selbst gut zugeredet, dass sie einfach nur Zeit brauche, sich an das neue Körpergefühl und Bild zu gewöhnen. Über ihre Bedenken und Sorgen, ob die Mastektomie eine falsche Entscheidung gewesen sei, habe sie mit niemandem gesprochen. Alle haben sich für sie gefreut und ihr gratuliert. Da habe sie ihre Zweifel nicht zeigen können. Nach mehreren Wochen sei das Unbehagen immer größer geworden, so dass ihr klar geworden ist, dass die Mastektomie ein Fehler gewesen sei und dies keine Lösung für ihr Problem sei und sie sich nicht männlich identifiziere und das männliche Bild nicht stimmig sei. Sie habe allen Mut zusammengenommen und sich ihren Eltern anvertraut, dass die Mastektomie und die Transition ein Fehler gewesen sei und sie de-transitionieren wolle. Rückblickend kann sie ihr dysphorisches Erleben eindeutig mit der traumatischen Erfahrung in Verbindung bringen. Deshalb sei es jetzt auch in Ordnung mit einem flachen Brustprofil, aber nicht in der männlichen Identität. Sie hätte sich mehr Bearbeitung des traumatischen Erlebnisses vor medizinischen

Transitionsentscheidungen gewünscht, auch wenn ihr die eigene Widersprüchlichkeit zu dem Thema bewusst ist. Als sie ihren Therapeuten über die De-Trans*entscheidung informiert hat, habe dieser sehr erschrocken und verwundert reagiert. Die Information mit dem traumatischen Ereignis habe er als Vertrauensbruch empfunden und keine Basis mehr für eine therapeutische Arbeit gesehen und die Therapie beendet. So habe sie wieder ohne therapeutische Unterstützung vor dem neuen Weg gestanden und auch in der Trans*community Ablehnung auf ihre De-Transition erhalten.

Wenn trans* Personen über traumatische Erfahrungen berichten, ist es wichtig, diese Erfahrung im Kontext unserer klinischen Praxis einzuordnen, da wir als Psychotherapeut*innen natürlich viele Personen (auch cis Personen) begleiten, die in ihrer Biografie traumatisierende Ereignisse erlitten haben. Jedoch ist diese Tatsache nicht mit einer kausalen Verknüpfung zwischen der geschlechtlichen Identität und der Traumatisierung zu verwechseln und erst recht nicht zu instrumentalisieren. Personen mit traumatisierenden Erfahrungen können bestimmte kompensatorische Handlungen und Verhaltensweisen entwickeln, um die Aufmerksamkeit vom eigenen Körper abzuwenden. Dies kann sich beispielsweise in dissoziativen Zuständen äußern, aber auch darin, nicht gut mit sich selbst und anderen verbunden zu sein, so dass sie in Bezug auf ihr Selbstkonzept und ihren Selbstwert einen erschwerten Zugang zu eigenen Bedürfnissen haben. Das kann auch dazu beitragen, dass die trans* Personen im Kontakt mit anderen eher misstrauisch sein können und damit sozial nicht gut vernetzt und im Austausch sind. In der Folge kann dies dazu geführt haben, dass Transitionsentscheidungen in einer Situation getroffen wurden, wo die Personen nicht gut mit sich und der Umwelt verbunden waren, um tragfähige Entscheidungen treffen zu können. Zudem wirken hierbei Versorgungsbarrieren als iatrogene Faktoren, indem trans* Personen mit traumatischen Erfahrungen und Traumafolgestörungen aufgrund der bestehenden Fehlannahmen (z.B. „Trauma verursache Trans*") Sorge haben müssen, in ihrer geschlechtlichen Identität und möglichen Transitionsbedarfen nicht ernst genommen zu werden und dass ihnen der Zugang zu geschlechtsangleichenden Maßnahmen erschwert oder verwehrt wird, wenn sie beispielsweise über Traumata reden. Dies wiederum trägt dazu bei, dass Behandlungssuchende mit Bedarf an körpermodifizierenden Maßnahmen sich nicht mit bestimmten Themen zeigen. Für die therapeutische Arbeit ist es deshalb entscheidend, dass wir als Gesundheitsversorger*innen trans* Personen zusichern, dass sie alle Unterstützung erhalten, die sie benötigen, um für sich eine informierte und gute Entscheidung treffen zu können. Wenn wir als Psychotherapeut*innen einen ergebnisoffenen Raum frei von normativen Erwartungen zur Reflexion bereitstellen, kann es gelingen, verschiedene Einflussfaktoren in den Blick zu nehmen und entsprechende Ressourcen und Unterstützungsmöglichkeiten umzusetzen (siehe auch Kapitel 5 zum „Umgang mit Traumatisierungen" und Kapitel 7 zu „Substanzgebrauch"). Durch Operationen können beispielsweise bisherige Schutzbarrieren durchbrochen werden, zu Re-Traumatisierungen führen bzw. Erinnerungen an Traumata mehr in den Vordergrund rücken. Als Psychotherapeut*innen berücksichtigen wir diese Aspekte in der Aufklärung und Vorbereitung körpermodifizierender Operationen und erarbeiten mit Behandlungssuchenden unter Einbezug der daran beteiligten Gesundheitsversorger*innen wie Operateur*innen hilfreiche Bewältigungsstrategien und unterstützende Rahmenbedingungen.

Die therapeutische Arbeit mit de-transitionierenden Personen hat gleichermaßen Auswirkungen auf die Arbeit und Gestaltung von Entscheidungsprozessen mit trans* Personen. Dass Personen de-transitionieren, bedeutet nicht, Behandlungssuchenden mit Transitionsbedarfen diese zu verwehren oder Versorgungsbarrieren aufzubauen. Es geht vielmehr um eine individuelle und fachgerechte Gesundheitsversorgung unter Anerkennung der Selbstbestimmung und Einbeziehung der bestehenden Versorgungsstrukturen. Da ein Viertel der bedauerten Entscheidungen durch Gendernormen von Gesundheitsprofessionellen beeinflusst werden (Wiepjes et al. 2018), sind ein wertfreier Raum und Offenheit für die Innensicht und Selbsterkundung notwendig, damit Behandlungssuchende eine individuelle Entscheidung hinsichtlich ihrer ganz persönlichen Bedarfe treffen können. Psychotherapeut*innen sind gefordert, sich mit eigenen stereotypen Geschlechternormen auseinanderzusetzen sowie psychopathologisierende Versorgungsstrukturen zu hinterfragen und zu markieren, um diverse Suchbewegungen zur Identitätsfindung zu ermöglichen und auch nichtbinäre Identitätskonzepte und normative Annahmen aus verschiedensten Kontexten (Familie, Community, Gesundheitssystem etc.) zu reflektieren.

Im Vorfeld von geschlechtsangleichenden Maßnahmen sind die Behandlungssuchenden umfassend über ein wahrscheinliches Ergebnis, das Behandlungsprocedere, Risiken, Nebenwirkungen, mögliche Komplikationen und Alternativen zu informieren mit dem Ziel, dass sie sich ein möglichst realistisches Bild von den gewünschten geschlechtsangleichenden Behandlungen machen können. Bei der Aufklärung über die geschlechtsangleichende Maßnahme sollte auch geprüft werden, ob die betreffende Person die Information richtig verstanden hat und auch ob und inwieweit sie in der Lage ist, sich vorzustellen, wie sie mit der veränderten Körperlichkeit zukünftig leben kann. Bezogen auf Studien, die zeigen, dass auch schlechte Operationsergebnisse bzw. die Zufriedenheit mit Operationsergebnissen Einfluss auf ein Bedauern haben, ist es sinnvoll, großen Wert auf die operative Qualität zu legen, Behandlungssuchende diesbezüglich in dem Entscheidungsprozess zu unterstützen und den Wunsch nach schnellen Entscheidungen gut zu reflektieren. Hier ist es hilfreich, mit den Behandlungssuchenden auch als Psychotherapeut*in über Operationen zu sprechen, damit gute und informierte Entscheidungen getroffen werden können (z. B. Woran erkenne ich gute Operateur*innen? Sind die Vorstellungen von Operationsergebnissen realistisch? Was sind meine Wünsche?). Auch sollte danach geschaut werden, ob gegebenenfalls sozialer und/oder anderweitig existenzieller Druck auf die Person ausgeübt wird, welcher die Entscheidung für oder gegen eine geschlechtsangleichende Maßnahme wesentlich prägt. Dies ist auch gute Praxis bei allen anderen Gesundheitsentscheidungen, z. B. in der Onkologie oder der Transplantationsmedizin.

Es ist anzunehmen, dass teilweise der Druck seitens des sozialen Umfeldes von der Person nicht realistisch eingeschätzt bzw. gar nicht antizipiert wird. Deshalb ist es wichtig, bei Transitionsentscheidungen wie auch bei De-Transitionsentscheidungen genau darüber zu sprechen, damit (de-)trans* Personen dies antizipieren können. Es sollten Möglichkeiten besprochen werden, wie sie mit möglichem Druck und Diskriminierungen umgehen können, um ein Leben in der gewünschten Geschlechtsidentität realisieren zu können, vielleicht auch zu einem späteren Zeitpunkt. Hier sollten die Personen in ihrer Selbstbestimmung und Gesundheitsfürsorge unterstützt werden. Bei De-Transitionsentscheidungen überprüfen wir als Behandler*innen gleichermaßen, ob diese Entscheidungen unter Druck von außen gefällt wurden. Wenn dies der Fall ist, dann können wir mit der Person daran arbeiten, wie der Außendruck gelindert werden kann. Dies kann durch Kontextveränderungen erfolgen, indem Möglichkeiten exploriert werden, wie sich die Person einerseits von ungünstigen/diskriminierenden Kontexten distanzieren oder sich von trans*feindlichen Loyalitäten/Beziehungen lösen kann. Andererseits arbeiten wir an dem Aufbau und der Förderung von Ressourcen, die ein Leben in der geschlechtlichen Identität unterstützen können wie der Kontakt zur Community oder zu queerfreundlichen Netzwerken und Hilfesystemen.

Menschen mit schweren psychischen Beeinträchtigungen haben einen höheren Bedarf an Unterstützung in Entscheidungsprozessen. Diese sollten von uns Therapeut*innen dementsprechend bedarfsgerecht gestaltet und vorbereitet werden. Grundlegend ist eine vertrauensvolle Beziehung, damit die behandlungssuchende Person über ihre Erkrankung sprechen kann, ohne Angst zu haben, dass ihr dadurch eventuell benötigte Transitionsschritte verwehrt werden. Es geht vielmehr darum, wie die Person Stabilität und Klarheit erreichen kann, um für sich eine wohlbedachte und informierte Entscheidung zu treffen und gut für sich zu sorgen. Welche Ressourcen sind dafür notwendig, und wie können diese bereitgestellt werden? Psychische Erkrankungen sind keine Kontraindikationen für körpermodifizierende Transitionsmaßnahmen (DGfS 2018; Coleman et al. 2022). Jedoch brauchen Personen mit bestimmten Beeinträchtigungen durch ihre Erkrankung spezifische Unterstützung in den Entscheidungsprozessen und in der Begleitung. Dabei berücksichtigen wir als Therapeut*innen, dass unterschiedliche körpermodifizierende Transitionsschritte auch spezifische Kompetenzen und Ressourcen benötigen. Beispielsweise sind bei der Entscheidung für eine Hormontherapie andere Faktoren als für eine genitalangleichende Operation bedeutsam. Eine geschlechtsangleichende Hormontherapie entfaltet ihre Wirkungen über einen längeren Zeitraum und benötigt auch andere Formen der Selbstfürsorge als diejenigen, die für die Bewältigung einer genitalangleichenden Operation gebraucht werden. So sollte je nach den spezifisch von der Person geplanten körpermodifizierenden Behandlungen auch jeweils mit ihr besprochen werden, welche Ressourcen, wie viel Stabilität und welche Unterstützung sie dafür benötigt.

De-Transitionen dürfen nicht dafür instrumentalisiert werden, den Zugang zur trans*spezifischen Gesundheitsversorgung zu erschweren. Dies stünde in keinem Verhältnis zu den Erfahrungen und Studienergebnissen, dass 98 % aller trans* Personen, die sich für eine Transition entschieden haben, sich nicht „geirrt“ haben (DGfS 2018). Es geht vielmehr darum, dass wir als Gesundheitsprofessionelle De-Transitionsentscheidungen als einen wichtigen Schritt zur Selbstfindung verstehen, äußere Einflussfaktoren bei Transitions- und De-Transitionsentscheidungen mitberücksichtigen und letztendlich de-transitionierende Personen darin unterstützen, wie es gut gelingen kann, mit einer irrtümlichen und neuen Entscheidung weiterzuleben. Dafür ist es wichtig, bei jeder Transitionsbegleitung auch eine Einladung auszusprechen, sich bei einer De-Transitionsentscheidung zu melden und Kontakt aufzunehmen.

Schlüsselelement: Indikationsstellung De-Transsitionsoperation

Stellungnahme zur Indikation korrigierender Genitaloperationen im Rahmen einer De-Transitionsentscheidung

Herr S. (26 Jahre) stellte sich in meiner Praxis am YY.XX.ZZ mit dem dringenden Wunsch nach korrigierenden Genitaloperationen (Penoid- und Skrotum-Entfernung, Erhalt und Anlage der Klitoris, Bildung einer Neovagina) im Rahmen einer De-Transition bei weiterem Vorliegen einer Trans*geschlechtlichkeit (ICD-10: F64.0 Transsexualismus) bzw. Genderinkongruenz

(ICD-11: HA60) vor. Herr S. ist in einer wohnortfernen Klinik operiert worden und wünscht jetzt eine Weiterbehandlung in einer anderen Klinik, da das Vertrauensverhältnis zu den bisherigen Operateur*innen belastet sei.
Die Trans*geschlechtlichkeit zeigt sich biografisch durchgängig seit der Kindheit, er sei von seinem Umfeld gut unterstützt worden, sich in seinem Identitätsgeschlecht ausdrücken zu können. Mit Beginn der Pubertät habe er zunehmend unter den Veränderungen seines Körpers gelitten, insbesondere das Brustwachstum habe er als dysphorisch erlebt. Im weiteren Verlauf sei der Leidensdruck immer stärker geworden, so dass er sich psychotherapeutische Unterstützung und Begleitung gesucht habe, um medizinische Transitionsschritte durchzuführen. Seit 2018 befinde er sich in Hormonbehandlung mit Testosteron. Zudem habe er die rechtliche Transition im Rahmen der Vornamens- und Personenstandsänderung 2022 durchgeführt. 2019 sei die Mastektomie sowie die Vorbereitung für den Penoidaufbau durchgeführt worden. Mit der Mastektomie und deren Ergebnis sei er sehr zufrieden. Dies ermögliche ihm ein stimmiges Selbsterleben in der männlichen Identität und habe zur Reduktion des dysphorischen Leidensdrucks und zur Verbesserung der Lebensqualität beigetragen. Die psychotherapeutische Begleitung sei nach 24 Sitzungen beendet worden. Er hätte gern noch weiterführende Unterstützung für die geplante Genitaloperation gehabt, habe sich jedoch nicht getraut, das mit dem Therapeuten zu besprechen, da er sich auch stabil und gefestigt habe zeigen wollen. Daraufhin sei der Penoidaufbau mit den einzelnen Teilschritten erfolgt. Im Verlauf der genitalangleichenden Operationen sei es wiederholt zu Komplikationen gekommen, die ihn sehr belastet haben. Die postoperativen Komplikationen halten bis heute an, so dass sich Herr S. in seiner Alltagsbewältigung und Lebensqualität deutlich beeinträchtigt fühlt. Aufgrund der somatischen Komplikationen (mehrfache Harnröhrenverengung, Hoden-Prothesenentfernung) sei die Funktionalität des Penoids nicht gegeben, weder könne er dadurch urinieren, noch sei eine zufriedenstellende Sexualität damit möglich. Das Penoid stelle eine enorme Belastung dar und fühle sich „falsch" und „unnütz" an. Dadurch bestehe der eindeutige Wunsch nach einer Entfernung der Prothesen und des Penoids mit Erhalt und Anlage der Klitoris, um die Sensibilität hinsichtlich der Sexualität weiter zu gewährleisten. Des Weiteren wünsche er die Anlage einer Neovagina, sofern dies chirurgisch realisierbar ist. Auf jeden Fall soll das äußere Bild einer Vulva wieder hergestellt werden. Psychiatrische und psychotherapeutische Interventionen können hier keine ausreichende Linderung des Leidensdrucks herbeiführen. Daraus resultiert ein deutlich ausgeprägter, stabiler und eindeutiger Wunsch nach entsprechenden korrigierenden De-Transitions-Operationen, die im Sinne einer Ultima Ratio gerechtfertigt sind.

Herr S. hat Vorgespräche mit Operateur*innen geführt und sich über die zu erwartenden Ergebnisse und Risiken ausführlich informiert. Er hat sich intensiv mit den Folgen und Auswirkungen der De-Transitions-Operationen auseinandergesetzt und kann Risiken und Nebenwirkungen der Operationen realistisch einschätzen. Nach sorgfältiger Information und Aufklärung bezüglich der De-Transitionsmaßnahmen ist prognostisch mit einer deutlichen Abnahme des Leidensdrucks hinsichtlich der Alltagsbelastungen zu rechnen, was insgesamt zu einer Verbesserung der Lebensqualität beitragen kann, wobei selbstverständlich das chirurgische Operationsergebnis auch einen Einfluss nehmen wird. Herr S. weist keine unangemessenen Operationsängste auf und traut sich zu, die Operationsschritte gut überstehen zu können.

In Anbetracht der intensiven Auseinandersetzung mit dem Thema in verschiedenen Lebensbereichen und deren Konsequenzen bei vorhandenen persönlichen wie auch sozialen Ressourcen und Unterstützungsmöglichkeiten bestehen aus psychotherapeutischer Sicht keine Kontraindikationen für die geplanten De-Transitions-Operationsschritte. Die korrigierenden Genitaloperationen sind indiziert und werden befürwortet.

Herr S. kann aufgrund der von ihm eingeholten Informationen seine Entscheidungen bezüglich der De-Transitions-Maßnahmen und seines weiteren trans*identen Weges sorgfältig und realitätsangemessen abwägen. Dementsprechend ist von einer vollen Einsichtigkeit und freien Willensbildung bei ihm auszugehen.

Ähnlich können auch Anträge für die Krankenkassen zur Kostenübernahme von chirurgischen De-Trans*-Operationen formuliert werden. Hierbei ist es hilfreich, ausführlich die Gründe und Rahmenbedingungen, die damals zu einer Transitionsentscheidung geführt haben, aufzunehmen und aus heutiger Sicht zu reflektieren und zu kontextualisieren. Über chirurgische Möglichkeiten von Operationen bei De-Transitionsentscheidungen gibt die AWMF S2k-Leitlinie „Geschlechtsangleichende chirurgische Maßnahmen bei Geschlechtsinkongruenz und Geschlechtsdysphorie" Auskunft (DGU, DGPRÄC 2025 i. pr.).

Literatur

Ainsworth, T. A., Spiegel, J. H. (2010): Quality of Life of Individuals with and without Facial Feminization Surgery or Gender Reassignment Surgery. Quality of Life Research 19 (7), 1019 – 1024, https://doi:10.1007/s11136-010-9668-7

Al-Tamimi, M., Pigot, G. L., van der Sluis, W. B., van de Grift, T. C., Mullender, M. G., Groenman, F., Bouman, M. B. (2018): Colpectomy Significantly Reduces the Risk of Urethral Fistula Formation after Urethral Lengthening in Transgender Men Undergoing Genital Gender Affirming Surgery. Journal of Urology 200 (6), 1315 – 1322, https://doi:10.1016/j.juro.2018.07.037

Al-Tamimi, M., Pigot, G. L., van der Sluis, W. B., van de Grift, T. C., van Moorselaar, R. J. A., Mullender, M. G., Weigert, R., Buncamper, M. E., Özer, M., de Haseth, K. B., Djordjevic, M. L., Salgado, C. J., Belanger, M., Suominen, S., Kolehmainen, M., Santucci, R. A., Crane, C. N., Claes, K. E. Y., Monstrey, S., Bouman, M. B. (2019): The Surgical Techniques and Outcomes of Secondary Phalloplasty After Metoidioplasty in Transgender Men: An International, Multi-Center Case Series. The Journal of Sexual Medicine 16 (11), 1849 – 1859, https://doi:10.1016/j.jsxm.2019.07.027

Alvarez-Garcia, C., Simsek Yaban, Z. (2020): The Effects of Preoperative Guided Imagery Interventions on Preoperative Anxiety and Postoperative Pain: A Meta-Analysis. Complementary Therapies in Clinical Practice 38 (9), 101077, https://doi:10.1016/j.ctcp.2019.101077

American Psychological Association (APA) (2017): Multicultural Guidelines: An Ecological Approach to Context, Identity, and Intersectionality. In: https://www.apa.org/about/policy/multicultural-guidelines.pdf, 29.07.2024

American Psychological Association (APA) (2015): Guidelines for Psychological Practice with Transgender and Gender Nonconforming People. American Psychologist. In: https://www.apa.org/practice/guidelines/transgender.pdf, 29.07.2024

Amnesty International (2018a): Public Statement Index: ASA 28/8770/2018. Malaysia: End Discrimination and Backlash against LGBTI People. In: https://www.amnesty.org/en/documents/asa28/8770/2018/en/, 29.07.2024

Amnesty International (2018b): In the Face of the Horrific Treatment of Trans People in Aceh, Indonesia, We Must Stand Up and Act. In: https://www.amnesty.org.uk/blogs/lgbti-network/face-horrific-treatment-trans-people-aceh-indonesia-we-must-stand-and-act, 29.07.2024

Ando, M., Morita, T., Akechi, T., Okamoto, T., Japanese Task Force for Spiritual Care (2010): Efficacy of Short-Term Life-Review Interviews on the Spiritual Well-Being of Terminally Ill Cancer Patients. Journal of Pain and Symptom Management, 39 (6), 993 – 1002, https://doi:10.1016/j.jpainsymman.2009.11.320

Appio, L., Chambers, D. A., Mao, S. (2013): Listening to the Voices of the Poor and Disrupting the Silence about Class Issues in Psychotherapy. Journal of Clinical Psychology, 69 (2), 152 – 161

Arbeitskreis OPD (2017): Operationalisierte Psychodynamische Diagnostik. Das Manual für Diagnostik und Therapieplanung. 3. überarbeitete Auflage. Verlag Hans Huber, Bern

Badgett, M. V. L., Choi, S. K., Wilson, B. D. M. (2019): National LGBT Poverty in the United States. A Study of Differences Between Sexual Orientation and Gender Identity Groups. Los Angeles, CA: The Williams Institute and American Foundation for Suicide, https://williamsinstitute.law.ucla.edu/wp-content/uploads/National-LGBT-Poverty-Oct-2019.pdf, 06.09.2024

Balsam, K.F., Beauchaine, T.P., Rothblum, E.D. (2005): Victimization Over the Life Span: A Comparison of Lesbian, Gay, Bisexual, and Heterosexual Siblings. Journal of Consulting and Clinical Psychology 73 (3), 477–487

Bariola, E., Lyons, A., Leonard, W., Pitts, M., Badcock, P., Couch, M. (2015): Demographic and Psychosocial Factors Associated with Psychological Distress and Resilience among Transgender Individuals. American Journal of Public Health. 105 (10), 2108–2116, https://doi:10.2105/AJPH.2015.302763

Barone, M., Cogliandro, A., Di Stefano, N., Tambone, V., Persichetti, P. (2017): A Systematic Review of Patient-Reported Outcome Measures Following Transsexual Surgery. Aesthetic Plastic Surgery 41 (3), 700–713

Bauer, G.R., Zong, X., Scheim, A.I., Hammond, R., Thind, A. (2015): Factors Impacting Transgender Patients' Discomfort with Their Family Physicians: A Respondent Driven Sampling Survey. Plos One 10 (12), e0145046

Bear Bergman, S., Barker, M.-J. (2017): Non-Binary Activism. In: Richards, C., Bouman, W.P., Barker, M.-J. (Eds.): Genderqueer and Non-Binary Genders. Palgrave Macmillan, London, 31–51

Beauchamp, T.L., Childress, J.F. (2013): Principles of Biomedical Ethics. Oxford University Press, Oxford

Becker, S. (2021): Leidenschaftlich analytisch. Texte zu Sexualität, Geschlecht und Psychoanalyse. Psychosozial Verlag, Gießen

Bell, P., Peterson, D. (1992): Cultural Pain and African Americans. Unspoken Issues in Early Recovery. Hazelden, Center City/USA

Bellinga, R.J., Capitán, L., Simon, D., Tenório, T. (2017): Technical and Clinical Considerations for Facial Feminization Surgery with Rhinoplasty and Related Procedures. JAMA Facial Plastic Surgery 19 (3), 175–181, https://doi: 10.1001/jamafacial.2016.1572

Bellringer, J. (2017): Surgery for Bodies Commonly Gendered as Male. In: Richards, C., Bouman, W.P., Barker, M.-J. (Eds.): Genderqueer and Non-Binary Genders. Palgrave Macmillan, London, 247–263

Berliner Justizvollzug (2021): Getrennte Unterbringung inhaftierter Personen nach Geschlecht. In: https://www.berlin.de/justizvollzug/betroffene/trans-inter-und-nicht-binaere-personen-in-haft/getrennte-unterbringung-nach-geschlecht/, 27.09.2024

Bischkopf, J. (2013): Emotionsfokussierte Therapie. Grundlagen, Praxis, Wirksamkeit. Hogrefe, Göttingen

Bischkopf, J., Tatschner, M. (2022): (Selbst-)Stigmatisierung erkennen, verstehen und überwinden. In: Verhaltenstherapie & Psychosoziale Praxis, 54 (2), 259–270

Blickhan, D. (2018): Positive Psychologie. Ein Handbuch für die Praxis. 2. Auflage. Jungfermann, Paderborn

Blomqvist, J. (2006): Spontanremission bei Alkohol- und Drogenmissbrauch: die Klassiker. In: Klingemann, H., Sobell, L.C. (Hrsg.): Selbstheilung von der Sucht. Verlag für Sozialwissenschaften, Wiesbaden, 49–82

Bogdanove, E. (2019): Appendix D: Professional Ethics Statement: Policy on Dual Relationships. In: Constantinides, D.M., Sennott, S.L., Chandler, D. (Eds.): Sex Therapy with Erotically Marginalized Clients. Nine Principles of Clinical Support. Routledge, New York, London, 249–252

Böhmer, A.B., Wappler, F., Zwissler, B. (2014): Preoperative Risk Assessment — From Routine Tests to Individualized Investigation. Deutsches Ärzteblatt International 111 (25), 437

Breidenstein, A., Hess, J., Hadaschik, B., Teufel, M., Tagay, S. (2019): Psychosocial Resources and Quality of Life in Transgender Women Following Gender-Affirming Surgery. The Journal of Sexual Medicine 16 (10), 1672–1680, https://doi:10.1016/j.jsxm.2019.08.007

Brisch, K.H. (2015): Bindungsstörungen. Von der Bindungstheorie zur Therapie. 13. Auflage. Klett-Cotta, Stuttgart

Brown, A., Rice, S.M., Rickwood, D.J., Parker, A.G. (2016): Systematic Review of Barriers and Facilitators to Accessing and Engaging with Mental Health Care among At-risk Young People. Asia-Pacific Psychiatry 8 (1), 3–22

Budge, S.L., Katz-Wise, S.L., Tebbe, E.N., Howard, K.A.S., Schneider, C.L., Rodriguez, A. (2013): Transgender Emotional and Coping Processes: Facilitative and Avoidant Coping Throughout Gender Transitioning. The Counseling Psychologist 41 (4), 601–647, https://doi:10.1177/0011000011432753

Budge, S.L., Moradi, B. (2019): Gender Identity. In: Norcross, J.C., Wampold, B.E. (Eds.): Psychotherapy Relationships that Work. Vol. 2: Evidence-Based Therapist Responsiveness. 3. Auflage. Oxford University Press, New York, 133–156

Bundesgesetzblatt (2024): Gesetz über die Selbstbestimmung in Bezug auf den Geschlechtseintrag (SBGG). In: https://www.recht.bund.de/bgbl/1/2024/206/VO, 29.09.2024

Bundesgesetzblatt (2013): Gesetz zur Verbesserung der Rechte von Patientinnen und Patienten. Vom 20. Februar 2013, 277–282. In: https://www.bgbl.de/xaver/bgbl/start.xav?start=%2F%2F*%5B%40attr_id%3D%27bgbl113009.pdf%27%5D#__bgbl__%2F%2F*%5B%40attr_id%3D%27bgbl113009.pdf%27%5D__1680894656536, 30.07.2024

Bundesinstitut für Arzneimittel und Medizinprodukte (2022): 11. Revision der ICD der WHO (ICD-11). In: https://www.bfarm.de/DE/Kodiersysteme/Klassifikationen/ICD/ICD-11/_node.html, 30.07.2024

Bundesministerium der Justiz und Bundesamt für Justiz (2023): Gesetz über die Änderung der Vornamen und die Feststellung der Geschlechtszugehörigkeit in besonderen Fällen (Transsexuellengesetz – TSG). In: https://www.gesetze-im-internet.de/tsg/, 29.07.2023

Bundesministerium der Justiz und Bundesamt für Justiz (2022): Personenstandsgesetz (PStG). § 45b Erklärung zur Geschlechtsangabe und Vornamensführung bei Personen mit Varianten der Geschlechtsentwicklung. In: https://www.gesetze-im-internet.de/pstg/__45b.html, 02.12.2022

Bundesministerium der Justiz und Bundesamt für Justiz (2020): Gesetz zum Schutz vor Konversionsbehandlungen vom 12. Juni 2020 (BGBl. I S. 1285). KonvBehSchG. In: https://www.gesetze-im-internet.de/konvbehschg/BJNR128500020.html, 29.07.2023

Bundespsychotherapeutenkammer (2017): Praxis-Info Patientenrechte. In: https://api.bptk.de/uploads/bptk_praxis_info_patientenrechte_032237d5b0.pdf, 30.07.2024

Bundespsychotherapeutenkammer (2014): Überarbeiteter Entwurf eines Berufsbildes des BPtK-Vorstands und der AG des Länderrates zur Reform der Aus- und Weiterbildung. In: https://api.bptk.de/uploads/20141118_berufsbild_ag_lr_stand_06052014_18af4bd82c.pdf, 30.07.2024

Bundessozialgericht (2023): Urteil vom 19.10.2023, B 1 KR 16/22 R. In: https://www.bsg.bund.de/SharedDocs/Entscheidungen/DE/2023/2023_10_19_B_01_KR_16_22_R.html, 30.07.2024

Bundesverband Trans* (2024): Das Selbstbestimmungsgesetz ist verabschiedet! In: https://www.bundesverband-trans.de/sbgg-verabschiedet/, 21.08.2024

Bundesverband Trans* (2023): Urteil des Bundessozialgerichts (BSG) zur Kostenübernahmen bei nichtbinären Personen. In: https://www.bundesverband-trans.de/urteil-des-bsg-kostenubernahmen/, 16.06.2024

Burgwal, A., Motmans, J. (2021): Trans and Gender Diverse People's Experiences and Evaluations with general and Trans-Specific Healthcare Services: A Cross-Sectional Survey. 33 (7), 1–8, https://doi:10.1038/s41443-021-00432-9

Burns, M., Tyrer, J. and the Eating Difficulties Education Network (EDEN) (2009): Feminisms in Practice. Challenges and Opportunities for an Eating Issues Community Agency. In: Malson, H., Burns, M. (Eds.): Critical Feminist Approaches to Eating Dis/Orders S. Routledge, London, 221–232

Bustos, V.P., Bustos, S.S., Mascaro, A., Del Corral, G., Forte, A.J., Kim, E.A., Langstein, H.N., Manrique, O.J. (2021): Regret after Gender-affirmation Surgery: A Systematic Review and Meta-Analysis of Prevalence. Plastic and Reconstructive Surgery – Global Open, 9 (3), e3477, https://doi:10.1097/GOX.0000000000003477

Butler, G.E. (2017): Child and Adolescent Endocrinology. In: Richards, C., Bouman, W.P., Barker, M.-J. (Eds.): Genderqueer and Non-Binary Genders. Palgrave macmillian, London, 171 – 182

Caligor, E., Kernberg, O.F., Clarkin, J.F. (2009): Übertragungsfokussierte Psychotherapie bei neurotischer Persönlichkeitsstruktur. Schattauer, Stuttgart

Capitán, L., Simon, D., Kaye, K., Tenorio, T. (2014): Facial Feminization Surgery: The Forehead. Surgical Techniques and Analysis of Results. Plastic and Reconstructive Surgery 134 (4), 609 – 619, https://doi:10.1097/PRS.0000000000000545

Caspari, P., Dill, H., Caspari, C., Hackenschmied, G. (2021): Irgendwann muss doch mal Ruhe sein. Institutionelles Ringen um Aufarbeitung von sexualisierter Gewalt und Machtmissbrauch an einem Institut für analytische Kinder- und Jugendlichenpsychotherapie. Springer, Wiesbaden

Chen, C.I., Dulani, J., Piepzna-Samarasinha, L.L. (Eds.) (2011): The Revolution Starts at Home. Confronting Intimate Violence within Activist Communitys. AK Press, Chico, CA/USA

Chen, D., Nahata, L. (2023): Fertility Counseling for Transgender and Nonbinary People. In: Van Trotsenburg, M., Luikenaar, R.A.C., Meriggiola, M.C. (Eds.), 183 – 189

Chochinov, H.M., Hack, T., Hassard, T., Kristjanson, L.J., McClement, S., Harlos, M. (2005): Dignity Therapy: A Novel Psychotherapeutic Intervention for Patients Near the End of Life. Journal of Clinical Oncology, 23 (24), 5520 – 5525, https://doi:10.1200/JCO.2005.08.391, 14.09.2024

Clark, T.C., Lucassen, M.F.G., Bullen, P., Denny, S.J., Fleming, T.M., Robinson, E.M., Rossen, F.V. (2014): The Health and Well-Being of Transgender High School Students: Results from the New Zealand Adolescent Health Survey (Youth'12). Journal of Adolescent Health 55 (1), 93 – 99, https://doi:10.1016/j.jadohealth.2013.11.008

Cocchetti, C., Ristori, J., Romani, A., Maggi, M., Fisher, A.D. (2020): Hormonal Treatment Strategies Tailored to Non-Binary Transgender Individuals. Journal of Clinical Medicine 9 (6), 1609. In: https://www.researchgate.net/publication/341733077_Hormonal_Treatment_Strategies_Tailored_to_Non-Binary_Transgender_Individuals, 31.07.2024. https://doi:10.3390/jcm9061609

Colebunders, B., D'Arpa, S., Weijers, S., Lumen, N., Hoebeke, P., Monstrey, S. (2016): Female-To-Male Gender Reassignment Surgery. In: Ettner, R., Monstrey, S., Coleman, E. (Eds.): Principles of Transgender Medicine and Surgery. Routledge, New York, 279 – 317

Coleman, E., Radix, A.E., Bouman, W.P. et al. (2022): Standards of Care for the Health of Transgender and Gender Diverse People, Version 8, International Journal of Transgender Health, 23 (sup 1), S1 – S259, https://doi:10.1080/26895269.2022.2100644

Colizzi, M., Costa, R., Todarello, O. (2015): Dissociative Symptoms in Individuals with Gender Dysphoria: Is the Elevated Prevalence Real? Psychiatry Research 226 (1), 173 – 180

Courtois, C.A., Ford, J.D. (Eds.) (2009): Treating Complex Traumatic Stress Disorders. An Evidence-Based Guide. The Guilford Press, New York

Dahl, J., Wilson, K.G., Lucianco, C. (2005): Acceptance and Commitment Therapy for Chronic Pain. Context Press, Reno

Das Nair, R., Butler, C. (Eds.) (2012): Intersectionality, Sexuality and Psychological Therapies. Working with Lesbian, Gay and Bisexual Diversity. BPS Blackwell, Chichester

DeFilippis, J.N. (2012): Introduction. In: A New Queer Agenda, The Scholar & Feminist Online, Issue 10.1 – 10.2. In: https://sfonline.barnard.edu/introduction-4/, 29.08.2024

Defreyne, J., Motmans, J., T'Sjoen, G. (2017): Healthcare Costs and Quality of Life Outcomes Following Gender Affirming Surgery in Trans Men: A Review. Expert Review of Pharmacoeconomics & Outcomes Research 17 (6), 543 – 556, https://doi:10.1080/14737167.2017.1388164

Deutsche Gesellschaft für ME/CFS e. V. (2022): Pacing als Strategie zum Krankheitsmanagement bei ME/CFS (Myalgische Enzephalomyelitis/Chronisches Fatigue-Syndrom). In: https://www.mecfs.de/wp-content/uploads/2022/04/DGMECFS_Pacing_A4.pdf, 20.09.2024

Deutsche Hauptstelle für Suchtfragen e. V. (DHS) (Hrsg.) (2022): DHS Jahrbuch Sucht 2022. Pabst Science Publishers, Lengerich

Deutsches Zentrum für Integrations- und Migrationsforschung (DeZIM) (2023): NaDiRa-Bericht 2023. Rassismus und seine Symptome. Bericht des Nationalen Diskriminierungs- und Rassismusmonitors (Berlin, 07. November 2023). In: https://www.dezim-institut.de/fileadmin/user_upload/Demo_FIS/publikation_pdf/FA-5824.pdf, 31.07.2024

Devakumar, D., Selvarajah, S., Abubakar, I., Kim, S.-S., McKee, M., Sabharwal, N. S., Saini, A., Shannon, G., White, A. I. R., Achiume, T. (2022): Racism, Xenophobia, Discrimination, and the Determination of Health. The Lancet 400, 2097 – 2108

Deutsche Gesellschaft für Kinder- und Jugendpsychiatrie, Psychosomatik und Psychotherapie (DGKJP 2025): S2k-Leitlinie: Geschlechtsinkongruenz und Geschlechtsdysphorie im Kindes- und Jugendalter: Diagnostik und Behandlung. https://register.awmf.org/de/leitlinien/detail/028-014, 16.03.2025

Deutsche Gesellschaft für Sexualforschung. Geschlechtsinkongruenz, Geschlechtsdysphorie und Trans-Gesundheit (DGfS) (2018): Geschlechtsinkongruenz, Geschlechtsdysphorie und Transgesundheit. S3-Leitlinie zur Diagnostik, Beratung und Behandlung. In: https://register.awmf.org/assets/guidelines/138-001l_S3_Geschlechtsdysphorie-Diagnostik-Beratung-Behandlung_2014-07-abgelaufen.pdf, 29.07.2024

Deutsche Gesellschaft für Urologie (DGU), Deutsche Gesellschaft für Plastische, Rekonstruktive und Ästhetische Chirurgie (DGPRÄC) (2025 i.pr.): S2k-Leitlinie: Geschlechtsangleichende chirurgische Maßnahmen bei Geschlechtsinkongruenz und Geschlechtsdysphorie. Registernummer 043 – 052, https://register.awmf.org/de/leitlinien/detail/043-052#anmeldung, 02.09.2024

Dilling, H., Mombour, W., Schmidt, M. H. (2014): Internationale Klassifikation psychischer Störungen ICD-10 Kapitel V (F), Klinisch-diagnostische Leitlinien. 9. Auflage. Hans Huber, Bern

Dreher, P. C., Edwards, D., Hager, S., Dennis, M., Belkoff, A., Mora, J., Tarry, S., Rumer, K. L. (2017): Complications of the Neovagina in Male-to-Female Transgender Surgery: A Systematic Review and Meta-Analysis with Discussion of Management. Wiley online Library, https://doi:10.1002/ca.23001

Drury, B. J., Kaiser, C. R. (2014): Allies against Sexism: The Role of Men in Confronting Sexism. Journal of Social Issues 70 (4), 637 – 652

Edwards, C. J., Beutler, L. E., Someah, K. (2019): Reactance Level. In: Norcross, J. C., Wampold, B. E. (Eds.): Psychotherapy Relationships that Work. Vol. 2: Evidence-Based Therapist Responsiveness. 3. Auflage. Oxford University Press, New York, 188 – 211

Eifert, G. H. (2022): Akzeptanz- und Commitment-Therapie (ACT). Hogrefe, Göttingen

Elfering, L., van de Grift, T. C., Al-Tamimi, M., Timmermans, F. W., de Haseth, K. B., Pigot, G. L. S., Lissenberg-Witte, B. I., Bouman, M. B., Mullender, M. G. (2021): How Sensitive Is the Neophallus? Postphalloplasty Experienced and Objective Sensitivity in Transmasculine Persons. Sexual Medicine 9 (5): 100413, https://doi:10.1016/j.esxm.2021.100413

Endres, J. (2022): Transgender im Gefängnis und das geplante Selbstbestimmungsgesetz [Transgender in Prison and the Propossed Law on Gender Self-Determination]. Forum Strafvollzug. 5/2022. In: https://www.researchgate.net/publication/365787747_Transgender_im_Gefangnis_und_das_geplante_Selbstbestimmungsgesetz_Transgender_in_prison_and_the_proposed_law_on_gender_self-determination_Forum_Strafvollzug_52022

Eubanks, C. F., Muran, J. C., Safran, J. D. (2019): Repairing Aliance Ruptures. In: Norcross, J. C., Lambert, M. J. (Eds.): Psychotherapy Relationships that Work. Vol. 1: Evidence-Based Therapist Contributions. 3. Auflage. Oxford University Press, New York, 549 – 579

Expósito-Campos, P. (2021): A Typology of Gender Detransition and Its Implications for Health Provieders. Journal of Sex & Marital Therapy 47 (3), 270–280, https://doi.org/10.1080/0092623X.2020.1869126

Fawcett, D. (2022): Lust, Rausch und Crystal Meth. Wege aus dem Chemsex-Konsum bei MSM. (Übersetzt von Karl Anton Gerber). Psychiatrie Verlag, Köln

Ferrando, C. A. (Ed.) (2020): Comprehensive Care of the Transgender Patient. Elsevier (Philadelphia)

Fielding, L. (2021): Trans Sex: Clinical Approaches to Trans Sexualities and Erotic Embodiments. Routledge, New York, London

Fischer, G., Riedesser, P. (2009): Lehrbuch der Psychotraumatologie. 4. Auflage. (6. Aufl. 2023) Ernst Reinhardt, München,

Ford, J. D., Courtois, C. A. (2009): Defining and Understanding Complex Trauma and Complex Traumatic Stress Disorders. In: Courtois, C. A., Ford, J. D. (Eds.), 13–30

FRA (European Union Agency For Fundamental Rights) (2020): EU-LGBTI II. A Long Way to Got for LGBTI Equality. Luxembourg: Publications Office of the European Union. In: https://op.europa.eu/en/publication-detail/-/publication/edf3168a-958d-11ea-aac4-01aa75ed71a1/language-en, 05.09.2024

FRA (European Union Agency For Fundamental Rights) (2014): Leben als Trans* in der EU. Vergleichende Datenanalyse aus der EULGBTErhebung. Zusammenfassung. In: https://fra.europa.eu/sites/default/files/fra_uploads/fra-2015-being-trans-eu-comparative-summary_de.pdf, 01.08.2024

Franzen, J., Sauer, A. (2010): Benachteiligung von Trans* Personen, insbesondere im Arbeitsleben. Expertise für die Antidiskriminierungsstelle des Bundes. Antidiskriminierungsstelle des Bundes, Berlin

Fraser, L. (2015): Gender Dysphoria: Definition and Evolution Through the Years. In: Trombetta, C., Liguori, G., Bertolotto, M. (Eds.), 19–31

Fredrickson, B. (2011): Die Macht der guten Gefühle. Campus, Frankfurt a. M., New York

Fredrickson, B. L., Roberts, T. A. (1997): Objectification Theory. Toward Understanding Women's Lived Experiences and Mental Health Risks. Psychology of Women Quarterly 21 (2), 173–206

Fredriksen-Goldsen, K. I., Cook-Daniels, L., Kim, H.-J., Erosheva, E. A., Emlet, C. A., Hoy-Ellis, C. P., Goldsen, J., Muraco, A. (2014): Physical and Mental Health of Transgender Older Adults: An At-Risk and Underserved Population. Gerontologist 54 (3), 488–500, https://doi:10.1093/geront/gnt021

Frey, J. D., Poudrier, G., Chiodo, M. V., Hazen, A. (2016): A Systematic Review of Metoidioplasty and Radial Forearm Flap Phalloplasty in Female-to-Male Transgender Genital Reconstruction: Is the „Ideal" Neophallus an Achievable Goal? Plastic and Reconstructive Surgery Global Open 4 (12), e1131, https://doi:10.1097/GOX.0000000000001131

Freyd, J., Birrell, P. (2013): Blind to Betrayal. Trade Paper Press, Nashville/Tennessee

Friedrich Ebert Stiftung (2024): Gender Glossar. Misogynie. In: https://www.fes.de/wissen/gender-glossar/misogynie, 05.09.2024

Fritzsche, K. (2021): Praxis der Ego-State-Therapie. Carl-Auer, Heidelberg

Frohn, D., Meinhold, F., Schmidt, C. (2017): „Out im Office?!" Sexuelle Identität und Geschlechtsidentität, (Anti-)Diskriminierung und Diversity am Arbeitsplatz. IDA I Institut für Diversity- & Antidiskriminierungsforschung (Hrsg.), Köln

Fuchs, W., Ghattas, D. C., Reinert, D., Widmann, C. (2012): Studie zur Lebenssituation von Transsexuellen in Nordrhein-Westfalen. Ministerium für Gesundheit, Emanzipation, Pflege und Alter des Landes Nordrhein-Westfalen / LSVD e. V. In: https://www.lsvd.de/fileadmin/pics/Dokumente/TSG/Studie_NRW.pdf, 01.08.2024

Gaiswinkler, S., Pfabigan, J., Pentz, R., Teufl, L., Winkler, R. (2023): LGBTIQ+-Gesundheitsbericht 2022. Bundesministerium für Soziales, Gesundheit, Pflege und Konsumentenschutz (BMSGPK), Wien

Geißlinger, E. (2020): Einen sicheren Ort schaffen. Erziehung und Wissenschaft, 72 (2), 16–17

Germer, C., Neff, K. (2021): Achtsames Mitgefühl unterrichten. Das Handbuch für die professionelle Arbeit. Arbor, Freiburg

Gijs, L., van der Putten-Bierman, E., De Cuypere, G. (2013): Psychiatric Comorbidity in Adults with Gender Identity Problems. In: Kreukels, B.P.C., Steensma, T.D., de Vries, A.L.C. (Eds.): Gender Dysphoria and Disorders of Sex Development: Progress in Care and Knowledge. Springer, New York, 255–276

Glier, B. (2002): Chronischen Schmerz bewältigen. Verhaltenstherapeutische Schmerzbehandlung. Pfeiffer bei Klett-Cotta, Stuttgart

Gordon, A.R., Conron, K.J., Calzo, J.P., White, M.T., Reisner, S.L., Austin, S.B. (2018): Gender Expression, Violence, and Bullying Victimization: Findings from Probability Samples of High School Students in 4 US School Districts. Journal of School Health 88 (4), 306–314

Göth, M. (2021): Studienübersicht: Definition und Auswirkungen von Misgendern. In: https://www.vlsp.de/sites/default/files/pdf/Studien%C3%BCbersicht-Misgendern-G%C3%B6th%20 2021-03-21.pdf, 01.08.2024

Goudsmit, E.M., Nijs, J., Jason, L.A., Wallman, K.E. (2012): Pacing as a Strategy to Improve Energy Management in Myalgic Encephalomyelitis/Chronic Fatigue Syndrome: A Consensus Document. Disability and Rehabilitation, 34 (13), 1140–1147

graham, j. (2017): Detransition, Retransition: What Providers Need to Know. This session was originally presented as a part of Fenway Health's Third Annual Advancing Excellence in Transgender Health Conference, presented on 13.10.2017. In: https://fenwayhealth.org/wp-content/uploads/Detransitioning-and-Retransitioning-graham-1.pdf, 12.09.2024

graham, j. (2013): Guidelines for Psychosocial Assessments for Sexual Reassignment Surgery or Gender Affirmation Surgery. In: www.sfdph.org/dph/files/THS/TransgenderHealthServices_MH%20Guidelines.pdf, 25.01.2018 (Die Quelle ist nicht mehr im Netz vorhanden, kann aber bei den Autor*innen angefordert werden.)

Greenberg, L.S. (2006): Emotionsfokussierte Therapie. Lernen, mit den eigenen Gefühlen umzugehen. DGVT-Verlag, Tübingen

Greenwood, G.L., Gruskin, E.P. (2007): LGBT Tobacco and Alcohol Disparities. In: Meyer, I.-H., Northridge, M.E. (Eds.): The Health of Sexual Minorities. Springer, New York, 566–583

Groenman, F., Nikkels, C., Huirne, J., van Trotsenburg, M., Trum, H. (2017): Robot-assisted Laparoscopic Colpectomy in Female-to-Male Transgender Patients; Technique and Outcomes of a Prospective Cohort Study. Surgical Endoscopy 31 (8), 3363–3369, https://doi:10.1007/s00464-016-5333-8

Güldenring, A.-K., Sauer, A.T., Egener, K. (2023): Gender Is so Much More: Impulses for a Gender-Variant Gynecological Expertise from a Queer-Theoretical Perspective. In: Van Trotsenburg, M., Luikenaar, R.A.C., Meriggiola, M.C. (Eds.), 56–65

Günther, M., Teren, K., Wolf, G. (2021): Psychotherapeutische Arbeit mit trans* Personen. Handbuch für die Gesundheitsversorgung. Ernst Reinhardt, München

Halberstam, J. (1998): Female Maskulinity. Duke University Press, Durham, London

Hammoud-Beckett, S. (2007): Azima ila Hayati – An Invitation in to My Life: Narrative Conversations about Sexual Identity, The International Journal of Narrative Therapy and Community Work, 2007 (1), 29–39

Haraway, D. (1988): Situated Knowledges: The Science Question in Feminism and the Privilege of Partial Perspective. Feminist Studies 14 (3), 575–599

Härter, M., Dirmaier, J. (2018): 4.3. Arzt-Patient-Kommunikation. In: Deinzer, R., von dem Knesebeck, O. (Eds.): Online Lehrbuch der Medizinischen Psychologie und Medizinischen Soziologie. German Medical Science GMS Publishing House, Berlin, https://doi:10.5680/OLMPS000062

Hartman, D., O'Donnell-Killen, T., Doyle, J.K., Kavanagh, M., Day, A., Azevedo, J. (2023): The Adult Autism Assessment Handbook. A Neurodiversity-Affirmative Approach. Jessica Kingsley Publishers, London, Philadelphia

Hawn, T. (2020): Cultural Awareness in Therapy with Trans and Gender Non-Conforming Adulds and Older People. A Practical Guide. Jessica Kingsley Publishers, London

Heigl-Evers, A., Helas, I., Vollmer, H.C. (1997): Die Person des Therapeuten in der Behandlung Suchtkranker. Vandenhoeck & Ruprecht, Göttingen

Helo, S., Moulton, C.E. (2017): Complications: Acknowledging, Managing, and Coping with Human Error. Translational Andrology and Urology 6 (4), 773–782, https://doi:10.21037/tau.2017.06.28

Hempowicz, C., Matthes, A., Radosa, M., Camara, O., Winzer, H., Reichelt, C., Runnebaum, I., Strauß, B. (2013): Der Einfluss des ärztlichen Aufklärungsgespräches auf die postoperative Zufriedenheit und Lebensqualität von Patientinnen mit Uterus myomatosus nach Myomenukleation oder Hysterektomie. Psychotherapie Psychosomatik Medizinische Psychologie 63 (9–10): 381–386, https://doi:10.1055/s-0033-1334951

Hendricks, M.L., Testa, R.J. (2012): A Conceptual Framework for Clinical Work with Transgender and Gender Nonconforming Clients: An Adaptation of the Minority Stress Model. Professional Psychology: Research and Practice 43 (5), 460–467, https://doi:10.1037/a0029597

Hengelein, H. (2023): Zündstoffe. Queere Positionen und Kritik. Siegessäule, Februar 2023, 12

Hernandez, S.M., Halpern, C.T., Conron, K.J. (2023): Sexual Orientation, Gender Expression and Socioeconomic Status in the National Longitudinal Study of Adolescent to Adult Health. Journal of Epidemiology and Community Health 2023 (0), 1–8, https://doi:10.1136/jech-2022-220164

Herzog, P., Kaiser, T., de Jongh, A. (2023): Wie Mythen der traumafokussierten Psychotherapie eine adäquate Versorgung erschweren. Ein Plädoyer zur Implementierung evidenzbasierter Verfahren in Deutschland. Psychotherapeutenjournal 2023 (1), 30–36

Heylens, G., Elaut, E. (2023): The Ever-changing Role of the Mental Health Care Professional in Transgender Healthcare. In: Van Trotsenburg, M., Luikenaar, R.A.C., Meriggiola, M.C. (Eds.), 32–38

Heylens, G., Elaut, E., Kreukels, B.P.C., Paap, M.C.S., Cerwenka, S., Richter-Appelt, H., Cohen-Kettenis, P.T., Haraldsen, I.R., de Cuypere, G. (2014): Psychiatric Characteristics in Transsexual Individuals: Multicentre Study in Four European Countries. The British Journal of Psychiatry 204, 151–156, https://doi:10.1192/bjp.bp.112.121954

Hoebeke, P.B., Decaestecker, K., Beysens, M., Opdenakker, Y., Lumen, N., Monstrey, S.M. (2010): Erectile Implants in Female-to-Male Transsexuals: Our Experience in 129 Patients. European Urology 57 (2), 334–340

Horbach, S.E., Bouman, M.B., Smit, J.M., Özer, M., Buncamper, M.E., Mullender, M.G. (2015): Outcome of Vaginoplasty in Male-to-Female Transgenders: A Systematic Review of Surgical Techniques. The Journal of Sexual Medicine 12 (6), 1499–1512, https://doi:10.1111/jsm.12868

Human Rights Campaign (2019): The Lies and Dangers of Efforts to Change Sexual Orientation or Gender Identity. In: https://www.hrc.org/resources/the-lies-and-dangers-of-reparative-therapy, 24.04.2019

Institute of Medicine (IOM) (2011): The Health of Lesbian, Gay, Bisexual, and Transgender People: Building a Foundation for Better Understanding. The National Academies Press, Washington, DC

Jacobson, R., Joel, D. (2019): Gender Identity and Sexuality in an Online Sample of Intersex-Identified Individuals: A Descriptive Study. Psychology & Sexuality, https://doi:10.1080/19419899.2019.1711447

Jagose, A. (2001): Queer Theory. Eine Einführung. Deutschsprachige Ausgabe. Querverlag, Berlin

Johnson, M.J., Nemeth, L.S., Mueller, M., Eliason, M.J., Stuart, G.W. (2016): Qualitative Study of Cervical Cancer Screening among Lesbian and Bisexual Women and Transgender Men. Cancer Nursing 39 (6), 455–463

Johnson, R. (2023): Embodied Activism. Engaging the Body to Cultivate Liberation, Justice, and Authentic Connection. North Atlantic Books, Huichin aka Berkley

Johnson, V.E., Nadal, K.L., Sissoko, D.R.G., King, R. (2021): „It's Not in Your Head": Gaslighting, Splaining, Victim Blaming, and Other Harmful Reactions to Microaggressions. Perspectives on Psychological Science 16 (5), 1024–1036

Jolly, D., Wu, C.A., Boskey, E.R., Taghinia, A.H., Diamond, D.A., Ganor, O. (2021): Is Clitoral Release Another Term for Metoidioplasty? A Systematic Review and Meta-Analysis of Metoidioplasty Surgical Technique and Outcomes. Sexual Medicine 9 (1), 100294, https://doi:10.1016/j.esxm.2020.100294

Kabat-Zinn, J. (1982). An Outpatient Program in Behavioral Medicin for Chronic Pain Patients Based on the Practice of Mindfulness Meditation: Theoretical Considerations and Preliminary Results. General Hospital Psychiatry 4 (1), 33–47

Kaiser, C., Stoll, I., Ataseven, B., Morath, S., Schaff, J., Eiermann, W. (2011): Vaginale Hysterektomie und beidseitige Adnexektomie in interdisziplinärem Konzept bei Frau zu Mann – Transsexualismus [Vaginal hysterectomy and bilateral adnexectomy for female to male transsexuals in an interdisciplinary concept]. Handchirurgie Mikrochirurgie Plastische Chirurgie 43 (4), 240–245, https://doi:10.1055/s-0030-1267241

Kanfer, F.H., Reinecker, H., Schmelzer, D. (2006): Selbstmanagement-Therapie. Springer, Heidelberg

Kapp, F. (2023): „Demut" – eine unterschätzte Dimension in der Psychotherapie? Psychotherapeutenjournal 2023 (3), 247–252

Kasprowski, D., Fischer, M., Chen, X., de Vries, L., Kroh, M., Kühne, S., Richter, D., Zindel, Z. (2021): Geringere Chancen auf ein gesundes Leben für LGBTQI*-Menschen. DIW Wochenbericht 88 (6), 80–88, https://doi:10.18723/diw_wb:2021-6-1

Kattari, S.K., Hasche, L. (2016): Differences across Age Groups in Transgender and Gender Non-Conforming People's Experiences of Health Care Discrimination, Harassment, and Victimization. Journal of Aging and Health 28 (2), 285–306

Keilson, H. (1988): Linker Antisemitismus. Psyche 42 (9), 769–794. Nachdruck in: Keilson, H. (1998): Wohin die Sprache nicht reicht. Essays – Vorträge – Aufsätze 1936–1996. J. Ricker'sche Universitätsbuchhandlung, Gießen, 63–90

Keilson, H. (1984): Wohin die Sprache nicht reicht. Psyche 38 (10), 915–926

Kersting. A., Reutemann, M., Gast, U., Ohrmann, P., Suslow, T., Michael, N., Arolt, V. (2003): Dissociative Disorders and Traumatic Childhood Experiences in Transsexuals. Journal of Nervous and Mental Disease 191 (3), 182–189

Keuroghlian, A.S., Shtasel, D., Bassuk, E.L. (2014): Out on the Street: A Public Health and Policy Agenda for Lesbian, Gay, Bisexual, and Transgender Youth Who are Homeless. American Journal of Orthopsychiatry 84 (1), 66–72, https://doi:10.1037/h0098852

Kim, S., Cardemil, E. (2012): Effective Psychotherapy with Low-Income Clients: The Importance of Attending to Social Class. Journal of Contemporary Psychotherapy 42 (1), 27–35

Koch, U., Mehnert, A., Strauß, B. (2011): Psychologische Interventionen bei chronisch körperlich kranken Patienten mit psychischer Komorbidität. Bundesgesundheitsblatt – Gesundheitsforschung – Gesundheitsschutz 54 (1), 29–36

König, J., Resick, P.A., Karl, R., Rosner, R. (2012): Posttraumatische Belastungsstörung: Ein Manual zur Cognitive Processing Therapy. Hogrefe, Göttingen

Körkel, J. (1995): Burnout in der therapeutischen Arbeit mit Süchtigen. In: Missel, P., Brauckmann, W. (Hrsg.): Burnout in der Suchtttherapie. Verlag für angewandte Psychologie, Göttingen, 39–78

Krebs, P., Norcross, J.C., Nicholson, J.M., Prochaska, J.O. (2019): Stages of Change. In: Norcross, J.C., Wampold, B.E. (Eds.): Psychotherapy Relationships that Work. Vol. 2: Evidence-Based Therapist Responsiveness. 3. Auflage. Oxford University Press, New York, 296–328

Krell, C., Oldemeier, K. (2017): Coming-out – und dann?! Coming-out-Verläufe und Diskriminierungserfahrungen von lesbischen, schwulen, bisexuellen, trans* und queeren Jugendlichen und jungen Erwachsenen in Deutschland. Barbara Budrich, Leverkusen

Kvach, E., O'Connell, R. (2023): Impact of Stigma and Resilience on the Health of Transgender and Nonbinary People. In: Van Trotsenburg, M., Luikenaar, R.A.C., Meriggiola, M.C. (Eds.), 39–48

Lambert, M.J., Barley, D.E. (2002): Research Summary on the Therapeutic Relationship and Psychotherapy Outcome. In: Norcross, J.C. (Ed.), Psychotherapy Relationships That Work. Therapist Contributions and Responsiveness to Patients. Oxford University Press, New York, 17–32

Langer, P.C. (2009): Beschädigte Identität. Dynamiken des sexuellen Risikoverhaltens schwuler und bisexueller Männer. Verlag für Sozialwissenschaften, Wiesbaden

LeBreton, M., Courtois, F., Journel, N.M., Beaulieu-Prévost, D., Bélanger, M., Ruffion, A., Terrier, J.É. (2017): Genital Sensory Detection Thresholds and Patient Satisfaction With Vaginoplasty in Male-to-Female Transgender Women. The Journal of Sexual Medicine 14 (2), 274–281, https://doi:10.1016/j.jsxm.2016.12.005

Legenbauer, T. (2006): Homosexualität als Risikofaktor zur Ausbildung von Essstörungen? Ein Review. Verhaltenstherapie & psychosoziale Praxis 38 (3), 577–590

Levy, K.N., Johnson, B.N., Gooch, C.V., Kivity, Y. (2019): Attachment Style. In: Norcross, J.C., Wampold, B.E. (Eds.): Psychotherapy Relationships that Work. Vol. 2: Evidence-Based Therapist Responsiveness. 3. Auflage. Oxford University Press, New York, 15–55

Liebesleben (2023): Queer in Deutschland – Wissen und Erfahrungen zu Konversionsbehandlungen. In: https://www.liebesleben.de/fachkraefte/studien-standard-qualitaetssicherung/queer-in-deutschland-wissen-und-erfahrungen-zu-konversionsbehandlungen/, 30.05.2024

Linehan, M.M. (2008): Dialektisch-Behavioral Therapie bei Borderline-Perönlichkeitsstörungen. CIP-Medien, München

Liu, C., Shahid, M., Yu, Q., Orra, S., Ranganath, B., Chao, J.W. (2024): Complications Following Breast Augmentation in Transfeminine Individuals: A Systematic Review and Meta-Analysis. Plastic and Reconstructive Surgery 153 (6), 1240–1251, https://doi:10.1097/PRS.0000000000010691

MacKinnon, K.R., Grace, D., Ng, S.L., Sicchia, S.R., Ross, L.E. (2020): „I Don't Think They Thought I Was Ready": How Pretransition Assessments Create Care Inequities for Trans People with Complex Mental Health in Canada. International Journal of Mental Health 2020 (49), 56–80

Mahler, L., Oster, A. (2023): Psychopathologisierung als Beziehungsabwehr. Überlegungen zur multiprofessionellen Beziehungsgestaltung mit trans* Personen im psychiatrisch-psychotherapeutischen Setting. Verhaltenstherapie & Psychosoziale Praxis 2023 (2), 225–250

Malson, H., Burns, M. (Eds.) (2009): Critical Feminist Approaches to Eating Dis/Orders. Routledge, UK

Manrique, O.J., Adabi, K., Martinez-Jorge, J., Ciudad, P., Nicoli, F., Kiranantawat, K. (2018): Complications and Patient-Reported Outcomes in Male-to-Female Vaginoplasty – Where We Are Today: A Systematic Review and Meta-Analysis. Annals of Plastic Surgery 80 (6), 684–691, https://doi:10.1097/SAP.0000000000001393

Marlatt, G. A., & Gordon, J. R. (1985). Relapse Prevention: Maintenance Strategies in the Treatment of Addictive Behaviors. The Guilford Press, New York

Martinez, K. A., Li, Y., Resnicow, K., Graff, J. J., Hamilton, A. S., Hawley, S. T. (2015): Decision Regret Following Treatment for Localized Breast Cancer: Is Regret Stable Over Time? Medical Decision Making 35 (4), 446 – 457, https://doi:10.1177/0272989X14564432

Mavrogiorgou, P., Zogas, H., Zogas, G., Juckel, G., Heuer, J.-F. (2023): Perioperative Ängste und die Angst vor dem Tod. Anaesthesiologie 72, 266 – 272, https://doi:10.1007/s00101-023-01267-3

McCaffery, M., Beebe, A., Latham, J. (1997): Schmerz. Ein Handbuch für die Pflegepraxis. Ulstein Mosby, Berlin, Wiesbaden

McCracken, L. M. (2005): Contextual Cognitive Behaviorale Therapy for Chronic Pain. International Association for the Study of Pain, Seattle/USA

McEvenue, G., Xu, F. Z., Cai, R., McLean, H. (2017): Female-to-Male Gender Affirming Top Surgery: A Single Surgeon's 15-Year Retrospective Review and Treatment Algorithm. Aesthetic Surgery Journal 38 (1), 49 – 57, https://doi:10.1093/asj/sjx116

McNichols, C. H. L., O'Brien-Coon, D., Fischer, B. (2020): Patient-Reported Satisfaction and Quality of Life after Trans Male Gender Affirming Surgery. International Journal of Transgender Health 21 (4), 410 – 417, https://doi:10.1080/26895269.2020.1775159

Medina-Martínez, J., Saus-Ortega, C., Sánchez-Lorente, M. M., Sosa-Palanca, E. M., García-Martínez, P., Mármol-López, M. I. (2021): Health Inequities in LGBT People and Nursing Interventions to Reduce Them: A Systematic Review. International Journal of Environmental Research and Public Health, 18 (22), 11801

Medizinischer Dienst des Spitzenverbandes Bund der Krankenkassen e. V. (MDS) (2020): Geschlechtsangleichende Maßnahmen bei Transsexualismus (ICD-10, F64.0). In: https://www.bbz-lebensart.de/CMS2021/uploads/PDFs/Fachinformationen/Transgeschlechtlichkeit/MDS_GKV_SV_31.08.2020_BGA_Transsexualismus.pdf, 03.08.2024

Medizinischer Dienst des Spitzenverbandes Bund der Krankenkassen e. V. (MDS) (2009): Grundlagen der Begutachtung. Begutachtungsanleitung. Geschlechtsangleichende Maßnahmen bei Transsexualität. In: www.mds-ev.de/media.pdf/RL_Transsex_2009.pdf, 31.7.2012

Mereish, E. H. (2019): Substance Use and Misuse among Sexual and Gender Minority Youth. Current Opinion in Psychology 30, 123 – 127

Meulenbelt, A., Wevers, A., von der Ven, C. (1998): Frauen und Alkohol. Rowohlt, Reinbek bei Hamburg

Meyer, I. H. (2003): Prejudice, Social Stress, and Mental Health in Lesbian, Gay, and Bisexual Populations: Conceptual Issues and Research Evidence. Psychological Bulletin 129 (5), 674 – 993

Meyer, I. H. (1995): Minority Stress and Mental Health in Gay Men. Journal of Health Sciences and Social Behavior 36 (1), 38 – 56

Miller, W. R., Rollnick, S. (2023): Motivational Interviewing. 4. Auflage. The Guilford Press, New York, London

Moore, D. L. (2012): Coming out or Inviting in? Unbound. The Intersections of Faith and Justice. In: https://justiceunbound.org/coming-out-or-inviting-in/, 26.10.2023

Morrison, S. D., Capitán-Cañadas, F., Sánchez-García, A., Ludwig, D. C., Massie, J. P., Nolan, I. T., Swanson, M., Rodríguez-Conesa, M., Friedrich, J. B., Cederna, P. S., Bellinga, R. J., Simon, D., Capitán, L., Satterwhite, T. (2020): Prospective Quality-of-Life Outcomes after Facial Feminization Surgery: An International Multicenter Study. Plastic and Reconstructive Surgery 145 (6), 1499 – 1509, https://doi:10.1097/PRS.0000000000006837

Muckenhuber, J. (2022): Reflexive Inklusion anstatt systematischer Ausgrenzung sozialpsychiatrischer Patient:innen im Angebot der niedergelassenen Psychotherapie. Ein autoethnografischer Beitrag. In: http://ffhoarep.fh-ooe.at/bitstream/123456789/1611/1/FFH2022_167.pdf, 09.09.2024

Murad, M.H., Elamin, M.B., Garcia, M.Z., Mullan, R.J., Murad A., Erwin, P.J., Montori, V.M. (2010): Hormonal Therapy and Sex Reassignment: A Systematic Review and Meta-Analysis of Quality of Life and Psychosocial Outcomes. Clinical Endocrinology 72 (2), 214–231

Murjan, S., Bouman, W.P. (2017): Psychiatry. In: Richards, C., Bouman, W.P., Barker, M.-J. (Eds.): Genderqueer and Non-Binary Genders. Palgrave Macmillan, London, 125–140

Najavits, L.M. (2017): Recovery from Trauma, Addiction, or Both. The Guilford Press, New York, London

Narayan, S.K., Hontscharuk, R., Danker, S., Guerriero, J., Carter, A., Blasdel, G., Bluebond-Langner, R., Ettner, R., Radix, A., Schechter, L., Berli, J.U. (2021): Guiding the Conversation – Types of Regret after Gender-Affirming Surgery and Their Associated Etiologies. Annals of Translational Medicine 9 (7), 605, https://doi:10.21037/atm-20-6204

Narr, R.N., Kvach, E., O'Connell, R. (2023): Sexual Abuse and Trauma-informed Care for Transgender and Gender Diverse People in Ob/Gyn Practice. In: Van Trotsenburg, M., Luikenaar, R.A.C., Meriggiola, M.C. (Eds.), 172–181

National Institute for Health and Care Excellence (NICE) (2021): Myalgic Encephalomyelitis (or Encephalopathy)/Chronic Fatigue Syndrome: Diagnosis and Management. NICE guideline 206. In: https://www.nice.org.uk/guidance/ng206/resources/myalgic-encephalomyelitis-or-encephalopathychronic-fatigue-syndrome-diagnosis-and-management-pdf-66143718094021, 20.09.2024

Nikkels, C., van Trotsenburg, M., Huirne, J., Bouman, M.B., de Leeuw, R., van Mello, N., Ronkes, B., Groenman, F. (2019): Vaginal Colpectomy in Transgender Men: A Retrospective Cohort Study on Surgical Procedure and Outcomes. The Journal of Sexual Medicine 16 (6), 924–933, https://doi:10.1016/j.jsxm.2019.03.263

Norcross, J.C., Lambert, M.J. (2019): What Works in the Psychotherapy Relationship: Results, Conclusions, and Practices. In: Norcross, J.C., Lambert, M.J. (Eds.): Psychotherapy Relationships that Work. Vol. 1: Evidence-Based Therapist Contributions. 3. Auflage. Oxford University Press, New York, 631–646

Norcross, J.C., Wampold, B.E. (2019a): Evidence-Based Psychotherapy Responsiveness: The Third Task Force. In: Norcross, J.C., Wampold, B.E. (Eds.): Psychotherapy Relationships that Work. Vol. 2: Evidence-Based Therapist Responsiveness. 3. Auflage. Oxford University Press, New York, 1–14

Norcross, J.C., Wampold, B.E. (2019b): Personalizing Psychotherapy: Results, Conclusions, and Practices. In: Norcross, J.C., Wampold, B.E. (Eds.): Psychotherapy Relationships that Work. Vol. 2: Evidence-Based Therapist Responsiveness. 3. Auflage. Oxford University Press, New York, 329–341

Oh, P.J., Shin, S.R. (2014): Effects of Dignity Interventions on Psychosocial and Existential Distress in Terminally Ill Patients: A Meta-Analysis. Journal of Korean Academy of Nursing 44 (5), 471–483, https://doi:10.4040/jkan.2014.44.5.471

Ohms, C. (2019): Wohnungslosigkeit und Geschlecht. Sexuelle Orientierung und Geschlechtsidentität als Risikofaktoren für und in Wohnungs- bzw. Obdachlosigkeit. In: https://broken-rainbow.de/wp-content/uploads/2019/09/bruschuere_wohnsitzlose-fachtagung-2019.pdf, 04.08.2024

Papadopulos, N.A., Schaff, J., Biemer, E. (2008): The Use of Free Prelaminated and Sensate Osteofasciocutaneous Fibular Flap in Phalloplasty. Injury 39, Suppl 3, 62–67

Parent, M.C., Arriaga, A.S., Gobble, T., Wille, L. (2019): Stress and Substance Use among Sexual and Gender Minority Individuals across the Lifespan. Neurobiology of Stress 10, February 2019, 100146, https://doi:10.1016/j.ynstr.2018.100146

Pascoe, E.A., Smart Richman, L. (2009): Perceived Discrimination and Health: A Meta-Analytic Review. Psychological Bulletin 135 (4), 531–554, https://doi:10.1037/a0016059

Pearlman, L.A., Caringi, J. (2009): Living and Working Self-Reflectively to Adress Vicarious Trauma. In: Courtois, C.A., Ford, J.D. (Eds.), 202–224

Perry, C., Lee, R. (2020): Childhood Trauma and Personality Disorder. In: Spalletta, G., Janiri, D., Piras, F., Sani, G. (Eds.): Childhood Trauma in Mental Disorders: A Comprehensive Approach. Springer, Cham, 231–255

Petersen, J.K. (2021): A Comprehensive Guide to Intersex. Jessica Kingsley Publishers, London, Philadelphia

Pigot, G.L.S., Al-Tamimi, M., Nieuwenhuijzen, J.A., van der Sluis, W.B., Moorselaar, R.J.A.V., Mullender, M.G., van de Grift, T.C., Bouman, M.B. (2020): Genital Gender-Affirming Surgery Without Urethral Lengthening in Transgender Men – A Clinical Follow-Up Study on the Surgical and Urological Outcomes and Patient Satisfaction. The Journal of Sexual Medicine 17 (12), 2478–2487, https://doi:10.1016/j.jsxm.2020.08.004

Plöderl, M. (2016): Out in der Schule? Bullying und Suizidrisiko bei LGBTI Jugendlichen. Suizidprophylaxe 43, 7–13

Plöderl, M., Fartacek, R. (2009): Childhood Gender Nonconformity and Harassment as Predictors of Suicidality among Gay, Lesbian, Bisexual, and Heterosexual Austrians. Archives of Sexual Behavior 38 (3), 400–410

Plöge, K., Dennert, G., Koppe, U., Güldenring, A., Matthigack, E.B., Rommel, A. (2020): Die gesundheitliche Lage von lesbisch, schwulen, bisexuellen sowie trans- und intergeschlechtlichen Menschen. Journal of Health Monitoring. 5 (S1). Robert Koch-Institut, Berlin, https://doi:10.25646/6448

Price, D. (2022): Unmasking Autism. Discovering the New Faces of Neurodiversity. Harmony Books (Penguin Random House LLC), New York

Pross, C. (2009): Verletzte Helfer. Umgang mit dem Trauma: Risiken und Möglichkeiten, sich zu schützen. Klett-Cotta, Stuttgart

Pyke, K.D. (2010): What Is Internalized Racial Oppression and Why Don't We Study It? Acknowledging Racism's Hidden Injuries. Sociological Perspectives 53 (4), 551–572

Radix, A., Eisfeld, J. (2014): Informierte Zustimmung in der trans*-Gesundheitsversorgung. Erfahrungen eines US-amerikanischen Community Health Center. Zeitschrift für Sexualforschung 27 (1), 31–43, https://doi:10.1055/s-0034-1366129

Raffaini, M., Magri, A.S., Agostini, T. (2016): Full Facial Feminization Surgery: Patient Satisfaction Assessment Based on 180 Procedures Involving 33 Consecutive Patients. Plastic and Reconstructive Surgery 137 (2), 438–448, https://doi:10.1097/01.prs.0000475754.71333.f6

Ralph, D., Christopher, N., Garaffa, G. (2017): Genital Surgery for Bodies Commonly Gendered as Female. In: Richards, C., Bouman, W.P., Barker, M.-J. (Eds.): Genderqueer and Non-Binary Genders. Palgrave Macmillan, London, 265–282

Rauchfleisch, U. (2023): 52 Jahre Erfahrungen mit Transidentität. Forum Psychoanalyse 39, 41–56, https://doi:10.1007/s00451-022-00492-7

Rauchfleisch, U. (2018): Medizinische Einordnung von Trans*identität. In: https://www.bpb.de/themen/gender-diversitaet/geschlechtliche-vielfalt-trans/245353/medizinische-einordnung-von-trans-identitaet/, 05.08.2024

Rauschert, C., Möckl, J., Seitz, N.-N., Wilms, N., Olderbak, S., Kraus, L. (2022): Konsum psychoaktiver Substanzen in Deutschland. Ergebnisse des Epidemiologischen Suchtsurvey 2021. Deutsches Ärzteblatt 119, 527–534

Remien, R.H., Bauman, L.J., Mantell, J., Tsoi, B., Lopez-Rios, J., Chhabra, R., DiCarlo, A., Watnick, D., Rivera, A., Teitelman, N., Cutler, B., Waren, P. (2015): Barriers and Facilitators to Engagement of Vulnerable Populations in HIV Primary Care in New York City. Journal of Acquired Immune Deficiency Syndromes 69 (1), 16–24

Remington, A.C., Morrison, S.D., Massie, J.P., Crowe, C.S., Shakir, A., Wilson, S.C., Vyas, K.S., Lee. G.K., Friedrich, J.B. (2018): Outcomes after Phalloplasty: Do Transgender Patients and Multiple Urethral Procedures Carry a Higher Rate of Complication? Plastic and Reconstructive Surgery 141 (2), 220e-229e, https://doi:10.1097/PRS.0000000000004061

Retzlaff, R. (2021): Systemische Therapie – Materialien zu Fallkonzeption, Therapieplanung, Antragsverfahren. Vorlagen und Formulare. Carl-Auer, Heidelberg

Riddle, M. C., Safer, J. D. (2022): Medical Considerations in the Care of Transgender and Gender Diverse Patients with Eating Disorders. Journal of Eating Disorders 10 (1), 178, https://doi:10.1186/s40337-022-00699-3

Rider, N. G., Caso, T. J., Czech, S., Karasic, D. H. (2023): Terminology in Transgender Medicine. In: Van Trotsenburg, M., Luikenaar, R. A. C., Meriggiola, M. C. (Eds.), 1–8

Rider, G. N., Vencill, J. A., Berg, D. R., Becker-Warner, R., Candelario-Pérez, L., Spencer, K. (2019): The Gender Affirmative Lifespan Approach (GALA): A Framework for Competent Clinical Care with Nonbinary Clients. International Journal of Transgenderism 20 (2–3), 275–288, https://doi:10.1080/15532739.2018.1485069

Romer, G. R., Lempp, T. (2022): Geschlechtsinkongruenz im Kindes- und Jugendalter. Nervenheilkunde 41 (5), 309–319, https://doi:10.1055/a-1796-5491

Roßmöller, M., Wolf, G. F. (2023): Raumsuche, Raumerweiterung und Zusammenschlüsse: Nichtbinäre Personen in der psychotherapeutischen Versorgung. Verhaltenstherapie & Psychosoziale Praxis 2023 (2), 277–299

Roux, M., Qema, L. (2023): Psychotherapieausbildung: Reflexionen und Rückblicke zweier queerer Psychotherapeut*innen. In: Wolf, G. F., Bos, S. (Hrsg.): Grundlagenband der Reihe: Geschlechter und Sexualitäten in Psychotherapie und Beratung. Edition Assemblage, Münster, 220–244

Rubin, G. (1984): Thinking Sex: Notes for a Radical Theory of the Politics of Sexuality. In: http://sites.middlebury.edu/sexandsociety/files/2015/01/Rubin-Thinking-Sex.pdf, 05.08.2024

Rudolf, B. (2017): Teilhabe als Menschenrecht – eine grundlegende Betrachtung. In: Diehl, E. (Hrsg.): Teilhabe für alle?! Lebensrealitäten zwischen Diskriminierung und Partizipation. Bundeszentrale für politische Bildung, Bonn, 13–43

Rudolph, K. (2019): Das BAMF will geflüchtetes Paar nach Malaysia zurückschicken. Der trans Mann Ong und seine Freundin Tina sind aus ihrer Heimat nach Deutschland geflohen. In: https://mannschaft.com/das-bamf-will-sie-nach-malaysia-zurueckschicken-und-empfiehlt-ihre-liebe-zu-verstecken/, 06.08.2024

Rüger, U., Dahm, A., Kallinke, D. (2012): Faber/Haarstrick. Kommentar Psychotherapie-Richtlinien. 9., aktualisierte und ergänzte Auflage auf der Basis der aktuell gültigen Psychotherapie-Richtlinien, Stand Herbst 2011. Urban & Fischer, München

Sachs, B. E. (2020): The Good Enough Therapist. Futility, Failure, and Forgiveness in Treatment. Routledge, New York, London

Saketopoulou, A. (2020): Thinking Psychoanalytically, Thinking Better: Reflections on Transgender. The International Journal of Psychoanalysis 101 (5), 1019–1030, https://doi:10.1080/00207578.2020.1810884

Scandurra, C., Mezza, F., Bochicchio, V. (2023): Dealing with Health Needs and Physical Complaints of Nonbinary Clients. In: Van Trotsenburg, M., Luikenaar, R. A. C., Meriggiola, M. C. (Eds.), 49–55

Schäfer, I., Gast, U., Hofmann, A., Knaevelsrud, C., Lampe, A., Liebermann, P., Lotzin, A., Maerker, A., Rosner, R., Wöller, W. (2019): S3-Leitlinie Posttraumatische Belastungsstörung. Springer, Berlin: In: https://register.awmf.org/assets/guidelines/155-001l_S3_Posttraumatische_Belastungsstoerung_2020-02_1.pdf, 06.08.2024

Schaff, J., Papadopulos, N. A. (2009): New Protocol for Complete Phalloplasty with Free Sensate and Prelaminated Osteofasciocutaneous Flaps: Experience in 37 Patients. Microsurgery 29 (5), 413–419

Schleu, A. (2021): Umgang mit Grenzverletzungen. Professionelle Standards und ethische Fragen in der Psychotherapie. Springer, Berlin

Schmucker, M., Köster, R. (2017): Praxishandbuch IRRT. Imagery Rescripting & Reprocessing Therapy bei Traumafolgestörungen, Angst, Depression und Trauer. Klett Cotta, Stuttgart

Schnarch, D. (2020): Brain Talk. Kösel-Verlag, München

Schulman, S. (2016): Conflict Is Not Abuse. Overstating Harm, Community Responsibility, and the Duty of Repair. Arsenal Pulp Press, Vancouver

Schulz-Kindermann, F. (2021): Psychoonkologie. Grundlagen und psychotherapeutische Praxis. Beltz, Weinheim

Seal, L. (2017): Adult Endocrinology. In: Richards, C., Bouman, W.P., Barker, M.-J. (Eds.): Genderqueer and Non-Binary Genders. Palgrave Macmillan, London, 183 – 223

Sears, B., Castleberry, N.M., Lin, A., Mollory, C. (2024): LGBTQ People's Experiences of Workplace Discrimination and Harassment 2023. In: https://williamsinstitute.law.ucla.edu/wp-content/uploads/Workplace-Discrimination-Aug-2024.pdf, 07.09.2024

Segal, Z.V., Williams, J.M.G., Teasdale, J.D. (2015): Achtsamkeitsbasierte Kognitive Therapie der Depression. Ein neuer Ansatz zur Rückfallprävention. dgvt-Verlag, Tübingen

Sevelius, J.M. (2013): Gender Affirmation: A Framework for Conceptualizing Risk Behavior among Transgender Women of Color. Sex Roles 68 (1), 675 – 689, https://doi:10.1007/s11199-012-0216-5

Sevelius, J.M., Patouhas, E., Keatley, J.G., Johnson, M.O. (2014): Barriers and Facilitators to Engagement and Retention in Care among Transgender Women Living with Human Immunodeficiency Virus. Annals of Behavioral Medicine 47 (1), 5 – 16

Shelemy, L., Cotton, S., Crane, C., Knight, M. (2024): Systematic Review of Prospective Adult Mental Health Outcomes Following Affirmative Interventions for Gender Dysphoria. International Journal of Transgender Health, https://doi:10.1080/26895269.2024.2333525

Shelton, M. (2017): Fundamentals of LSBT Substance Use Disorders. Multiple Identities, Multiple Challenges. Harrington Park Press, New York

Shreffler, K.M., Greil, A.L., McQuillan, J., Gallus, K.L. (2016): Reasons for Tubal Sterilisation, Regret and Depressive Symptoms. Journal of Reproductive and Infant Psychology 34 (3), 304 – 313, https://doi:10.1080/02646838.2016.1169397

Sigusch, V. (1994): Leitsymptome transsexueller Entwicklungen Wandel und Revision. Deutsches Ärzteblatt 91 (20). In: https://cdn.aerzteblatt.de/pdf/91/20/a1455.pdf?ts=03.05.2011+16%3A17%3A50, 07.08.2024

Singh, A. (2018): The Queer and Transgender Resilience Workbook. Skills for Navigating Sexual Orientation and Gender Expression. New Harbinger Publications, Oakland

Skuban-Eiseler, T., Orzechowski, M., Steger, F. (2023): Why Do Transgender Individuals Experience Discrimination in Healthcare and Thereby Limited Access to Healthcare? An Interview Study Exploring the Perspective of German Transgender Individuals. International Journal for Equity in Health 22, 211, https://doi:10.1186/s12939-023-02023-0

Sobell, L.C. (2006): Das Phänomen Selbstheilung: Überblick und konzeptionelle Fragen. In: Klingemann, H., Sobell, L.C. (Hrsg.): Selbstheilung von der Sucht. Verlag für Sozialwissenschaften, Wiesbaden, 7 – 48

Sohn, M. (2015): Complications. In: Trombetta, C., Liguori, G., Bertolotto, M. (Eds.), 303 – 309

Soine, S., Zinn, A. (2006): Lesben und Schwule – auf unterschiedliche Weise Opfer von Übergriffen. Fachwissenschaftliche Analyse. In: Heitmeyer, W., Schröttle, M. (Hrsg.): Gewalt. Beschreibungen. Analysen. Prävention. Bundeszentrale für politische Bildung, Bonn, 344 – 364

Soldati, L., Hasler, R., Recordon, N., Clement, M., Köhl, J., Perroud, N. (2022): Gender Dysphoria and Dissociative Identity Disorder: A Case Report and Review of Literature. The Journal of Sexual Medicine 19 (11/4), 1 – 9. In: https://academic.oup.com/smoa/article/10/5/100553/7040918, 07.08.2024

Soto, A., Smith, T.B., Griner, D., Domenech Rodríguez, M., Bernal, G. (2019): Cultural Apaptations and Multicultural Competence. In: Norcross, J.C., Wampold, B.E. (Eds.): Psychotherapy Relationships that Work. Vol. 2: Evidence-Based Therapist Responsiveness. 3. Auflage. Oxford University Press, New York, 86 – 132

Spiegel, J. H. (2011): Facial Determinants of Female Gender and Feminizing Forehead Cranioplasty. Laryngoscope 121 (2), 250 – 261, https://doi:10.1002/lary.21187

Srabstein, J, Piazza, T. (2008): Public Health, Safety and Educational Risks Associated with Bullying Behaviors in American Adolescents. International Journal of Adolescent Medicine and Health 20, 223 – 233

Steele, K., van der Hart, O. (2009): Treating Dissociation. In: Courtois, C. A., Ford, J. D. (Eds.), 145 – 165

Stevens, P. E. (1994): Protective Strategies of Lesbian Clients in Health Care Environments. Research in Nursing & Health 17, 217 – 229

Substance Abuse and Mental Health Services Administration (2014): SAMHSA's Concept of Trauma and Guidance for a Trauma-Informed Approach. HHS Publication No. (SMA) 14 – 4884. Rockville, MD: Substance Abuse and Mental Health Services Administration. In: https://store.samhsa.gov/sites/default/files/d7/priv/sma14-4884.pdf, 07.08.2024

Sue, D. W. (2010): Microaggressions in Everyday Life: Race, Gender, and Sexual Orientation. Wiley, New York

Tagay, S., Breidenstein, A., Friedrich, H.-C., Rübben, H., Teufel, M., Hess, J. (2018): Entwicklung und Validierung des Essener Transidentität Lebensqualitäts-Inventars anhand einer Stichprobe von Mann-zu-Frau transidenten Personen. Zeitschrift für Sexualforschung 31 (01), 5 – 26, https://doi:10.1055/s-0044-101502

Tanner, A. E., Reboussin, B. A., Mann, L., Ma, A., Song, E., Alonzo, J., Rhodos, S. D. (2014): Factors Influencing Health Care Access Perceptions and Care-Seeking Behaviors of Immigrant Latino Sexual Minority Men and Transgender Individuals: Baseline Findings from the HOLA Intervention Study. Journal of Health Care for the Poor and Underserved 25 (4), 1679

Taubner, S., Fonagy, P., Bateman, A. W. (2019): Mentalisierungsbasierte Therapie. Hogrefe, Göttingen

Teren, K. (2021): Psychologische Behandlungsmethoden. In: Meißner, W. (Hrsg.): Aktuelle Schmerzmedizin. Standards und Entwicklungen. 46. Auflage. ecomed-Verlag, Landsberg

Thompson, M., Cole, O., Nitzarim, R. (2012): Recognizing Social Class in the Psychotherapy Relationship: A Grounded Theory Exploration of Low-Income Clients. Journal of Counseling Psychology 59 (2), 208 – 221

Thornton, S. M., Edalatpour, A., Gast, K. M. (2024): A Systematic Review of Patient Regret after Surgery – A Common Phenomenon in Many Specialties but Rare within Gender-Affirmation Surgery. The American Journal of Surgery 234, 68 – 73, https://doi:10.1016/j.amjsurg.2024.04.021

Timmermanns, S., Graf, N., Merz, S., Stöver, H. (2022): „Wie geht's euch?" Psychosoziale Gesundheit und Wohlbefinden von LSBTIQ*. Beltz Juventa, Weinheim, Basel

Toomey, R. B., Syvertsen, A. K., Shramko, M. (2018): Transgender Adolescent Suicide Behavior. Pediatrics. 142 (4), e20174218, https://doi:10.1542/peds.2017-4218

Trachsel, M., Maercker, A. (2016): Lebensende, Sterben und Tod. Vol. 61. Hogrefe Verlag, Göttingen

Transgender Europe (TGEU) (Projekt: Transrespect Versus Transphobia Worldwide) (2021): Terminology. In: https://transrespect.org/en/working-definitions/, 07.08.2024

TransInterQueer e. V. (2022): Infos zur Hormontherapie für trans* & nichtbinäre Menschen. Orientierungshilfe für eine aufgeklärte Entscheidung. In: https://www.transinterqueer.org/wp-content/uploads/2022/04/Hormontherapie_DE_barrierearm.pdf, 07.08.2024

Tress, W., Henry, W. P., Junkert-Tress, B., Hildenbrand, G., Hartkamp, N., Scheibe, G. (1996): Das Modell des Zyklisch-Maladaptiven Beziehungsmusters und der Strukturalen Analyse Sozialen Verhaltens (CMP/SASB). Psychotherapeut 41 (4), 215 – 224

Trombetta, C., Liguori, G., Bertolotto, M. (Eds.) (2015): Management of Gender Dysphoria. A Multidisciplinary Approach. Springer, Mailand, Heidelberg, New York, Dordrecht, London

Trombetta, T., Rollè, L. (2023): Initimate Partner Violence Perpetration among Sexual Minority People and Associated Factors: A Systematic Review of Quantitative Studies. Sexuality Research and Social Policy 20, 886–935, https://doi:10.1007/s13178-022-00761-4

T'Sjoen, G., Arcelus, J., de Vries, A.L.C., Fisher, A.D., Nieder, T.O., Özer, M., Motmans, J. (2020): European Society for Sexual Medicine Position Statement „Assessment and Hormonal Management in Adolescent and Adult Trans People, with Attention for Sexual Function and Satisfaction". The Journal of Sexual Medicine 17 (4), 570–584, https://doi:10.1016/j.jsxm.2020.01.012

Turban, J.L., Beckwith, N., Reisner, S.L., Keuroghlian, A.S. (2020): Association Between Recalled Exposure to Gender Identity Conversion Efforts and Psychological Distress and Suicide Attempts among Transgender Adults. JAMA Psychiatry 77 (1), 68–76

Turban, J.L., Loo, S.S., Almazan, A.N., Keuroghlian, A.S. (2021): Factors Leading to „Detransition" among Transgender and Gender Diverse People in the United States: A Mixed-Methods Analysis. LGBT Health 8 (4), 273–280, https://doi:10.1089/lgbt.2020.0437

United Nations (2024): The Struggle of Trans and Gender Diverse Persons. Independent Expert on Sexual Orientation and Gender Identity. In: https://www.ohchr.org/en/special-procedures/ie-sexual-orientation-and-gender-identity/struggle-trans-and-gender-diverse-persons, 08.08.2024

Van Boerum, M.S., Salibian, A.A., Bluebond-Langner, R., Agarwal, C. (2019): Chest and Facial Surgery for the Transgender Patient. Translational Andrology and Urology 8 (3), 219–227, https://doi:10.21037/tau.2019.06.18

Van de Grift, T.C., Elfering, L., Greijdanus, M., Smit, J.M., Bouman, M.B., Klassen, A.F., Mullender, M.G. (2018): Subcutaneous Mastectomy Improves Satisfaction with Body and Psychosocial Function in Trans Men: Findings of a Cross-Sectional Study Using the BODY-Q Chest Module. Plastic and Reconstructive Surgery 142 (5), 1125–1132, https://doi:10.1097/PRS.0000000000004827

Vandenbussche, E. (2021): Detransition-Related Needs and Support: A Cross-Sectional Online-Survey. Journal of Homosexuality 69 (9), 1–19, https://doi:10.1080/00918369.2021.1919479

Van Haren, W. (2022): Sehen und Blickkontakt in der Psychotherapie. Psychotherapeutenjournal 2022 (3), 342–349

Van Minnen, A., Tibben, M. (2021): A Brief Cognitive-Behavioural Treatment Approach for PTSD and Dissociative Identity Disorder, a Case Report. Journal of Behavior Therapy and Experimental Psychiatry 72, 1–6, https://doi:10.1016/j.jbtep.2021.101655

VanScoy, H. (1997): Health Behavior in Lesbians. In: Gochman, D.S. (Ed.): Handbook of Health Behavior Research III. Demography, Development, and Diversity. Plenum Press, New York, 141–162

Van Trotsenburg, M., Luikenaar, R.A.C., Meriggiola, M.C. (Eds.) (2022): Context, Principles and Practice of TransGynecology. Managing Transgender Patients in ObGyn Practice. Cambridge University Press, Cambridge/UK

Vermeir, E., Jackson, L.A., Marshall, E.G. (2018): Barriers to Primary and Emergency Healthcare for Trans Adults. Culture, Health & Sexuality 20(2), 232–346

Vincent, B. (2019): Breaking Down Barriers and Binaries in Trans Healthcare: The Validation of Non-Binary People. International Journal of Transgenderism 20 (2–3), 132–137

Vincent, B., Manzano, A. (2017): History and Cultural Diversity. In: Richards, C., Bouman, W.P., Barker, M.-J. (Eds.): Genderqueer and Non-Binary Genders. Palgrave Macmillan, London, 11–30

Voigtel, R. (2022): Der Sinn der Sucht. Eine Krankheit psychodynamisch verstehen. Psychosozial-Verlag, Gießen

Vollmer, H.C. (1997): Selbstregulationsprozesse in ihrer Dynamik und Vernetzung als therapeutische Wirkvariablen. In: Heigl-Evers, A., Helas, I., Vollmer, H.C. (Hrsg.): Die Person des Therapeuten in der Behandlung Suchtkranker. Vandenhoeck & Ruprecht, Göttingen, 28–63

Von Sydow, K., Beher, S., Retzlaff, R., Schweizer, J. (2006): Die Wirksamkeit der Systemischen Therapie/ Familientherapie. Hogrefe, Göttingen

Wahlsdorf, T., Michael, T., Lass-Hennemann, J., Sopp, R. (2024): Triggerwarnungen: Hilfreich, wirkungslos – oder sogar schädlich? Psychotherapeutenjournal 2024 (1), 50–56

Wallis, H., Vogel, M., Junne, F., Binneböse, M. (2023): Dissoziation: ein trans-diagnostisches Phänomen. Psychotherapie 68, 141–154

Wandschneider, D. (2007): Der Begriff des Lebens bei Hegel und das Leib-Seele-Problem – in systemtheoretischer Perspektive. Zeitschrift für Psychotraumatologie Psychotherapiewissenschaft Psychologische Medizin ZPPM 5 (4), 7–23

Watts-Jones, T.D. (2010): Location of Self: Opening the Door to Dialogue on Intersectionality in the Therapy Process. Family Process 49 (3), 405–420

Weigert, R., Frison, E., Sessiecq, Q., Al Mutairi, K., Casoli, V. (2013): Patient Satisfaction with Breasts and Psychosocial, Sexual, and Physical Well-Being after Breast Augmentation in Male-to-Female Transsexuals. Plastic and Reconstructive Surgery 132 (6), 1421–1429, https://doi:10.1097/01.prs.0000434415.70711.49

Weinforth, G., Fakin, R., Giovanoli, P., Garcia Nuñez, D. (2019): Quality of Life Following Male-to-Female Sex Reassignment Surgery. Deutsches Ärzteblatt International 116, 253–260, https://doi:10.3238/arztebl.2019.0253

Weis, J., Heckl, U. (2005): Psychotherapie chronisch körperlich Kranker aus Sicht der Verhaltenstherapie. In: Faller, H. (Hrsg.): Psychotherapie bei somatischen Erkrankungen. Georg Thieme, Stuttgart

What We Know Project (Cornell University) (2018): „What Does the Scholarly Research Say about the Effect of Gender Transition on Transgender Well-Being?“ (Online Literature Review). In: https://whatweknow.inequality.cornell.edu/topics/lgbt-equality/what-does-the-scholarly-research-say-about-the-well-being-of-transgender-people/, 09.08.2024

White Hughto, J.M., Murchison, G.R., Clark, K., Pachankis, J.E., Reisner, S.L. (2016): Geographic and Individual Differences in Healthcare Access for US Transgender Adults: A Multilevel Analysis. LGBT Health 3 (6), 424–433

Whitton, S.W., Dyar, C., Mustanski, B., Newcomb, M.E. (2019): Intimate Partner Violence Experiences of Sexual and Gender Minority Adolescents and Young Adults Asigned Female at Birth. Psychology of Women Quarterly 43 (2), 232–249

Wiepjes, C.M., Nota, N.M., de Blok, C.J., Klaver, M., de Vries, A.L.C., Wensing-Kruger, S.A., de Jongh, R.T., Bouman, M.-B., Steensma, T.D., Cohen-Kettenis, P., Gooren, L.J.G., Kreukels, B.P.C., den Heijer, M. (2018): The Amsterdam Cohort of Gender Dysphoria Study (1972–2015): Trends in Prevalence, Treatment, and Regrets. The Journal of Sexual Medicine 15 (4), 582–590, https://doi:10.1016/j.jsxm.2018.01.016

Wilson, A., Ronnekleiv-Kelly, S.M., Pawlik, T.M. (2017a): Regret in Surgical Decision Making: A Systematic Review of Patient and Physician Perspectives. World Journal of Surgery 41 (6), 1454–1465, https://doi:10.1007/s00268-017-3895-9

Wilson, A., Winner, M., Yahanda, A., Andreatos, N., Ronnekleiv-Kelly, S., Pawlik, T.M. (2017b): Factors Associated with Decisional Regret among Patients Undergoing Major Thoracic and Abdominal Operations. Surgery 161 (4), 1058–1066, https://doi:10.1016/j.surg.2016.10.028

Wolf, E.C.M., Dew, B. (2012): Understanding Risk Factors Contributing to Substance Use Among MTF Transgender Persons. Journal of LGBT Issues in Counseling 6, 237–256

Wolf, G. (2018): Trans* und Substanzgebrauch: Bedingungen und Behandlungsempfehlungen. Suchttherapie 19 (4), 186–192

Wolf, G. (2017): Substanzgebrauch bei Queers. Dauerthema und Tabu. Wallstein-Verlag, Göttingen

Wolf, G. (2014): Information für l/s/b/t1 Klient_innen, die Psychotherapie in Anspruch nehmen wollen. In: https://www.vlsp.de/sites/default/files/pdf/klient_inneninfoapril2014.pdf, 09.08.2024

Wolf, G. (2004): Erfahrungen und gesundheitliche Entwicklungen lesbischer Frauen im Coming-out-Prozess. Centaurus-Verlag, Herbolzheim

Wolf, G., Schleider, K., Pfarrherr, K. (2010): Die Qualität der Versorgung von Menschen mit psychischen Beeinträchtigungen in Netzwerken professioneller Gesundheitsdienste. Zeitschrift für Qualitative Forschung (ZQF) 11 (1), 91 – 110

Wolf, G. F. (2023): BDSM und Psychotherapie: eine Handreichung auf dem Weg zum kinkrespektvollen Arbeiten. Edition Assemblage, Münster

Wolf, G. F., Bos, S., Eisenhuth, L., Krämer, J. (2023a): Geschlechter und Sexualitäten in Psychotherapie und Beratung. Einleitung der Herausgeber*innen in die Themenreihe. In: Wolf, G. F., Bos, S. (Hrsg.): Grundlagenband der Reihe: Geschlechter und Sexualitäten in Psychotherapie und Beratung. Edition Assemblage, Münster, 8 – 35

Wolf, G. F., Günther, M., Teren, K. (2023b): Dimensionen der Unsicherheit: Die Entwicklung einer reflektierten Haltung in der psychotherapeutischen Begleittherapie von trans* Personen. Verhaltenstherapie & Psychosoziale Praxis 2023 (2), 203 – 222

Wolter, A., Scholz, T., Pluto, N., Diedrichson, J., Arens-Landwehr, A., Liebau. J. (2018): Subcutaneous Mastectomy in Female-to-Male Transsexuals: Optimizing Perioperative and Operative Management in 8 Years Clinical Experience. Journal of Plastic, Reconstructive & Aesthetic Surgery 71 (3), 344 – 352. https://doi:10.1016/j.bjps.2017.09.003

World Medical Association (WMA) (2015): WMA Statement on Transgender People. Adopted by the 66th General Assembly, Moscow, Russia, Octobre 2015. In: https://www.wma.net/policies-post/wma-statement-on-transgender-people/, 09.08.2024

Yelland, A. (2017): Chest Surgeries. In: Richards, C., Bouman, W. P., Barker, M.-J. (Eds.): Genderqueer and Non-Binary Genders. Palgrave Macmillan, London, 225 – 245

Yeung, H., Jedrzejczak, M. (2023): Extent, Burden, and Characteristics of STDs and HIV in Trans People. In: Van Trotsenburg, M., Luikenaar, R. A. C., Meriggiola, M. C. (Eds.), 271 – 280

Yogyakarta Principles (2017): The Yogyakarta Principles Plus 10: Additional Principles and State Obligations on the Application of International Human Rights Law in Relation to Sexual Orientation, Gender Identity, Gender Expression and Sex Characteristics to Complement the Yogyakarta Principles. In: https://yogyakartaprinciples.org, 27.09.2024

Zavlin, D., Schaff, J., Lellé, J. D., Jubbal, K. T., Herschbach, P., Henrich, G., Ehrenberger, B., Kovacs, L., Machens, H. G., Papadopulos, N. A. (2018): Male-to-Female Sex Reassignment Surgery Using the Combined Vaginoplasty Technique: Satisfaction of Transgender Patients with Aesthetic, Functional, and Sexual Outcomes. Aesthetic Plastic Surgery 42 (1), 178 – 187, https://doi:10.1007/s00266-017-1003-z

Zeeman, L., Sherriff, N., Browne, K., McGlynn, N., Mirandola, M., Gios, L., Davis, R., Sanchez-Lambert, J., Aujean, S., Pinto, N., Farinella, F., Donisi, V., Niedwiedzka-Stadnik, M., Rosicska, M., Pierson, A., Amaddeo, F., Health4LGBTI Network (2019): A Review of Lesbian, Gay, Bisexual, Trans and Intersex (LGBTI) Health and Healthcare Inequalities. European Journal of Public Health 29 (5), 974 – 980

Zick, A., Küpper, B., Krause, N. (2016): Gespaltene Mitte – Feindselige Zustände. Rechtsextreme Einstellungen in Deutschland 2016. Dietz Verlag, Bonn

Zwickl, S., Ruggles, T., Sheahan, S., Murray, J., Grace, J., Ginger, A., Wong, A. F. Q., Cheung, A. S. (2024): Met and Unmet Need for Medical Gender Affirmation in the Australian Non-Binary Community. International Journal of Transgender Health, https://doi:10.1080/26895269.2024.2313029

Sachregister

Bildnachweis

(Quellen, soweit nicht im Haupttext bereits angegeben)

Abb. 1, 5, 6, und 7: grafische Gestaltung: Silke Kampfmeier
Abb. 2 bzw. 4: inhaltl. Überarbeitung Sascha Bos und Gisela Fux Wolf; grafische Überarbeitung: Silke Kampfmeier

Leseprobe aus

Mari Günther / Kirsten Teren / Gisela Wolf: Psychotherapeutische Arbeit mit trans* Personen

7.2 Diagnostik

Als Instrument im Prozess der Gesundheitsversorgung muss sich auch jeder diagnostische Prozess daran messen lassen, ob er den medizinethischen Prinzipien Benefizienz, Schadensvermeidung, Selbstbestimmung, Wahrhaftigkeit, Vertraulichkeit und Gerechtigkeit begründbar entsprechen kann (Beauchamp / Childress 2013, Wolf 2013). Das sorgfältige Anhören dessen, was eine behandlungssuchende Person von sich zeigen möchte, was sie erlebt und was sie erlebt hat, was sie denkt und fühlt, was sie belastet und was sie braucht, ist grundlegend für eine angemessene Gestaltung des diagnostischen Prozesses. Über die anschließende Diagnosestellung wird dann versucht, das Leiden der Person so zu kategorisieren, dass dabei das Leiden im Gesundheitssystem kommunizierbar wird. Eine Diagnose ermöglicht den Behandelnden das Ableiten von Handlungsschritten mit dem Ziel, der behandlungssuchenden Person mit medizinischen und / oder psychotherapeutischen Mitteln bei der Verbesserung oder Heilung einer „Krankheit" oder „psychischen Störung" zu unterstützen. Ob die behandlungssuchende Person tatsächlich eine Behandlung der diagnostisch erfassten Beeinträchtigungen wünscht, ob ihr die Arbeit daran aktuell wichtig ist, ob sie die Ressourcen dazu hat und wen sie mit der Behandlung beauftragen möchte, muss zwischen behandelnder und behandlungssuchender Person im gesamten Prozess der Therapieplanung und -durchführung immer wieder verhandelt und geklärt werden (Clement 2016).

7.2.1 „Diagnostik" der Trans*geschlechtlichkeit

Eine 53-jährige Person mit männlichem Zuweisungsgeschlecht wendet sich an einen Psychotherapeuten, der auf seiner Homepage auch das Angebot von „Begleittherapie" für trans*geschlechtliche Menschen aufführt. Die Person berichtet, sie sei seit 20 Jahren verheiratet mit einer Frau. Die beiden hätten drei Kinder (12, 16 und 21 Jahre alt), arbeiteten beide als Verwaltungsangestellte in einer Firma und lebten in einer kleinen Gemeinde. Sie liebe ihre Frau, nur hätten sich beide voneinander sexuell distanziert. Seit der späten Jugendzeit habe sie das Bedürfnis, sich als Frau zurechtzumachen. Sie habe vielfach versucht, dieses Bedürfnis zu unterdrücken. Außer einer Freundin wisse niemand davon, auch nicht ihre Ehefrau. Wenn sie in den Spiegel schaue und dabei Frauenkleidung trage, sähe sie eine Frau. Seit die Kinder unabhängiger geworden seien, habe sie mehr Zeit für sich und denke immer wieder darüber nach, wie es wäre, eine Frau zu sein. Sie habe große Angst davor, dass das Verwirklichen ihrer Träume ihr bürgerliches Leben zerstören würde. Sie habe keine Kontakte zu trans* Personen. Sie bittet den Psychotherapeuten mittels eines Tests festzustellen, ob sie wirklich transsexuell sei.

Vor dem Hintergrund eines entpathologisierenden Standpunktes und einer modernen Trans*gesundheits-versorgung ist die Trans*identität eine Selbstdefinition und -beschreibung. Eine Fremddiagnostik ist nicht valide möglich und es entsteht kein zusätzlicher Informationsgewinn.

Aufgrund der noch vorherrschenden Richtlinien in der Gesundheitsversorgung in Deutschland ist jedoch weiterhin eine Diagnosestellung im Rahmen der ICD-10 unter F64.0 notwendig, um geschlechtsangleichende Maßnahmen zu erhalten. Die formalen Bedingungen erfordern also eine entsprechende Diagnosestellung und damit Psychopathologisierung, auch wenn keine Störung im psychopathologischen Sinne vorliegt. Dieser Widerspruch sollte den Behandlungssuchenden im Rahmen der ersten Sitzungen deutlich aufgezeigt werden, um einen transparenten Umgang damit zu finden.

Die erlebte Diskrepanz zwischen Identitätsgeschlecht und bei der Geburt zugewiesenem Geschlecht lässt sich in der Regel innerhalb einer Sitzung, jedoch maximal nach vier probatorischen Sitzungen feststellen. Hierzu sind keine testpsychologischen Verfahren notwendig und sinnvoll. Zum einen gibt es keine wissenschaftlich fundierten Testverfahren, die Geschlechtsinkongruenz / -dysphorie / Trans*identität nach testtheoretischen Ansprüchen valide, objektiv und reliabel abbilden, zum anderen existieren keine Vergleichs- und Normgruppen für trans* Personen.

Im therapeutischen Aufklärungsgespräch können Behandler:innen diese Haltung zum Beispiel folgendermaßen gegenüber einer behandlungssuchenden trans* Person ausdrücken:

„Im Moment befinden wir uns in dem Dilemma, dass die Richtlinien des Medizinischen Dienstes noch verlangen, dass ich Ihnen nach dem diagnostischen System der Internationalen Klassifikation der Erkrankungen die Diagnose F64.0 gebe, damit Sie Zugang zu geschlechtsangleichenden Maßnahmen bekommen. Die Problematik dieser Diagnose liegt darin, dass sie eine psychische Störung beschreibt und Ihre Trans*geschlechtlichkeit damit pathologisiert. Dies entspricht jedoch nicht meiner Überzeugung und auch nicht der Fachmeinung des Weltärztebundes. Wenn Sie jedoch eine körpermodifizierende Hormontherapie und/oder körpermodifizierende Operationen oder eine Epilation benötigen, würde ich Ihnen dennoch die Diagnose stellen, um Ihnen den Weg dorthin möglich zu machen. Ich werde mit Ihnen auch keine psychologischen Tests durchführen, um ihre Trans*geschlechtlichkeit von außen abzuklären, da Trans*geschlechtlichkeit nicht durch ein Testverfahren gemessen werden kann, sondern nur Ihrer Innensicht und Selbstwahrnehmung zugänglich ist wie jede andere Form der Geschlechtsidentität, aber wenn Sie möchten, gebe ich Ihnen gern Informationen über trans*geschlechtliche Lebenswelten. Was meinen Sie dazu?"

Die Diagnosestellung einer F64.0 nach der ICD-10 ist an ein gewisses Ausmaß an Leidensdruck geknüpft, zum Beispiel das Vorliegen von klinisch relevantem Leiden und/oder Funktionsstörungen durch die Geschlechtsdysphorie. Auch hier ist auf ein Dilemma hinzuweisen: Viele trans* Personen beschreiben eingroßes Leiden in der Zeit vor dem Coming-out. Häufig ist mit dem Coming-out sowie möglichen Schritten einer Transition – sowohl die zeitnahe Aussicht darauf als auch deren Umsetzung – tatsächlich eine Entlastung und Verbesserung des Befindens festzustellen. Kann die behandlungssuchende Person dies innerhalb eines trans*respektvoll gestalteten Behandlungsprozess mitteilen, können beide Seiten die Entwicklung als Hinweis darauf einordnen, dass sich der eingeschlagene Weg als sinnvoll und hilfreich für die behandlungssuchende Person erweist. In der trans*negativen Logik der MDS-Richtlinien (MDS 2009) wird jedoch die Kostenübernahme für die Durchführung geschlechtsangleichender Maßnahmen eng mit einem

Leseprobe

Leidensdruck verknüpft, so dass innerhalb dieses Referenzsystems die absurde Situation entstehen kann, dass eine Abnahme des Leidens im Transitionsprozess die Kosten übernahme für weitere indizierte körpermodifizierende Maßnahmen gefährden kann. Aus dieser Zwickmühle können sich einerseits stereotype Symptomschilderungen von Behandlungssuchenden etablieren, um den antizipierten Erwartungen einer Diagnosestellung zu entsprechen (Nieder/Richter-Appelt 2011), anderseits eine „krankheits"-fokussierte Leidensdarstellung als Rechtfertigung und „Garantie" für die Bewilligung geschlechtsangleichender Maßnahmen ergeben (Güldenring 2016).

(...)

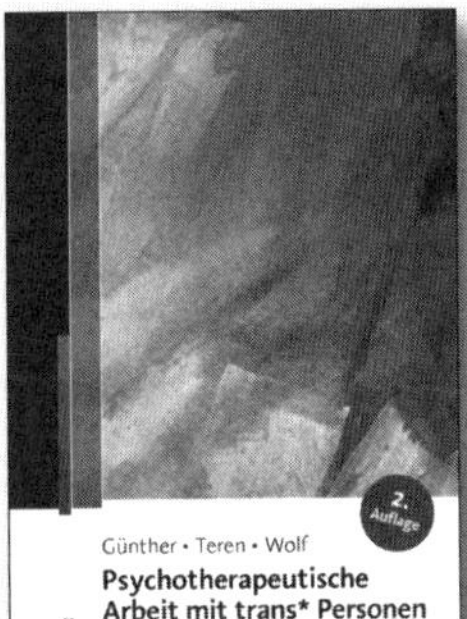